中国科学院教材建设专家委员会规划教材
全国医学高等专科教育案例版规划教材

供高职高专护理类专业使用

外科护理学

U0227208

主　编　胡颖辉
副主编　李　军　祝健红　张兰娥
编　者　（按姓氏汉语拼音排序）
　　　　陈宝玲（江西护理职业技术学院）
　　　　戴　月（江西护理职业技术学院）
　　　　邓　玲（南昌大学抚州医学分院）
　　　　董小文（长沙卫生职业学院）
　　　　胡颖辉（江西护理职业技术学院）
　　　　兰　华（南昌大学抚州医学分院）
　　　　李　军（运城护理职业学院）
　　　　李　晖（惠州卫生职业技术学院）
　　　　刘兰芳（江西护理职业技术学院）
　　　　许建丰（南昌大学抚州医学分院）
　　　　张兰娥（潍坊医学院）
　　　　祝水英（江西医学高等专科学校）
　　　　祝健红（江西医学高等专科学校）

科学出版社
北京

内　容　简　介

本教材是中国科学院教材建设专家委员会规划教材·全国医学高等专科教育案例版规划教材之一。全书包括两大部分内容:外科护理学总论及各论。总论阐述外科护理学的基本理论、基本知识、基本技能,各论讲述了各系统常见病、多发病的病因、病理、临床表现、治疗原则、护理问题、护理措施及健康教育。为方便学习者掌握知识及检测学习效果,明确应试技巧,每章节前讲述了相关器官的解剖生理概要,章节末有要点总结与考点提示、复习思考题。

本教材可供高专高职护理、涉外护理、助产等相关专业使用,并可供卫生行业在职人员学习参考。

图书在版编目(CIP)数据

外科护理学/胡颖辉主编.—北京:科学出版社,2013.6
中国科学院教材建设专家委员会规划教材·全国医学高等专科教育案例版规划教材
ISBN 978-7-03-037527-8

Ⅰ.外… Ⅱ.胡… Ⅲ.外科学-护理学-医学院校-教材 Ⅳ.R473.6
中国版本图书馆 CIP 数据核字(2013)第 106453 号

责任编辑:许贵强　丁海燕/责任校对:桂伟利
责任印制:赵　博/封面设计:范璧合

科学出版社出版
北京东黄城根北街 16 号
邮政编码: 100717
http://www.sciencep.com

新科印刷有限公司 印刷
科学出版社发行　各地新华书店经销

*

2013年6月第 一 版　开本:787×1092 1/16
2016年12月第五次印刷　印张: 20 1/4
字数:484 000
定价:42.80 元
(如有印装质量问题,我社负责调换)

前　言

为了促进现代护理教育教学的改革与发展,更好地为护理教育教学服务,充分发挥教材建设在提高人才培养质量中的基础作用,在总结多年的临床经验与教学经验的基础上,科学出版社组织编写了案例版《外科护理学》教材。

本次编写《外科护理学》的基本思路,一是教材的内容选择依据培养目标和专业岗位需求,参考护士执业考试大纲,突出"必需"和"够用"的原则,同时力求体现本专业的新进展;二是内容编排上力求条理清晰、层次分明、重点突出、难点阐述清楚且避免重复,保证教材更具科学性、实用性、可读性和创新性;三是案例的选择力求培养学生的创造能力和分析、解决问题能力,体现学生的职业行为能力,缩短教学与实际护理工作的差距。为方便教学,本教材同时编配了全部教学内容的 PPT 课件。

本教材在编写过程中,得到了科学出版社、编者所在院校领导的支持,在此致以衷心的感谢!

由于时间仓促,编者水平有限,本教材难免有欠缺之处,在此恳请各位专家、广大师生批评指正!

编　者

2013 年 1 月

目　　录

第1章

绪　论

一、外科护理学的范畴及其发展

(一)外科护理学的范畴

外科护理学包含了医学基础理论、外科学基础理论和护理学基础理论及技术。它是护理学的一个分支,是研究外科患者现有和潜在健康问题的发生、发展规律,及其预防、诊断和护理的综合性应用学科。

现代外科疾病一般分为创伤、感染、肿瘤、畸形和功能障碍五大类,研究这五大类疾病的护理知识和技术问题成了外科护理学的内容,其中核心内容是围术期患者的护理。近年来,我国在大面积烧伤救治、断肢(指)再植等方面处于国际领先水平;腔镜外科、心胸外科、器官移植外科技术发展迅速,这些技术不仅需要护理人员的配合,也相应地促进了外科护理学的发展。

(二)外科护理学的发展

中国古代医学理论以中医学为主,早在旧石器时代就有记载用石器治疗疾病,至商周时代有对人体解剖的描述,后来有扁鹊用酒、华佗用麻沸散作麻醉剂进行外科手术的记载。由于社会生产力等因素的限制和封建迷信的制约,古代外科学多以诊治伤病为主,几乎未有"护理"一词。

在欧洲文艺复兴过程中,随文化、科学技术的发展和人类对自然现象的认识深入,医学科学逐渐摆脱宗教和神学的影响,认识到疾病是外来因素和内在因素综合作用于人体的结果。在早期的外科临床中,手术疼痛、伤口感染等是影响外科学发展的主要因素。19世纪中期,人体解剖学、病理解剖学以及实验外科学等学科的建立,为外科学的发展奠定了基础。无菌技术、止血、输血、麻醉镇痛技术的问世,使得外科学发展得到飞跃。同期,南丁格尔(Florence Nightingale,1820~1910年)在克里米亚战争中克服重重困难,以忘我的工作精神、良好的护理技术和科学的工作方法,经过半年的艰苦努力,使伤员的死亡率由原来的50%降至2.2%,充分证明了护理工作在外科疾病患者治疗过程中的独立地位和意义,并由此创建了护理学,并延伸出外科护理学。

近百年来,现代外科技术在我国得到深入普及,同时拓展了其他的新领域,如心血管外科、显微外科、微创外科、器官移植等,相应的医疗辅助器械不断推向临床一线,如体外循环机、体外超声碎石机、人工肾、内镜、人工呼吸机等。在现代外科蓬勃发展的同时,现代外科护理学也得到了相应的发展。外科护理学在我国的发展历史虽然比较短,但在中华人民共和国成立以后得到了极大地发展,1958年首例大面积烧伤患者的抢救成功和1963年世界首例断肢再植在上海获得成功,充分体现了我国外科护理工作者对外科护理学所作出的杰出贡献。

二、学习外科护理学指导思想

(一)坚持为人民服务

学习外科护理学的根本问题及首要问题是为人的健康服务的问题。我们要时刻牢记,只有拥有良好的医德、医风,才能发挥良好护理技术的作用。作为一名合格的护理工作者,不仅需要足够的知识,关键在于有一颗坚持为人民服务的心。只有在全心全意为患者服务的思想指导下,才能在实际工作中运用所学知识和奉献自己的爱心,真正体现知识的价值。

(二)以现代护理学理论为指导

现代护理学理论包括人、环境、健康、护理这四个框架性的概念。美国恩格尔(G. L. Engel)

提出的生物-心理-社会医学模式为护理学的发展指出了新方向。新的医学模式拓宽了护士的职能,护士不仅是护理的提供者、决策者、管理者、沟通者和研究者,还是教育者。1980年美国护士学会提出"护理是诊断和处理人类现有的或潜在的健康问题的反应",完全体现了护理为服务对象解决健康问题的根本目的。护理存在于护士与患者的互动过程中,它的目的是增加患者的应对能力,减轻病痛,满足患者的各种需求,使之达到最佳的健康状态。因此,外科护士要始终以人为本,以现代护理理论为指导,依据以护理程序为框架的整体护理模式,收集和分析资料,评估患者的护理问题,采取有效的护理措施,及时评价其效果并作相应的修改和补充。

(三)遵循理论与实践相结合的原则

外科护理学是一门理论性、实践性很强的学科。通过实践,加深对理论知识的理解及掌握,提高灵活应用外科护理学理论知识的能力,以及发现问题、分析问题、解决问题的能力。

(四)不断更新知识

现代外科护理学仍处在不断创新、提升的阶段。随着外科护理学的快速发展和新技术、新诊疗手段地不断引入,对护士的要求越来越高。外科护士除重视基本知识、基本理论和基本技能外,还必须不断更新知识,才能适应时代发展的步伐和满足现代外科护理学发展的需求。外科护理学的发展要求护士除不断学习先进理论、先进技术外,还必须具有一定的教学和科研能力,积极促进外科护理学的发展。

三、外科护士应具备的素质

外科疾病的病情演变具有急、危、重、突发等特点,因此外科护理工作呈现出急诊多、抢救多和工作强度大的特点,对外科护士的综合素质提出了更高的要求。

(一)具有高度的责任心

护理人员的职责是协助医生治病救人,维护生命,促进健康。如果护士疏忽大意,掉以轻心,可能会增加患者痛苦,甚至丧失最佳抢救治疗的时机。作为外科护士,应热爱护理工作,安心本职,拥有强烈的事业心、高度的责任心和无私的奉献精神,视患者如亲人,全心全意为患者服务。

(二)具有良好的身心素质

外科护理工作节奏快、突击性强,要求外科护士具有健康的体魄和饱满的精神,良好的自控能力,雷厉风行而又处变不惊、沉着冷静的工作作风;外科患者往往具有复杂的心理活动,担心手术和预后,心情急躁易怒。这要求外科护士具备乐观和开朗的性格,良好的人际沟通能力,帮助患者减轻思想负担,增强患者治病信心。

(三)具有扎实的专业素质

外科护士除掌握护理专业基础知识外,还必须熟练掌握外科常见病的防治知识、外科专科护理知识以及外科急、危、重症救护知识等,具备娴熟的临床护理专业技能、细致的病情观察能力和综合分析判断能力。新的医学模式要求护理人员除具备护理专业知识外,还要广泛地学习其他医学学科、心理护理、健康教育、哲学和美学等诸多方面知识,并运用到护理实践中。只有这样外科护士才能满足现代护理工作的需要,充分发挥自己的工作能力,为患者解除痛苦。

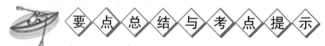
要 点 总 结 与 考 点 提 示

1. 外科护理学的范畴与发展。
2. 学习外科护理学指导思想。
3. 外科护士应具备的素质。

(胡颖辉)

第2章
体液平衡失调患者的护理

案例 2-1

　　患者,男,32岁。因腹痛、呕吐5天入院。自诉口渴、无力,尿少而黄。身体评估:T 38.4℃,P 87次/分,血压92/60mmHg。体重60kg。精神委靡,眼窝轻度凹陷,口唇干燥。腹部可见肠型,无压痛,肠鸣音亢进,膝跳反射减弱。实验室检查:RBC 5.5×10^{12}/L,CO$_2$CP 30mmol/L,尿酸性增高。入院后胃肠减压抽出消化液约700ml。

问题:1.该患者目前存在哪些体液平衡失调?

　　　　2.该患者在治疗中应补充什么? 补多少? 怎么补?

　　　　3.如何向患者及家属进行健康教育?

　　体液(body fluid)的主要成分是水、电解质,广泛分布于细胞内外,具有相对稳定的总量、渗透压及酸碱度,其动态稳定状态为人体正常新陈代谢所必需。损伤、感染等疾病以及麻醉、手术等特殊治疗方法常会干扰或破坏体液平衡,导致细胞代谢紊乱,从而发生器官功能障碍,重者甚至危及生命。

第1节 概 述

一、体液的组成与分布

　　体液的量与年龄、性别和体形等有关。成年男性体液约占体重的60%,女性约占55%,婴儿约占70%。成人约2/3的体液分布在细胞内,称为细胞内液;其余1/3分布在细胞外,称为细胞外液。约3/4细胞外液存在于细胞间隙中,称为细胞间液(亦称组织液);约1/4分布在心血管系统的管腔内,即血浆。细胞间液分为功能性细胞间液和非功能性细胞间液。功能性细胞间液指能迅速和血管内液体或细胞内液进行交换,维持体液平衡的那部分液体。脑脊液、关节液及消化道分泌液等属非功能性细胞间液,构成第三间隙,在维持体内体液平衡上所起的作用很小,但在病理情况下,第三间隙积液增多(如腹膜炎患者腹腔内大量渗液),亦会导致体液失衡。

案例 2-2

　　酷暑,李某在露天足球场上踢了90分钟的足球后,感到口很渴。

问题:此时李某是否应当饮用大量的白开水? 为什么?

二、体液平衡及调节

　　1.水平衡 正常人体中的液体在各部位的分布相对恒定,它们之间不断进行交换,保持着动态平衡(表2-1-1)。

表 2-1-1　正常成人 24 小时水的出入量(ml)

来源	摄入量	方式	排出量
水	1000～1500	粪	150
食物	700	尿	1000～1500
内生水	300	呼吸蒸发	350
		皮肤蒸发	500
合计	2000～2500	合计	2000～2500

通常每天通过呼吸和皮肤蒸发排出水分约 850ml,这部分水的排出是难以察觉的,也是不可控制的,称为不显性失水。为了消化食物,胃肠每天分泌的消化液约 8200ml,但绝大部分在回肠末端和右半结肠被重吸收,只有 150ml 左右的水由粪便排出。成人每天从肾脏排泄固体废物一般不少于 35g,每克至少需 15ml 尿液溶解才能排出体外,因而每天尿量一般宜维持在 1000～1500ml。由上可知,在基础状态下,正常成人每日水分出入的总量达到 2000～2500ml 时,方可满足机体代谢的基本需要,此出入量即为机体的生理需要量。

2. 电解质平衡　电解质在细胞内液和细胞外液中的分布有显著不同,细胞内液阳离子以钾离子(K^+)为主,阴离子有蛋白质、磷酸氢根离子(HPO_4^{2-})等;细胞外液阳离子以钠离子(Na^+)为主,阴离子有氯离子(Cl^-)和碳酸氢根离子(HCO_3^-)等。血液中主要离子的正常值见表2-1-2。

表 2-1-2　血液中主要离子的正常值(mmol/L)

类型	正常值	类型	正常值
Na^+	135～145	Cl^-	98～106
K^+	3.5～5.5	HCO_3^-	23～31
Ca^{2+}	2.2～2.7	蛋白质	0.3
Mg^{2+}	0.7～1.2		

(1)Na^+:由于细胞膜上的 Na^+-K^+ 泵作用,不断将进入细胞内的 Na^+ 排出,同时使 K^+ 进入细胞内,因而钠离子主要存在于细胞外液,占细胞外液中阳离子总数 90% 以上,在维持细胞外液渗透压和容量中起决定作用。Na^+ 丢失,细胞外液容量将减小;Na^+ 潴留,细胞外液容量则扩大。

(2)K^+:为细胞内液中的主要阳离子,全身 K^+ 总量的 98% 在细胞内。K^+ 对维持细胞内渗透压起着重要作用,并可激活多种酶,参与细胞内氧化及 ATP 生成;细胞外液中 K^+ 虽少,但对神经-肌肉应激性、心肌张力及兴奋性有着显著影响。当细胞合成糖原和蛋白质时,K^+ 由细胞外进入细胞内;而糖原和蛋白质分解时,K^+ 则从细胞内逸出。钾的来源主要从食物中摄取,约 85% 由肾排出。肾对钾的调节能力很低,在禁食和血钾很低的情况下,每天仍然要从尿中排出相当的钾盐,因此,患者在禁食 2 天以上时就必须补钾。

(3)Ca^{2+}:体内 99% 的钙以磷酸钙和碳酸钙的形式储存于骨骼及牙齿中。血钙半数为游离钙,是细胞功能的重要调节物质,可调节毛细血管、细胞膜的通透性和神经-肌肉的兴奋性,并参与肌肉收缩、细胞分泌、凝血等过程;其余一半是以与蛋白质结合的形式存在。

(4)Mg^{2+}:约有一半存在于骨骼内,其余几乎都存在于细胞内,仅 1% 存在于细胞外液。镁是细胞内多种酶的激活剂,对参与糖、蛋白质代谢,降低神经-肌肉应激性有重要作用。

(5)Cl^-:为细胞外液中的主要阴离子,协同 Na^+ 等维持细胞外液的渗透压和容量。因 Cl^- 与 Na^+ 经肠道吸收,由肾排出,而肾小管有重吸收 Na^+ 作用,故 Cl^- 常比 Na^+ 丧失多,减少的阴离子可由 HCO_3^- 代偿补充。

(6)HCO$_3^-$：系代谢产物 CO$_2$ 在血中的一种运输形式，又是血液中含量最多的碱。在细胞外液中主要与 Na$^+$ 结合，在细胞内液中主要与 K$^+$ 结合。

3. 酸碱平衡　人体在代谢过程中，既产酸又产碱，所以体液中的[H$^+$]经常发生变化，但人体能通过体液的缓冲系统、肺的呼吸和肾的调节作用，使血液中[H$^+$]仅在小范围内变动，维持血液的 pH 为 7.35～7.45。

血液中 HCO$_3^-$/H$_2$CO$_3$ 是最重要的一对缓冲物质。体内酸增多时，HCO$_3^-$ 与 H$^+$ 结合(H$^+$＋HCO$_3^-$⟶H$_2$CO$_3$⟶CO$_2$↑＋H$_2$O)，中和过多的酸；碱增多时，H$_2$CO$_3$ 释放出的 H$^+$ 去中和过多的碱(OH$^-$＋H$_2$CO$_3$⟶HCO$_3^-$＋H$_2$O)，以此保持血液 pH 在正常范围内。缓冲系统的作用发生最快，但总量有限，最终还要依靠肺和肾来调节。

肺是排出体内挥发性酸(H$_2$CO$_3$)的重要器官。血中 CO$_2$ 分压增高时，兴奋呼吸中枢，使呼吸加深加快，加速 CO$_2$ 排出，降低血中的 H$_2$CO$_3$ 浓度；血中 CO$_2$ 分压降低时，呼吸就变慢变浅，减少 CO$_2$ 排出。

肾调节酸碱平衡的能力最强，一切非挥发性酸和过剩的碳酸氢盐都必须经过肾排出，它的主要作用是排出 H$^+$，回吸收 Na$^+$ 和 HCO$_3^-$。

4. 渗透压平衡　溶质在水中所产生的吸水能力(或张力)称为渗透压。渗透压的高低与溶质的颗粒(分子或离子)数成正比，而与颗粒的电荷、大小无关。无机盐分子小，在水中又以离子状态存在，故颗粒数较多，产生的渗透压较大；葡萄糖分子中等大，不能解离，产生的渗透压次之；蛋白质分子尽管能解离，不过分子太大，颗粒数少，产生的渗透压小。细胞内、外水的渗透移行，主要由细胞膜内、外晶体渗透压的差异决定。当膜外 Na$^+$ 浓度下降，即渗透压低时，水可渗入细胞而引起细胞内水肿；反之，膜外 Na$^+$ 浓度增高，即渗透压高时，水可渗出细胞而造成细胞内脱水。由于晶体(无机盐、葡萄糖等)颗粒小，能自由通过毛细血管壁，故血管壁两侧的晶体渗透压相当；而胶体物质的分子较大，难以自由通过血管壁，故血管壁两侧的胶体渗透压存在较大的差异，故水在血浆和组织间液之间的交换，主要取决于毛细血管内流体压(促水出毛细血管)和有效胶体渗透压(促水入毛细血管)。体温 37℃ 时，正常人的血浆总渗透压平均为 280～310mmol/L，低于 280mmol/L 为低渗，高于 310mmol/L 为高渗。

体液平衡受神经－内分泌调节，一般先通过下丘脑－垂体后叶－抗利尿激素系统恢复正常的渗透压，继而通过肾素－醛固酮系统恢复血容量。肾是调节体液平衡的重要器官，这种调节作用受垂体后叶释放的抗利尿激素(ADH)和肾上腺皮质分泌的醛固酮影响。当体内水分丧失时，细胞外液渗透压增高，刺激下丘脑－垂体后叶－抗利尿激素系统，分泌 ADH 增多，机体产生口渴感而增加饮水，同时促使肾回吸收水分来恢复和维持体液的正常渗透压。细胞外液减少，特别是血容量减少时，血管内压力下降，刺激肾素－醛固酮系统，使肾回吸收钠和水来恢复和维持血容量。但是当血容量锐减时，机体肾素－醛固酮分泌增多，将优先保持和恢复血容量，保证重要生命器官的血流灌注。

第 2 节　水钠代谢失调

一、分　类

由于体内 Na$^+$ 产生的渗透压具有强大的吸水能力，故缺水和缺钠往往同时发生。根据丢失水、钠的比例不同，将缺水分为高渗性(以失水为主)、低渗性(以缺钠为主)和等渗性(失水与失钠比例相近)。体内水过多称为水中毒。

1. 等渗性缺水　亦称急性缺水或混合性缺水，是外科最为常见的缺水类型。体液中水和钠丢失比例大致相当,导致细胞外液量的减少,而细胞外液渗透压与血钠浓度基本保持正常。

2. 低渗性缺水 亦称慢性缺水或继发性缺水。失钠比例多于失水,细胞外液呈低渗状态。

3. 高渗性缺水 亦称原发性缺水。失水比例多于失钠,细胞外液量减少,血浆渗透压与血钠浓度升高。

4. 水中毒 又称水过多或稀释性低血钠。指由于各种原因导致体内水分过多,细胞外液稀释而形成稀释性低钠血症,同时细胞外液向细胞内渗入而引起细胞内水肿。

二、病 因

不同类型的水、钠代谢失调的常见原因各有不同。

1. 等渗性缺水 常见病因:①消化液在短时间内丢失过多,如急性呕吐、腹泻、胃肠减压、急性肠梗阻等;②感染或软组织损伤引起大量渗液,如急性腹膜炎、大面积烧伤早期的体液外渗等;③体内液体病理性积聚,血浆中的液体转移至第三间隙,如胸水、腹水等。

2. 低渗性缺水 常见病因:①胃肠道消化液持续性丢失,如反复呕吐、腹泻、大创面慢性渗液、长期胃肠减压等;②补充相对过多的水分或低渗溶液,如缺水补液时,只喝白开水,或静脉输入大量葡萄糖液或其他低渗溶液;③长期使用排钠利尿剂,如氢氯噻嗪等。

3. 高渗性缺水 常见原因:①水分摄入不足,如长期禁食、吞咽困难、昏迷而未补充液体,高温环境下劳作而饮水不足等;②水分排出增加,如高热、大汗、气管切开、尿崩症、糖尿病酮症酸中毒等;③高渗溶液摄取过多,如鼻饲高浓度要素饮食或静脉注射大量高渗盐水溶液等。

4. 水中毒 较少发生,常见病因有急性肾衰竭少尿期,严重创伤或感染所致应激状态时抗利尿激素(ADH)分泌增多,静脉输液量过大;储存在体内大量的水分吸收,如烧伤、挤压伤等。因细胞外液稀释而呈明显低渗,水渗入细胞内而引起全身细胞水肿,尤其是脑细胞水肿。

三、病 理 生 理

不同类型水、钠代谢失调的病理生理变化和代偿机制也不同。

1. 等渗性缺水 细胞外液减少时,肾素-血管紧张素-醛固酮系统兴奋,促进远曲小管对水、钠重吸收,使细胞外液恢复。但若此类体液失调持续时间长久,细胞内液也将逐渐外移,引起细胞内缺水。

2. 低渗性缺水 细胞外液处于低渗状态,ADH 分泌减少,肾小管回吸收减少,尿量不减,但尿比重降低,加重了细胞外液的丢失,但细胞内液量并不减少。血容量进一步减少,醛固酮和ADH 开始分泌增多,水重吸收增加,导致少尿。如血容量继续减少,上述代偿功能不能够维持血容量时,将出现休克。

3. 高渗性缺水 由于失水比例大于失钠,细胞外液渗透压高于细胞内液,出现细胞内液外移,刺激口渴中枢,患者饮水以增加体内水分,降低渗透压;ADH 分泌增加,尿量减少,尿比重增高,恢复细胞外液量和渗透压。

4. 水中毒 由于水分摄入过多或排出过少,细胞外液增多,血清钠浓度降低,渗透压下降,细胞外液向细胞内液转移,细胞内、外液量都增加而渗透压均降低。

四、临 床 表 现

1. 等渗性缺水 等渗性缺水时,水与钠成比例丢失,故临床表现既有缺水症状,又有缺钠症状。患者出现乏力、厌食、少尿、唇舌干燥、皮肤弹性差、眼窝凹陷,但口渴不明显;颈静脉塌陷、脉搏细速、肢端湿冷,严重者出现血压不稳或下降等休克表现。常伴发代谢性酸中毒,如患者丧失体液主要为胃液,因 Cl^- 的大量丢失,则可伴发代谢性碱中毒。

2. 低渗性缺水 以较早出现周围循环衰竭为特点,患者口渴不明显,而缺钠所致乏力、恶心呕吐、表情淡漠、腓肠肌痉挛性疼痛较明显;较早出现站立性昏倒、血压下降甚至休克。早期尿量正常或略增多,后期由于缺水征象明显,尿量逐渐减少。

3. 高渗性缺水 早期以口渴为特点,随后出现唇舌干燥、皮肤弹性减退、眼窝凹陷、精神委靡、脱水严重时出现神经系统功能障碍,如狂躁、抽搐、神志不清或昏迷。因体液渗透压升高,抗利尿激素分泌增加,造成尿量减少。

4. 水中毒 以脑水肿最为突出,表现为头痛、呕吐、视力模糊、嗜睡甚至昏迷或惊厥;同时伴肺水肿(如呼吸困难、咳大量泡沫痰等);体重增加;尿多而比重低,血钠浓度可降至120mmol/L以下。

五、辅 助 检 查

1. 等渗性缺水 红细胞计数、血红蛋白量、红细胞压积均明显增高;尿比重基本正常;血清钠浓度在正常范围内。

2. 低渗性缺水 红细胞计数、血红蛋白和血细胞比容均有升高;尿比重低;血清钠浓度≤135mmol/L。

3. 高渗性缺水 红细胞计数、血红蛋白和血细胞比容轻度升高;尿比重增高;血清钠浓度≥145mmol/L。

4. 水中毒 红细胞计数、血红蛋白和血细胞比容均降低;尿比重低;血清Na^+含量低。

> **案例 2-3**
>
> 患者,男,68岁,体重60kg。食管癌致吞咽困难1个月余。主诉:乏力、极度口渴、尿少而色深。体格检查:血压、体温均正常,眼窝凹陷,皮肤弹性差。实验室检查报告尚未出结果。
> 问题:1.该患者当前最主要的问题是什么?
> 　　　2.如果补液,请计算当天液体补充量。
> 　　　3.在补液过程中,应重点观察患者哪些方面?

六、处 理 原 则

缺水患者积极控制原发疾病,限制水分的过多丢失,依据缺水的不同病理种类给予适当的液体支持,同时积极防治并发症。对于水中毒患者,应在积极控制原发病的同时,严格限制水分的摄入,同时促进体内水分的排出。

七、护 理 问 题

1. 体液不足 与液体摄入量不足、液体丢失过多、代谢率增加等有关。

2. 体液过多 与水、钠摄入过多,肾功能不全等有关。

3. 潜在并发症 电解质紊乱、酸碱平衡失调。

八、护 理 措 施

1. 积极控制病因 遵医嘱配合治疗,积极处理原发疾病,这是防止体液失衡的根本措施。

2. 体液失调的预防措施

(1)为一般患者提供喜欢喝的饮料、水,放在患者床旁易拿到的地方。

(2)对意识不清的患者,要记出入量,预防体液紊乱。当试给患者饮水时,患者若迫不及待地咽下,常提示体内水分不足,应及时供给水分。

(3)对有呕吐、腹泻、消化道瘘的患者,应补给盐开水,并注意补充钾盐。胃肠减压需冲洗者,应采用等渗盐水。反复灌肠者也应注意采用等渗盐水,并补充钾盐。

(4)对皮肤、肺和肾失液患者的预防措施:①过度出汗的患者,应鼓励口服含盐饮料,必要时需静脉补液;②气管切开患者大量不显性失水时,每天应增加补充液体 1000ml;③使用排钾利尿剂时,宜进含钾丰富而低钠的食物。

(5)对矿井下、野外、航海、探险工作者,应主动接受水源断绝环境下的生存知识训练。

3. 液体疗法护理　对于缺水缺钠患者,必须及时给予液体补充。在补液过程中应依据病情变化边观察、边调整。

(1)补液总量:补液总量一般由下列三部分液体量组成。

1)生理需要量:即正常每日需要量。一般成人每日生理需要水分 2000~2500ml。

2)已经丧失量:即患者从起病到就诊时已经累积损失的体液量。临床上对高渗性脱水、等渗性脱水患者,可按脱水程度(轻、中、重度脱水)估计累积失水量(表 2-2-1)。如一位 60kg 体重的中度脱水患者,失水量约是 60kg×5%=3kg(3000ml)。对低渗性脱水患者,按缺盐程度(轻、中、重度缺钠)估计累积失盐量(表 2-2-2),再将其转算为等渗性盐水量,如 60kg 体重的中度缺钠患者,失盐量约是0.6g×60=36g(相当 0.9%氯化钠等渗盐水 4000ml)。

表 2-2-1　脱水的程度

脱水程度	身体状况	失水量(占体重)
轻度脱水	口渴、尿少等缺水症状	2%~4%
中度脱水	除烦渴外,出现缺水体征:唇舌干燥、皮肤弹性差、眼窝凹陷。常有精神委靡或烦躁。尿少且比重高	4%~6%
重度脱水	除缺水症状和体征外,出现中枢神经功能障碍:高热、狂躁、谵妄、抽搐、神志不清甚至昏迷;或出现循环功能障碍:血压下降、休克	>6%

表 2-2-2　缺钠的程度

缺钠程度	身体状况	血清钠值(mmol/L)	缺 NaCl[g/kg(体重)]
轻度缺钠	疲乏、头晕、手足麻木、尿量正常或稍多、尿比重低、尿 Na^+、Cl^- 下降	130~135	0.5
中度缺钠	以上症状外,皮肤弹性差、眼窝凹陷、食欲不振、表情淡漠、血压下降、脉压小、尿少但比重仍低	120~130	0.5~0.75
重度缺钠	以上表现加重,少尿,并有休克,或出现抽搐、昏迷等	<120	0.75~1.25

3)继续损失量:是治疗过程中继续丢失的体液量,包括在液体疗法过程中,患者继续有高热、出汗、呕吐、胃肠减压等体液丢失情况,这部分损失量的补充原则是"丢多少,补多少",故在临床护理中要严格记录具体失水量。发热患者,体温每升高 1℃,每日每千克体重皮肤蒸发水分增加 3~5ml;明显出汗,如大汗湿透一身衣裤约丢失低渗液体 1000ml;气管切开患者呼吸失水是正常人的 2~3 倍。

(2)液体种类:根据体液平衡失调的类型,选用电解质、非电解质、胶体和碱性溶液。原则上"缺什么、补什么",但要"宁少勿多",充分发挥机体的调节代偿作用而达到生理平衡状态,避免矫枉过正导致更复杂的体液平衡紊乱。

临床上常用的液体见表 2-2-3。因葡萄糖溶液滴入静脉后,糖迅速进入细胞内氧化,故临床上不计其渗透压,只当水分补充。0.9%氯化钠溶液的渗透压与血浆渗透压相同,但其中 Cl⁻ 含量较正常血浆中含量要高出近 1/3,如大量输入可引起高氯性酸中毒。平衡盐溶液的成分接近血浆,更符合人体生理,且为碱性,对防治轻度酸中毒有利。乳酸钠林格溶液易致体内乳酸蓄积,不宜用于休克和肝功能不全的患者。胶体溶液包括全血、血浆、人体白蛋白以及右旋糖酐等。

表 2-2-3　常用液体的用途

	溶液名称	渗透压	用途
非电解质溶液	5%葡萄糖溶液 10%葡萄糖溶液	等渗 高渗	补充水分和热量
电解质溶液	0.9%氯化钠溶液	等渗	补充水分及钠盐
	5%葡萄糖氯化钠溶液	高渗	补充水分、热量及钠盐
	林格溶液	等渗	补充水分及多种电解质
	乳酸钠林格溶液 碳酸氢钠等渗盐水	等渗 等渗	称平衡盐溶液(或平衡液),用于扩充血容量
	细胞内液补充液	等渗	供一般缺水病例补充水分用
	5%氯化钠溶液	高渗	用于纠正严重的低渗性脱水
	10%氯化钾溶液	高渗	补充钾盐,防治低钾血症
	10%氯化钙溶液	高渗	补充钙盐,防治低钙血症
	25%硫酸镁溶液	高渗	纠正镁缺乏
碱溶液	5%碳酸氢钠溶液	高渗	纠正代谢性酸中毒
胶体溶液	血浆 右旋糖酐	等渗 等渗	扩充血容量,提高胶体渗透压

1)生理需要量:一般成人日需补给等渗盐水 500～1000ml,其余用 5%～10%葡萄糖溶液补给。酌情补给适量的氯化钾溶液。

2)已经丧失量:根据脱水性质(类型)选择补充液体种类。高渗性脱水可先给 5%葡萄糖溶液,待脱水情况基本改善后,再补适量等渗盐水,葡萄糖溶液量与等渗盐水量比例可粗略按 2:1 估计。等渗性脱水一般补给等渗盐水和葡萄糖溶液各半量(1:1)即可。低渗性脱水以等渗盐水为主,中、重度缺钠者可给适量高渗盐水。血容量不足或已发生休克者,应以平衡盐溶液为主进行扩容,同时要补给适量胶体溶液。一般情况下,每输入晶体液 3000ml,需同时补给胶体液 500ml,有利于维持血浆胶体渗透压,恢复和稳定血容量。有酸中毒者适当补给碱性溶液。

3)继续损失量:按实际丢失成分补给。如发热、气管切开患者主要补充 5%葡萄糖溶液;消化液丢失一般可用林格溶液或平衡盐溶液补给。

(3)补液原则:液体补充以口服最安全。若无法口服或口服不能满足患者需要,必须静脉输液时,可参考以下原则"先盐后糖,先晶后胶,先快后慢,液种交替,见尿补钾",并根据患者具体情况给以适当调节。

1)先盐后糖:一般先输入电解质溶液,然后补充葡萄糖溶液,因为糖进入体内迅速被细胞所利用,不能改善和维持细胞外液的渗透压。若首先输入电解质溶液,则能稳定细胞外液渗透压和恢复细胞外液容量。但重度高渗性脱水患者应先输入葡萄糖液,以迅速降低血浆渗透压,短时间纠正重度高渗的病理状态。

2)先晶后胶:当输入一定量的电解质和葡萄糖溶液后,血容量得到部分恢复,再输入适量胶体,有利于进一步提高血容量。若先输入胶体溶液,其产生的胶体渗透压可吸引组织间液,将加重组织缺水;且在缺水情况下,输入胶体溶液可使血液黏稠度增加,易形成微血栓,将加重组织缺氧状态,不利于药物运送。

但对于急性大出血患者应首先输入新鲜血液,以纠正重要生命器官的缺氧缺氧状态,防止器官功能减退甚至衰竭。

3)先快后慢:对于明显脱水的低血容量休克患者,开始输液时速度要快,以迅速补充血容量,改善微循环,待脱水情况好转,可减慢滴速维持,以免加重循环负荷。禁食患者补给生理需要量时,一般应在10～12小时内输入当日液体量,以免影响患者的休息。

但下列患者要控制输液速度,如心肺等重要器官功能障碍者、静脉滴注高渗盐水、液体中加有特殊药物(如钾盐、普萘洛尔、血管活性药物等)的患者,要控制滴速,缓慢滴注。同时应注意葡萄糖溶液输入速度不宜过快,因机体对葡萄糖的最高利用率是每千克体重每小时0.5g,超过此值就会形成渗透性利尿,而失去利用价值。

4)液种交替:输注大量液体时,不同种类的液体要交替输入,避免将同一种液体连续输入而造成医源性体液平衡失调。

5)见尿补钾:只有当尿量达到每小时30～40ml以上时,方可静脉补钾。因为尿液是钾排出体外的主要途径,若尿量过少,可引起体内钾的潴留而出现高钾血症。但严重创伤、手术、感染后,因组织细胞破坏,大量K^+自细胞内释出,故即使尿量正常,一般在2～3日内不需补钾。

(4)补液方法:在临床上静脉补液时应注意,估算出的已经丧失量要避免一次性输入,一般在第1天补给全量的1/2,第2天再补剩余的1/2;当天的继续损失量一般安排在次日补给。每日补液量可按以下简易公式安排。

第1天补液量＝生理需要量＋1/2已经丧失量

第2天补液量＝生理需要量＋1/2已经丧失量(酌情调整)＋前1天的继续损失量

第3天补液量＝生理需要量＋前1天的继续损失量

(5)输液过程中的监护:要加强护理,耐心听取患者的主诉,密切观察治疗效果,注意不良反应,随时调整护理方案,积极处理异常情况。

1)注意精神状态是否好转,如昏迷者转为苏醒、躁动者趋向安静入睡,对刺激有反应,是病情好转的征象。

2)缺水征象是否改善,如口渴、皮肤弹性、眼眶凹陷等程度有所减轻,说明缺水已有改善。

3)血容量是否恢复,如血压稳定、脉搏减慢、尿量增加、尿比重下降说明血容量恢复接近正常。

4)注意心肺功能监测,如在快速输液过程中发现患者心率增快、呼吸急促、咳粉红色泡沫样痰、两肺有湿性啰音等,则有心力衰竭和肺水肿的可能,应立即减慢输液速度或停止输液。

第3节　钾代谢失调

案例 2-4

患者,女,48岁。胃大部切除术后禁食、胃肠减压5天,每日输入10％葡萄糖溶液2000ml,5％葡萄糖氯化钠等渗液1000ml,每天尿量1800ml。患者主诉乏力、嗜睡、腹胀、恶心。心率112次/分。

问题:该患者当前最主要的问题是什么? 该怎么处理?

一、低 钾 血 症

血清钾低于 3.5mmol/L 时即称为低钾血症。

(一)病因

导致低钾血症的常见原因有以下几种。

1. 钾摄入不足　多因手术或疾病而禁饮食或长期进食不足。

2. 钾排出过多　多见于长期使用排钾利尿剂、盐皮质激素或呕吐、腹泻、持续胃肠减压。

3. 钾体内异常分布　大量输入高渗葡萄糖或多种氨基酸,或静脉营养支持时,使部分钾转移入细胞内,参与糖原或蛋白质合成;代谢性碱中毒时,部分钾转移入细胞内以发挥代偿作用。

(二)临床表现

低钾血症将引起神经-肌肉应激性降低和心功能障碍。肌无力为最早表现,一般先出现四肢软弱无力、眼睑下垂,以后延及躯干和呼吸肌,严重时出现软瘫、腱反射减退或消失。患者可有食欲不振、恶心、呕吐,且因影响胃肠道平滑肌的张力,可引起肠蠕动减退或消失,甚至导致肠麻痹,产生腹胀、便秘;膀胱平滑肌张力降低,易导致尿潴留。心脏受累主要表现为心动过速、血压下降、心室颤动和心脏停搏。

(三)辅助检查

1. 实验室检查　血清钾低于 3.5mmol/L。

2. 心电图检查　典型的心电图改变为早期出现 T 波降低、变宽或倒置,S-T 段降低,Q-T 间期延长,严重时可出现 U 波。

(四)治疗原则

治疗除控制原发病外,纠正低钾血症最安全可靠的办法是尽早恢复患者的正常饮食;适当补充钾盐,不能口服者应静脉补钾。

(五)护理问题

1. 活动无耐力　与低钾引起的肌无力有关。

2. 有受伤的危险　与低钾引起的肌无力和意识障碍有关。

3. 潜在并发症　心律不齐、心室纤颤。

(六)护理措施

1. 病情观察　严密观察患者的生命体征及尿量的变化;观察输液部位有无疼痛感、红肿等;观察不良的身体状况改善情况等。

2. 一般护理　加强陪护,避免意外损伤;病情允许时,多进食含钾丰富的食物,如牛奶、豆类、蔬菜、肉类及水果等。

3. 治疗护理

(1)病因治疗:针对钾丢失的原因采用相应的措施,如慎用脱水利尿、止吐、止泻等。

(2)补钾治疗:以口服钾盐最安全,常选用 10%氯化钾或枸橼酸钾溶液或氯化钾缓释片。不能口服者可静脉补钾,静脉补钾务必遵循以下原则,①尿量不过少,尿量在 30ml/h 以上才能补钾;②浓度不过高,静脉滴注液体中,钾盐浓度不超过 0.3%;切不可将 10%氯化钾溶液做静脉内直接推注;③速度不过快,成人静脉滴注速度每分钟不宜超过 60 滴,或滴速不超过 1g/h;④总量不过多,一般禁饮食患者而无额外途径失钾者,每日补给生理需要量氯化钾 2~3g,对于一般性缺钾患者,每日补给氯化钾 4~5g,严重缺钾时,24 小时补钾也不宜超过 6~8g。

二、高钾血症

血清钾超过 5.5mmol/L 时,称为高钾血症。

(一)病因

导致高钾血症的常见病因如下。

1. 钾排出障碍 急性肾衰竭是引起高血钾的常见原因。

2. 钾摄入过多 静脉补钾过量、过快、过浓;大量输入保存较久的库血等。

3. 钾体内分布异常 组织损伤、严重感染等,使细胞大量破坏,大量钾释放于细胞外;酸中毒部分钾转移至细胞外以发挥代偿作用。

(二)临床表现

主要表现在神经、心脏和骨骼肌等方面。患者出现四肢乏力、软瘫、麻木和异常感觉,从躯干向四肢发展,并可影响呼吸肌运动。血清高钾对心脏的主要影响是心肌应激性下降,出现心率缓慢、传导阻滞,严重时心搏徐缓,甚至发生舒张期心脏停搏。由于平滑肌兴奋性增高,可出现微循环收缩,皮肤苍白、湿冷、血压先升高后下降;胃肠蠕动增强,可出现腹痛、腹泻;膀胱应激性增高而出现尿频等。

(三)辅助检查

1. 实验室检查 血清钾高于 5.5mmol/L。

2. 心电图检查 心电图早期 T 波高而尖,Q-T 间期延长,随后出现 QRS 波群增宽,P-R 间期延长。

(四)治疗原则

高钾血症有心跳骤停的危险,除及时针对病因治疗外,还应针对心律失常做抗钾、抑制迷走神经兴奋等紧急处理。

1. 禁钾 严格限制使用含钾多的库血、药物(如青霉素钾盐)及含钾丰富的食物等;及时清除坏死组织,引流脓液或血肿,减少钾的吸收。

2. 转钾 立即静脉推注 5％碳酸氢钠溶液 60～100ml。静脉滴注高渗葡萄糖溶液及胰岛素,促使钾随糖原合成进入细胞内;肌内注射丙酸睾酮或苯丙酸诺龙,促进蛋白质合成,减少分解代谢。

3. 排钾 通过泌尿系(如利尿疗法)、消化系(如口服钠型阳离子交换树脂)、循环系途径(如透析疗法)将钾排出体外。血液透析是降低血清钾浓度的最有效方法。

4. 抗钾 钙与钾有相互拮抗作用,当发生心律不齐时,可用 10％葡萄糖酸钙溶液 20ml 加等量 5％葡萄糖溶液缓慢静脉推注。

(五)护理问题

1. 活动无耐力 与高钾引起的肌无力有关。

2. 潜在并发症 心率失常、心跳骤停。

(六)护理措施

1. 病情观察 严密观察患者的生命体征及心电图变化。

2. 一般护理 禁食含钾高的食物及药物;加强陪护,避免意外损伤。

3. 治疗护理 ①抗钾:使用 10％葡萄糖酸钙或 5％氯化钙溶液对抗心律失常;②转钾:5％碳酸氢钠促进 Na^+-K^+ 交换或葡萄糖加胰岛素促进 K^+ 转入细胞内;③排钾:呋塞米静脉注射,保留灌肠,腹膜透析或血液透析。

第4节 酸碱平衡失调

临床上单纯性酸碱失衡有四种基本类型:因代谢因素使体内酸性物质或碱性物质过多或过少,造成血$[HCO_3^-]$原发性减少或增多者,称代谢性酸或碱中毒;因呼吸功能的改变造成血$[H_2CO_3]$原发性增多或减少者,则称呼吸性酸或碱中毒(图2-4-1)。但在疾病发展过程中,有时两种或两种以上酸、碱失衡复合存在,形成混合性酸碱平衡紊乱。

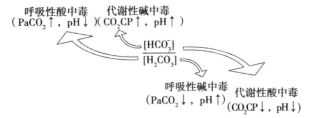

图 2-4-1 $[HCO_3^-]$、$[H_2CO_3]$的变化与酸碱失衡的关系

一、代谢性酸中毒(metabolic acidosis)

(一)病因

常见有以下几种。

1. 体内酸性物质生成过多 是最常见的原因,如组织缺血、缺氧、高热、休克、腹膜炎时,酸性代谢产物不断生成;长期不能进食而能量供应不足,体内脂肪分解过多形成酮体积聚。

2. 碱性物质丢失过多 见于腹泻、肠瘘、胆瘘和胰瘘等。

3. 肾小管分泌 H^+ 功能失常 如急性肾衰竭时肾小管排 H^+ 和重吸收 $NaHCO_3$ 受阻。

(二)病理生理

代谢性酸中毒时,人体通过肺和肾的调节来重新达到平衡。体内 H^+ 浓度升高,刺激呼吸中枢,呼吸加快加深,加速 CO_2 排出,$PaCO_2$ 降低,$[HCO_3^-]/[H_2CO_3]$ 的比值接近 20:1;同时,肾小管上皮细胞的碳酸酐酶和谷氨酰酶活性增加,促进 H^+ 和 NH_3 的生成,二者形成 NH_4^+ 后排出,H^+ 排出增多。

(三)临床表现

轻症常被原发病的症状所掩盖,重症患者可出现以下症状。

1. 呼吸代偿的表现 酸中毒时肺代偿调节加强,以加速体内 CO_2 排出,降低$[H_2CO_3]$,早期最突出的表现是呼吸加深加快(Kussmaul 呼吸),有时呼气中有烂苹果气味。

2. 中枢神经系统的表现 酸中毒抑制脑细胞代谢活动,患者有明显疲乏、眩晕、嗜睡,可有感觉迟钝或烦躁;对称性肌张力减退、腱反射减弱或消失;严重者神志不清,甚至昏迷。

3. 心血管功能异常的表现 酸中毒时$[H^+]$增高,且常伴高钾血症,二者皆可抑制心肌收缩力,出现心率加快、心音低弱、血压偏低。$[H^+]$增高可刺激毛细血管扩张,患者双颊、唇及舌潮红,但休克所致的酸中毒,因缺氧而发绀。

(四)辅助检查

实验室检查:尿液一般呈酸性反应,血 pH 小于 7.35,BE 呈负值,而 $PaCO_2$、CO_2 CP、$[HCO_3^-]$均下降。

(五)处理原则

轻度代谢性酸中毒患者,$[HCO_3^-]$>16mmol/L 时,经消除病因、静脉输液,尿量增多后可自行纠正。中、重度患者$[HCO_3^-]<10\sim15mmol/L$时,可先静脉补充5%碳酸氢钠$200\sim300ml$,估计输入碳酸氢钠的用量,可按下列公式计算。

HCO_3^-需要量(mmol)=[HCO_3^-正常值(mmol/L)-HCO_3^-测量值(mmol/L)]×体重(kg)×0.4

首先在$2\sim4$小时内输给计算量的一半,以后根据临床表现和复查$[HCO_3^-]$情况,再做补充。

(六)护理问题

1. 意识障碍　与酸中毒抑制脑组织代谢活动有关。

2. 潜在并发症　高钾血症、休克。

(七)护理措施

1. 一般护理　协助患者取适当体位;移去环境中的危险物品,避免意外伤害的发生。

2. 治疗护理　病因治疗,如积极处理高热、腹泻、休克等;根据医嘱纠正酸中毒。

3. 病情观察　加强对患者生命体征、血气分析及血清电解质的观察。

二、代谢性碱中毒(metabolic alkalosis)

(一)病因

多见于以下几种。

1. 幽门梗阻、长期胃肠减压等使胃液丢失,体内$[HCO_3^-]$相应增高所致。

2. 低钾血症时,K^+从细胞内转移至细胞外液,细胞内每移出3个K^+,就有2个Na^+和1个H^+进入细胞内,造成细胞外液$[H^+]$和$[Na^+]$降低,形成缺钾性碱中毒。

3. 呋塞米等排K^+利尿剂,能抑制近曲肾小管对Na^+和Cl^-重吸收,但并不影响远曲肾小管内Na^+与H^+的交换,因此随尿排出的Cl^-比Na^+多,重吸收入血液的Na^+和HCO_3^-增多,发生低氯性碱中毒。

4. 静脉补碱过量。

(二)病理生理

血浆H^+浓度下降,呼吸中枢抑制,CO_2排出减少,$PaCO_2$增高,$[HCO_3^-]/[H_2CO_3]$的比值接近20:1;同时,肾小管上皮细胞的碳酸酐酶和谷氨酰酶活性降低,H^+的分泌和NH_3的生成减少,HCO_3^-的重吸收减少,从而血浆HCO_3^-减少。

(三)临床表现

患者一般无明显症状。较重的患者呼吸变浅变慢。碱中毒时氧不易与血红蛋白分离,组织缺氧症状明显。脑细胞供氧不足可出现头昏、嗜睡或谵妄。由于碱中毒时,血清钙减少,可出现手足抽搐等症状。

(四)辅助检查

血pH、$[HCO_3^-]$和$PaCO_2$增高,BE呈正值,尿呈碱性,但低钾所致的代谢性碱中毒则可出现反常性酸性尿。

(五)处理原则

以治疗原发病为主。对于轻症患者只需补给等渗盐水和钾盐就可纠正,重症患者需使用稀盐酸或氯化铵溶液静脉滴注。

(六)护理问题

1. 低效型呼吸型态　与碱中毒抑制呼吸中枢有关。

2. 潜在并发症 低钾血症、低钙血症。

(七)护理措施

1. 一般护理 鼓励患者进食含钾和含钙高的食物;加强患者呼吸道管理;对手足抽搐影响生活者,给予适当协助。

2. 治疗护理 病因治疗,如积极处理幽门梗阻等;遵医嘱补钾;有手足抽搐者适当补钙、及时纠正酸中毒等。

3. 病情观察 加强对患者生命体征、血气分析及血清电解质的观察。

三、呼吸性酸中毒(respiratory acidosis)

(一)病因

常见原因有以下几种。

1. 呼吸道梗阻 如异物吸入、喉头水肿等。

2. 肺部本身疾病 如肺炎、肺水肿、支气管哮喘等。

3. 呼吸中枢抑制 如镇静、麻醉、颅内疾患等。

4. 胸部活动受限 如脊柱侧弯、扁平胸、胸腔积液等。

(二)病理生理

呼吸性酸中毒时,机体主要靠血液中的缓冲系统进行调节,肾脏也发挥有效的代偿作用。

(三)临床表现

主要表现为缺氧和二氧化碳潴留。患者可有呼吸困难、发绀、头痛、胸闷,随着酸中毒的加重,患者可有血压下降、谵妄、昏迷等。慢性呼吸性酸中毒的临床表现常被原发疾患所掩盖,只有到严重二氧化碳潴留时,才表现出上述症状。

(四)辅助检查

血气分析显示 pH 下降不明显,$PaCO_2$ 增高,血浆[HCO_3^-]增加。

(五)处理原则

治疗的根本措施是解除呼吸道梗阻,保持呼吸道通畅,改善肺的换气功能,使蓄积的 CO_2 从体内排出。必要时做气管插管或气管切开术,以改善肺的换气。如因呼吸机使用不当而发生酸中毒,则应及时调整呼吸机的参数。必须指出呼吸性酸中毒时,不能单纯给氧,且氧分压上升与二氧化碳下降均不宜过快,否则由于氧浓度过高使呼吸中枢感受器对缺氧刺激反射减弱,反而抑制呼吸。

(六)护理问题

1. 低效型呼吸型态 与酸中毒抑制呼吸中枢有关。

2. 潜在并发症 休克。

(七)护理措施

1. 一般护理 协助患者取适当体位;加强患者呼吸道管理。

2. 治疗护理 病因治疗,如积极处理呼吸道梗阻等。

3. 病情观察 加强对患者生命体征、血气分析及血清电解质的观察。

四、呼吸性碱中毒(respiratory alkalosis)

呼吸性碱中毒指由于肺通气过度,排出二氧化碳过多,以致血 $PaCO_2$ 降低所引起的低碳酸血症。

(一)病因

见于癔症、精神过度紧张、发热、疼痛和使用呼吸机不当等引起通气过度者。

(二)病理生理

$PaCO_2$降低抑制呼吸中枢,使呼吸变浅、变慢,CO_2排出减少,代偿性血CO_2增高;肾的代偿作用表现为肾小管上皮细胞H^+的分泌和NH_3的生成减少,血$[HCO_3^-]$降低,$[HCO_3^-]/[H_2CO_3]$的比值接近正常值。

(三)临床表现

患者一般无症状。有时可有胸闷,头晕,呼吸由深快转为浅快或短促,肢体和口周麻木针刺感,手足抽搐,腱反射亢进等。危重患者发生急性呼吸性碱中毒,常提示预后不良。

(四)辅助检查

血气分析pH升高,$PaCO_2$和$[HCO_3^-]$降低。

(五)处理原则

积极处理原发疾病。可指导患者屏气,或用纸袋、长纸筒罩住口鼻,以增加呼吸死腔,减少CO_2排出;病情重者可用含5%CO_2的氧气吸入。如因呼吸机使用不当所造成的通气过度,应调整呼吸机参数。

(六)护理问题

1. 低效型呼吸型态 与呼吸机使用不当等有关。

2. 意识障碍 与碱中毒有关。

(七)护理措施

1. 控制致病因素。

2. 必要时让患者吸入含5%CO_2的氧气或用纸筒罩住口鼻,减少CO_2的呼出。

3. 手足抽搐,给予葡萄糖酸钙静脉缓慢注射。

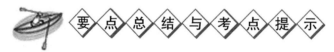

1. 正常体液平衡概述。

2. 各种类型脱水的病因、临床表现及护理措施(补液疗法)。

3. 低钾血症的病因、临床表现及护理措施(静脉补钾的原则)。

4. 高钾血症的病因、临床表现及护理措施。

5. 代谢性酸中毒、代谢性碱中毒、呼吸性酸中毒及呼吸性碱中毒的病因、临床表现及护理措施。

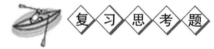

【A₁型题】

1. 体液中细胞内液量占体重的(　　)

　A. 15%　　　　　　　B. 20%

　C. 30%　　　　　　　D. 40%

　E. 55%

2. 患者禁食2天以上易发生的是(　　)

　A. 钾代谢紊乱　　　　B. 钠代谢紊乱

　C. 钙代谢紊乱　　　　D. 水代谢紊乱

　E. 以上均不是

3. 外科患者最常见的脱水类型是(　　)

　A. 高渗性脱水　　　　B. 低渗性脱水

　C. 等渗性脱水　　　　D. 混合性脱水

E. 以上均不是

4. 高渗性脱水最先出现的临床表现是(　　)
A. 口渴
B. 乏力、尿少
C. 眼眶凹陷
D. 谵妄
E. 昏迷

5. 关于高渗性缺水的治疗,下列哪一项是错误的(　　)
A. 输液顺序应先糖后盐
B. 静脉点滴5%葡萄糖溶液
C. 轻度缺水,可补液1000~1500ml
D. 中度缺水,可补液1500~2000ml
E. 缺水量当日补足

6. 胃肠道消化液持续丢失和大创面慢性渗液可引起(　　)
A. 低渗性缺水
B. 高渗性缺水
C. 等渗性缺水
D. 高血钾
E. 低血钾

7. 低钾血症时最早表现为(　　)
A. 软弱无力
B. 腱反射减退
C. 肠麻痹
D. 心动过缓
E. 恶心、呕吐

8. 代谢性酸中毒最突出的表现是(　　)
A. 疲乏、眩晕、嗜睡
B. 感觉迟钝或烦躁
C. 呼吸深而快,呼气中带有酮味
D. 心率加快,血压偏低
E. 神志不清或昏迷

【A₂型题】

9. 一溃疡病并幽门梗阻患者,反复呕吐半个月,应考虑合并(　　)
A. 代谢性酸中毒
B. 代谢性碱中毒
C. 呼吸性酸中毒
D. 呼吸性碱中毒
E. 代谢性酸中毒并呼吸性酸中毒

10. 患者,男,体重60kg,反复呕吐。测得血钠125mmol/L,血钾3mmol/L。初步诊断为(　　)
A. 低钾血症,高渗性脱水

B. 高钾血症,重度缺钠
C. 低钾血症,轻度缺钠
D. 低钾血症,中度缺钠
E. 血钾正常,等渗性脱水

【A₃型题】

(11~12题共用题干)

某脱水患者补液2天后,尿量增加。查体时发现其肌张力低下,膝腱反射迟钝,腹胀,肠鸣音减弱,听诊心音低钝。

11. 提示该患者可能存在(　　)
A. 低血磷
B. 低血镁
C. 低血钙
D. 低血钠
E. 低血钾

12. 该患者宜选用下列哪种液体进行治疗(　　)
A. 5%葡萄糖溶液
B. 10%葡萄糖溶液
C. 10%氯化钾
D. 0.9%氯化钠溶液
E. 5%碳酸氢钠

(13~15题共用题干)

患者,男,30岁,体重60kg。因高温下劳动过久、大汗,未及时饮水,出现极度口渴,口唇黏膜干燥,眼窝凹陷,尿少。

13. 考虑该患者可能出现的代谢紊乱是(　　)
A. 等渗性脱水
B. 轻度高渗性脱水
C. 中度高渗性脱水
D. 轻度低渗性脱水
E. 中度低渗性脱水

14. 估计该患者的水分丧失量为(　　)
A. 600~1000ml
B. 1200~1800ml
C. 1800~2400ml
D. 2400~3600ml
E. 3600~4000ml

15. 目前采取的护理措施最恰当的是(　　)
A. 尽量饮水,不能饮水者静滴5%葡萄糖溶液
B. 静脉输入等渗盐水补充血容量
C. 静脉补充碱性液体
D. 吸氧,改善肺通气
E. 使用利尿剂,维持尿量

(兰　华　许建丰)

第3章

外科营养支持患者的护理

案例 3-1

患者,男,43 岁,农民。消化性溃疡致瘢痕性幽门梗阻数月。近 2 个月来上腹部饱胀,呕吐较重,不能饮食,消瘦,全身情况较差。住院后已决定手术,手术前拟行 1 周的营养支持治疗。

问题: 1. 请问选择哪种营养支持方式(途径)较合适?

2. 宜用哪种输注方式?

3. 存在的护理问题有哪些?应做哪些相应的护理措施?

营养支持是指在饮食摄入不足或不能进食时,通过肠内或肠外途径补充或完全提供人体所需营养的一种技术。机体良好的营养状态和正常的物质代谢,是维护生命活动的重要保证,外科患者由于疾病及手术等因素,常导致进食障碍,或因医嘱不能进食,摄入的营养物质不能满足机体的需要,从而出现不同程度的营养问题。外科患者存在营养不良势必会影响其对手术的耐受能力,增加术后并发症的可能性,影响其术后的康复。因此,外科护士应根据患者的营养状况和实际需要,给予恰当的营养支持,做好相应的护理。目前营养支持的方式可以分为肠内营养和肠外营养两种。当胃肠功能正常,甚至仅有部分功能时,只要能安全利用,就应该首先选择进行肠内营养支持,当胃肠道功能障碍时可进行肠外营养支持。必要时肠内营养和肠外营养可同时进行。

第1节　营养状况的评估

一、营养评估指标

(一)人体测量指标

1. 体重　是评价营养状况的一项重要指标。短期内出现的体重变化,可受水钠潴留或脱水因素的影响,故应根据病前 3~6 个月的体重变化加以判断。当实际体重仅为理想体重的 90%以下时,可视为体重显著下降。

2. 体质指数(BMI)　体质指数=体重(kg)/身高(m^2),理想值 18.5~23,<18.5 为消瘦,>23 为超重。

3. 三头肌皮褶厚度(TSF)　可间接判断体内脂肪量。正常值:男性为 11.3~13.7mm,女性为 14.9~18.1mm。

4. 臂肌围(AMC)　用于判断骨骼肌或体内瘦体组织群量。计算公式为:臂肌围=上臂中点周长(cm)-3.14×TSF(cm)。正常值:男性为 22.8~27.8cm,女性为 20.9~25.5cm。

(二)实验室指标

1. 肌酐身高指数　肌酐是肌蛋白质的代谢产物,尿中肌酐排泄量与体内骨骼肌量基本成正比,故可用于判断体内骨骼肌含量。

2. 血浆蛋白质 临床用于营养评价的主要有血浆清蛋白、转铁蛋白及前清蛋白等。持续的低蛋白血症是判断营养不良的可靠指标。

3. 氮平衡 用于初步判断体内蛋白质合成与分解代谢状况。当氮的摄入量大于排出量时为正氮平衡，反之为负氮平衡。氮平衡(g/d)＝24 小时摄入氮量(g/d)－24 小时排出氮量(g/d)。24 小时摄入氮量(g/d)＝蛋白质摄入量(g)÷6.25。24 小时排出氮量(g/d)＝24 小时尿中尿素氮(g/d)＋4g(经粪便、皮肤排出的氮和以非尿素氮形式排出的含氮化合物)。

4. 免疫测定 包括细胞免疫和体液免疫，营养不良时多为细胞免疫受损。

根据上述各项指标的检测结果并结合病情,基本可判断患者是否存在营养不良及其程度(表 3-1-1)。

表 3-1-1 营养不良的评估

评价指标	正常范围	营养不良		
		轻度	中度	重度
体重	＞理想体重的 90%	81%～90%	60%～80%	＜60%
三头肌皮褶厚度	＞正常值的 90%	81%～90%	60%～80%	＜60%
上臂肌围	＞正常值的 90%	81%～90%	60%～80%	＜60%
肌酐身高指数	＞正常值的 90%	81%～90%	60%～80%	＜60%
清蛋白(g/L)	≥35	31～34	26～30	≤25
转铁蛋白(g/L)	2.0～2.5	＞1.5～2.0	1.0～1.5	＜1.0
前清蛋白(mg/L)	≥180	＞160～180	120～160	＜120
总淋巴细胞计数	≥1500	＞1200～1500	800～1200	＜800
迟发型皮肤超敏实验	＋＋或以上	＋或＋＋	－或＋	－
氮平衡(g)	±1	－5～－10	－10～－15	＞－15

二、营养不良的类型

临床根据蛋白质或能量缺乏种类,将营养不良分为以下三种类型。

1. 消瘦型营养不良 为能量缺乏型,以人体测量值下降为主,临床表现为消瘦。

2. 低蛋白型营养不良 为蛋白质缺乏型,主要表现为血浆蛋白质水平降低和或组织水肿,故又称水肿型;体重下降不明显。

3. 混合型营养不良 又称蛋白质－能量缺乏型营养不良,同时兼有上述两种类型的临床特征。

三、营养支持基本指征

当患者出现下列情况之一时,应提供营养支持。

1.近期体重下降大于正常体重的 10%。

2.血浆清蛋白小于 30g/L。

3.连续 7 天以上不能正常进食。

4.已明确为营养不良。

5.可能产生营养不良或手术并发症的高危患者。

第2节　肠内营养

肠内营养(enteral nutrition, EN)指经口或喂养管将营养物质通过胃肠道途径供给患者的方法。如果患者所需的各种营养素完全由胃肠道途径供给,就成为全肠内营养(total enteral nutrition, TEN)。凡胃肠功能正常或存在部分功能者,营养支持应首选肠内营养。胃肠道不仅可以消化吸收营养,还具有内分泌和免疫防御功能。较之肠外营养,肠内营养的优点除体现在营养素的吸收、利用更符合生理、给药方便和费用低廉外,还有助于维持肠黏膜结构和屏障功能的完整性。

一、适　应　证

凡有营养支持指征,胃肠道功能允许时,应尽量使用肠内营养。

1.胃肠功能正常,但进食不足或不能进食者。如昏迷患者(脑外伤等)、非胃肠道复杂大手术及危重患者、大面积烧伤患者等。

2.胃肠功能不良者。如消化道瘘、短肠综合征等。

二、禁　忌　证

1.完全性机械性肠梗阻。

2.休克或消化道活动性出血。

3.腹腔或肠道感染。

4.严重腹泻或吸收不良。

三、肠内营养的应用

(一)肠内营养制剂

肠内营养制剂不同于通常意义的食品,前者已经加工预消化,更易消化吸收或无需消化即能吸收。

1.按营养素的预消化程度分类

(1)大分子聚合物:该类制剂包括自制匀浆膳及大分子聚合物制剂。自制匀浆膳是根据患者的病情需要,将牛奶、豆浆、鸡蛋、谷类、蔬菜、油脂和食盐等混合配制而成。大分子聚合物制剂含有大分子蛋白质、糖类、脂肪、维生素、矿物质等,有些配方含有膳食纤维。大分子聚合物适合于胃肠功能完整或基本正常者。

(2)要素膳:是指从自然食物或合成食物中提取的氨基酸(或短肽)、葡萄糖(或低聚糖)、脂肪、无机盐、矿物质和维生素的混合物,其特点是成分明确,营养全面,无需消化或稍加消化即可吸收利用。适用于胃肠道消化功能障碍者。

2.按配方成分分类

(1)平衡型配方制剂:营养素全面而均衡,多用于单纯营养不良的患者,起支持作用。

(2)不平衡配方制剂:指在常用配方中增加或去除某种营养素以满足特殊疾病状态下患者代谢的需要。具有支持与治疗的双重作用。如高支链氨基酸配方有助于防治肝性脑病,必需氨基酸配方适用于肾衰竭患者。

(二)给予途径

有经口和管饲两种,依据营养剂的类型、患者耐受程度加以选择。多数患者因经口摄入受限或不足而采用管饲。

1. 经鼻胃管 适用于胃肠功能良好且仅需短期肠内营养支持的患者。

2. 经鼻肠管 适用于胃功能不良、误吸危险较大或消化道术后必须胃肠减压、又需较长时期肠内营养支持者。

3. 经胃造瘘 适用于胃肠功能良好且需较长时间肠内营养支持的患者。

4. 经高位空肠造瘘 适用于胃功能不良、误吸危险性较大或消化道手术后必须胃肠减压、又需长期肠内营养支持者。空肠造瘘较胃造瘘可进一步减少反流与误吸的危险,而且可于手术中放置,术后早期可立即应用,因为手术后,小肠的动力恢复最快,而胃和结肠最容易受麻醉药影响而麻痹。

(三)输注方式

按喂养管尖端放置位置和胃肠道承受能力,选择分次给予或连续输注方式。

1. 分次给予 适用于喂养管尖端位于胃内及胃肠功能良好者。分次给予又分为分次推注和分次输注,每次量100~300ml,每次推注在10~20分钟完成;每次输注在2~3小时完成,每次间隔2~3小时。可根据患者耐受程度加以调整。

2. 连续输注 通过重力或输注泵连续12~24小时输注营养液。适用于胃肠道耐受性差、喂养管尖端位于十二指肠或空肠内的患者。

四、护 理 问 题

1. 有误吸的危险 与患者的意识、体位、喂养管移位及胃排空障碍有关。

2. 腹胀、腹泻 与肠内营养液的浓度、温度、输注速度、喂养管放置位置和患者对肠内营养液的耐受性等有关。

3. 有黏膜、皮肤受损的可能 与长期留置喂养管有关。

4. 潜在并发症 感染。

案例 3-2

男性老年患者,在鼻胃管管饲过程中突然频咳,咳出泡沫样痰,心悸,口唇发绀。P 120次/分,R 30次/分,胸部可闻及少许湿性啰音。

问题:1. 应首先考虑发生了什么并发症?

2. 如何预防此并发症的发生?

五、护 理 措 施

1. 预防误吸

(1)妥善固定喂养管:若经鼻胃管喂养,应将喂养管妥善固定于面颊部,防止喂养管移位至气管而导致误吸;同时,每次喂食前一定要确认鼻胃管在胃内才能灌注食物。

(2)体位:根据病情及喂养管位置,置患者于合适的体位。伴有意识障碍、胃排空迟缓、经鼻胃管或胃造瘘输注营养液的患者应取半卧位,以防营养液反流和误吸。

(3)估计胃残留量:每次输注肠内营养液前及期间(每间隔4小时)抽吸并估计胃内残留量,若残留量每次大于100~150ml,应延迟或暂停输注,必要时加用胃动力药物,以防胃潴留引起反流而致误吸。

(4)加强观察:若患者突然出现呛咳、呼吸急促或咳出类似营养液的痰液,应疑有喂养管移位并致误吸的可能,应鼓励和刺激患者咳嗽排出吸入物和分泌物,必要时经鼻导管或气管镜清除误吸物。

2. 减轻腹胀、腹泻等胃肠道不适

临床上腹胀、腹泻的发生率 3%～5%，主要与输注速度快、营养液浓度与渗透压高、温度低、营养液污染等有关。

(1)控制输注量和速度：营养液宜从少量开始，250～500ml/d，在 5～7 天内逐渐达到全量；输注速度以 20ml/h 开始，逐步增加到 100～120ml/h，以输液泵控制滴速为佳。

(2)控制营养液的浓度：浓度从低到高，以避免营养液浓度和渗透压过高引起胃肠道不适、肠痉挛、腹胀和腹泻。

(3)保持营养液的适宜滴注温度：营养液的滴注温度以接近正常体温为宜，温度过高可能灼伤胃肠道黏膜，过低易刺激胃肠道引起肠痉挛、腹胀或腹泻。为保持营养液温度适宜，可在输注管近端自管外加热营养液。

(4)避免营养液污染、变质：营养液应现用现配；保持调配容器的清洁、无菌，存于 4℃ 冰箱中备用；营养液在室温下放置的时间应小于 6～8 小时，如营养液中含有牛奶及易腐败成分时，放置时间应更短；每天更换输注管道、袋或瓶。

3. 避免黏膜和皮肤的损伤

(1)长期留置鼻胃管或鼻肠管者，可每天用油膏涂拭润滑鼻腔黏膜，防止喂养管长时间压迫鼻咽部黏膜产生溃疡。

(2)对胃、空肠造瘘者，胃、空肠造瘘口处应 2～3 天换药一次，保持造瘘口周围皮肤干燥、清洁。

(3)按常规做好口腔护理。

4. 观察和预防感染性并发症

(1)吸入性肺炎：主要是由误吸导致，参见本节护理措施中预防误吸的相关内容。

(2)急性腹膜炎：多见于空肠造瘘输注营养液者。若患者突然出现腹痛、胃或空肠造瘘周围有类似营养液渗出或腹腔引流管引流出类似营养液的液体，怀疑喂养管移位，营养液进入游离腹腔，应立即停输营养液并报告医师，尽可能协助清除或引流出渗漏的营养液；按医嘱应用抗生素以免引起继发性感染或腹腔脓肿。

(3)肠道感染：避免营养液污染、变质。在配置营养液时，注意无菌操作；配置的营养液暂时不用应放冰箱保存，以免引起变质而引起肠道感染。

5. 喂养管的护理

(1)避免喂养管的堵塞：于输注营养液前、后及连续管饲过程中每隔 4 小时及特殊用药前后，都应用 30ml 温开水或生理盐水冲洗喂养管。药丸经研碎、溶解后直接注入喂养管，避免因加入营养液后与之不相溶而凝结成块黏附于管壁，甚至堵塞管腔。

(2)妥善固定喂养管，防止滑脱、移动、折叠及扭曲。

六、健 康 教 育

1. 饮食摄入不足和营养不良对机体可能造成危害。

2. 经口饮食和肠内营养有助于维护肠道功能。

3. 术后患者恢复经口饮食是逐步递增的过程；在康复过程中，应保持均衡营养，保证足够的能量、蛋白质和维生素等摄入。

4. 指导携带胃或空肠喂养管出院的患者及家属进行居家喂养和自我护理。

第3节 肠外营养

案例3-3

患者,男,36岁。暴饮暴食后突发腹痛,疼痛呈持续性并阵发加重,伴呕吐,体温升高,被诊为急性坏死性胰腺炎,急诊行手术治疗。术后第4天患者体温降至正常后又升高至39.5℃,精神不振、寒战,无腹痛、腹胀,切口引流液少,中心静脉置管处红肿,有压痛。

问题:1.该患者的诊断是什么?

2.现在其护理措施主要有哪些?

肠外营养(parenteral nutrition,PN)是指经静脉点滴等胃肠外途径供给患者营养素的方法。如果患者所需的各种营养素完全由胃肠外途径供给,就成为全肠外营养(total parenteral nutrition,TPN)。主要从静脉途径供给,根据输入途径可分为经中心静脉肠外营养和经周围静脉肠外营养。现在肠外营养已成为重症创伤、烧伤和感染等危重患者的重要治疗手段。

一、适 应 证

凡不能或不宜经口摄食超过5~7天的患者,都是肠外营养的适应证。

1.营养不良者的术前应用。

2.胃肠道消化吸收功能障碍,如严重腹泻呕吐。

3.疾病或治疗需要胃肠道休息,如胃肠道术后。

4.高代谢状态,胃肠营养不能满足需要,如严重感染、烧伤、创伤或大手术。

5.抗肿瘤放疗或化疗期间。

二、禁 忌 证

1.胃肠功能正常或5日内可恢复正常者。

2.心血管功能紊乱或严重代谢紊乱期间需要控制或纠正者。

三、肠外营养的应用

(一)肠外营养制剂

肠外营养制剂根据输注方式的不同分为以下两种。

1. 全营养混合液 从生理角度,将各种营养素在体外先混合在3L塑料袋内(称全营养混合液)再输入。同时进入体内的各种营养素,各司其职,对合成代谢有利。全营养混合液的配制过程要符合规定的程序,由专人负责,以保证混合液中的脂肪乳剂的理化性质仍保持在正常状态。

最近有将全营养混合液制成两腔或三腔袋的产品,腔内分装氨基酸、葡萄糖和脂肪乳剂,有隔膜将各成分分开,以防相互发生反应。临用前用手加压即可撕开隔膜,使各成分立即混合。这种产品既能做到各营养素同时输入,又节省了配制所需的设备,简化了步骤,有很好的应用价值。

2. 单瓶营养素 在不具备以全营养混合液方式输注条件时,采用单瓶输注方式。由于各种营养素不是同步输入,不利于营养素的有效利用,也因单位时间内进入体内的葡萄糖或脂肪酸量较多而增加代谢负荷甚至出现代谢并发症,如高血糖或高脂血症。常用的有葡萄糖、脂肪乳剂、复方氨基酸溶液、电解质、维生素、微量元素等。

(二)输注途径

包括周围静脉和中心静脉途径。当短期(2周以内)、部分补充营养或中心静脉置管和护理有困难时,可采用周围静脉输注;当长期(大于 2 周)、全量补充时则选择中心静脉途径为宜。

四、护 理 问 题

1. 有空气栓塞、气胸的危险　与中心静脉导管的放置或留置有关。

2. 糖代谢紊乱　与输注成分及速度、浓度有关。

3. 潜在并发症　感染。

五、护 理 措 施

1. 加强导管护理　保持导管衔接牢固和输液通畅,注意防止输液中断、空气进入或导管脱落,否则可能引起空气栓塞。

2. 加强巡视,做好肠外营养监测

(1)按医嘱调整输注速度:营养液浓度由低到高,速度由慢到快,使患者在 2~3 天内逐渐适应。葡萄糖的输注速度控制在 5mg/(kg·min)以下,如输注 20％脂肪乳剂 250ml 一般需 4~5 个小时。

(2)做好观察:在输入葡萄糖过程中,若患者出现口渴、尿量急剧增多、烦躁或反应迟钝,甚至昏迷,应警惕高糖性非酮症酸中毒。

(3)做好监测:输注过程中,应随时观察全身情况,有无脱水、水肿、发热、黄疸等。并按医嘱监测血电解质、血糖及血气分析。

3. 严格执行无菌操作,预防感染

(1)在无菌环境下配制营养液:营养液若暂时不输,应在 4℃左右低温保存,但为避免输注液体温度过低导致患者不舒服,应在输注前 0.5~1 小时取出,置室温下复温后再输。由于肠外营养液中所含成分较多,在常温下长时间搁置,容易使某些成分降解、失稳定或产生颗粒沉淀,输入体内导致患者不适,故若存放时间超过 24 小时,不宜使用。

(2)做好静脉导管护理,每日清洁、消毒静脉穿刺部位并更换敷料,每天在无菌操作下更换与静脉导管相连接的输液管和输液瓶。输液结束时,可用肝素稀释液封管,以防导管内血栓形成和保持导管通畅。观察穿刺部位有无红、肿、热、痛等感染征象,患者若出现不明原因的高热、寒战、烦躁或反应迟钝,应高度怀疑导管感染,必要时做管端细菌培养。

六、健 康 教 育

1. 长期摄入不足或因慢性消耗性疾病致营养不良的患者应及时到医院检查和治疗,以防严重营养不良和免疫防御能力下降。

2. 患者出院时,如营养不良尚未完全纠正,应继续增加饮食摄入,并定期到医院复查。

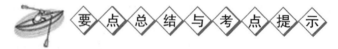 要 点 总 结 与 考 点 提 示

1. 营养状况评估指标、营养不良的类型及营养支持的基本指征。

2. 肠内营养的适应证、禁忌证、实施(肠内营养制剂、输入途径、输注方式)、护理问题、护理措施、健康教育。

3. 肠外营养的适应证、禁忌证、实施(肠外营养制剂、输入途径、输注方式)、护理问题、护理措施、健康教育。

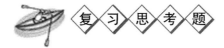
复习思考题

【A₁/A₂型题】

1. 在无菌条件下配制的要素饮食冷藏的有效期为（　　）
   A. 2h　　　　B. 4h　　　　C. 8h
   D. 12h　　　　E. 24h

2. 属于肠外营养输注途径的是（　　）
   A. 鼻胃管　　　　　B. 胃造瘘
   C. 空肠造瘘　　　　D. 中心静脉插管
   E. 鼻肠管

3. 患者，男，42岁。因胃十二指肠溃疡出血行胃大部切除术，术后早期最适当的营养液输注途径是（　　）
   A. 鼻胃管　　　　　B. 胃造瘘
   C. 鼻肠管　　　　　D. 空肠造瘘
   E. 周围静脉营养支持

4. 患者经鼻胃管进行肠内营养支持，下列护士采取护理措施中正确的一项是（　　）
   A. 若胃内容物残留量为200ml，可继续输注营养液
   B. 输注营养液时应取头部抬高30°的半卧位
   C. 若输注过程中患者突然出现呛咳、呼吸急促或咳出类似营养液的痰，应减慢输注速度
   D. 营养液浓度一般由25%开始逐渐增至50%
   E. 营养液量逐渐增加，3天内达到全量

5. 患者，女，46岁。因患胰腺癌入院，经中心静脉导管接受胃肠外营养支持，护士的导管护理措施中正确的是（　　）
   A. 每周一次消毒穿刺部位
   B. 可经中心静脉途径给予抗生素
   C. 可经中心静脉途径输血
   D. 可经中心静脉导管抽血
   E. 输液结束后要用肝素稀释液封管

6. 患者，男，40岁。颅脑损伤后长期昏迷。加强营养宜选用的补给途径是（　　）
   A. 口服　　　　　B. 管饲
   C. 经周围静脉　　D. 经中心静脉
   E. 经周围小动脉

7. 患者，女，35岁。急性胰腺炎患者，经治疗病情好转，准备给予要素饮食加强营养。有关要素饮食，下列说法中错误的是（　　）
   A. 是多种营养物质配伍成的未消化营养制剂
   B. 不需消化或稍经消化即刻吸收利用
   C. 对胃肠刺激小，不引起消化道分泌增加

D. 无渣粪少，有利于肠道休息及清洁
   E. 最适宜管饲

8. 患者，男，50岁。患短肠综合征者。如果给予要素饮食，下列护理措施其中错误的是（　　）
   A. 要素饮食配制后要在室温下保存
   B. 要素饮食配制后要在24h内用完
   C. 由小量、低浓度、低速度开始输入
   D. 每日冲洗鼻饲导管2次
   E. 观察有无水电解质紊乱发生

9. 患者，女，60岁。脑外伤昏迷，长期鼻饲，下列不妥的护理是（　　）
   A. 鼻饲间隔时间不少于2h
   B. 所有灌注用品每日消毒一次
   C. 每日口腔护理2～3次
   D. 胃管每日更换
   E. 鼻饲前检查胃管位置是否正常

10. 患者，男，40岁。经鼻胃管进行肠内营养支持，其最常见的胃肠道并发症是（　　）
    A. 黑便　　　　　B. 腹泻
    C. 腹胀　　　　　D. 便秘
    E. 恶心、呕吐

【A₃/A₄型题】

(11～13题共用题干)

患者，男，42岁。食管癌晚期，不能进食，给予脂肪乳、氨基酸等输入。1周后，患者主诉有疼痛感，注射部位沿静脉走向出现条索状红线，局部组织肿胀、发红。临床考虑静脉炎。

11. 发生静脉炎的原因是（　　）
    A. 输液速度过快　　B. 输液量过大
    C. 溶液含有致热物质　D. 长期输入高浓度溶液
    E. 输液速度过慢

12. 此患者的正确护理措施是（　　）
    A. 放低患肢　　　　B. 超声波治疗
    C. 增加患肢活动　　D. 保留静脉置管
    E. 95%乙醇溶液局部湿热敷

13. 输液的主要目的是（　　）
    A. 维持晶体渗透压
    B. 补充营养，供给热能
    C. 输入药物起治疗作用
    D. 增加血容量维持血压
    E. 利尿减少循环血量

（陈宝玲）

第4章

外科休克患者的护理

案例 4-1

患者,男,50岁。车祸导致脾破裂。查体:BP 82.5/60mmHg,P 120 次/分,表情淡漠,口渴,肤色苍白,四肢发凉。

问题:1. 该患者最可能的医疗诊断是什么?

　　　2. 患者处于休克哪一期?估计该患者出血量有多少?

　　　3. 对于该患者主要应采取哪些治疗方法?

　　　4. 该患者的主要护理问题有哪些?

　　　5. 对该患者应怎样进行健康教育?

第 1 节　概　　述

休克(shock)是机体受到强烈的致病因素侵袭后,有效循环血量锐减,组织灌流不足引起以微循环障碍、代谢障碍和细胞受损为特征的病理性综合征,是严重的全身性应激反应。休克发病急骤,进展迅速,并发症严重,若未能及时发现及治疗,则发展至不可逆阶段而引起死亡。

一、病因和分类

按休克的原因,休克可分为低血容量性、感染性、心源性、神经源性和过敏性休克 5 类,其中低血容量性休克和感染性休克在外科最常见。

二、病 理 生 理

有效循环血容量锐减及组织灌注不足,以及由此引起的代谢改变、炎症介质释放与继发性损害是各类休克的共同病理生理基础。

(一)微循环障碍

1. 微循环收缩期　休克早期,由于有效循环血容量显著减少,引起循环血容量降低、动脉血压下降。此时,机体通过一系列代偿机制调节和矫正所发生的病理变化。包括:通过主动脉弓和颈动脉窦压力感受器引起血管舒缩中枢加压反射,交感-肾上腺轴兴奋导致大量儿茶酚胺释放以及肾素-血管紧张素分泌增加等环节,使心跳加快、心排出量增加以维持循环相对稳定;又通过选择性收缩外周(皮肤、骨骼肌)和内脏(如肝、脾、胃、肠)的小血管使循环血量重新分布,保证心、脑等重要器官的有效灌注。由于内脏小动脉、静脉血管平滑肌及毛细血管前括约肌受儿茶酚胺等激素的影响发生强烈收缩,动静脉间短路开放,结果外周血管阻力和回心血量均有所增加;毛细血管前括约肌收缩和后括约肌相对开放有助于组织液回吸收循环和血容量得到部分补偿。因此,此期又称为休克代偿期。如在此期采取积极复苏措施,去除病因,休克较容易纠正。

2. 微循环扩张期　若休克未及时纠正,病情发展,流经毛细血管的血流量继续减少,组织因严重缺氧而处于无氧代谢状态,产生大量酸性代谢产物,同时释放舒张血管的组胺、缓激肽等炎症介质。这些物质可使毛细血管前括约肌松弛,而后括约肌因敏感性低,处于相对收缩状态,血液大量淤滞于毛细血管网内,致静水压升高、通透性增加。血浆外渗至第三间隙,血液浓缩,血黏稠度增加,回心血量进一步减少,血压下降,心、脑等重要脏器灌注不足,休克进入抑制期。

3. 微循环衰竭期 若病情继续发展,休克进入不可逆阶段。淤滞在微循环内的黏稠血液在酸性环境中处于高凝状态,红细胞和血小板容易发生聚集并在血管内形成微血栓,甚至引起弥散性血管内凝血(disseminated intravascular coagulation, DIC)。随着各种凝血因子的大量消耗,纤维蛋白溶解系统被激活,可出现严重的出血倾向。由于组织缺少血液灌注,细胞处于严重缺氧和缺乏能量的状况,细胞内的溶酶体膜破裂,溶酶体内多种酸性水解酶溢出,造成组织细胞自溶、死亡,引起广泛的组织损害,甚至多器官功能受损。此期称为休克失代偿期。

(二)代谢改变

1. 能量代谢障碍 由于组织灌注不足和细胞缺氧,体内葡萄糖以无氧酵解为主。葡萄糖经无氧酵解所获得的能量比有氧代谢获得的能量少。因此,休克时机体能量极度缺乏。休克引起的应激状态使儿茶酚胺和肾上腺皮质激素明显升高,这些激素变化引起以下反应:①促进糖异生、抑制糖无氧酵解,导致血糖水平升高;②抑制蛋白质合成,促进蛋白质分解,为机体提供能量和合成急性期反应蛋白的原料;③促进脂肪分解代谢,为机体获取能量的重要来源。

2. 代谢性酸中毒 随着无氧代谢的加重,乳酸盐不断增加,同时肝脏因灌注量减少,处理乳酸的能力减弱,使乳酸在体内的清除减少而致血液内含量增多引起代谢性酸中毒。

(三)炎症介质释放和细胞损伤

严重创伤、感染等可刺激机体释放大量炎症介质,包括白介素、肿瘤坏死因子、集落刺激因子、干扰素和血管扩张剂氧化亚氮等,形成"瀑布样"级联放大反应。活性氧代谢产物可引起脂质过氧化和细胞膜破裂。

能量不足和代谢性酸中毒还影响细胞各种膜的屏障功能:如导致细胞膜上的 Na^+-K^+ 泵功能障碍,表现为 K^+ 无法进入细胞内,细胞外液却随 Na^+ 进入细胞,造成细胞外液减少及细胞肿胀、死亡;另外,细胞膜、线粒体膜、溶酶体膜等质膜被破坏,释放出大量水解酶,引起细胞自溶和组织损伤,进一步加重休克。

(四)内脏器官的继发损伤

由于持续的缺血、缺氧,细胞可发生变性、坏死,导致内脏器官功能障碍,甚至衰竭。若两个或两个以上器官或系统同时或序贯发生功能衰竭,称为多器官功能障碍综合征(multiple organ dysfunction syndrome, MODS),是休克的主要死因。

1. 肺 低灌注和缺氧可损伤肺毛细血管和肺泡上皮细胞。肺毛细血管损伤可致其通透性增加而引起肺间质水肿,肺泡上皮细胞损伤可使表面活性物质生成减少、肺泡表面张力升高,继发肺泡萎陷而引起肺不张,进而出现氧弥散障碍,通气/血流比例失调,患者出现进行性呼吸困难和缺氧,称为急性呼吸窘迫综合征(acute respiratory distress syndrome, ARDS)。

2. 肾 休克时血压下降、儿茶酚胺和醛固酮分泌增加,引起肾血管收缩、血流量减少,使肾小球滤过率降低,尿量减少。此时,肾内血流重分布并主要转向髓质,致皮质区血流锐减,肾小管上皮细胞大量坏死,引起急性肾衰竭(acute renal failure, ARF)。

3. 脑 因脑灌注压和血流量下降将导致脑缺氧。缺血、CO_2 潴留和酸中毒会引起细胞肿胀、血管通透性增高而导致脑水肿和颅内压增高。患者可出现意识障碍,严重者可发生脑疝、昏迷。

4. 心 冠状动脉血流减少,导致缺血和酸中毒,从而损伤心肌,当心肌微循环内血栓形成,可引起心肌的局灶性坏死。心肌含有丰富的黄嘌呤氧化酶,易遭受缺血-再灌注损伤,电解质异常将影响心肌的收缩功能。

5. 胃肠道 缺血、缺氧使胃肠道黏膜上皮细胞屏障功能受损,并发急性胃黏膜糜烂、应激性溃疡(stress ulcer)或上消化道出血。由于胃肠的屏障结构和功能受损、肠道内细菌及毒素易位,患者可并发肠源性感染或毒血症。

6. 肝 肝灌注障碍使单核-巨噬细胞受损,导致肝解毒及代谢功能减弱并加重代谢紊乱和酸中毒。由于干细胞缺血、缺氧,肝血窦及中央静脉内微血栓形成,肝小叶中心区可发生坏死而引起肝功能障碍,患者可出现黄疸、转氨酶升高等,严重时出现肝性脑病或肝衰竭。

三、临 床 表 现

按照休克的病程演变,其临床表现分为休克代偿期和休克抑制期2个阶段,或称休克早期和休克期。

1. 休克代偿期 休克早期,机体有一定代偿作用。患者中枢神经系统兴奋性增高,交感-肾上腺轴兴奋,表现为精神紧张、烦躁不安、面色苍白、四肢湿冷、脉搏加快、呼吸增快;血压变化不大,但脉压缩小;尿量正常或减少。若处理及时,休克可纠正。反之,病情继续发展,进入休克抑制期。

2. 休克抑制期 此期患者意识改变明显,表现为表情淡漠、反应迟钝,甚至出现意识模糊或昏迷。可有口唇肢端发绀、四肢冰冷、脉搏细速、血压进行性下降。严重者全身皮肤、黏膜明显发绀,四肢厥冷、脉搏微弱、血压测不出、尿少或无尿。若皮肤、黏膜出现瘀斑或鼻腔、牙龈、内脏出血,则提示并发DIC。若出现进行性呼吸困难、烦躁、发绀,给氧但不能改善呼吸状态,则提示并发ARDS。此时患者常继发MODS而死亡(表4-1-1)。

表 4-1-1 休克的临床表现

| 分期 | 程度 | 神志 | 外周循环 | | | | 生命体征 | | 尿量 | 估计失血量 |
			口渴	皮肤黏膜色泽	体表温度	体表血管	脉搏	血压		
休克代偿期	轻度	神志清楚,伴有痛苦表情,精神紧张	口渴	开始苍白	正常或发凉	正常	<100次/分,尚有力	收缩压正常或稍升高,舒张压增高,脉压缩小	正常	<20%(<800ml)
休克抑制期	中度	神志尚清楚,表情淡漠	很口渴	苍白	发冷	表浅静脉塌陷,毛细血管充盈迟缓	100~120次/分	收缩压为70~90mmHg,脉压小	尿少	20%~40%(800~1600ml)
	重度	意识模糊,甚至昏迷	非常口渴,可能无主诉	显著苍白,肢端青紫	冰冷	表浅静脉塌陷,毛细血管充盈迟缓	速而细弱,或摸不清	收缩压<70mmHg或测不到	尿少或无尿	>40%(>1600ml)

四、处 理 原 则

尽早去除病因,迅速恢复有效循环血量,纠正微循环障碍,恢复组织灌注,增强心肌功能,恢复正常代谢和防止MODS。

（一）急救

1. 现场救护　包括创伤处包扎、固定、制动和控制大出血。如局部压迫或扎止血带等，必要时可使用抗休克裤（图4-1-1）。

2. 保持呼吸道通畅　为患者松解领扣，解除气道压迫；使头部仰伸，清除呼吸道异物或分泌物，保持气道通畅。早期以鼻导管或面罩给氧，增加动脉血氧含量，改善组织缺氧状态。严重呼吸困难者，可作气管插管或气管切开，予以呼吸机人工辅助呼吸。

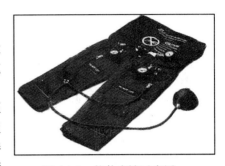

图4-1-1　抗休克裤示意图

3. 取休克体位　头和躯干抬高20°～30°，下肢抬高15°～20°，以增加回心血量。

4. 其他　注意保暖，及早建立静脉通路，遵医嘱应用镇痛剂等。

（二）补充血容量

原则是及时、快速、足量。在连续监测动脉血压、尿量和CVP的基础上，结合患者皮肤温度、末梢循环、脉率及毛细血管充盈时间等情况，计算补液量。通常先输入扩容迅速的晶体液，再输入扩容作用持久的胶体液。

（三）积极处理原发病

在尽快恢复有效循环血量后，及时手术处理原发病变。有时甚至需要在积极抗休克的同时施行手术，以赢得抢救时机。

（四）纠正酸碱平衡失调

轻度酸中毒患者，随扩容治疗时输入平衡盐溶液所带入的一定量的碱性物质和组织灌流的改善，无需应用碱性药物即可得到缓解。但对酸中毒明显、经扩容治疗不能纠正者，仍需应用碱性药物纠正如5%碳酸氢钠溶液。

（五）应用血管活性药物

辅助扩容治疗。理想的血管活性药物既能迅速提升血压，又能改善心脏、肾和肠道等内脏器官的组织灌注。血管活性药物主要包括血管收缩剂、扩张剂及强心药物三类。

（六）改善微循环

休克发展到DIC阶段，需应用肝素抗凝治疗，用量为1.0mg/kg，每6小时1次。DIC晚期，纤维蛋白溶解系统功能亢进，可使用抗纤溶药，如氨甲苯酸、氨基己酸、抗血小板黏附和聚集的阿司匹林、双嘧达莫（潘生丁）和低分子右旋糖酐等。

（七）应用皮质类固醇

对于严重休克及感染性休克的患者可使用皮质类固醇治疗。

五、护　理　问　题

1. 体液不足　与大量失血、失液有关。

2. 气体交换受损　与微循环障碍、缺氧和呼吸型态改变有关。

3. 体温异常　与感染、组织灌注不足有关。

4. 有感染的危险　与免疫力降低、侵入性治疗有关。

5. 有伤害的危险　与微循环障碍、烦躁不安、意识不清等有关。

六、护理措施

1. 一般护理

(1)体位的安置:休克患者宜取平卧位或休克体位(中凹位),即将头和躯干抬高20°~30°,下肢抬高15°~20°,有利于增加回心血量及减轻呼吸困难。

(2)吸氧并保持呼吸道通畅:为改善细胞缺氧,患者应常规吸氧,氧流量6~8L/min。同时,保持呼吸道通畅,昏迷患者头应偏向一侧或置入通气管,以免舌后坠或呕吐物误吸;有气道分泌物时应及时清除,防止肺部感染的发生。严重呼吸困难者,可行气管插管或气管切开,必要时用呼吸机辅助呼吸,避免误吸、窒息。

(3)保持正常体温:休克时患者体温降低,应予以保暖,室温以20℃左右为宜。保暖时切忌使用热水袋、电热毯等直接进行体表加温,以防皮肤血管扩张而致心、脑、肺、肾等重要器官的血流灌注进一步减少;体表加温可增加局部组织耗氧量,加重缺氧,不利于休克的纠正。感染性休克高热时应予以物理降温,也可用4℃等渗盐水灌肠,必要时结合药物降温。

(4)防止损伤和感染:休克时患者的检查和操作繁多,如穿刺、插管、导尿等而增加了损伤和感染的机会,故需严格进行无菌技术操作,并做到操作轻柔,减少损伤和感染的可能,遵医嘱合理、正确应用有效抗生素。对烦躁或神志不清的患者,应加床旁护栏以防坠床,必要时予以约束带适当固定肢体。同时注意保持患者床单清洁、平整、干燥,定时翻身、拍背,按摩受压部位皮肤,以防皮肤发生压疮。

2. 病情观察

(1)神志:反映脑组织血液灌注及缺氧情况。休克患者神志由兴奋转为抑制状态,表示脑缺氧加重病情恶化,经治疗患者神志转清、反应灵敏、对答自如,提示脑循环改善。

(2)生命体征:每15~30分钟测体温、脉搏、呼吸、血压1次,随时观察患者病情的变化。

1)血压:若患者收缩压<90mmHg、脉压<20mmHg是休克存在的表现;血压回升、脉压增大是休克好转的征兆。

2)脉搏:脉搏的变化常先于血压的变化。休克早期脉率增快;休克加重时脉搏细弱,甚至摸不到。当血压较低,但脉搏已恢复且肢体温暖者,常表示休克趋向好转。可用脉率/收缩压(mmHg)计算休克指数,指数为0.5多提示无休克,>1.0~1.5提示有休克,>2.0为重度休克。

3)呼吸:包括观察呼吸的频率、节律、深度及氧疗效果。呼吸浅快不规则、咳嗽及咳血性泡沫痰,需警惕心力衰竭、肺水肿的发生。呼吸>30次/分或<8次/分提示病情严重。

4)体温:休克患者常有体温偏低,感染性休克患者可有高热。若体温突然升高至40℃以上或突然降到36℃以下提示病情危重。

(3)皮肤色泽和温度:反映末梢循环血液灌流情况。休克患者皮肤黏膜由苍白转为发绀,表示休克加重;发绀并出现皮下瘀点、瘀斑,则提示可能发生DIC;若发绀程度减轻逐渐转为红润,肢体皮肤干燥温暖,说明末梢循环改善。

(4)尿量:反映肾血流灌注情况,间接提示全身血容量充足与否,是观察休克病情变化最简便有效的指标。在排除高渗性利尿、尿崩、尿路损伤等情况后,尿量维持在30ml/h以上时,提示休克好转。若尿量持续少于25ml/h,提示可能发生急性肾衰竭。

(5)辅助动态监测:定时监测血常规、尿常规、粪常规、血电解质、肝肾功能、血气分析、CVP、PCWP等检查,了解休克状态和治疗效果。

3. 配合治疗

(1)快速恢复有效循环血量

1)扩充血容量:是治疗休克的最基本措施。首选平衡盐溶液,因其既能扩充血容量、降低血液黏稠度,又能缓解酸中毒的作用。不宜用乳酸钠林格溶液,以免加重体内乳酸的蓄积。应快速建立两条静脉通道,一条通过大静脉插管快速输液,同时可兼做中心静脉压测定;另一条从周围浅静脉输入药物,如血管活性药物等。一般先快速输入平衡盐溶液、等渗盐水等晶体液以增加回心血量和心每搏输出量,然后输入全血、血浆、白蛋白等胶体液以减少晶体液渗出血管外。

2)合理补液:根据血压及 CVP 监测情况调整输液速度(表 4-1-2)。

表 4-1-2 CVP 与输液的关系

CVP	BP	原因	处理原则
低	低	血容量严重不足	充分补液
低	正常	血容量不足	适当补液
高	低	心功能不全或血容量相对过多	给强心药,减慢输液
高	正常	容量血管过度收缩	舒张血管
正常	低	心功能不全或血容量不足	补液试验*

注:* 补液试验:取等渗盐水 250ml,在 5~10 分钟内经静脉滴入,若血压不变而 CVP 升高 3~5cmH$_2$O,提示心功能不全;若血压升高而 CVP 不变,提示血容量不足。

3)记录出入量:准确记录输入液体的种类、数量、时间、速度等,并详细记录 24 小时出入量,作为治疗的依据。

(2)应用血管活性药物:休克患者常用血管活性药物缓解周围血管舒缩功能的紊乱,改善组织灌注,维持重要脏器的血供。护士应遵照医嘱给药并注意以下几点。

1)血管扩张药:必须在补足血容量的基础上使用,否则可使有效循环血量减少,血压进一步下降。

2)血管收缩药:静脉滴注时切忌漏到皮下,防止造成局部组织坏死。若不慎致药液外漏,应立即拔针,并迅速用普鲁卡因或扩血管药局部封闭以解除血管痉挛。

3)强心药:心功能不全者,遵医嘱给予强心药物如毛花苷 C 等治疗。用药时注意观察心律变化及药物的副作用,并注意监测血压的变化,及时调整输液速度。

(3)纠正代谢紊乱:休克时由于微循环严重灌流不足,组织无氧代谢产生较多酸性物质而发生代谢性酸中毒。纠正酸中毒的首选药物为 5‰碳酸氢钠溶液。首次静脉滴入 100~200ml,以后随时参照 pH 及动脉血气分析结果,决定是否继续应用。用药时注意滴速要缓慢,首次用量一般宜在 2~4h 滴完。溶液不必稀释,宜单独滴入,不加进其他药物。

(4)维护重要脏器功能

1)应用糖皮质激素和能量合剂:有利于改善心脏功能,可选用氢化可的松 200~500mg/d 或地塞米松 30~60mg/d,疗程 1~3 日为宜;能量合剂可选用三磷腺苷、辅酶 A、细胞色素 C 等。

2)抗凝血药物:可防止弥散性血管内凝血,常用肝素抗凝,但需避免过量使用,以防发生自发性出血。

3)利尿剂:有利于维护肾功能,适用于休克纠正后仍尿少的患者,常用呋塞米等。

(5)处理原发疾病:为抗休克的根本措施。应针对休克病因,积极配合医生采取有效措施处理原发疾病。如对大出血引起的休克,应在积极抗休克的同时迅速准备手术止血。对严重感染引起的休克,则应尽快恢复有效循环血量,当休克好转后,迅速处理原发感染病灶等。

4. 心理护理 对早期患者,应充分理解患者焦虑不安的心情,关心、安慰患者,给予耐心细致的护理。

第2节 失血性休克

案例 4-2

　　患者,女,35岁。因车祸腹部撞伤6h就诊,血压75/60mmHg,脉搏100次/分,烦躁不安,皮肤黏膜发绀,多处出现瘀点和瘀斑,四肢湿冷,腹穿有不凝固的血液抽出。
问题:1. 该患者可能的诊断是什么?
　　　2. 该患者首要的抢救措施是什么?

一、病　　因

　　失血性休克多见于大血管破裂、腹部损伤引起的实质性内脏器官(肝、脾)破裂,胃、十二指肠出血,门脉高压所致的食管、胃底曲张静脉破裂出血等。

二、临 床 表 现

　　休克早期,患者表现为精神紧张、烦躁不安、面色苍白、四肢湿冷、脉搏加快、呼吸增快;血压变化不大,但脉压缩小;尿量正常或减少。休克期患者表现为表情淡漠、反应迟钝,甚至出现意识模糊或昏迷,口唇发绀、四肢冰冷、脉搏细速、血压进行性下降。严重者全身皮肤、黏膜明显发绀,四肢厥冷、脉搏微弱、血压测不出、尿少或无尿。

三、处 理 原 则

　　补充血容量与控制出血并重。

　　1. 补充血容量　根据血压和脉率变化估计失血量。可先经静脉快速(45分钟内)滴注平衡盐溶液和胶体液,若患者血压恢复正常并维持,表明已不再继续出血;若患者血红蛋白浓度＞100g/L、血细胞比容＞30%,表明能够满足患者的生理需要,可不必输血;低于此标准,可视患者血压、脉率、中心静脉压及血细胞比容等情况输入血液制品。

　　2. 止血　若患者存在活动性出血,应迅速控制出血。可先采用止血带止血、纤维内镜止血等,为手术治疗赢得时间。若为大血管破裂或实质性内脏器官(肝、脾)破裂等,则应在快速补充血容量的同时积极做好手术准备,及早手术止血。

四、护 理 问 题

　　参见本章第1节。

五、护 理 措 施

　　参见本章第1节。

第3节 感染性休克

> **案例 4-3**
>
> 患者,男,30 岁,胸腹背部大面积烧伤 8h。BP 68/50mmHg,P 121 次/分,CVP 2.5cmH$_2$O,尿量 15ml/h,诊断为烧伤并发休克。
>
> **问题:** 1. 该患者休克属于哪一类休克?
>
> 2. 应采取的措施是什么?

一、病 因

感染性休克常见于急性腹膜炎、急性化脓性阑尾炎、急性梗阻性化脓性胆管炎、泌尿系统感染、败血症等。主要致病菌是革兰阴性菌,该类细菌释放的内毒素是导致休克的主要因素,因此感染性休克又称为内毒素休克。

感染性休克有低动力型休克(冷休克)和高动力型休克(暖休克)两种。其中,前者是临床外科最常见的类型,后者较少见,仅见于部分革兰阳性菌感染引起的休克早期。

二、临 床 表 现

冷休克患者表现为烦躁不安、神志淡漠、嗜睡、昏迷;面色苍白、发绀或成花斑样;皮肤湿冷,体温降低;毛细血管充盈时间延长;脉细速,血压下降,脉压减小(<30mmHg);尿量减少(<25ml/h)。暖休克患者表现为意识清醒,面色潮红;手足温暖干燥;脉搏慢而有力,血压下降,但脉压较大(>30mmHg);病情加重时暖休克可转化为冷休克。

三、处 理 原 则

纠正休克与控制感染并重。

1. 补充血容量 首先快速输入平衡盐溶液,再补充适量的胶体液。补液期间密切观察CVP,调节输液种类、量和速度等,确保机体维持理想的血流动力学状态。

2. 控制感染 尽早处理原发病灶,进行药物敏感试验,选用敏感抗生素。对未确定病原菌者,可先根据临床规律和经验选用抗生素,或用广谱抗生素。

3. 纠正酸碱平衡 感染性休克患者常伴有严重酸中毒,应予以纠正。轻度酸中毒,在补充血容量后即可缓解。重度酸中毒,补充血容量的同时,经另一静脉通道滴注 5% 碳酸氢钠溶液200ml,1 小时后复查动脉血气分析,根据结果决定继续用量。

4. 应用血管活性药物 补充循环血容量、纠正酸中毒后,休克仍未见好转者,应考虑用血管扩张药。

5. 应用皮质类固醇 皮质类固醇能抑制多种炎症介质的释放,稳定细胞内溶酶体,缓解炎症。临床常用氢化可的松、地塞米松或甲基泼尼松龙等。但应尽早、大剂量、短程使用,不宜超过 48 小时。

6. 其他 如营养支持、DIC 及重要器官功能不全的处理等。

四、护 理 问 题

参见本章第 1 节。

五、护理措施

参见本章第1节。

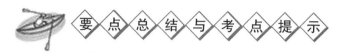

要点总结与考点提示

1. 休克的概念。
2. 常见的休克类型。
3. 休克的临床表现。
4. 中心静脉压的概念,实际工作中中心静脉压如何指导输液。
5. 失血性休克患者的处理原则和护理措施。
6. 感染性休克患者的处理原则和护理措施。

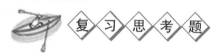

复习思考题

【A₁型题】

1. 各种类型休克基本病理变化是( )
 A. 血压下降　　　　B. 中心静脉压下降
 C. 脉压减小　　　　D. 尿量减少
 E. 有效循环血量锐减

2. 休克患者使用血管扩张药必须具备的条件是( )
 A. 纠正酸中毒　　　B. 心功能正常
 C. 补足血容量　　　D. 先用血管收缩药
 E. 与皮质激素同用

3. 休克患者微循环衰竭期的典型临床表现是( )
 A. 表情淡漠　　　　B. 皮肤苍白
 C. 尿量减少　　　　D. 血压下降
 E. 全身广泛出血

4. 休克患者并发休克肺时的典型表现是( )
 A. 进行性呼吸困难　B. 代谢性酸中毒
 C. 肺呼吸音降低　　D. 肺湿性啰音
 E. 发绀

【A₂型题】

5. 一休克患者,在抢救过程中出现呼吸困难、发绀、吸氧无效,PaO₂持续降低。诊断是休克肺,护理措施首先应采取( )
 A. 呼气终末正压给氧
 B. 持续吸纯氧
 C. 快速输液
 D. 给血管活性药物
 E. 气管切开

6. 患者,女,25岁。因被车撞伤,烦躁不安,脉快,收缩压正常、脉压小、面色苍白,出冷汗,考虑是( )
 A. 疼痛引起　　　　B. 休克早期
 C. 休克期　　　　　D. 休克晚期
 E. 精神紧张引起

【A₃/A₄型题】

(7~9题共用题干)

患者,男,从三楼坠下后12h,神志不清,无脉搏、无血压、无尿,体温不升,全身广泛出血倾向,可见大片皮下瘀斑,并有呕血、便血,心跳和呼吸微弱。

7. 该患者处于休克的哪期( )
 A. 休克早期　　　　B. 休克期
 C. 休克晚期　　　　D. 濒死期
 E. 系统功能衰竭期

8. 该患者易并发( )
 A. 呼吸衰竭　　　　B. 急性肾衰竭
 C. 肝衰竭　　　　　D. 血液系统衰竭
 E. 多系统衰竭

9. 对该患者最主要的抢救措施应是( )
 A. 吸氧　　　　　　B. 强心
 C. 扩容　　　　　　D. 抗凝疗法
 E. 降温

(张兰娥)

第5章

麻醉患者的护理

第 1 节 概 述

麻醉(anesthesia)是指用药物或其他方法使患者的整体或局部暂时失去感觉,以达到无痛的目的,为手术治疗或其他医疗检查治疗提供条件。理想的麻醉能为手术创造良好条件,达到安全、无痛、精神安定和适度肌肉松弛的目的。麻醉在消除疼痛的同时,也对机体的生理功能有不同程度的干扰,甚至还会发生意外,危及生命。因此,要认真做好麻醉患者的护理,从而提高麻醉的安全性。

一、麻 醉 分 类

根据麻醉作用部位和所用药物的不同,临床麻醉分类如下。

1. 全身麻醉(general anesthesia) 简称全麻,指将麻醉药经呼吸道吸入或静脉注射、肌内注射,产生中枢神经系统抑制,使患者意识消失而全身不感到疼痛。包括吸入麻醉和静脉麻醉。

2. 局部麻醉(local anesthesia) 简称局麻,指将局麻药应用于局部,使身体某一部位的感觉神经传导功能暂时阻断,运动神经传导保持完好或有不同程度被阻滞,患者局部无痛而神志清醒。它包括表面麻醉、局部浸润麻醉、区域阻滞麻醉、神经及神经丛阻滞麻醉。

3. 椎管内麻醉(intrathecal anesthesia) 指将局麻药物注入椎管内的某一腔隙,使部分脊神经的传导功能发生可逆性阻滞的麻醉方法。它包括蛛网膜下隙阻滞、硬脊膜外阻滞。

4. 复合麻醉(combined anesthesia) 指同时或先后应用两种以上麻醉药物或其他辅助药物,以达到完善的术中和术后镇痛及满意的外科手术条件。

5. 基础麻醉(basal anesthesia) 指麻醉前使患者进入类似睡眠状态,以利于其后麻醉处理的方法。

二、麻 醉 前 工 作

1. 患者对麻醉耐受力的准备 目前,临床常用美国麻醉医师协会(American Society of Anesthesiologists,ASA)的病情分级方法判断患者对手术和麻醉的耐受力(表 5-1-1)。

表 5-1-1　ASA 病情分级

病情分级	健康状况
1 级	没有全身性疾病,仅有局部的病理改变
2 级	有轻度到中度脏器(心、肝、肺、肾和中枢神经系统)病变,但其功能代偿良好
3 级	有重度脏器(心、肝、肺、肾和中枢神经系统)病变,但其功能尚能代偿
4 级	有危及生命的全身性疾病
5 级	存活机会小,处于濒死状态,手术是唯一的治疗措施,如腹主动脉破裂或严重脑损伤

注:急症手术患者,在每级数字后标"急"或"E"(emergency),如 1E、2E 等。

一般认为,第 1~2 级患者对麻醉和手术的耐受性良好,风险性较小。第 3 级患者对麻醉和手术的耐受能力减弱,风险性较大,但若术前准备充分,尚能耐受麻醉。第 4 级患者因器官功能代偿不全,麻醉和手术的风险性很大,即使术前准备充分,围术期的死亡率也很高。第 5 级为濒临死亡的患者,麻醉和手术都异常危险,不宜行择期手术。

2. 患者心理准备　对于麻醉和手术,患者常感到紧张、焦虑、恐惧。这些心理反应可能对患者的生理功能有不同程度的干扰,并可能对整个围术期产生不良影响。因此,术前应有针对性地消除患者的焦虑心理和思想顾虑,耐心听取患者的主诉并解答疑问。对于过度紧张者,可遵医嘱给予药物辅助治疗;有心理障碍者,应请心理专家协助处理。

3. 麻醉前常规准备　麻醉前应尽量改善患者营养状况,纠正紊乱的生理功能和治疗潜在的内科疾病,使患者各脏器功能处于较好状态。注意做好患者的胃肠道准备,以免手术期内发生胃内容物反流、呕吐或误吸而致窒息或吸入性肺炎。成人择期手术前应禁食 8~12 小时,禁饮 4 小时,以保证胃排空;小儿术前应禁食(奶)4~8 小时,禁水 2~3 小时。急症手术患者也应充分考虑胃排空问题。

4. 麻醉前用药　①安定镇静药:具有镇静、催眠、抗焦虑及抗惊厥作用,对局麻药的毒性反应也有一定的预防作用。成人常用地西泮(安定)5~10mg 于麻醉前 30 分钟肌内注射。②催眠药:具有镇静、催眠、抗焦虑作用,对局麻药的毒性反应也有一定的预防作用。成人常用苯巴比妥钠(鲁米那钠)0.1~0.2mg 于麻醉前 30 分钟肌内注射。③镇痛药:具有镇静、镇痛作用,与全麻药有协同作用。椎管内麻醉时作为辅助用药,能减轻内脏牵拉反射。成人常用吗啡 10mg 皮下注射或哌替啶 25~50mg 肌内注射。吗啡应有抑制呼吸中枢的副作用,故小儿、老年人应慎用,孕妇、新生儿及呼吸功能障碍者禁用。④抗胆碱药:具有抑制腺体分泌而减少唾液、呼吸道黏液的分泌,解除平滑肌痉挛和迷走神经兴奋对心脏的抑制作用。常用阿托品 0.5mg 于麻醉前 30 分钟肌内注射。由于阿托品能抑制汗腺分泌,提高基础代谢率并影响心血管系统的活动,故甲状腺功能亢进、高热、心动过速等患者不宜使用,必要时可用东莨菪碱 0.3mg 肌内注射。

另外,为使麻醉和手术能安全顺利地进行,防止任何意外事件发生,麻醉前还必须充分准备好麻醉用具、麻醉机、监测设备及药物,保证各仪器设备的功能正常。

第 2 节　局部麻醉

局麻是一种简便易行、安全有效、可保持患者意识清醒、并发症较少的麻醉方法,适用于部位较表浅、局限的中小型手术。

一、常用局麻方法

1. 表面麻醉　将渗透作用强的局麻药用于局部黏膜表面,使其透过黏膜而阻滞黏膜下神经末梢,产生麻醉作用的方法,称为表面麻醉。多用于眼、耳、鼻、喉、气管或尿道等部位的浅表手术或内镜检查。常用药物为0.5%~1%丁卡因,或2%~4%利多卡因。

2. 局部浸润麻醉 指将局麻药注射于手术区的组织内,分层阻滞组织中的神经末梢而达到麻醉作用,称为局部浸润麻醉。操作方法:沿手术切口线一端进针,刺入皮内,注药后形成橘皮样皮丘,若需浸润远端组织,穿刺针应从先前已浸润过的部位刺入,如此连续进行,在切口线上形成皮丘带。然后经皮丘分层注药,注药时加压注射,边注射边进针。常用药物为0.5%普鲁卡因或0.25%~0.5%利多卡因。

3. 区域阻滞 围绕手术区,在其四周和底部注射局麻药,以阻滞支配手术区的神经纤维的方法称为区域阻滞。用药同局部浸润麻醉。其优点在于避免穿刺病理组织。适用于局部肿块切除术,如乳房良性肿瘤切除术。

4. 神经及神经丛阻滞 将局麻药注入神经干、丛、节的周围,阻滞相应区域的神经冲动传导而产生麻醉作用,称神经及神经丛阻滞。其操作较简单,注射一处即可获得较大区域的阻滞麻醉。临床常用臂丛神经阻滞、颈丛神经阻滞、肋间神经阻滞和指(趾)神经阻滞等。

二、常用局麻药

根据化学结构不同,常用局麻药分为两大类:①酯类局麻药:常用药物有普鲁卡因、丁卡因等。②酰胺类局麻药:常用药物有利多卡因、布比卡因等。一般酯类可发生药物过敏现象,使用前应常规进行药物敏感试验,明确阴性者方可使用。

三、护 理 问 题

潜在并发症:局麻药毒副反应。

四、护 理 措 施

1. 毒性反应的护理

(1)常见原因:①用药过量;②局麻药误注入血管内;③注药部位血供丰富,药物吸收过快;④患者体质衰弱,对局麻药耐受性差等。

(2)临床:中枢毒性表现为舌或口唇麻木、头痛头晕、耳鸣、视物模糊、言语不清、肌肉抽搐、意识不清、惊厥、昏迷,甚至呼吸停止。心血管毒性表现为传导阻滞、血管平滑肌和心肌抑制,出现心律失常、心肌收缩力减弱、心排出量减少、血压下降,甚至心脏停搏。

(3)护理措施:一旦发生,立即停药、尽早给氧、加强通气。遵医嘱给予地西泮5~10mg静脉或肌内注射;抽搐、惊厥者还加用2.5%硫喷妥钠缓慢静脉注射。必要时行气管插管控制呼吸。有呼吸抑制或停止、严重低血压、心律失常或心搏骤停者,加用升压药、输血输液,行心肺脑复苏。

(4)预防措施:①一次用药量不超过限量;②注药前回抽无回血方可注射;③根据患者具体情况及用药部位酌减剂量;④如无禁忌,局麻药内加入适量肾上腺素;⑤麻醉前给予巴比妥类或地西泮,以提高毒性阈值。

2. 过敏反应的护理 临床上酯类局麻药过敏者较多,酰胺类极罕见。表现为使用少量局麻药后,出现荨麻疹、咽喉水肿、支气管痉挛、低血压及血管神经性水肿等,严重时可危及生命。一旦发生,立即停药、保持呼吸道通畅、给氧;遵医嘱注射肾上腺素,同时给予糖皮质激素和抗组胺药。因局麻药皮肤试验的假阳性率高达50%,故不必常规行局麻药皮试,若患者有过敏史,可选用酰胺类局麻药。

第 3 节　椎管内麻醉

一、蛛网膜下隙阻滞麻醉

蛛网膜下隙阻滞,又称腰麻,是将局麻药注入蛛网膜下隙,作用于脊神经根和后根,产生不同程度的阻滞。

1. 适应证　适用于持续 2~3 小时以内的下腹部、盆腔、下肢和肛门会阴部手术。

2. 禁忌证　①中枢神经系统疾病,如脑脊膜炎、颅内压增高等;②败血症、穿刺部位或邻近部位皮肤感染者;③休克、脊椎外伤或有严重腰背痛疾病史者,有凝血功能障碍或腹内压明显增高者;④高血压合并冠心病者;⑤精神病及不合作的小儿等。

3. 穿刺方法　与腰穿方法相同。患者取侧卧位,背部与手术台的边缘平齐,两手抱膝,脊椎尽量弯曲,使腰椎棘突间隙加宽。穿刺点宜选择在腰 3~4 或 4~5 间隙,以免损伤脊髓。消毒皮肤,覆盖消毒巾,在穿刺点浸润麻醉,针尖经过皮肤、皮下、棘上韧带、棘间韧带、黄韧带而进入硬膜外腔,再向前推进,刺破硬脊膜和蛛网膜就进入蛛网膜下隙,注入药物后,配合体位可调节麻醉平面。

4. 常用麻醉药　常用的麻醉药有普鲁卡因、丁卡因、利多卡因和布比卡因等;加入 10% 葡萄糖溶液可配制成重比重液;加入注射用水可配制成轻比重液。最常用的丁卡因重比重溶液俗称为 1:1:1 液,即 1% 丁卡因、3% 麻黄碱及 10% 葡萄糖溶液各 1ml 混合成 3ml 溶液;将丁卡因 10mg 溶于 10ml 注射用水内,即配成 0.1% 轻比重液。

二、硬脊膜外阻滞

硬脊膜外阻滞,又称硬膜外麻醉,是将局麻药注入硬膜外间隙,阻滞脊神经传导功能,使其所支配区域产生暂时性麻痹。与腰麻不同,硬脊膜外阻滞通常采用连续给药法,根据病情、手术范围和时间分次给药,使麻醉时间按手术需要延长。

1. 适应证　最常用于横膈以下各种腹部、腰部和下肢手术;颈部、上肢和胸壁手术也可应用,但在管理上较复杂。

2. 禁忌证　与腰麻相似。

3. 穿刺方法　有单次法和连续法两种。单次法一次注入药量大,可控性小。连续法是将一塑料导管通过穿刺针留置在硬膜外腔,再通过导管分次注入局麻药,根据病情和手术需要掌握用药量,安全性大,麻醉时间又可按手术需求延长,是临床上最常用的一种方法。方法是用特制的勺状尖端硬膜外穿刺针,在麻醉范围中心椎间隙穿刺,成功后,插入导管退出穿刺针,将导管用胶布固定。先给试探药量,确认未误入蛛网膜下隙后追加剂量,按需要第二次或多次给药,维持麻醉效果。

4. 常用麻醉药　常用麻醉药物有利多卡因、丁卡因和布比卡因。利多卡因常用浓度为 1.5%~2%,5~15 分钟起效,维持 1~2 小时,反复用药后易出现快速耐药性。丁卡因常用浓度为 0.2%~0.3%,15~20 分钟起效,维持 1.5~3 小时。布比卡因常用浓度为 0.5%~0.75%,10~20 分钟起效,维持 2~4 小时。

三、护 理 问 题

潜在并发症:血压下降、心率减慢、恶心呕吐、呼吸抑制、全脊髓麻醉、局麻药毒性反应;头痛、尿潴留、脊神经根损伤等。

四、护 理 措 施

(一)麻醉中护理

1. 血压下降及心率减慢　因脊神经或交感神经被阻滞后,麻醉区血管扩张,回心血量减少,心排出量降低所致。尤其是上腹部手术时,因胸腰段交感神经阻滞范围较广,并可阻滞心交感神经引起心动过缓,更易发生低血压。一旦发生,加快输液速度,必要时静脉注射麻黄碱 10～15mg,以提升血压。

2. 恶心、呕吐　由低血压、迷走神经功能亢进、手术牵拉内脏等因素所致。针对原因进行相应处理,给氧、升高血压,暂停手术牵拉以减少迷走神经刺激,必要时用氟哌利多 2.5mg 镇吐。

3. 呼吸抑制　常见于胸段脊神经阻滞,与肋间肌及膈肌运动抑制有关。表现为肋间肌麻痹、胸式呼吸减弱、潮气量减少、咳嗽无力、发绀。为减轻对呼吸的抑制,采用小剂量、低浓度局麻药,以减轻运动神经阻滞。同时,在麻醉期间严密观察患者的呼吸,常规面罩给氧,并做好呼吸急救准备。一旦呼吸停止,立即行气管插管人工呼吸或机械通气。

4. 全脊髓麻醉　是硬膜外麻醉最危险的并发症,系全麻药全部或大部分注入蛛网膜下隙而产生全脊神经阻滞现象。主要表现为患者在注药后迅速出现呼吸困难、血压下降、意识模糊或消失,甚至呼吸、心跳停止。一旦发生,立即停药,行面罩正压通气,必要时行气管插管维持呼吸;加快输液速度,遵医嘱给予升压药,维持循环功能。

5. 局麻药毒性反应　多因导管误入血管内或局麻药吸收过多过快所致。因此注药前必须回抽,检查硬膜外导管内回流情况。局麻药毒性反应的观察与护理参见本章第 2 节。

(二)麻醉后护理

1. 头痛　发生率为 4%～37%。主要因腰椎穿刺时刺破硬脊膜和蛛网膜,脑脊液漏出,导致颅内压下降和颅内血管扩张刺激所致。多出现在麻醉作用消失后 6～24 小时,2～3 日最剧烈,7～14 日消失,个别患者可持续 1～5 个月甚至更长时间。预防措施:①麻醉时采用细针穿刺,提高穿刺技术,避免反复穿刺,缩小针刺裂孔;②保证术中、术后输入足量液体;③术后常规去枕平卧 6～8 小时。护理措施:①平卧休息,每日补液或饮水 2500～4000ml;②遵医嘱给予镇痛或地西泮类药物;③严重者于硬膜外腔注入生理盐水或 5% 葡萄糖溶液,必要时采用硬膜外充填疗法。

2. 尿潴留　因支配膀胱的副交感神经恢复较晚、下腹部、肛门或会阴部手术后切口疼痛、手术刺激膀胱或患者不习惯床上排尿所致。预防和护理措施:①术前指导:解释术后易出现尿潴留的原因,指导患者练习床上排尿,并嘱术后一旦有尿意,及时排尿;②促进排尿:可经针刺足三里、三阴交等穴位,或热敷按摩下腹部、膀胱区;③必要时留置导尿管。

3. 脊神经根损伤　穿刺针可直接损伤或因导管质硬而损伤脊神经根或脊髓。表现为局部感觉或运动障碍,并与神经分布有关。在穿刺或置管时,如患者有电击样异感并向肢体放射,说明已触及神经,应立即停止进针,调整进针方向,以免加重损伤。异感持续时间长者,可能损伤严重,应放弃阻滞麻醉。脊神经根损伤者,予对症治疗,数周或数月即自愈。

4. 硬膜外血肿　若硬膜外穿刺置管时损伤血管,可引起出血,血肿压迫脊髓可并发截瘫。患者表现为剧烈背痛,进行性脊髓压迫症状,伴肌无力、尿潴留、括约肌功能障碍,直至完全截瘫。一旦发生,尽早行硬膜外穿刺抽除血液,必要时切开椎板,清除血肿。

第 4 节　全 身 麻 醉

全身麻醉是目前临床上最常用的麻醉方法。患者表现为神志消失,全身的痛觉丧失、遗忘、反射抑制和一定程度肌肉松弛。它能满足全身各部位手术需要,较局麻和椎管内麻醉,患者更舒适和安全。

一、全身麻醉方法与药物

(一)全身麻醉方法

1. 吸入麻醉 系将气体或挥发性麻醉药物经呼吸道吸入肺内,再经毛细血管进入血液循环,到达中枢神经系统,产生全身麻醉的方法。由于麻醉药经肺通气进入体内和排出,故麻醉深度的调节较其他方法更为容易。

2. 静脉麻醉 系将麻醉药物注入静脉,通过血液循环作用于中枢神经系统而产生全身麻醉作用的麻醉方法。其优点是诱导迅速,对呼吸道无刺激,不污染手术室,麻醉苏醒期也较平稳,使用时无需特殊设备;缺点为麻醉深度不宜调节,容易产生快速耐药,无肌松作用,长时间用药后可致体内蓄积和苏醒延迟。

(二)全身麻醉药物

1. 吸入麻醉药 指经呼吸道吸入体内产生全身麻醉作用的药物。一般用于全身麻醉的维持,有时也用于麻醉诱导。吸入麻醉药的强度以"最低肺泡有效浓度"(minimal alveolar concentration, MAC)衡量。MAC 是指某种吸入麻醉药在一个大气压下和纯氧同时吸入时,能使 50% 患者对手术刺激不发生摇头、四肢运动等反应的最低肺泡浓度。MAC 越小,麻醉效能越强。常用的吸入麻醉药物如下。

(1)氧化亚氮:又称笑气,其麻醉作用甚弱,MAC 为 105%。由于对呼吸、循环影响较小,常与强效吸入全身麻醉药复合应用,以降低后者的用量,减少副作用,并可加快麻醉诱导和苏醒。由于氧化亚氮会使体内气体容积增大,故肠梗阻、气腹、气胸患者不宜使用。

(2)恩氟烷:又称安氟醚,其麻醉性能较强,MAC 为 1.68%。对中枢神经系统有抑制作用,可使脑血流量增加和颅内压增高,吸入浓度过高时可产生惊厥。对呼吸和心肌收缩力也有较强抑制作用,麻醉过深可抑制呼吸和循环。可用于麻醉诱导和维持,诱导较快;因其可使眼压降低,故对眼内手术有利。但严重心脏疾病、癫痫、颅内压过高者应慎用。

(3)异氟烷:又称异氟醚,是恩氟烷的异构体,其麻醉性能强,MAC 为 1.15%。低浓度时,对脑血流无影响;高浓度时,可使脑血管扩张,脑血流增加和颅内压增高。对心肌的抑制作用较轻,但可明显降低外周血管阻力。对呼吸有轻度抑制作用,对呼吸道有刺激。可用于麻醉诱导和维持,也可用于术中控制性降血压。

(4)七氟烷:又称七氟醚,其麻醉性能较强,MAC 为 2.05%。对中枢神经系统有抑制作用,对脑血管有舒张作用,可引起颅内压增高。对心肌有轻度抑制,可降低外周血管阻力。对呼吸道无刺激,对呼吸有较强抑制作用。用于麻醉诱导和维持,麻醉后苏醒迅速,苏醒过程平稳。

(5)地氟烷:又称地氟醚,其麻醉性能较弱,MAC 为 6.0%。可抑制大脑皮层的电活动,降低脑氧代谢率。对心肌有轻度抑制作用。对呼吸有轻度抑制作用,对呼吸道有轻度刺激。用于麻醉诱导和维持,麻醉诱导和苏醒都非常迅速。

2. 静脉麻醉药

(1)硫喷妥钠:是一种常用的超短效巴比妥类静脉麻醉药,常用浓度为 2.5%。小剂量静脉注射有镇静、催眠作用,剂量稍大时,注药后 15～30 秒即可使患者入睡,作用时间为 15～20 分钟。可降低脑代谢率及氧耗量,降低脑血流量和颅内压;有直接抑制心肌和扩张血管作用;有较强的中枢性呼吸抑制作用;可抑制交感神经而使副交感神经作用相对增强,使咽喉及支气管的敏感性增加。适用于麻醉诱导、短小手术麻醉、控制惊厥和小儿基础麻醉。哮喘、肌强制性萎缩症及循环抑制、严重低血压者禁用。

(2)氯胺酮:为一种强镇痛静脉麻醉药。镇痛作用强,静脉注射后 30~60 秒起效,维持 10~15 分钟;肌内注射后约 5 分钟起效,维持 30 分钟。可增加脑血流、颅内压及脑代谢率。有兴奋交感神经作用,使心率增快、血压及肺动脉压升高。用量大或注射速度快,或与其他麻醉性镇痛药合用时,可引起呼吸抑制,甚至呼吸暂停。临床主要用于体表小手术、清创、换药、全麻诱导和维持、小儿基础麻醉。因氯胺酮麻醉后精神副反应发生率高,一般不作为成人全身麻醉的主要成分。主要副作用:引起一过性呼吸暂停,幻觉、噩梦及精神症状,使眼压和颅内压增高。故癫痫、颅内压增高及缺血性心脏病患者应慎用。

(3)丙泊酚:为超短效静脉麻醉药,具有镇静、睡眠和轻微镇痛作用。主要用于全麻静脉诱导与麻醉维持、门诊小手术和检查的麻醉及阻滞麻醉辅助药。起效快,停药后苏醒迅速而完全,醒后无明显后遗症。对心血管系统和呼吸的抑制作用明显,可致严重低血压或呼吸暂停。老年人和术前循环功能不全者应减量。

(4)依托咪酯:又称乙咪酯,是短效催眠药,无镇痛作用。可降低脑血流量、颅内压及代谢率,对心率、血压及心排出量的影响均较小,不增加心肌氧耗量。主要用于全麻诱导,适用于年老体弱和危重患者。

二、护 理 问 题

1. 焦虑和恐惧 与对手术室环境陌生、担心麻醉安全性和手术等有关。

2. 知识缺乏 缺乏有关麻醉前和麻醉后须注意和配合的知识。

3. 潜在并发症 恶心呕吐、窒息、麻醉药过敏、麻醉意外、呼吸道梗阻、低氧血症、低血压、高血压、心律失常、心脏骤停、坠积性肺炎等。

4. 有受伤的可能 与患者麻醉后未完全清醒或感觉未完全恢复有关。

5. 疼痛 与手术、创伤和麻醉药物作用消失有关。

三、护 理 措 施

(一)缓解焦虑和恐惧

予以患者适当的心理护理。

(二)告知患者有关麻醉须知和配合方面的知识

详细讲解麻醉相关知识及意义,告知和签署麻醉同意书。

(三)并发症护理

1. 恶心、呕吐 解释恶心和呕吐的原因,嘱患者放松情绪、深呼吸。呕吐频繁者保持胃肠减压通畅,吸出胃内潴留物,必要时遵医嘱静脉或肌内注射药物。

2. 窒息 ①完善术前胃肠道准备:成人择期手术前常规禁食 12 小时、禁饮 4 小时;小儿择期手术前常规禁食(奶)4~8 小时、禁水 2~3 小时;②术后体位:麻醉未清醒时取平卧位,头偏向一侧;③清理口腔:一旦患者发生呕吐,立即清理口腔等处的呕吐物,以免因口腔内残存物造成误吸。

3. 麻醉药过敏 术前应对普鲁卡因、丁卡因和利多卡因等常规做皮肤过敏试验。一旦发生麻醉药过敏,应配合医生作抗过敏处理。

4. 麻醉意外 ①麻醉物品和急救物品的准备:根据手术方式、麻醉类型和患者病情等准备麻醉物品、麻醉药品、抢救器械及药物等,以备及时抢救;②加强观察:麻醉和手术过程中观察患者的生命体征。

5. 呼吸道梗阻 ①密切观察患者,及时发现患者是否有呼吸困难、缺氧等异常情况,并积极寻找病因;②对舌后坠者应托起其下颌、将其头后仰,置入口咽或鼻咽通气管;③清除分泌物和异物,解除梗阻;④面罩给氧,积极寻找引起气管痉挛的原因,及时解除诱因,并可按医嘱经静脉注射皮质激素或小剂量肾上腺;⑤注意避免患者因变换体位而引起气管导管扭折。

6. 低氧血症 ①密切观察:观察患者的意识、生命体征和面色等,注意有无呼吸急促、发绀、烦躁不安、心动过速、心律不齐、心率失常、血压升高等低氧血症征象;②监测血气分析结果:监测 SpO_2 和 PaO_2 的变化;③供氧和通气护理:吸氧,必要时配合医师行机械通气治疗和护理。

7. 低血压 当麻醉患者的收缩压下降超过基础值的 30% 或绝对值 <80mmHg 时即为低血压。护理措施包括:①加强观察,密切观察患者的意识、血压、尿量、心电图及血气分析等变化;注意患者有无皮肤弹性差、少尿、代谢性酸中毒、心肌缺血及中枢神经功能障碍等表现;②调整麻醉深度,补充血容量,一旦发现患者低血压,应根据手术刺激的强度,调整麻醉深度,并根据失血量,快速补充血容量;③其他用药护理,患者血压骤降,应快速输血、输液,并及时按医嘱应用血管收缩药,以维持血压。因术中牵拉反射引起低血压者,应及时解除刺激。

8. 高血压 是全身麻醉中常见的并发症。常见原因包括并发原发病变,如原发性高血压、颅内压增高等;手术、麻醉操作,如气管插管等刺激引起心血管反应;麻醉浅、镇痛药用量不足;药物,如氯胺酮应用后也可引起高血压。护理措施包括:①完善高血压患者的术前护理,对术前已存在高血压的患者,术前给予用药有效控制高血压;②密切观察血压变化,随时观察患者的血压变化,当其舒张压高于 100mmHg 或收缩压高于基础值的 30% 时,即应根据原因进行针对性处理;注意避免发生高血压危象;③用药护理,对因麻醉过浅或镇痛剂用量不足所致高血压者,可根据手术刺激程度调整麻醉深度和镇痛剂的用量;若为合并顽固性高血压,应按医嘱应用降压药和其他心血管药。

9. 心律失常和心搏骤停 麻醉过浅可致窦性心动过速。低血容量、贫血及缺氧可引起心率增快。手术牵拉内脏或心眼反射刺激迷走神经引起心动过缓,严重者可引起心搏骤停。房性期前收缩多与合并其他心肺疾病有关。频发房性期前收缩者有发生心房颤动的可能。护理措施包括:①密切监测患者心律变化,注意患者有无心动过速、心率增快、心动过缓及房性期前收缩等心律失常表现。一旦发现异常,应及时报告医师,并配合救治。②祛除诱因。

10. 坠积性肺炎 ①保持呼吸道通畅;②稀释痰液:按医嘱补充血容量,定时予以雾化吸入疗法等;③促进排痰:定时协助翻身、拍背,指导并鼓励患者正确咳嗽、咳痰;④加强观察:密切观察患者生命体征和肺部体征等变化,定期监测血常规,注意有无坠积性肺炎的表现;⑤积极处理:一旦发生坠积性肺炎,应立即按医嘱及时、合理应用抗生素控制感染,同时予以吸氧、全身支持治疗,并加强胸部理疗等。

(四)防止意外伤害

适当防护,必要时加以约束,防止患者发生坠床、碰撞及不自觉地拔出输液管或引流管等意外伤害。

(五)缓解疼痛

麻醉后切口疼痛可影响患者休息、睡眠、早期活动和饮食状况等,造成创口愈合延迟、康复过程减慢等。故有效的麻醉后镇痛对促进患者手术后身心康复十分重要。

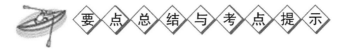

要点总结与考点提示

1.麻醉的概念。

2.麻醉的分类。

3.常用局麻方法、常用局麻药、护理问题、护理措施。

4.蛛网膜下隙阻滞麻醉的适应证、禁忌证、穿刺方法、常用麻醉药及护理。

5.硬脊膜外隙阻滞麻醉的适应证、禁忌证、穿刺方法、常用麻醉药及护理。

6.全身麻醉药物与方法、护理问题、护理措施。

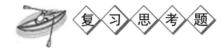

复习思考题

【A₁型题】

1.麻醉前禁食、禁饮的主要目的是（   ）

　A.预防呕吐物误吸

　B.防止术中排便

　C.防止术后腹胀

　D.防止术后胃肠功能恢复

　E.防止术后尿潴留和便秘

2.苯巴比妥钠作为局部麻醉前必需的用药,主要是因为（   ）

　A.有镇静作用

　B.有催眠作用

　C.能减少呼吸道分泌

　D.能减轻迷走神经反射

　E.能预防局麻药中毒反应

3.有减少呼吸道分泌作用的麻醉前用药是（   ）

　A.阿托品　　　　　B.苯巴比妥钠

　C.地西泮　　　　　D.哌替啶

　E.氯丙嗪

4.全身麻醉患者清醒前,下列哪项护理最重要（   ）

　A.每15分钟测生命体征一次

　B.去枕平卧,头偏向一侧

　C.保持输液通畅

　D.注意观察伤口渗血情况

　E.防止意外损伤

5.全身麻醉患者完全清醒的标志是（   ）

　A.睫毛反射恢复　　　B.能睁眼看人

　C.眼球转动　　　　　D.呻吟翻身

　E.能准确回答问题

6.腰麻术后让患者去枕平卧的主要目的是（   ）

　A.预防血压下降　　　B.预防头痛发生

　C.防止呕吐窒息　　　D.减轻伤口疼痛

　E.预防伤口出血

7.腰椎穿刺后6小时让患者采取去枕仰卧位的目的是（   ）

　A.预防颅内出血　　　B.预防颅内高压

　C.预防颅内压减低　　D.预防颅内感染

　E.防止脑缺血

8.局部麻醉时通常在100ml的局麻药中加入0.1‰肾上腺素（   ）

　A.0.1ml　　　　　　B.0.3ml

　C.0.5ml　　　　　　D.0.8ml

　E.1ml

【A₂型题】

9.患者,男,55岁。全麻术后未清醒,突然出现鼾声,这表明患者（   ）

　A.呼吸道被痰堵塞　　B.舌后坠

　C.喉痉挛　　　　　　D.即将醒来

　E.以上都不是

(张兰娥)

第6章

外科围术期护理

第1节 概　述

手术既是重要的治疗手段,也是一种创伤,而手术所必需的麻醉同样能造成身体和心理伤害。围术期护理通过向患者提供身心的整体护理,将手术的危险性及患者的不良心理反应降低,改善患者的手术耐受力,使患者以最佳状态顺利度过手术期,预防和减少并发症,促进早日康复,重返家庭和社会。

一、围术期的概念

围术期(perioperative period)即手术全期,指从护士迎接患者进入外科病房到患者术后痊愈回家这段时间。可分为手术前期(preoperative phase)、手术中期(intraoperative phase)和手术后期(postoperative phase)三个阶段。

二、手　术　分　类

(一)按手术时限分类

1. 择期手术 手术实施的迟早不会影响治疗效果,可做好充分的术前准备,如疝修补术、良性肿瘤切除术。

2. 限期手术 手术时间可以选择,但有一定限度,不宜过久延迟,应在一段时间内尽可能做好充分的术前准备,如各种恶性肿瘤的根治术。

3. 急症手术 需短时间内迅速手术,按病情的轻、重、缓、急重点做好必要的术前准备。情况紧急的应立即手术抢救患者生命,如脾破裂、呼吸道窒息等。

(二)按手术目的不同分类

1. 诊断性手术 目的是帮助医生确定或证实可疑的诊断,如淋巴结活检、乳腺肿物针吸活检等。

2. 治疗性手术 是对病变、受损或先天畸形的组织器官进行修补或切除,以达到治疗或改善外形、增进功能的目的,如乳癌根治术、阑尾切除术等。

3. 姑息性手术 目的是减轻无法治愈疾病的症状,如胃空肠吻合术(为晚期胃癌患者解决进食问题)等。

4. 美容性手术 目的是改善外形,患者的要求是其主要的实施理由,如重睑手术及去皱手术等。

第2节 手术前护理

> **案例6-1**
>
> 患者,女,52岁。十二指肠溃疡25年,上腹部隐痛1年,近1个月又出现呕吐,吐隔夜宿食,呕吐逐渐加重;精神状态差,消瘦明显,皮肤弹性差,贫血貌;胃镜检查确诊为十二指肠溃疡并幽门梗阻。决定近期行胃大部切除术。
>
> **问题**:1.该患者术前应做哪些常规检查?
>
> 　　　2.该患者术前准备有哪些?
>
> 　　　3.该患者存在的护理问题及相应的护理措施有哪些?健康教育的内容有哪些?

患者入院后,自确定手术治疗开始到被送入手术室之前的护理工作称术前护理。手术前护理的重点是调节患者的身心状况,进行充分的术前准备以增加患者对手术的耐受力,使其在最佳状态下接受手术,以保证患者在手术时的安全和配合,减少并发症的发生。

一、护理评估

(一)一般资料

年龄、性别、受教育程度、职业背景、民族、籍贯、婚姻和医疗费用等都可影响患者对手术的认识和耐受。

(二)生理状况

1.身体状况 患者此次发病的诱因、主诉、症状和体征、检查及诊断结果。

2.健康史 了解有无可能影响手术的伴随疾病和心、肝、肺、肾等重要脏器功能,以确定患者对手术的耐受性。患者对手术的耐受力可分为耐受力良好和耐受力不良。

(1)耐受力良好:外科疾病对全身的影响较少,或有一定的影响,但易纠正;患者全身情况较好,重要器官无器质性病变,或其功能处于代偿状态。对于这一类患者,术前只要进行一般性准备。

(2)耐受力不良:外科疾病已经对全身造成明显影响;患者的全身情况欠佳,或重要器官有器质性病变,功能濒于失代偿或已有失代偿的表现。对这一类患者需作积极和细致的特殊准备,待全身情况改善后,方可施行手术。

(三)心理—社会状况

大多数患者于术前会产生不同程度的心理压力,处于一种紧张的痛苦状态。患者可出现焦虑、恐惧、忧郁、敌意等心理,表现为烦躁、失眠、多梦、食欲下降、角色依赖等。压力影响患者免疫功能,降低机体的抵抗力,同时降低患者对手术的耐受力,增加术后发生并发症的机会。另外,家属对手术的看法、是否给予患者的精神及物质上有力支持、对患者的关心程度以及家庭经济承受能力等都会间接影响患者的心理状况。

二、护理问题

1.焦虑、恐惧 与担心麻醉、手术意外、疼痛等有关。

2.营养失调:低于机体需要量 与患病后摄入不足、丢失过多或机体分解代谢增强等有关。

3.知识缺乏 缺乏术前准备的相关知识。

三、护 理 措 施

(一)心理护理

心理问题的严重程度与疾病的严重程度有关,与患者及家属对疾病、手术的了解程度有关,与家属、亲友对其关心与支持的程度有关,与家庭经济承受力有关。护士应热情地接待患者,详细介绍疾病的相关知识及检查,手术治疗的必要性,术中术后可能出现的问题及应对方法,手术费用等;介绍一些类似手术成功的病例,使其树立起战胜疾病的信心,并动员其家属亲友,甚至动员社会力量给予理解支持,积极筹集资金、准备手术。术前护士还可借助心理学的放松技巧,指导患者冥想、放松,以达到最佳心理状态。

(二)提高手术耐受力

1. 保证睡眠与休息 保持安静与舒适病房环境,消除引起不良的睡眠原因,必要时使用镇静剂。

2. 饮食护理 根据病情正确指导患者饮食,保证营养需要。口服能消化吸收者最佳,不能进食者应管饲饮食或肠外营养支持。

3. 检查与治疗 遵医嘱及时完成术前各项检查与治疗,保证患者最佳身体状况接受手术。

(三)术前常规准备工作

1. 呼吸道准备 目的是改善通气功能,预防围术期并发症。指导患者术前戒烟2周以上,学会深呼吸、有效咳嗽和咳痰的方法;已有呼吸道疾病者应进行雾化吸入、体位引流、抗感染等治疗。

2. 胃肠道准备 目的是避免麻醉引起的呕吐与误吸;预防手术时的污染,降低感染;减少术后腹胀及胃肠道并发症。一般择期手术患者术前12小时禁食,4～6小时禁饮;胃肠道手术患者,术前1～3天开始进流质或完全禁食,必要时插胃管、洗胃、口服肠道抗菌药,术前晚和术日晨清洁灌肠。

3. 适应性训练 大多数患者不习惯卧床大小便,术后易发生尿潴留和便秘,因此术前必须进行床上排便练习;对于一些术中术后特殊体位摆放患者,术前应告知并指导其练习,如甲状腺手术患者,术前给予肩部垫枕,头后仰的体位训练。

4. 手术区皮肤准备 一般择期手术患者术前一日进行备皮,包括洗澡或局部清洗、剃毛、修剪指(趾)甲等。特殊手术如无菌性手术,术前3日开始备皮,局部清洗,剃毛后消毒包扎,必要时手术前2小时再进行一次。

(1)皮肤准备范围(图6-2-1)

1)颅脑手术:剃去整个头部和颈部的头发及毛发,保留眉毛。

2)颈部手术:自唇下至乳头连线,两侧到斜方肌前缘。

3)胸部手术:自锁骨上窝及肩上,下至脐平,前过对侧锁骨中线,后过对侧肩胛下角,包括患侧上臂、肩及腋窝。

4)上腹部手术:自乳头连线至耻骨联合,两侧到腋后线,剃净阴毛,清洁脐孔。

5)下腹部手术:上平剑突,下至股部上1/3前、内侧,包括外阴部,两侧至腋后线。

6)肾区手术:自乳头连线至耻骨联合,前后均过正中线,剃净阴毛,清洁脐孔。

7)腹股沟和阴囊部手术:自脐平至大腿上1/3前、内侧,两侧到腋后线,包括外阴部。

8)会阴部及肛门部手术:自髂前上棘连线至大腿上1/3的前、内、后侧,包括会阴及臀部。

9)四肢手术:原则是以切口为中心,上、下各超过20cm。一般要超过远、近端关节或为整个肢体,修剪指(趾)甲。

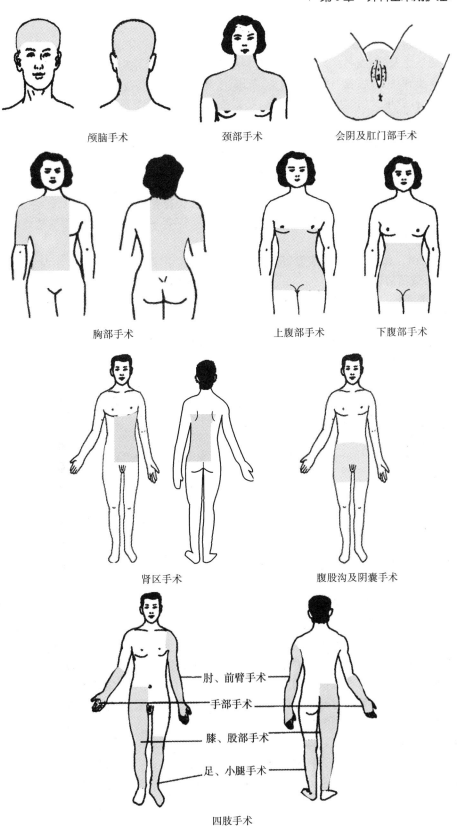

颅脑手术　　　　　　　颈部手术　　　　　　会阴及肛门部手术

胸部手术　　　　　　上腹部手术　　　下腹部手术

肾区手术　　　　　　腹股沟及阴囊手术

肘、前臂手术

手部手术

膝、股部手术

足、小腿手术

四肢手术

图 6-2-1　各手术部位备皮

(2)皮肤准备方法

1)用物准备:备皮盘内有剃毛刀、纱布、弯盘、橡胶单及治疗巾、毛巾、汽油、棉签、手电筒,治疗碗内盛肥皂水及软毛刷,脸盆盛热水。骨科手术备皮另备70%乙醇溶液、无菌巾、绷带。

2)操作步骤:①向患者解释备皮目的、范围;②将患者接至备皮室。如在病房床前备皮需用屏风遮挡;③橡胶单及治疗巾以保护床单,暴露备皮部位;④软毛刷蘸肥皂水涂局部,一手用纱布绷紧皮肤,另一手持剃毛刀呈45°角度顺行剃尽毛发;⑤手电筒照射,仔细检查毛发是否剃尽及有无刮破皮肤;⑥毛巾浸热水洗净局部皮肤及肥皂液,必要时腹部手术应以汽油或松节油棉签清洁脐部污垢,然后用70%乙醇溶液消毒;⑦备皮完毕,整理用物,妥善安置患者。

3)注意事项:皮肤准备一般在术前1天或当日进行;小手术其备皮范围不可少于手术切口周围15~20cm;绷紧皮肤切勿剃破皮肤;备皮区域的皮肤若有炎症或不慎被剃破应治愈后再考虑手术;操作过程要注意保暖,避免受凉感冒;小儿皮肤备皮,一般不剃毛,只作清洁处理。

(3)特殊部位的备皮要求

1)颅脑手术:术前3日剃除头发、每日洗头1次(急症手术例外)。术前2小时剃净头发,用肥皂水洗头,戴清洁帽子。

2)颜面部手术:尽量保留眉毛,不予剃除。

3)骨科无菌手术:手术前3日开始准备皮肤。即术前第3日当天用肥皂水洗净,70%乙醇溶液消毒,无菌巾包扎;术前第2日再作消毒与包扎;术前1日剃净毛发,继续清洗、消毒、包扎;手术日晨重新消毒包扎。

4)阴囊、阴茎部手术:患者入院后局部每日用温水浸泡,肥皂水洗净,术前1日剃毛。

5. 其他准备 根据手术与麻醉用药方案做药物过敏实验;大手术可能有失血者,术前应测定血型并作血型交叉实验,配备术中用血。

6. 手术日晨的护理

(1)测量生命体征,如果患者体温升高或女性患者月经来潮等情况,应及时告知医生,以确定是否延期手术。

(2)检查备皮更衣情况,监督执行胃肠道准备,给予术前用药。

(3)交代患者进手术室前将发卡、眼镜、义齿、项链、手表、戒指、手机、钱包等交家属或护士长保管,排空大小便等。

(4)准备手术室中需要的物品,如病历、X线片、CT及MRI片、引流瓶、药品等,在护送患者时一并带至手术室。

(四)特殊患者的术前准备

1. 高血压患者 血压过高可增加麻醉和手术应激,导致脑血管意外和充血性心力衰竭的危险性。因此,血压过高者,术前应选用合理的降血压药。一般将血压控制在180/100mmHg以下时手术危险性降低;血压在160/100mmHg以下者,可不必作特殊准备。

2. 心脏病患者 伴有心脏疾患的患者,施行手术的死亡率升高。心脏病的类型与手术的耐受力有关。急性心肌梗死患者6个月内不作择期手术,6个月以后若无心绞痛,可在监护条件下手术;心力衰竭患者,心衰控制3~4周后方可手术。

3. 肝疾病患者 一般来说,肝功能轻度损害者,不影响手术耐受力;肝功能损害较严重或濒于失代偿者,手术耐受力显著减弱,必须经过长时间严格准备,方可施行择期手术;肝功能严重损害,表现有明显营养不良、腹水、黄疸者或急性肝炎患者,除急症抢救外,多不宜施行手术。

4. 肾疾病患者 肾疾病患者都应进行肾功能检查。肾功能损害程度越重,手术耐受力越差。一般轻、中度肾功能损害者,经适当内科治疗后均能较好地耐受手术;重度损害者需在有效透析疗法处理下,才能实施手术。

5. 糖尿病患者　糖尿病患者的术后并发症的发生率和死亡率较高,对手术的耐受力差。因此,术前应控制患者的血糖水平,并纠正水、电解质代谢失调和酸中毒,改善营养状况。一般血糖控制在 5.6~11.2mmol/L,尿糖＋~＋＋即可。

(五)急诊手术患者的术前准备

1. 手术前急救护理　首先是抢救危及生命的情况。必须争取时间,根据病情做好相应的急救和处理,如心搏骤停、窒息、气胸等。

2. 手术前准备及要求　迅速地做好配血、备皮、药物过敏实验、术前实验室检查、心电图检查、术前用药等工作。一般急诊手术患者要"四禁",即禁饮食、禁服泻药、禁灌肠,未明确诊断前禁用止痛剂。

四、健　康　教　育

1. 介绍疾病、手术的相关知识,使其正确对待疾病与手术。

2. 介绍术前准备的内容、方法与意义,使其配合进行。

3. 指导患者做适应性锻炼,如深呼吸和有效咳嗽、床上排便练习、床上活动等,以减少术后并发症的发生。

第3节　手术中护理

案例 6-2

患者,女,48 岁,左侧乳房出现无痛性肿块,边界不清,质地坚硬,直径为 4cm,同侧腋窝 2 个淋巴结肿大,无粘连,诊断为乳癌,现进行手术治疗。

问题:1. 手术护士和巡回护士的主要职责是什么?

2. 为了防止伤口感染,手术过程中应注意哪些无菌原则?

手术室是医院对患者进行诊断与治疗的重要场所,更是外科手术的主要场所。手术室的环境与设备、管理制度与操作规程关系到手术的成败、患者的安危。手术室护理工作是外科护理的重要组成部分。

一、手术室的设置与管理

(一)手术室的设置

1. 手术室的位置和要求　手术室一般位于安静、清洁、距离外科病房及重症监护病房较近的地方,使各外科病房与手术室的距离均不太远。与相关科室如血库、中心化验室、病理科、放射科、重症监护室等,要尽量靠近,便于术中、术后及时诊断和处理。一般在楼房的较高层或顶层,这样既可以获得较好的大气环境,又方便使用。宜远离锅炉房、修理室、污水污物处理站等,以避免污染,减少噪声。整个手术室建筑以东西方向延伸为好,主要手术间应建在北侧,因北侧光线稳定,不受阳光直射。

2. 手术室的分区　为保证洁净,防止交叉感染,要求手术室符合功能流程与洁污分区,一般常规按洁净度将手术室分为三个区域:即洁净区(限制区或无菌区)、准洁净区(半限制区或清洁区)和非洁净区(非限制区或污染区)。分区的目的是防止区域之间的相互干扰,保证各区域的空气质量达到卫生部颁布的空气净化标准,防止医院内感染。

(1)洁净区:洁净度要求最高,设在手术室最靠内的位置,包括洗手间、手术间、手术间内走廊、无菌物品间、储药室、麻醉准备室等。此区内的所有人员及其活动都必须遵守无菌原则。

（2）准洁净区：洁净度要求较高，设在手术室的中间位置。包括敷料室、器械室、洗涤室、消毒室、麻醉复苏室、石膏室等。该区为由非洁净区进洁净区的过渡性区域，凡已完成手臂消毒或穿好无菌手术衣者不得进入，以防污染。

（3）非洁净区：洁净度要求不高，设在手术室最靠外的位置。包括值班室、更衣室、医护人员休息室、办公室、会议室、标本室、实验室、污物室、资料室、电教室、手术患者家属等候室等。交接患者时，应在此区域更换平车。

3. 手术室的工作流线　手术人员、患者、手术用品（敷料、器械等）进出洁净手术室必须受到严格控制，并采取适宜的隔离程序，即做到洁污分流，减少交叉感染。一般采用双通道方案。

（1）洁净通道：是医护人员、患者、洁净物品的供应流线。

（2）非洁净通道：是手术后的器械、布单、敷料及污物的流线。

4. 手术室的配置

（1）手术间的数目、大小与分类

1）数目：手术间的数目与手术科室的病床数有关，两者的比例约为（1∶20）～（1∶25）。

2）大小：手术间的大小与医院的规模、手术的种类有关。普通手术间一般 24～40m²，特殊手术如心内直视手术，因设备多，故需 60m²。

3）分类：无菌手术间，供无菌手术用，如甲状腺手术等；相对无菌手术间，供可能污染的手术用，如胃肠手术；有菌手术间，供感染隔离手术用，如阑尾穿孔的手术。

（2）手术间的设置

1）一般要求：手术间的内装修必须有利于洁净环境，达到耐久、耐磨、耐药物，并要易于擦拭消毒的要求。墙面、吊顶应具备光滑、易清洁、易消毒、耐腐蚀、保温、隔声、防火、耐用的材料；颜色可采用浅绿或淡蓝，能消除手术者视觉疲劳。墙面安装阅片灯及温、湿度调节开关（室温恒定在 22～25℃，相对湿度 50%～60% 为宜）。地面采用抗静电塑胶地板，墙面与地面、天花板交界处呈弧形，便于清洁。门最好为高密闭性足踏式电动推拉门或感应门。为便于平车运送及来往人员走动，走廊宽度不少于 2.5m。

2）设备：手术间内只放置必需的器具和物品，各种物品应有固定的放置地点。基本设施有：手术床、器械台、无影灯、麻醉机、药品柜、吸引器、氧气筒、输液架、血压计、踏脚凳等。条件较好的医院有空调、心电监护仪、空气净化、中心吸引及供氧装置、显微外科设备等。教学医院还有顶棚参观台、电视录像转播装置等。总之，医院规模越大，级别越高，条件越好，设备越齐全。

（二）手术室的管理

1. 手术室工作制度

（1）工作人员应具有高度的责任心，熟练掌握手术室护理专业知识及技术，作风严谨，思维敏捷，反应灵活，有较强的应变能力。

（2）手术室应建立健全并落实规章制度、技术操作流程、工作流程、岗位职责，严格执行质量控制措施，为手术科室提供 24 小时连续服务，随时准备接受紧急手术。

（3）进入手术室的工作人员不得佩戴饰物、涂亮甲油或贴假指甲，必须按规定穿戴手术室专用的衣、裤、鞋、帽，进入无菌区或洁净手术室洁净区戴好口罩，用后放置指定地点。手术室衣服不得穿出室外，外出时应更换外出衣和鞋。手术患者入手术室应更换清洁的衣裤，戴好圆顶帽。

（4）严格控制手术室内人员的密度和流量，凡进入手术室的见习和参观人员，应遵守手术室的参观制度和接受手术室人员的指导，在指定的手术间参观学习，非当班人员不得擅自进入手术室，尽量减少不必要的人员走动。实施感染手术的人员，术毕不得进入其他手术间。

（5）制订并认真执行仪器设备管理制度及药品管理制度，保证手术需要。手术室物品一般不外借,特殊情况需外借时,急救器材需经手术室护士长同意,贵重器材需经医务科批准。

(6)手术室布局应合理,洁污流线分明,便于疏散。

(7)制订并严格执行医院感染管理规定及清洁卫生制度和消毒隔离制度。手术人员操作时,严格遵守无菌操作规程,如有违反必须立即纠正,采取补救措施。

(8)手术室内应保持肃静,禁止吸烟和高声喧哗。禁止携带手机进入手术间。工作时严肃认真,不得在手术间内谈论与手术无关的话题。

(9)重大手术或新开展手术,有关手术人员应参加术前讨论,做好充分准备。

(10)按"接患者入手术室工作流程"按时接手术患者进入手术间。危重、急诊患者应有经管医生陪送。患者入手术间后需医护人员守护。手术过程中,严密观察,及时准确提供物品。手术结束后,护送患者至麻醉恢复室或病区,向当班护士详细交班,并做好记录。

(11)手术室应对手术患者做详细记录,做好手术量与切口愈合情况统计、上报。无菌手术伤口发生感染时,应与临床医生共同讨论,找出原因并提出改进措施。

2. 手术间清洁消毒制度

(1)每天手术结束后,采用湿式打扫法将手术台、器械台、托盘、无影灯、输液架、脚凳、吸引器、门窗各处的污迹清洗干净,拖净地板,所使用的清洁工具一般应选用不掉纤维织物的材料制作,清扫工具应固定使用。

(2)手术室应每天进行空气消毒,可用紫外线消毒 30~60 分钟。

(3)每周末彻底大扫除一次,对吊顶和墙壁等进行擦拭清洁,打扫后密闭门窗进行空气熏蒸消毒。

(4)每月做一次空气洁净度和生物微粒监测。

(5)特殊感染手术后,按有关规定和方法随即进行消毒处理。如地面及房间物品的擦拭用 2000mg/L 有效氯消毒液进行消毒。手术室空气可用 $3g/m^3$ 过氧乙酸熏蒸消毒,密闭 30 分钟。

二、常用手术器械和物品的准备与使用

(一)布类物品

手术室布类物品包括手术衣和各种手术单及手术包的包布,宜细柔而厚实,应选择白色、深绿色或淡蓝色。所有布类物品均需经过高压蒸汽灭菌后才能使用,灭菌后储存于无菌柜内,保存时间为 7 天,过期应重新灭菌。

1. 手术衣 在术中用于覆盖未经消毒的衣服和手臂,以免细菌侵入手术野,穿上后能遮至膝下;胸腹部及衣袖为双层棉布,胸前有护手袋,袖口有松紧,防止手术时血水浸透,起无菌隔离作用。折叠时将正面叠于内,反面叠于外,领端在外。

2. 手术单 有大单、中单、手术巾、剖腹单、孔巾、各类包布,用于覆盖手术野和无菌区或包裹手术用品及敷料,均有不同的规格要求和折叠方法。

目前,常使用无纺布制成的手术衣、手术巾单、帽子、口罩等一次性物品,价格便宜,节约棉布,使用方便。

(二)手术敷料

包括纱布类和棉花类。须用脱脂棉花制作,以增加吸水性,用于术中压迫止血、拭血及包扎等,均有不同规格及使用方法。各种辅料经加工制作后包成小包或置于无菌敷料器内,经高压蒸汽灭菌后供手术时用。

1. 纱布类 包括不同大小的纱布垫、纱布块、纱布球及纱布条。

2. 棉花类 常用的有棉垫、带线棉片、棉球、棉签。

(三)缝合线

在手术中用于结扎血管、缝合组织及脏器,分为不吸收和可吸收两类。线的粗细以号码标明,常用的丝线有1~10号线,号码越大,表示线越粗。细线则以零表明,零越多,缝线越细。

(四)引流物

常用的引流物有管状引流条、引流纱布条、"烟卷"引流条、乳胶片引流条等。

1. 管状引流条　有一般引流胶管、双腔式引流管、T型管、蕈状引流管、气囊导尿管等。其中一般引流胶管、双腔式引流管多用于胸、腹腔或深部组织引流,T型管用于胆总管引流,蕈状引流管用于膀胱或胆囊手术引流。

2. 引流纱布条　包括凡士林纱条及碘仿纱条等,用于浅表部位引流。

3. "烟卷"引流条　用于腹腔或深部组织的引流,制作时将细纱布卷成卷烟状,外面用橡胶膜缠裹即可。

4. 乳胶片引流条　用于浅表部位引流,如甲状腺手术或脑部手术。

(五)器械类

基本分为两大类:基本手术器械和专科手术器械。基本手术器械为任何手术的基本工具,专科手术器械为某一专科需要而特制的器械。

1. 刀刃类　有手术刀和手术剪等。

(1)手术刀:用于切割组织,包括刀片与刀柄(图6-3-1)。刀片安装时,用持针器夹持刀片前端背侧,将刀片与刀柄槽对合,向下嵌入;取下时,再以持针器夹持刀片尾端背侧,稍提起刀片,向上顺势推下(图6-3-2);传递手术刀时,传递者左手握持刀片与刀柄衔接处背侧,将刀柄尾端递于操作者右手中(图6-3-3)。同理,用右手亦可操作。

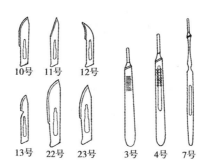

图6-3-1　不同类型的手术刀片及手术刀柄

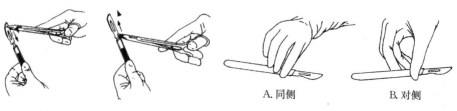

图6-3-3　手术刀传递法　　　　　　图6-3-2　上取刀片法

(2)手术剪:有组织剪和线剪。组织剪又有直、弯两类,分别用于浅、深部组织的剪开、分离与解剖。线剪用于剪线。传递方法为传递者握持手术剪的中部,弯剪应将弯头向上,然后将剪柄尾端递给操作者。(图6-3-4至图6-3-6)

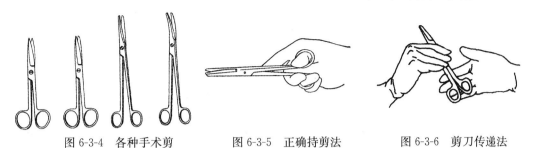

图 6-3-4 各种手术剪　　　图 6-3-5 正确持剪法　　　图 6-3-6 剪刀传递法

2. 钳、镊类　包括各种钳类、镊子等(图 6-3-7 至图 6-3-12)。

(1)止血钳:是手术时用来止血或进行钝性分离的器械。直止血钳用于皮下止血,弯止血钳用于深部止血和分离组织。持钳法与递钳法同剪刀的操作方法,弯钳的钳尖背向手掌。

(2)组织钳:用于夹持较坚韧组织。

(3)环钳:用于夹持敷料或夹提组织。

(4)巾钳:用于固定手术巾。

(5)无齿镊:用于夹持血管、神经及其他较脆弱组织。

(6)有齿镊:用于夹持皮肤、筋膜等较坚韧组织。

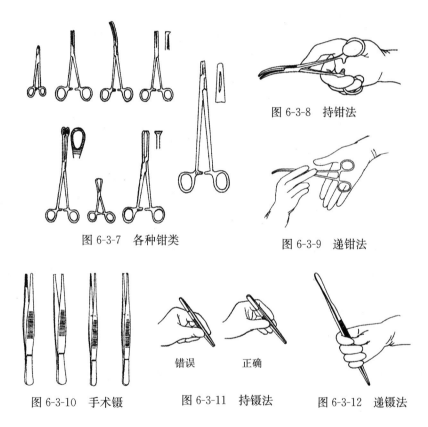

图 6-3-8 持钳法

图 6-3-7 各种钳类　　　图 6-3-9 递钳法

图 6-3-10 手术镊　　　图 6-3-11 持镊法　　　图 6-3-12 递镊法

错误　　　正确

3. 牵拉用器械　用于牵开组织、暴露深部手术野,如各种拉钩,自动牵开器等(图 6-3-13)。直角拉钩用于牵开腹壁,"S"形拉钩用于牵引腹腔脏器,爪形拉钩用于牵开皮肤、肌肉,自动牵开器用于暴露胸、腹腔。

三、手术室护士分工与职责

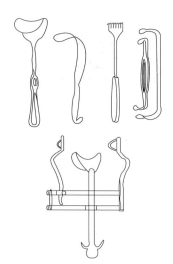

图 6-3-13 各种拉钩

(一)手术室护士职责

1.在护士长领导下和专科组长指导下进行工作。

2.担任手术室的各项工作,参加手术室值班,负责术前准备、术中配合和术后护理工作及手术间的管理。

3.严格执行各项规章制度、技术操作流程、岗位职责等有关规定,确保患者安全。督促、检查参加手术人员的无菌操作,防止发生医院感染。

4.做好重点手术患者的术前访视、术后回访工作。

5.加强职业道德、人文素质修养及沟通交流技巧,加强专业理论和技术学习,不断提高个人综合素质和工作能力。

6.承担护士长分配的工作任务及科研教学任务,注意总结经验。

7.指导卫生员进行清洁、消毒和整理工作。

(二)手术护士工作职责

手术护士又称洗手护士或器械护士,主要工作是严格监督无菌技术操作规程,管理好器械台,传递器械,主动而默契地配合手术操作。

1.术前一日了解患者病情,熟悉局部解剖,掌握手术步骤及配合要点,以利于手术配合,并做好特殊用物的准备。

2.术日上台前,再次检查手术间物品准备是否齐全、正确,发现遗漏,及时补充。

3.提前 15～20 分钟进行外科手消毒,穿无菌手术衣,戴无菌手套,整理器械台,物品定位放置。检查台上物品是否齐全,器械性能是否良好,发现问题及时解决。

4.严格执行"三人三次清点及五数"规定,严防异物遗留在体腔或组织内。

5.手术进行中,应密切关注手术进展及术中需要,主动、迅速、准确传递所需手术器械及物品,严格无菌技术操作,保持器械台和手术区整洁、干燥、无菌。术中根据病情需要严格执行保护性隔离操作流程及无瘤技术操作流程。

6.妥善保管术中切下的组织或标本,并亲自交给手术医生或巡回护士处理,防止遗失。

7.术毕负责将使用后的手术器械分类置于专用容器,及时送交手术供应室或消毒供应中心处理。确保器械数目与器械配置卡符合,防止器械损坏与丢失。

(三)巡回护士工作职责

巡回护士是手术间内的负责护士。主要工作是在指定的手术间内配合手术做台下巡回护理工作。

1.术前一日按规定进行术前访视,了解患者病情,熟悉所实施手术、手术部位、手术要求及特殊用物准备等,并准备和检查手术时所需物品。

2.术日再次检查手术间内各种物品及药物是否齐全,抢救设备是否做到"五到位",设备是否适用。

3.与相关人员按"五查十二对"要求核对手术患者、手术名称、手术部位等。

4.术前 30 分钟调节室温、相对湿度,开启洁净手术部的净化空调系统。患者入手术间后应守护床旁,关心爱护患者,做好患者心理护理。对小儿或神志不清的患者,应适当使用约束带或专人保护,确保安全。

5.建立静脉通道,协助麻醉医生进行麻醉工作。根据医嘱进行输液、输血,并认真做好查对工作,确保无误后方能输入。

6.检查手术区备皮情况。固定患者体位,显露手术野,保证患者肢体处于舒适、安全状态,防止压疮。正确使用高频电刀,将负极板妥善放置,防止灼伤。

7.连接好各类仪器、管道,调节灯光,协助手术人员穿好无菌手术衣,安排手术人员就位。

8.严格器械、敷料术前、术中查对制度。与器械护士及手术医生共同清点器械、敷料、缝针等数量及其完好性,并认真登记。术中增减的器械、物品应及时记录,严格执行防止异物遗留体腔的安全措施。

9.坚守岗位,不得随意离开手术间。了解手术进展情况,及时供应术中所需的各种物品,了解器械、仪器性能,发现问题及时处理。

10.严密观察患者生命体征,重大手术应及时评估术中可能发生的情况,做好应急准备,及时配合抢救。观察患者肢体是否受压,静脉通路是否通畅,遵医嘱调节滴速,发现问题及时纠正。

11.监督台上、台下人员严格执行无菌技术操作,保持手术间清洁、安静、整齐。如术中巡回护士需更换时,必须严格执行交接班制度。

12.核对术中切下的标本,保存于标本容器中,填写标本登记本,送标本存放处备检。

13.术毕负责包扎伤口,护送患者,并向麻醉复苏室护士或病区值班护士详细交接班。

14.整理手术间,补充手术间内物品,所有用物归还原处。

四、手术室护理技术

(一)手术室无菌原则

在手术过程中,所有参加手术的人员必须严格执行无菌操作原则,以保持手术操作的无菌环境。无菌操作原则包括:

1.手术开始前,应尽量妥当安置手术所用的一切物品和设备,减少在手术过程中的移动。

2.手术开始后,禁止打开窗户,禁止使用电扇。使用室内空调机时,风口也不能直吹向手术台。

3.手术人员穿好无菌手术衣,戴无菌手套之后,其肩部以上、腰部以下和背部仍被视为有菌区域,手术人员双手和无菌物品不得与这些区域接触;同样,也不能接触手术台或器械台边缘以下的布单。手术台上使用的手术器械和物品,不能在手术人员的背后传递。

4.铺好布单的手术台及器械台属无菌区,其上面放置的手术物品都是无菌的。如果无菌物品已被污染或可疑污染,均应撤离无菌区。坠落至手术台、器械台边缘以下的器械,不得拾回再用。

5.在手术中,手套破损或接触到有菌处,应立即更换无菌手套。前臂或肘部触碰到有菌处,应加穿无菌袖套或更换无菌手术衣。无菌布单被水或血液浸透时,应加盖无菌布单。

6.在手术中,同侧手术人员如需调换位置时。其中一人先退后一步,与另一人背对背地转身换位;若与对侧手术人员调换位置,应面向手术台绕到对侧;在经过未穿无菌手术衣人员的面前时,应相互让开,以免碰撞污染。

7.手术中尽量少说话,咳嗽、打喷嚏时,应将头转离手术台。为防手术人员滴汗,可在其前额部加一无菌汗带。手术人员请他人擦汗时,头应转向一侧。

8.巡回护士从无菌容器或无菌包中取无菌物品时,要用无菌持物钳夹取,同时注意其身体应与无菌物、无菌区保持一定距离,并避免前臂跨越无菌区。倾倒无菌溶液时只许瓶口进入无菌区边缘的上空。无菌容器打开后,及时盖好,减少暴露。无菌包中无菌物品一次未取完时,及时包好,并限4小时内使用,否则要重新灭菌处理。如果要取出小无菌包内的全部物品,也可用左手持无菌包,用右手打开外包布,并抓住外包布的四角以裹住左手,稳妥的将包内物品直接递向手术台。凡取出的无菌物品,虽未被使用,也不能再放回无菌容器(包)中。

9.手术室严格限制参观人数。凡参观手术的人员,不得靠手术者太近,也不可站得过高,尽量避免在室内走动。

(二)手术人员的准备

为保证手术室的环境清洁和空气洁净,凡进入手术室的人员必须换鞋、更衣、戴帽子口罩,进行手术的人员还要进行手臂消毒、穿无菌衣、戴无菌手套。

1.外科手消毒 也称外科洗手。是指手术人员通过机械性刷洗及化学消毒方法来清除并杀灭双手及前臂的暂居菌和部分常驻菌,从而达到消毒手的目的。

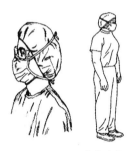

图 6-3-14 手臂消毒前的准备

(1)外科洗手前的准备

1)修剪指甲。

2)着装准备:换手术室准备的洗手衣、口罩、帽子及鞋子。洗手衣应系在裤子里面,衣袖卷至肘关节以上 10cm(图 6-3-14)。

(2)外科洗手:一类是传统的刷手式外科洗手,另一类是免刷式外科洗手。

1)肥皂水刷手法:目前临床上很少用。先将双手及前臂用肥皂和清水洗净→用消毒毛刷蘸取消毒肥皂液刷洗双手及手臂,从指尖到肘上10cm。刷完一遍,指尖朝上肘向下,用清水冲洗手臂上的肥皂水。同法进行第二、三遍刷洗,共约 10 分钟→无菌小毛巾擦干→将双手及前臂浸泡在 75％乙醇溶液桶内 5 分钟,浸泡范围至肘上 8cm 处(图 6-3-15)。

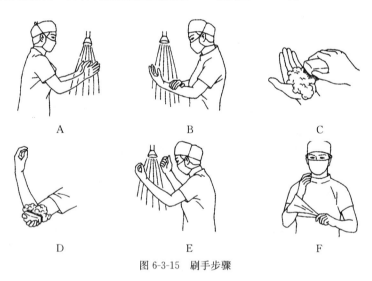

图 6-3-15 刷手步骤

2)免刷式外科洗手法:特点是省时、使用方便,减少对皮肤的机械性刺激,目前在临床上已经普遍应用。①流动水下浸湿双手,用肥皂原液或者普通洗手液按六步洗手法的步骤洗一次;②无菌小毛巾擦干双手及手臂;③取适量手消毒剂于右手掌心,左手指尖于右手掌心内擦洗,用剩余的手消毒剂均匀地涂抹于左手的手背及手臂至肘上 10cm;④同法于对侧;⑤取适量手消毒剂于掌心,双手稍作揉搓,按六步洗手法(图 6-3-16)充分揉搓双手及腕部;⑥双手自然干燥后即可戴手套。

A. 掌心相对,手指　　　B. 手心对手背沿指缝　　　C. 掌心相对,双手交
并拢相互摩擦　　　　　相互搓擦,交换进行　　　　叉,沿指缝相互摩擦

D. 两手互握　　　　　E. 一手握另一手大拇指　　　F. 弯曲各手指关节,在另一手
互搓指背　　　　　　　旋转搓擦,交换进行　　　　掌心旋转搓擦,交换进行

图 6-3-16　六步洗手法

2. 穿无菌手术衣　目的是进一步减少手术人员的手和臂上的细菌与患者伤口接触的机会,目前手术衣有两种:对开式手术衣和遮背式手术衣。

(1)穿对开式手术衣(图 6-3-17):①洗手后,拱手姿势走到无菌台前,取无菌手术衣一件,退到比较空旷的地方(前面无障碍物就行),圆领对向自己;②提起衣领的角,把衣服放下抖开,将衣服轻轻向上抛起,两手五指并拢伸直,对准袖笼迅速准确插入,双手向前伸直,不能高过肩,低于腰,超过腋前线;③巡回护士在身后协助提拉手术衣的里面,使穿衣者的手伸出袖口外,巡回护士系好后面的带子,穿衣者微屈上身,双手交叉提起腰带,巡回护士在其身后接过腰带并系好,穿衣者双手回到胸前,保持拱手姿势。

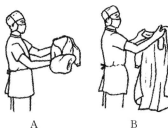 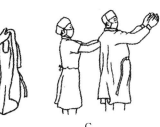 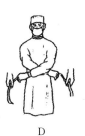

A　　　　　　　　B　　　　　　　　C　　　　　　　　D

图 6-3-17　穿对开式手术衣

(2)穿遮背式手术衣(图 6-3-18):目前许多医院已使用。遮背式手术衣有三对系带:领口一对系带;左襟背部与右襟内侧腋下各一系带组成一对;右襟宽大,能包裹术者背部,其上一系带与左腰部前方的腰带组成一对。操作方法:①同传统方法穿上无菌手术衣,双手向前伸出袖口外,巡回护士协助提拉并系好领口的一对系带及左襟背部与右襟内侧腋下的一对系带;②按常规戴好无菌套;③术者解开腰间活结(由左腰带与右包围襟上的带子结成),由器械护士直接用戴好手套的手拿住或巡回护士用无菌持物钳夹取右襟上的带子,由术者身后绕到前面或术者旋转身体使手术衣右襟遮盖背部左襟,将带子交术者与左腰带一起系结于左腰部前。

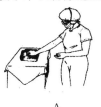 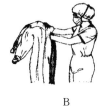 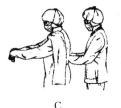

A　　　　　　　　B　　　　　　　　C　　　　　　　　D

图 6-3-18　穿遮背式手术衣

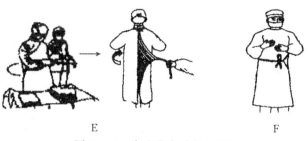

图 6-3-18 穿遮背式手术衣(续)

3. 戴无菌手套(图 6-3-19) 原则是没戴手套的手不能接触手套的外面,戴了手套的手不能接触手套的里面。

(1)穿无菌手术衣后,拱手姿势走到无菌台前,要求巡回护士提供一双适合自己手大小的无菌手套,取出滑石粉,轻轻抹在手掌、手指、指间、手背。

(2)捏住手套的反折端,打开手套检查是否是一对,且方向是否正确、无误。

(3)一手捏住手套反折面,一手对准五指插入,戴了手套的四指(除外大拇指)插入另一手套的反折下,没戴手套的手、五指对准手套插入,整理手套的反折部分,盖住袖口。

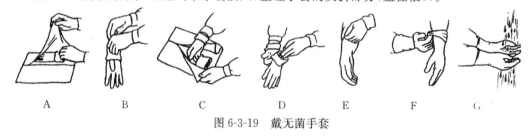

A   B   C   D   E   F   G

图 6-3-19 戴无菌手套

(三)器械台布置与管理

1. 手术器械台要求 手术器械桌要求结构简单、坚固、轻便及易于清洁消毒,有轮可推动;桌面四周有栏边,栏高 4～5cm,防手术器械滑落。一般分为大、小两种。准备无菌桌时,应根据手术的性质及范围,选择不同规格的器械桌。使用时铺上 4～6 层无菌巾,即可在其上面摆置各种无菌物品及器械(图 6-3-20)。

2. 铺无菌器械台的步骤 巡回护士把手术包放于器械桌上,用手打开包布(双层无菌布)的外层,只接触包布的外面,由里向外展开,保持手臂不跨过无菌区。用持物钳打开第 2 层包布。手术护士刷手后,可用手打开第 3 层包布。铺在桌面上的无菌布单共 6 层厚,无菌单应垂下桌面不少于 30cm。手术护士穿好无菌手术衣及戴无菌手套后,将器械按使用先后顺序及类别整齐排列在无菌桌上(图 6-3-20)。

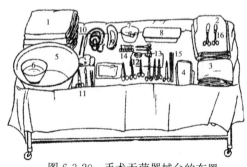

图 6-3-20 手术无菌器械台的布置

3. 无菌器械台的使用原则

(1)铺好备用的无菌器械台超过 4 小时不能再用。

(2)凡垂落桌缘平面以下物品应视为已污染,必须重新更换。

(3)术中污染的器械、用物不能放回原处。如术中接触胃肠道等已污染的器械应放于弯盘内,勿与其他器械接触。如有水或血渗湿者,应及时加盖无菌巾以保持无菌效果。

(4)手术开始后,该器械台仅对此手术患者是无菌的,器械台上器械不许用于其他患者。

(5)手术护士应及时清理器械台上的器械及用物,以保持器械台清洁、整齐、有序,并及时供应手术人员所需的器械及物品。

五、患者手术时的安全护理要点

(一)接送患者原则

1.接送患者一律用手术室专用平车。外科手术科室平车接送至手术室非限制区,由手术室专用平车将患者接送入手术室,并注意安全。

2.接送患者要严格查对科别、姓名、性别、年龄、病室号、病床号、住院号、诊断、手术名称及部位、麻醉方法等,无误后送患者于指定手术间的手术台上。

3.患者进入手术室后必须戴清洁帽、换鞋等,巡回护士要核查或做好患者、病历、X线片、物品等交接手续。

4.手术结束后,待生命体征平稳、病情允许时将患者送回到病房,并与病房护士交接术后注意事项,输液、输血情况,病历及随带物品等手续。

(二)手术体位的安置

1.安置手术体位要求 ①患者安全舒适,骨隆突处要衬海绵垫或其他软垫,以免压迫性损伤;②按手术要求,充分暴露手术野;③不影响呼吸和循环功能,在胸、腹下面放置软垫时,垫与垫之间要留一定空间;④避免神经、血管受压,上肢外展不得超过90°,以免损伤臂丛神经,下肢要注意保护腓总神经;⑤便于麻醉和病情监测。

2.常用的手术体位

(1)仰卧位

1)水平仰卧位:为最常见的体位(图6-3-21),常用于腹部手术。患者仰卧;两臂用中单固定在体侧;头部置软枕;膝部用较宽固定带固定,膝下放一软枕;足跟部用软垫保护(图6-3-21)。

2)乳房手术平卧位:适用于乳房及腋部手术。患者仰卧位,手术侧靠近台边;肩胛下垫以卷折的中单;上臂外展,置于臂托上;对侧上肢用中单固定于体侧;其余与水平仰卧位相同(图6-3-22)。

3)颈仰卧位:适用于颈前部手术,如甲状腺手术等。取头过伸仰卧位:患者仰卧位;手术台躯干部抬高10°~20°,头板适当下落;颈后垫以圆枕,双肩下垫一肩垫,使头颈向后仰或转向健侧;其余与水平仰卧位相同(图6-3-23)。

(2)侧卧位

1)胸部手术侧卧位:适用于胸腔手术。患者健侧侧卧90°;背部、胸部、腋下各垫一软枕;两手伸直固定在托手架上;多数需上面一腿屈曲90°,下面一腿伸直,两腿间用软枕垫妥;髋部及膝部以固定带固定(图6-3-24)。

2)肾部手术侧卧位:适用于肾手术。患者健侧侧卧90°,肾区对准手术台腰桥;两手臂伸展,固定在托手架上;腰部垫软枕,将手术台桥架摇起,上面一腿伸直,下面一腿屈曲90°,两腿间用软枕垫平;将头尾部适当摇低,使腰部抬高便于手术野暴露明显;臀部及腘窝处用固定带约束(图6-3-25)。

(3)俯卧位:适用于脊柱及背部手术。患者俯卧,头转向一侧或支撑于头架上;在胸上部、耻骨及髂棘处分开放置大小合适的软枕,使患者腹部不接触床面,减轻对胸腹部压迫;患者双臂半屈,置于头旁;小腿、足背垫一软枕,使踝关节自然下垂,腘窝部用固定带固定;手术床的头、足端均摇低使胸椎间隙拉开,充分暴露术野(图6-3-26)。

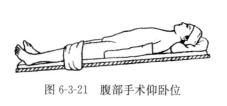

图 6-3-21 腹部手术仰卧位

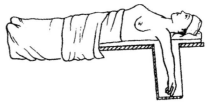

图 6-3-22 乳房手术平卧位

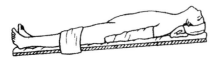

图 6-3-23 颈仰卧位

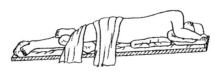

图 6-3-24 胸部手术侧卧位

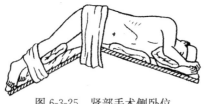

图 6-3-25 肾部手术侧卧位

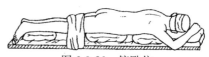

图 6-3-26 俯卧位

(4)膀胱截石位:适用于会阴部、尿道、肛门部手术。患者仰卧,臀部位于手术床尾部摇折处,臀下及手术台摇折下垂部覆以橡皮单,必要时在臀下放一小枕,以便手术操作;患者换上裤套,两腿分放在两侧腿架上,腘窝部垫以软垫,外用扎脚带固定(图 6-3-27)。

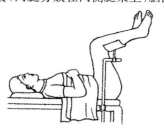

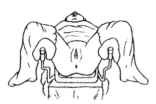

图 6-3-27 膀胱截石位

(三)患者手术区皮肤的消毒

此项工作一般由第一助手或低年资医师担任,但护士应熟悉消毒的范围与方法,以协助并监督医师完成此项工作。

1.皮肤消毒剂 不同年龄和手术部位所用的消毒剂不尽相同。婴幼儿、面部皮肤、黏膜消毒一般用 0.5%络合碘消毒;颅脑外科、骨外科、心胸外科手术区皮肤消毒用 2.5%～3%碘酊消毒,待干后,用 70%乙醇溶液脱碘;普通外科手术区皮肤消毒用 2.5%～3%碘酊消毒,待干后,用 70%乙醇溶液脱碘,也可用 10%络合碘消毒 2 遍的消毒方法;植皮术时对供皮区的皮肤消毒用 70%乙醇涂擦 2～3 遍。

2.具体操作方法 先检查暴露范围够不够,手术区皮肤有无破损、感染,如正常即进行消毒。消毒者洗手后不穿无菌手术衣,站立于患者的右侧,消毒钳取醮满药液的纱布两块,右手持消毒钳,从手术区中心部向四周、从上至下依次涂擦,污染或感染部位手术则从四周向中心涂擦,如会阴部手术。消毒的范围应包括手术切口周围大于 15cm 的区域。最后整理消毒范围。再取消毒纱布重复 1～3 次(共 2～4 次)。消毒完毕准备铺单。

3.注意事项 消毒时要稍微用力;消毒皮肤不能留有空白,如有空隙,应及时补上,不能消毒完了再补;消毒者的手及消毒纱布不能接触患者的衣物或其他物品。

(四)手术区铺单法

此项工作多由第一助手和术者共同完成,也可由器械护士协助完成,具体操作如下。

1.铺无菌巾 消毒者消完毒以后,拱手姿势站立于原地,接过其他上台手术人员无菌准备后递过来的无菌巾,铺于手术切口的相对不洁区或手术区的下侧(注意折边朝下),接过第二块无菌巾铺于第一块的对侧,同理折边朝下,第三块一般铺对侧(铺单者的对侧),第四块铺自己一侧,最后在切口的四周用巾钳将无菌巾固定。这时消毒铺单者去泡手或再次消毒手臂,穿衣戴手套,准备上台。铺单由其他上台手术人员继续进行(图6-3-28)。

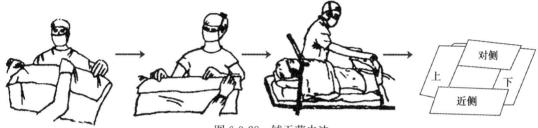

图 6-3-28　铺无菌巾法

2. 铺中单　中单有两块,一般由术者操作。先拿一块,看好单边,单边对准切口的一边(多为下边),左手托起布单,右手翻开布单并找出布单的另一端,交给对面的助手,两人同时找到并抓住布单的两个角(注意保护手不被污染),把布展开,同法铺另一端(多为上端)的中单。

3. 铺大单　也叫孔被。先看好被单的方向,箭头所指多为头端,将孔被置于切口上方一半的位置,左手托起,右手找到孔被的另一端交给对侧的助手,两人同时翻开布单并找到布头(图6-3-29A),注意保护手(图6-3-29B),一般先展开下端,再展开上端,铺单完毕。

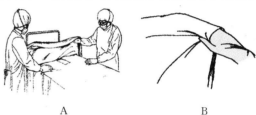

A　　　　　　　　　B

图 6-3-29　铺大单法

第4节　手术后护理

案例 6-3

患者,男,65岁。有20余年吸烟史。因胃癌而接受手术治疗,手术后出现发热,呼吸和心率加快,右侧胸部叩诊呈实音。

问题:1.该患者术后可能并发了什么并发症?

　　　2.针对该患者目前情况,护士应该如何改善肺通气功能障碍?

　　自患者手术结束送到恢复室或病房到患者出院或继续追踪期间的护理叫术后护理。这一时期的护理重点是评估手术对患者生理活动的影响程度,预防和及时发现并处理并发症,尽可能减轻患者的躯体不适,促使早日康复。

一、护　理　评　估

(一)术中情况

1.了解患者实施了何种麻醉及手术,术中出血、输液、输血情况,有无意外发生;引流管安置的部位、名称及作用等。

2.评估患者神志、呼吸和循环功能、肢体运动及感觉,判断麻醉苏醒程度。

(二)目前身体状况

1. 全身情况 评估患者的生命体征、意识水平,患者有何不适及有无潜在并发症的先兆等。

2. 局部情况 伤口敷料是否干燥、引流管是否通畅,观察引流液的量、色、质等。

(三)心理—社会状况

了解患者及家属对术后恢复的期望值,康复知识的掌握程度等。

二、护 理 问 题

1. 焦虑 对手术预后及术后不适的担心。

2. 疼痛 与手术创伤等有关。

3. 腹胀 与麻醉、手术刺激引起肠道功能受抑制及术后活动减少有关。

4. 体液不足 与术中体液丢失、术后呕吐、禁食有关。

5. 清理呼吸道无效 与伤口痛不敢咳嗽,痰液黏稠有关。

6. 营养失调:低于机体需要量 与手术创伤、术后禁食有关。

7. 潜在并发症 出血、切口感染、肺部感染、泌尿系感染、下肢深静脉血栓形成等。

三、护 理 措 施

(一)心理护理

针对患者的不良心理状态,提供个体化的心理支持,给予心理疏导和安慰,以增强战胜疾病的信心。要求医护人员经常访视患者,给予患者术后健康指导等。

(二)术后常规护理

1. 体位 先根据手术后麻醉方式安置体位:①全麻未清醒患者取去枕平卧位,头偏向一侧或侧卧,便于口腔分泌物或呕吐物流出,以防止误吸导致患者窒息或吸入性肺炎。②蛛网膜下隙麻醉患者应去枕平卧6~8小时,以防止腰麻后头痛。③硬膜外麻醉患者应平卧4~6小时,因手术后常有血压波动。

麻醉反应消失后,可根据手术部位及治疗要求调整体位:①颈、胸部手术患者取高半坐卧位,便于呼吸及有效引流。②腹部手术患者取低半坐卧位或斜坡卧位,有利于改善呼吸和循环;有利于减轻腹部切口张力而减轻疼痛及促进切口愈合;有利于腹腔炎性渗出物积聚于盆腔。③颅脑手术患者将头端床体抬高15°~30°,呈头高脚低斜坡卧位,有利于静脉回流,减轻脑水肿。④脊柱手术患者可取俯卧位或仰卧位,四肢手术患者将根据治疗要求而定。

2. 饮食和营养 患者开始饮食的时间应根据手术部位、麻醉种类和肠蠕动恢复情况决定。禁食期间,需给予静脉营养支持。①非腹部手术、局部麻醉、全身反应较轻或无明显反应,手术后即可进食;手术范围较大,全身麻醉者,应待麻醉清醒,无恶心、呕吐反应,方可进食;全麻大手术后亦可在手术次日进食。②腹部手术尤其是胃肠手术后,一般需禁食2~3日,待肠蠕动恢复、肛门排气后可开始进少量流质,逐步增加到全量流质饮食;一般在术后第5~6日可进半流质,7~9日可以恢复普通饮食。开始进食早期,应避免服用牛奶、薯类和糖类等胀气食物。③食管手术后为预防吻合口瘘,禁食时间要求较长。

3. 病情监测 术后常规监测生命体征,包括体温、脉搏、呼吸、血压、每小时尿量,必要时应给予中心静脉压及心电监护等监测。由于手术创伤的反应,术后患者的体温可略升高,一般不超过38℃,称为外科手术热。术后1~2天可逐渐恢复正常,无需特殊处理。

4. 活动和起床 对手术后患者,原则上都应鼓励早期床上活动,争取在短时间内起床活动。早期活动可增加肺通气量,改善全身血液循环,促进切口的愈合,有助于减少腹胀和尿潴留的发生。早期下床活动,应根据患者的耐受程度,逐步增加活动量。在患者已清醒、麻醉作用消失后,即手术当日就应鼓励在床上活动,如深呼吸,四肢主动活动及间歇翻身等。手术后第1~2日开始,就可试行离床活动。先坐在床沿上,做深呼吸和咳嗽,再在床旁站立,并稍走动,然后逐步增加活动范围、次数和时间。凡是休克、心力衰竭、严重感染、出血等重症患者和极度虚弱的患者,以及施行某种有特殊固定、有制动要求的手术患者,均不应过早离床活动。

5. 切口护理　手术后应注意观察伤口有无渗血、渗液、敷料脱落以及伤口有无感染等情况。若敷料脱落和污染,应及时更换。若伤口疼痛明显,有红肿、渗液多,应及时通知医生,采取理疗、抗感染、换药等早期处理。

6. 引流管护理　妥善固定引流管、保持引流通畅、观察并记录引流液的颜色、性质和量;掌握各类引流管的拔管指征、时间及方法。伤口引流管留置时间一般不超过1周,胃肠减压管需等肠道功能恢复、肛门排气后拔除。

(三)术后常见不适的护理

1. 发热　感染、致热原、脱水等都可引起术后发热。感染引起的发热较为常见,如伤口感染、肺部感染、尿路感染等。发热是术后最常见的症状,患者体温升高幅度一般在1.0℃左右。如体温升高幅度过大,或恢复接近正常后再度发热,或发热持续不退,就应考虑患者是否出现了感染。对于感染所引起的高热,应采取相应的措施,如引流切口,应用抗生素等。

2. 疼痛　麻醉期过后,大多数患者均感伤口疼痛,术后24小时内最为剧烈,2~3日后逐渐减轻,应向患者解释疼痛的原因及规律,影响睡眠与进食时,可遵医嘱给予止痛剂,指导其胸腹压增高时注意保护伤口,情况异常时查看伤口是否包扎过紧,有无感染、血肿形成等。

3. 恶心、呕吐　常见原因是麻醉反应,待麻醉作用消失后,恶心、呕吐即可停止;其他原因可能为颅内压增高、糖尿病酮症酸中毒、低钾、低钠等。术后患者出现呕吐,除了应用镇吐、止吐药物减轻症状外,还应着重查明原因,进行针对性治疗。

4. 腹胀　术后早期腹胀一般是胃肠道蠕动受抑制所致。随着胃肠道功能恢复,肛门排气后,腹胀可自行缓解。如手术后已数日而仍未排气并有腹胀,没有肠鸣音,可能是腹膜炎或其他原因所致的肠麻痹。如腹胀伴有阵发性绞痛,肠鸣音亢进,可能是早期肠粘连或其他原因所引起的机械性肠梗阻。可采取非手术治疗的方法,禁食、胃肠减压、肛管排气等减轻腹胀。在严密观察下,经过非手术治疗不能好转者,需再次手术。

5. 呃逆　手术后患者发生呃逆多为暂时性,是由于神经中枢和膈肌直接受到刺激引起。但有时可为顽固性,如上腹部手术后患者出现的顽固性呃逆,要特别警惕膈下感染的可能。手术后早期发生者,可采用压迫眶上缘,短时间吸入二氧化碳,抽吸胃内积气、积液,给予镇静或解痉药物等措施。对于顽固性呃逆的患者,应作X线摄片或超声检查,一旦明确有膈下积液或感染,需要及时给予处理。

6. 尿潴留　术后尿潴留主要是因为全身麻醉或蛛网膜下隙麻醉后排尿反射受抑制,切口疼痛引起膀胱和后尿道括约肌反射性痉挛,以及患者不习惯在床上排尿等。护理上应注意稳定患者情绪,因焦急、紧张会加重括约肌痉挛,使排尿困难;如无禁忌,可协助患者坐于床沿或站立排尿;可通过下腹部热敷,轻柔按摩,用止痛镇静药解除切口疼痛等促使患者自行排尿。如上述措施无效,则应在严格无菌技术下进行导尿。

(四)术后并发症的预防和护理

1. 术后出血　原因可能是术中止血不完善,创面渗血未完全控制,原痉挛的小动脉断端舒张、结扎线脱落、患者凝血机制障碍等。术后出血可以发生在手术切口、空腔脏器及体腔内。常于术后24~48小时内发生。切口出血可见覆盖切口的敷料被血渗湿,甚至有血液流出。术后体腔内出血,不宜早期发现。有引流管者,可见血性引流物流出,对体腔内未放置引流管者,如疑为体腔内出血,可作体腔穿刺检查等协助诊断。严重内出血可发生低血容量性休克,表现烦躁不安、脉搏细速、面色苍白、四肢湿冷、血压下降、尿量减少等。

术后出血的预防重点是术前准备的工作完善,对凝血机制障碍的患者应该及时控制;手术时务必严格止血;结扎务必规范牢靠;切口关闭前务必检查手术野有无出血点。

一旦确诊为术后出血,必须采取相应的措施。少量出血时,一般经更换敷料、加压包扎或全身使用止血剂即可止血;若出血量较大,活动性出血,均需再次手术止血。体腔内出血患者一旦确诊,多需在补充血容量的同时,行手术止血。

2. 切口感染 除了细菌入侵外,还受血肿、异物、局部组织血供不良、全身抵抗力削弱等因素的影响。术后 3～4 日,切口疼痛加重,或减轻后又加重,并伴有体温升高、脉率加速、白细胞计数增高,即提示切口可能感染。切口局部有红、肿、热和压痛,或有波动感等典型体征。

预防切口感染主要依靠术前改善患者的体质;完善术前的皮肤和肠道准备;对可能污染切口,术前可预防性应用抗生素;手术过程中应严格遵守无菌技术,严格止血,避免切口渗血、血肿。

术后切口出现早期炎症现象,应使用有效的抗生素和局部理疗等;对已形成脓肿者,应切开引流、二期缝合,缩短愈合时间。

3. 切口裂开 主要原因有营养不良,组织愈合能力差;切口缝合时缝线打结不紧,组织对合不全等;腹腔内压力突然增高,如剧烈咳嗽或严重腹胀等。切口裂开常发生于术后 1 周之内,可分为完全裂开和部分裂开。

预防切口裂开的方法包括加强患者营养,改善患者的体质;缝合腹壁切口时加用全层腹壁减张缝线;在腹壁松弛条件下缝合切口,避免强行缝合造成腹膜等组织撕裂;及时处理患者腹胀;指导患者咳嗽时最好平卧,以减轻咳嗽腹压的突然增加;给予患者适当的腹部加压包扎、也有一定的预防作用。

切口完全裂开时,要立刻用无菌敷料覆盖切口,送手术室,在良好的麻醉条件下重新缝合,同时加用减张缝线。切口部分裂开,视具体情况进行处理。

4. 肺不张与肺部感染 常发生在胸、腹部大手术后,多见于老年人、长期吸烟和患有急、慢性呼吸道感染者。临床表现为术后早期发热、呼吸急促、咳嗽、痰液黏稠不易咳出,呼吸音减弱或消失、局限性湿性啰音,X 线检查可见肺内阴影。

预防方法主要是做好术前准备,如戒烟、术前锻炼深呼吸及有效咳嗽、咳痰,积极治疗控制原有呼吸道感染;麻醉及手术中防止误吸,保持呼吸道通畅;术后早期鼓励患者深呼吸,有效咳嗽、咳痰等,对于痰液黏稠的可以给予超声雾化吸入等方法;注意患者保暖,防止呼吸道感染;加强患者营养等。

肺不张、肺部感染的治疗主要是全身应用抗感染药物,保持呼吸道通畅,促进痰液排出。护理中应注意协助患者翻身、拍背及体位引流,鼓励患者有效咳嗽、咳痰,保证患者水分摄入,保持患者口腔卫生。

5. 尿路感染 术后的尿路感染常见于留置导尿管和尿潴留患者。上尿路感染主要表现为畏寒、发热、肾区疼痛、白细胞计数增高,尿常规检查可见大量白细胞和细菌,尿培养可明确诊断。下尿路感染主要表现为膀胱刺激症状即尿频、尿急、尿痛,有时有排尿困难等,一般全身症状较轻。

预防措施主要是鼓励患者自助排尿,没有禁忌的患者应多饮水;术后早期床上或床下活动;预防和及时处理尿潴留;对留置导尿管的患者要严格遵守无菌操作,注意观察尿液的变化情况。

尿路感染的处理主要是积极控制感染;保持尿路通畅,多饮水或静脉补液冲洗尿道;对尿潴留的患者应留置导尿管,并严格遵守无菌操作,防止继发二重感染。

6. 下肢深静脉血栓形成 血流淤滞、血液高凝状态和静脉壁损伤是血栓形成的三大因素。

手术引起血小板改变,形成血液高凝状态,加之长期卧床、血流缓慢、白细胞积聚损害血管内膜,更易形成血栓。术后出现下肢深静脉血栓的危险因素有年龄大于 40 岁、肥胖、吸烟、静脉曲张、大手术等。下肢深静脉血栓形成后表现为小腿轻度疼痛和压痛,下肢出现可凹陷性水肿,腓肠肌挤压试验或足背屈曲试验阳性。

预防措施:术后早期鼓励患者进行床上或床下活动,多进行下肢屈伸活动;血液高凝者口服阿司匹林、复方丹参片,静脉滴注低分子右旋糖酐,或用小剂量肝素抗凝,预防血栓形成;保护性使用静脉血管,输液时严格无菌操作;若有静脉损伤,尽可能不在患肢输液。

处理方法:抬高患肢、制动、严禁局部按摩,严禁在患肢上进行静脉输液治疗和抽血检查,防止血栓脱落;发病早期可进行溶栓治疗,继之抗凝治疗;发病超过 3 天,只能进行抗凝治疗。治疗中应该严密监测患者凝血机制。

四、健 康 教 育

1. 疾病康复指导 指导患者学会自我护理、自我保健,避免疾病的诱发因素,防止疾病复发。

2. 心理健康指导 针对患者的心理特点,指导患者保持乐观的心理状态。

3. 饮食卫生知识指导 根据疾病性质及手术的具体情况,教育患者遵守有关饮食。

4. 合理用药知识指导 告知患者出院后继续用药的注意事项。

5. 术后功能恢复及活动指导 指导患者在身体条件允许下,循序渐进开展有关功能训练,最大限度地恢复生活和工作能力。

6. 复诊指导 告知患者复诊的要求和时间等。

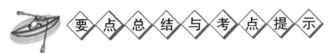

要 点 总 结 与 考 点 提 示

1. 手术患者常规术前准备。

2. 手术患者术中体位的安置。

3. 手术人员手消毒及穿无菌手术衣的方法及注意要点。

4. 手术室器械护士和巡回护士的职责。

5. 手术中无菌原则。

6. 手术患者术后常见不适及并发症的护理。

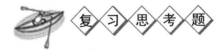

复 习 思 考 题

【A₁型题】

1. 手术日晨的准备工作不正确的一项是( )

   A. 有活动义牙要取下

   B. 手术前均要灌肠

   C. 嘱患者排尿

   D. 根据不同情况给予术前用药

   E. 女性患者要注意是否月经来潮

2. 择期手术是针对( )

   A. 危及生命的疾病

   B. 需立即进行的手术

   C. 紧急进行以挽救生命的手术

D. 有充分时间完善术前准备的疾病

E. 应在尽可能短的时间内手术的疾病

3. 下列关于手术后早期活动的优点提法不对的是( )

   A. 减少血栓性静脉炎的发生

   B. 减少切口感染的机会

   C. 减少肺部并发症

   D. 防止腹胀、便秘

   E. 促进排尿功能的恢复

4. 术日晨护理错误的是( )

   A. 清晨测生命体征

B. 女性患者月经来潮时,应延期手术

C 患者发热、血压高时,应通知医生

D. 进手术室后取下义齿、眼镜、手表等

E. 手术所需药品随患者一同带入手术室

5. 手术前患者最常见的心理反应为(　　)

　　A. 否认生病　　　　　　B. 拒绝面对现实

　　C. 情绪波动　　　　　　D. 担心手术效果

　　E. 依赖性增加

6. 术前患者的呼吸道准备应做到(　　)

　　A. 术前 2 天戒烟

　　B. 术前 2 小时戒烟

　　C. 术前 2 周戒烟

　　D. 胸部手术者训练胸式呼吸

　　E. 腹部手术者训练腹式呼吸

7. 择期手术患者胃肠道准备正确的是(　　)

　　A. 术前 4 小时禁食禁饮

　　B. 术前 6 小时禁食禁饮

　　C. 术前 8 小时禁食禁饮

　　D. 术前 10 小时禁食禁饮

　　E. 术前 12 小时禁食,4 小时禁饮

【A₂ 型题】

8. 患者,女,20 岁。外伤后怀疑脾破裂,伴休克,须立即手术,由门诊直接送入手术室,在医师和麻醉师看患者的同时,巡回护士应首先处理的是(　　)

　　A. 给患者吸氧　　　　　B. 手术区备皮

　　C. 准备手术器械　　　　D. 摆好患者体

　　E. 输液、抽血配血

9. 患者,女,33 岁。因胃部肿块而入院待手术治疗,术前检查时发现其血浆清蛋白<30g/L,其主要危害是术后易并发(　　)

　　A. 出血　　　　　　　　B. 感染

　　C. 休克　　　　　　　　D. 尿潴留

　　E. 电解质紊乱

10. 患者,女,33 岁。因卵巢肿瘤而入院待手术治疗,其不必要的手术前准备是(　　)

　　A. 术前 12 小时禁食

　　B. 术前 4 小时禁饮

　　C. 术前 3 天做好充分肠道准备

　　D. 术前不限制饮食种类

　　E. 术晨排便

11. 需要洗手护士与巡回护士应共同完成的工作为(　　)

A. 清点器械　　　　　　B. 安置手术体位

C. 传递器械　　　　　　D. 术中观察病情

E. 术后清洗器械

12. 王护士,23 岁,毕业后第一次上台手术,担任巡回护士。台上急用剪刀一把,下列操作正确的是(　　)

　　A. 由苯扎溴铵消毒盘中夹出递给洗手护士

　　B. 由苯扎溴铵消毒盘中取出交给手术者

　　C. 由苯扎溴铵消毒盘中取出交给第一助手

　　D. 由苯扎溴铵消毒盘中夹出,灭菌等渗盐水冲洗后交给洗手护士

　　E. 由苯扎溴铵消毒盘中夹出,灭菌等渗盐水冲洗后交给手术者

13. 手术后患者发生深静脉血栓时,护理措施错误的是(　　)

　　A. 抬高患肢　　　　　　B. 制动患肢

　　C. 按摩患肢　　　　　　D. 禁止患肢静脉输液

　　E. 遵医嘱溶栓治疗

14. 患者,女,36 岁。急诊在硬膜外麻醉下行胆囊切除术,术后用平车护送患者入病房。患者术后第 2 天,患者主诉伤口疼痛,应采取何种体位(　　)

　　A. 端坐位　　　　　　　B. 半坐卧位

　　C. 仰卧屈膝位　　　　　D. 头高脚低位

　　E. 左侧卧位

15. 患者,女,54 岁。结肠手术后第 4 天出现腹胀伴阵发性绞痛,肠鸣音亢进,应警惕(　　)

　　A. 尿潴留　　　　　　　B. 肠麻痹

　　C. 肠梗阻　　　　　　　D. 切口感染

　　E. 切口裂开

【A₃／A₄ 型题】

(16～17 题共用题干)

患者,男,29 岁。因甲状腺功能亢进行甲状腺大部分切除术后 10 小时。

16. 此期间病情观察重点是高度警惕(　　)

　　A. 术后出血　　　　　　B. 切口感染

　　C. 切口裂开　　　　　　D. 尿路感染

　　E. 深静脉血栓形成

17. 当患者出现呼吸困难、烦躁甚至窒息时,应立即(　　)

　　A. 采血化验　　　　　　B. 床旁抢救

　　C. 联系手术　　　　　　D. 安抚患者

　　E. 联系 CT 室检查

(董小文)

第7章

外科感染患者的护理

案例7-1

患者,女,18岁,因"发热2天"入院。查体:T 39.8℃,P 100次/分,R 20次/分,BP 100/70mmHg。颜面部多处青春痘红、肿,有挤压现象。

问题:1.该患者最可能的诊断是什么?

2.为了明确诊断,还应该做哪些检查?

3.对于该患者主要应采取哪些治疗方法?

4.该患者的主要护理问题有哪些?

5.对该患者应怎样进行健康教育?

第1节 概 述

感染(infection)指致病微生物侵入人体后导致局部或全身性炎症反应的病理过程。外科感染(surgical infection)是指需要手术治疗的感染性疾病和发生在创伤、手术、器械检查后的感染。

一、分 类

(一)按致病菌种类和病变性质分类

1. 非特异性感染(nonspecific infection) 又称化脓性感染或一般感染,如疖、痈、丹毒、急性乳腺炎、急性阑尾炎等,常见致病菌有葡萄球菌、链球菌、大肠埃希菌等。其特点:①同一种致病菌可以引起几种不同的化脓性感染,如金黄色葡萄球菌能引起疖、痈、脓肿、伤口感染等。②不同的致病菌又可引起同一种感染性疾病,如金黄色葡萄球菌、链球菌和大肠埃希菌都能引起急性蜂窝织炎、软组织脓肿、伤口感染等。③多数有突出而明显的化脓性炎症的局部特征,即红、肿、热、痛和功能障碍。④防治上也有共同性。

2. 特异性感染(specific infection) 是由一些特殊的致病菌引起的感染,如结核病、破伤风、气性坏疽等。其特点是:一种致病菌只能引起一种特定的感染性疾病,其发病过程、临床表现和防治方法各有其特点。

(二)按病程分类

1. 急性感染 病程在3周以内者称为急性感染。

2. 慢性感染 病程超过2个月者为慢性感染。

3. 亚急性感染 病程介于急性与慢性感染之间者称为亚急性感染。

(三)按感染的发生情况分类

1. 原发感染 致病菌在损伤时即刻侵入伤口引起的感染。

2. 继发感染 损伤24~48小时后发生的感染。

3. 混合感染　两种或两种以上的致病菌引起的感染。

4. 二重感染　大量使用抗生素后造成人体菌群失调引起的感染。

5. 条件性感染　指非致病性病原菌,由于细菌数量和毒力增大和机体抵抗力下降时发生的感染。

6. 医院内感染　在医院内获得的感染。

二、病　　因

外科感染是由致病微生物侵入人体所引起的,致病微生物的数量和毒力以及人体的抵抗力与感染的发生有十分密切的关系。

(一)病菌的致病因素

黏附因子、荚膜;病菌毒素,如胞外酶、外毒素、内毒素;病菌数量。

(二)人体的防御机制

1. 天然免疫　包括宿主屏障、吞噬细胞与自然杀伤细胞、干扰素、多种细胞因子等。

2. 获得性免疫　包括细胞免疫与体液免疫。

(三)机体的易感因素

1. 局部因素　皮肤黏膜破损;内容物蓄积;组织缺血;其他炎症病变。

2. 全身因素　疾病、化疗;营养不良;免疫缺陷。

三、病 理 生 理

(一)感染后的炎症反应

致病菌从局部组织的破损处侵入后,人体即启动防御性反应以限制其扩散。局部组织出现充血、水肿、坏死和功能障碍等,全身表现为体温升高、白细胞增高等。

(二)感染的转归

1. 炎症局限　当机体抵抗力较强,治疗及时有效时,炎症可被吸收、局限或形成局部脓肿。

2. 转为慢性　当机体抵抗力与病菌毒力处于相持状态时,感染灶可被局限,但炎症持续存在而转为慢性。一旦机体抵抗力下降,感染会重新急性发作。

3. 炎症扩散　当病菌数量多、毒力强或机体抵抗力较弱时,感染向周围迅速扩散或经淋巴、血液途径扩散,引起脓毒症,严重者可危及生命。

四、临 床 表 现

1. 局部症状　红、肿、热、痛和局部功能障碍是化脓性感染的五个典型症状。但这些症状不一定全部出现,而随病程迟早、病变范围和位置深浅而异。病变范围小或位置较深的,局部症状可不明显。这些症状的病理基础就是充血、渗出和坏死三个基本变化。

2. 全身症状　轻重表现不一。感染轻微的可无全身症状。感染较重的常有发热、头痛、全身不适、乏力、食欲减退等。病程较长时,因代谢的紊乱,包括水和电解质代谢失调,血浆蛋白减少和肝糖原的大量消耗,可出现营养不良、贫血、水肿等。全身性感染严重的患者可以发生感染性休克。

3. 器官-系统功能障碍　严重感染导致脓毒症时可引起肺、肝、肾、心等器官的功能障碍。

4. 特异性表现　特异性感染的患者可引起比较独特的表现,如破伤风患者可表现强直性痉挛;气性坏疽患者可出现皮下捻发音等。

五、辅 助 检 查

(一)实验室检查

1. 血常规检查　白细胞计数及中性粒细胞比例升高。

2. 细菌培养　取病灶脓液或渗出液作涂片、细菌培养和药敏试验。

(二)影像学检查

1. B超检查　确定有无脓肿及脓肿的大小、位置等。

2. X线检查　适用于胸腹部或骨关节病变。

3. CT 和 MRI　有助于诊断实质性器官的病变。

六、处 理 原 则

应贯彻局部处理与全身性治疗并重的原则。消除感染病因和毒性物质(脓液、坏死组织等),增强人体的抗感染和修复能力。

(一)局部处理

1. 患部抬高与制动　协助及指导患者患部抬高并制动,以促进静脉和淋巴回流,减轻疼痛和肿胀。

2. 药物外敷　有改善局部血液循环,散瘀消肿,加速感染局限化,以及促使肉芽组织生长等作用,大多适用于浅部感染,但有时也用于深部感染。

3. 物理疗法　炎症早期可采用超短波、红外线辐射或局部热敷的物理疗法,可改善局部血液循环,促进炎症吸收、消退或局限化。

4. 手术治疗　包括脓肿的切开引流和严重感染器官的切除。

(二)全身治疗

1. 支持疗法　保证患者有充分的休息和睡眠;给予高热量、高蛋白质、多种维生素和易消化的饮食;高热患者,对症处理,减少身体的消耗。同时纠正水、电解质代谢和酸碱平衡失调。有贫血、低蛋白血症或全身性消耗者,应予输血,补充血液成分等,对增强抵抗力、恢复体质有很大帮助。

2. 抗生素治疗　对较轻或较局限的感染,一般可不用抗生素。对较重、范围大或有扩展的感染,才需全身用药。通常可根据细菌学检查及药物敏感试验结果,正确合理选择有效足量抗生素。

3. 中药治疗　一般可用清热解毒的蒲公英、紫花地丁、野菊花、金银花等煎剂,或用银黄片、清热消炎片、解毒消炎丸等中成药。对较严重的感染应辨证论治。

第 2 节　软组织化脓性感染

一、疖

案例 7-2

患者,女,3岁,因"发现右上唇有一硬结,红、肿、疼痛2天"入院。查体:右上唇有一锥形小硬结,中心较软,边界清楚。

问题:1. 该患者最可能的诊断是什么?

2. 对于该患者主要应采取哪些治疗方法?

3. 该患者的主要护理问题有哪些?

4. 对该患者应怎样进行健康教育?

疖(furuncle)是单个毛囊及其所属皮脂腺的急性化脓性感染。多个疖同时或反复发生在身体不同部位,称为疖病。

(一)病因病理

致病菌大多是金黄色葡萄球菌。疖的发生常与皮肤不洁、擦伤、环境温度较高或人体抵抗力下降有关,常发生于毛囊和皮脂腺丰富的部位,如颈、头、面部、背部、腋部、腹股沟部及会阴部和小腿。其病理改变是毛囊及所属皮脂腺急性化脓性炎症。

(二)临床表现

疖初期,局部出现红、肿、痛的小结节,然后逐渐肿大,呈锥形隆起。数日后,结节中央因组织坏死而变软,出现黄白色小脓栓;红、肿、痛范围扩大。再数日后,脓栓脱落,排出脓液,炎症便逐渐消失而痊愈。疖一般无明显的全身症状。但若发生在血液丰富的部位,全身抵抗力减弱时,可引起不适、畏寒、发热、头痛和厌食等毒血症状。面部,特别是"危险三角区"的上唇周围和鼻部疖,如被挤压或挑刺,感染容易沿内眦静脉和眼静脉进入颅内的海绵状静脉窦,引起化脓性海绵状静脉窦炎,可有头痛、寒战、高热甚至昏迷等。

(三)处理原则

1. 局部治疗 早期促使炎症消退,红肿阶段可外涂碘伏、热敷,外敷鱼石脂软膏或中草药,或做热敷或物理疗法。出现脓头时,可用针尖将脓栓剥除,以促进脓液的排出。有波动感时,应及时切开引流。

2. 全身治疗 感染严重者,有全身症状者或面部疖,给予足量的抗生素。

(四)护理措施

指导患者注意个人卫生,避免皮肤损伤。遵医嘱局部或全身用药。对疖长在"危险三角区"的患者,应注意有无颅内海绵状静脉窦炎表现。

二、痈

案例 7-3

患者,男,49岁。因"肩背部有一硬结,红、肿、痛伴有发热2天"入院。查体:T 39.7℃,P 102次/分,R 20次/分,BP 110/74mmHg。肩背部有一硬结,红、肿、边界不清,色暗红。

问题:1. 该患者最可能的诊断是什么?

2. 对于该患者主要应采取哪些治疗方法?

3. 该患者的主要护理问题有哪些?

4. 对该患者应怎样进行健康教育?

痈(carbuncle)是多个相邻的毛囊及其所属皮脂腺或汗腺的急性化脓性感染,或由多个疖融合而成。中医称为疽。颈部痈俗称"对口疮",背部痈称为"搭背"。

(一)病因病理

主要致病菌为金黄色葡萄球菌。痈的发生与疖相似,与皮肤不洁、擦伤、人体抵抗力下降有关,常发生在皮肤较厚的项部和背部。痈的急性炎症浸润范围广,病变可累及深层结缔组织,使表面皮肤血液运行障碍甚至坏死。随时间的迁延,全身反应重,还可合并其他病菌感染,形成混合性感染,甚至发生脓毒血症。

(二)临床表现

痈开始呈一片稍隆起的紫红色浸润区,质地坚韧,界限不清,在中央部的表面有多个脓点,继之脓点增大、增多,中央部出现紫褐色凹陷,破溃后呈蜂窝状,如同"火山口"样,其内含有脓液和大量坏死组织。随炎症扩散,逐渐出现全身症状,如畏寒、发热、食欲不佳、全身不适等。严重者可致脓毒症或全身性化脓性感染而危及生命。

(三)处理原则

1. 局部处理　初期红肿阶段,治疗与疖同。如红肿范围大,中央部坏死组织多,应及时切开引流,清除所有坏死组织,伤口内用碘仿纱布填塞。以后每日更换敷料,促进肉芽组织生长。较大创面者需行植皮术加快修复。

2. 全身治疗　及时给予足量、有效的广谱抗生素。患者应适当休息和加强营养。

(四)护理措施

1. 预防　注意个人卫生;保持皮肤清洁;及时治疗疖,防止感染扩散;免疫力差的老年人和糖尿病患者尤应注意防护。

2. 处理　遵医嘱做好患者局部和全身处理。

三、急性蜂窝织炎

急性蜂窝织炎(acute cellulitis)是指皮下、筋膜下、肌间隙或深部疏松组织的一种急性弥漫性化脓性感染。

(一)病因病理

急性蜂窝织炎常因皮肤或黏膜损伤而引起,亦可由局部化脓性感染灶直接扩散或经淋巴、血流传播。主要致病菌为溶血性链球菌,其次为金黄色葡萄球菌、大肠埃希菌等。细菌感染后释放毒性强的溶血素、链激酶和透明质酸酶等,加上受侵组织较疏松,病变不易局限,

> **案例7-4**
>
> 患者,男,50岁。因"颈部红肿疼痛伴有发热2天"入院。查体:T 39.7℃,P 98次/分,R 22次/分,BP 120/78mmHg。颈部红、肿,有压痛,边界不清。
>
> 问题:1. 该患者最可能的诊断是什么?
> 　　　2. 对于该患者主要应采取哪些治疗方法?
> 　　　3. 该患者的主要护理问题有哪些?
> 　　　4. 对该患者应怎样进行健康教育?

扩散迅速,与正常组织无明显界限,感染灶附近淋巴结受累,可致明显毒血症。

(二)临床表现

表浅的急性蜂窝织炎,局部明显红肿、剧痛,同时向四周迅速扩散,边界不清,病变中央部位常发生缺血性坏死;若病变部位的组织疏松则疼痛较轻。深部组织的急性蜂窝织炎,表面皮肤红肿不明显,但有局部组织肿胀和深压痛;全身症状明显,有高热、寒战、头痛、全身无力等。一些特殊部位,如口底、颌下和颈部的急性蜂窝织炎,可发生喉头水肿而压迫气管,引起呼吸困难甚至窒息;如果炎症蔓延到纵隔,影响心肺功能则预后差;由厌氧性链球菌、拟杆菌和多种肠道杆菌所致的蜂窝织炎常发生在被易肠道或泌尿生殖道排出物污染的会阴部或下腹部伤口处,表现为进行性的皮肤、皮下组织及深筋膜坏死,脓液恶臭,局部有捻发音。

(三)处理原则

1. 局部治疗　早期应抬高患处,局部制动,给予理疗,外敷药物。病变发展快,已形成脓肿者应切开引流。但颌下蜂窝织炎,应尽早切开减压,防止喉头水肿;厌氧菌引起的蜂窝织炎,用过氧化氢(双氧水)冲洗和湿敷,尽早广泛多处切开,清除坏死组织。

2. 全身治疗　及时、足量选用敏感有效地抗生素;加强患者营养支持治疗。

(四)护理措施

1. 局部护理　遵医嘱给予热敷、理疗、外用药物等。脓肿切开引流后应及时换药。

2. 病情观察　口底、颌下、颈部等处患蜂窝织炎者,应严密观察有无呼吸费力、呼吸困难或窒息等症状。厌氧菌引起的蜂窝织炎,应注意观察患者的生命体征、意识等,以便及早发现和处理脓毒症、感染性休克等并发症。

3. 对症护理 对体温较高者,给予物理降温,疼痛严重者给予止痛药物。厌氧菌感染者,观察双氧水冲洗创面和湿敷的效果。

4. 营养与休息 指导患者加强营养,多饮水,多休息。

四、急性淋巴管炎和急性淋巴结炎

案例 7-5

患者,男,38 岁。因"下肢皮肤出现多条红线,发热 1 天"入院。查体:T 38.8℃,P 88 次/分,R 20 次/分,BP 100/70mmHg。下肢皮肤出现多根条索状红线,有压痛。

问题:1. 该患者最可能的诊断是什么?

2. 对于该患者主要应采取哪些治疗方法?

3. 该患者的主要护理问题有哪些?

4. 对该患者应怎样进行健康教育?

案例 7-6

患者,女,49 岁。因"下肢皮肤片状鲜红色斑疹伴有畏寒发热 3 天"入院。查体:T39.5℃,P 98 次/分,R 20 次/分,BP 122/80 mmHg。下肢皮肤红、肿,边界清楚。

问题:1. 该患者最可能的诊断是什么?

2. 对于该患者主要应采取哪些治疗方法?

3. 该患者的主要护理问题有哪些?

4. 对该患者应怎样进行健康教育?

急性淋巴管炎(acute lymphangitis)是指致病菌从皮肤、黏膜破损处或其他感染病灶侵入淋巴管,引起淋巴管及其周围组织的急性炎症。

(一)病因病理

致病菌为乙型溶血性链球菌、金黄色葡萄球菌等。浅部急性淋巴结炎好发于颈部、腋窝和腹股沟,或是肘内侧或腘窝部,为急性化脓性感染。淋巴管炎可引起管内淋巴回流障碍,并使感染向周围组织扩散。

(二)临床表现

急性淋巴管炎分为网状淋巴管炎(丹毒)和管状淋巴管炎。

网状淋巴管炎即为丹毒,好发于下肢和面部;起病急,局部皮肤发红、灼热、肿胀,呈鲜红的片状红疹,中央较淡、边界清楚并略隆起,红肿区可有水疱,局部有烧灼样痛。红肿向四周蔓延时,中央的红色消退、脱屑,常伴有周围淋巴结肿大、疼痛;感染加重可导致全身脓毒症。如反复发作可导致淋巴水肿,甚至发展为象皮肿。

管状淋巴管炎常见于四肢,以下肢多见,常因足癣而致;分为深、浅两种;浅层急性淋巴管炎,在病灶表面出现一条或多条"红线",硬且有压痛;深层急性淋巴管炎无表面红线,但患肢出现肿胀,有条形触痛区;两种淋巴管炎都可引起全身症状。感染扩散到淋巴结即形成淋巴结炎,轻者局部淋巴结肿大,略有压痛;重者局部红、肿、热、痛,甚至形成脓肿并伴有全身症状。

(三)处理原则

1. 局部处理 局部热敷、理疗、外用药物等;处理原发病灶;淋巴结炎形成脓肿时切开引流。

2. 全身处理 合理应用抗生素。

(四)护理措施

1. 局部护理 遵医嘱给予热敷、理疗、外用药物等。淋巴结炎形成脓肿切开引流后应定时换药。

2. 病情观察 应观察患者的意识、生命体征等,注意有无脓毒症的症状和体征。

3. 对症护理 对高热者采取降温措施;出现水、电解质平衡失调者,遵医嘱给予输液纠正。

4. 消毒隔离 丹毒具有接触传染性,应做好床边隔离,接触患者后必须洗手。

5. 健康教育　指导患者高营养饮食,多饮水。注意个人卫生,积极预防和治疗原发病灶。

五、脓　　肿

脓肿(abscess)是身体各部急性感染后,病变组织坏死、液化后,形成局限性脓液积聚,并有一完整脓腔壁者即称脓肿。

(一)病因

脓肿多继发于各种化脓性感染,如疖、痈、急性蜂窝织炎等。也有远处原发感染灶经血液循环或淋巴管转移而来。致病菌主要为金黄色葡萄球菌。

(二)临床表现

1. 局部表现　浅表脓肿局部隆起,有红、肿、热、痛和波动感。深部脓肿局部红肿多不明显,常无波动感,但局部有疼痛和深压痛,在压痛最明显处用粗针头穿刺可抽出脓液。

2. 全身表现　小而浅的脓肿,多无明显全身症状;大而深的脓肿,常有明显的全身中毒症状,表现为发热、头痛、食欲下降等。

(三)处理原则

1. 局部治疗　一旦确诊,及时切开引流,切开部位在脓肿的最低点,切口足够大,利于彻底引流。术后加强换药。

2. 全身治疗　合理使用抗生素,同时加强支持疗法,增强抵抗力。

(四)护理措施

1. 治疗配合　密切观察患者的局部和全身症状,做好脓肿切开引流准备,切开引流后应定时换药,保持创面干燥、注意无菌操作,以促进伤口的愈合。遵医嘱给予抗菌药物。

2. 健康教育　指导患者休息,鼓励患者进高蛋白、高热量、含丰富维生素的饮食,多饮水,以增强机体的代谢促进毒素的排泄。

> **案例 7-7**
>
> 患者,男,9岁。因"右额部疖子,红肿、疼痛,伴有畏寒、发热2天"入院。查体:T 39℃,P 108次/分,R 22次/分。额部皮肤红、肿,边界清楚,有波动感。
>
> 问题:1. 该患者最可能的诊断是什么?
> 2. 对于该患者主要应采取哪些治疗方法?
> 3. 该患者的主要护理问题有哪些?
> 4. 对该患者应怎样进行健康教育?

第3节　手部急性化脓性感染

> **案例 7-8**
>
> 患者,女,29岁。右手大拇指指甲一侧红肿且有波动感2天。主诉:2天前因修剪指甲过深后局部发红、疼痛,继而出现红肿且有波动感。查体:T 37.5℃,P 78次/分,R 20次/分,BP 112/70mmHg,边界清楚。
>
> 问题:1. 该患者最可能的诊断是什么?
> 2. 对于该患者主要应采取哪些治疗方法?
> 3. 对该患者应怎样进行健康教育?

一、甲沟炎及指头炎

甲沟炎是指甲沟或其周围组织的感染;脓性指头炎是指手指末节掌面的皮下组织化脓性

感染。

(一)病因

多因微小刺伤、小切割伤、挫伤、倒刺(逆剥)或剪指甲过深等损伤而引起,主要致病菌为金黄色葡萄球菌。

(二)临床表现

1. 甲沟炎 初期,指甲一侧的皮下组织发生红、肿、痛,一般无全身症状。有的可自行消退,有的却迅速化脓形成脓肿,红肿部位有波动感,出现白点,但不易破溃流脓。感染还可由一侧甲沟蔓延到甲根部的皮下及对侧甲沟,形成半环形脓肿。如不切开引流,脓肿可向甲下蔓延,形成指甲下脓肿或指头炎。如处理不及时,可发展为慢性甲沟炎或慢性指骨骨髓炎。

2. 脓性指头炎 初期,指头轻度肿胀、发红、刺痛。继之指头肿胀加重、压出现搏动性跳痛,患肢下垂时加重更明显;多伴有全身症状,如发热、全身不适、白细胞计数增加等。感染进一步加重,组织缺血坏死,神经末梢因受压和营养障碍而麻痹,指头疼痛反而减轻,皮肤由红变白。如不及时治疗,常可引起指骨缺血性坏死,形成慢性骨髓炎,伤口经久不愈。

(三)处理原则

1. 甲沟炎 早期可用热敷、理疗、外敷鱼石脂软膏或三黄散等,应用磺胺药或抗生素。形成脓肿者积极切开引流。甲床下积脓,可拔除指甲或剪去脓腔上的指甲。拔甲时,应避免损伤甲床而引起新生指甲畸形。

2. 脓性指头炎 早期抬高患肢、遵医嘱给予理疗或外敷,酌情应用抗生素。一旦出现指头跳痛,应及早切开减压引流,不能等待波动感出现后才手术。

二、急性化脓性腱鞘炎、滑囊炎和手掌深部间隙感染

> **案例 7-9**
>
> 患者,男,27岁。右手手指均匀性肿胀、剧痛3天。患者3天前因手指末梢被刺伤后出现红肿,剧痛,手指不能伸直,伴有乏力、食欲下降。查体:T 39.5℃,P 88次/分,R 20次/分,BP 110/74mmHg,手指肿呈屈曲状。
>
> **问题:**1. 该患者最可能的诊断是什么?
>
> 2. 对于该患者主要应采取哪些治疗方法?
>
> 3. 对该患者应怎样进行健康教育?

(一)病因

急性化脓性腱鞘炎是指手指掌面屈肌腱鞘的急性化脓性感染,多因深部刺伤感染后引起,或邻近组织感染蔓延所致。另由于拇指与小指腱鞘分别与桡、尺侧滑液囊相通,因此,此两处化脓性腱鞘炎可迅速发展为桡、尺侧化脓性滑囊炎,再向上蔓延可引起前臂肌间隙感染,亦可蔓延到手掌深部间隙。手掌深部间隙感染也可因直接刺伤所致。致病菌多为金黄色葡萄球菌。

(二)临床表现

1. 化脓性腱鞘炎 病情发展迅速,24小时后即出现明显的全身与局部炎症反应。全身有发热、头痛、乏力、食欲减退等表现。典型的腱鞘炎局部体征:①患指除末节外,呈明显的均匀性肿胀,皮肤极度紧张;②患指所有的关节轻度弯曲,呈半屈曲状,以减轻疼痛;③患指伸展时疼痛剧烈;④检查时,沿整个腱鞘均有明显压痛,因腱鞘坚韧,因此不出现波动。

2. 滑囊炎

(1)桡侧滑囊炎:拇指肿胀、微屈、不能外展和伸直;拇指及大鱼际处肿胀、压痛明显。

(2)尺侧滑囊炎:小指及无名指呈半屈位,如伸直则疼痛剧烈;小鱼际处和小指腱鞘区肿胀、压痛,尤为小鱼际隆起与掌侧横纹交界处最为明显。

3. 手掌深部间隙感染

(1)掌中间隙感染:手掌心正常凹陷消失,压痛明显;中指、无名指和小指处于半屈位,被动伸指可引起剧痛,手背部水肿严重,伴有全身症状。

(2)鱼际间隙感染:大鱼际和拇指指蹼明显肿胀,并有压痛,但掌心凹陷仍在;拇指外展,食指半屈,活动受限;伴有全身症状。

(三)处理原则

早期治疗同脓性指头炎,如经积极治疗仍无好转,应及早切开减压。

三、手部急性化脓性感染患者的护理

(一)护理评估

对手部急性化脓性感染患者应尽早评估,了解手部创伤的时间、部位及经过;了解患者局部炎症范围及程度;注意患者有无发热、头痛、乏力、食欲减退等全身症状。还需了解实验室检查结果。

(二)护理问题

1. 疼痛　与手部化脓性感染和肿胀有关。

2. 体温过高　与手部细菌感染有关。

3. 自理缺陷(沐浴、卫生、穿戴、进食)　与手部感染、疼痛、肿胀及切开引流等因素有关。

4. 皮肤完整性受损　与手部感染脓肿破溃有关。

5. 潜在并发症　骨髓炎、骨缺血坏死。

(三)护理措施

1. 病情观察　①严密观察局部症状,尤其对炎症进展期,若发现疼痛减轻,应予高度警惕可能发生的肌腱组织坏死或感染扩散。②严密观察生命体征的变化,及时发现和处理全身化脓性感染。③久而不愈的伤口,应定时做脓液培养,并行 X 线摄片检查,以证实有异物存留和并发骨髓炎的可能。

2. 疼痛的处理　①制动和抬高患肢,利于改善局部血循环,促进静脉和淋巴回流,以减轻炎性充血水肿,并能缓解疼痛。②及时换药,换药时动作轻柔,仔细、准确,尽可能减轻患者的痛苦,使患者舒适。③指导患者分散注意力,自我缓解疼痛,如听音乐、看书、看电视等。④按医嘱及时使用镇静止痛药,保证患者的休息和睡眠。

3. 控制感染　①合理选择足量有效抗生素,了解药物敏感史,据细菌培养、药敏试验以及创面变化及时调整抗生素。②对手部化脓性感染及早做好切开引流术的准备。③脓肿切开者,保持引流通畅,观察引流物量、颜色、性状,及时更换敷料。

(四)健康教育

1. 功能锻炼　恢复期至愈合后,应指导患者进行手部锻炼、按摩理疗,以尽早恢复手功能。

2. 手的保护　重视手的保护,任何细微的损伤,如剪甲伤、逆剥伤等,都应进行消毒、包扎等处理。轻度手部感染也应及早就诊,以免延误。

第4节　全身性感染

案例 7-10

　　患者,女,45岁。因"左下肢踝关节反复溃疡1年,伴发热3天"入院,患者1年前无明显原因出现肿痛,继而破溃,时好时坏,反复溃烂不愈。3天前开始高热,伴有乏力、食欲不振。查体:T 39.7℃,P 82次/分,R 20次/分,BP 114/70mmHg,实验室检查:WBC 23×10⁹/L,N 0.88,核左移。

问题:1. 该患者最可能的诊断是什么?

　　　2. 该患者的主要护理问题有哪些?

　　　3. 对该患者应采取哪些护理措施?

　　　4. 对该患者应怎样进行健康教育?

　　全身性感染(systematic infection)是指致病菌侵入人体血液循环,迅速在体内生长繁殖,产生大量毒素,引起严重的全身性感染或中毒症状,包括脓毒症(sepsis)和菌血症(bacteremia)。脓毒症是指感染引起的全身性炎症反应,如体温、呼吸、循环等有明显改变的外科感染的统称。菌血症是脓毒症的一种,血培养能检出致病菌。

一、病　　因

　　全身性感染的主要原因是致病菌数量多、毒力强、机体抵抗力低下,通常为继发性感染,常继发于严重创伤后的感染和各种化脓性感染。常见的致病菌主要是金黄色葡萄球菌和革兰染色阴性杆菌,其次是无芽孢厌氧菌和真菌。

二、病　　理

　　病原菌及产生的毒素、多种炎症介质都可对机体造成损伤,严重时可引起全身脏器受损和功能障碍,甚至发生感染性休克、多器官功能障碍综合征等。

三、临 床 表 现

　　脓毒症和菌血症都具有以下临床表现:①起病急,病情重,发展迅速,全身症状明显,如体温可高达40～41℃;②呼吸急促,脉搏细速;③恶心、呕吐、腹胀、腹泻、食欲不振、大量出汗和贫血;④头痛、头晕、神志淡漠、烦躁、谵妄和昏迷;⑤代谢失调和肝、肾损害,肝、脾可肿大;严重者出现黄疸、皮下淤血;白细胞计数明显增高,一般在20×10⁹～30×10⁹/L以上,核左移、出现毒性颗粒;尿中常出现蛋白、管型和酮体;⑥病情发展,可出现感染性休克。

四、辅 助 检 查

　　1. 血常规检查　白细胞计数明显增高、中性粒细胞核左移、幼稚型粒细胞增多、出现中毒颗粒等。

　　2. 血生化检查　肝、肾功能损害,血糖和血脂水平可发生异常。

　　3. 尿液检查　可见蛋白、红细胞和酮体等。

　　4. 血细胞或真菌培养和药物敏感试验　在患者寒战、高热时采血行血细胞或真菌培养,较易发现致病菌。

五、处 理 原 则

主要是处理原发感染病灶,控制感染和全身支持治疗,提高患者全身抵抗力。

1. 局部感染病灶的处理　及早处理原发感染灶。尽早、彻底、充分引流排脓,清除坏死组织和异物,消灭死腔;留置体内的导管要拔除。

2. 抗生素应用　应早期、大量、广谱、联合、有效地使用抗生素。细菌培养结果未出来前,可先根据原发感染灶的性质和脓液特点,尽早估计选用有效的两种抗生素联合应用。细菌培养和药敏试验结果出来后再予以调整。对真菌性败血症,应尽可能停止原用的广谱抗生素或换用对原来化脓性感染有效的窄谱抗生素,并开始全身应用抗真菌的药物。

3. 支持治疗　提高全身抵抗力。给予高热量和易消化的饮食;适当补充维生素 B、维生素 C。病情严重的患者应反复、多次输新鲜血,纠正低蛋白血症;控制高热,纠正水和电解质代谢失调。

4. 对症处理　高热者用药物或物理降温,体温不升者给予保暖。发生休克时,则应积极和迅速地进行抗休克治疗。治疗原有的全身性疾病,如糖尿病。

六、护 理 评 估

1. 健康史　了解有无严重创伤、局部感染等病史,创伤或感染发生的时间、经过、治疗情况等;是否接受过有创检查或静脉留置导管等,另外,还要了解有无抗生素过敏史。

2. 身体状况　了解原发灶的部位、感染的性质,注意脓液的性状特点;评估患者红肿热痛的范围及程度、有无波动感或深压痛等。观察患者的意识、生命体征、面色、尿量等,注意有无寒战、高热、恶心、呕吐、头痛、头晕等全身中毒症状;有无水、电解质及酸碱平衡失调、感染性休克、多器官功能障碍综合征的症状和体征。

3. 心理、社会状况　全身性感染多为原发感染灶病情加重和发展的结果,发病急、病情重、发展快,患者和家属常有焦虑、恐惧等心理反应,故应观察他们的情绪变化,了解他们对全身性感染的知晓程度及家属对患者的支持程度等。

七、护 理 问 题

1. **焦虑、恐惧**　与发病急,病情严重有关。
2. **体温过高**　与全身性感染有关。
3. **潜在并发症**　感染性休克、水电解质代谢紊乱。

八、护 理 措 施

(一)心理护理

安慰、关心、体贴患者,多和患者交流,给患者及家属心理支持,减轻患者焦虑情绪。

(二)一般护理

提供患者一个安静、舒适环境,保证患者充分休息和睡眠;给予患者高蛋白、高维生素、高热量、易消化饮食,鼓励患者多饮水;严重感染者,遵医嘱给予肠内或肠外营养,必要时多次少量输注新鲜血液、白蛋白、血浆;高热者,给予患者物理或药物降温。

(三)病情观察

严密监测患者生命体征、血电解质水平变化,观察患者的面色和神志等,及时发现病情变化,防止水电解质代谢紊乱、感染性休克等并发症。在患者寒战、高热发作时,协助医生做血液细菌或真菌培养,以便确定致病菌,为治疗提供可靠依据。

九、健 康 教 育

1. 注意个人日常卫生,保持皮肤清洁。
2. 教育人们及时治疗身体的感染病灶,以防病情加重引起全身性感染。
3. 平时应加强营养,注意锻炼身体,积极治疗糖尿病及慢性消耗性疾病等,以提高机体的抵抗力,减少全身性感染的发病率。

第5节　特异性感染

一、破 伤 风

案例 7-11

　　患者,男,30 岁。半个月前右足底部被铁钉戳伤,现伤口已愈合。3 天前感张口困难,背部、胸背部肌肉均僵硬,1 天来开始阵发性抽搐。查体:T 36.7℃,P 82 次/分,R 20 次/分,BP 114/70mmHg,实验室检查:WBC 14×10^9/L,N 0.88。
问题:1. 该患者最可能的诊断是什么?
　　　　2. 该患者的主要护理问题有哪些?
　　　　3. 对该患者应采取哪些护理措施?
　　　　4. 对该患者应怎样进行健康教育?

　　破伤风(tetanus)是由破伤风杆菌侵入人体伤口,生长繁殖,产生毒素所引起的急性特异性感染。常继发于各种创伤后,也可发生于不洁条件下分娩的产妇和新生儿。

(一)病因

　　破伤风杆菌是一种革兰染色阳性厌氧芽孢杆菌,广泛存在于泥土和人畜粪便中。破伤风杆菌不能侵入正常皮肤和黏膜,要引起破伤风必须具备 3 个条件:①破伤风杆菌直接侵入开放性伤口;②伤口内具有缺氧的环境,如伤口深而窄、局部缺血、坏死组织多、填塞过紧、引流不畅或混有其他需氧化脓菌感染;③机体抵抗力低下。

(二)病理生理

　　破伤风杆菌产生的外毒素,即痉挛毒素和溶血毒素,是破伤风病理生理改变的原因。痉挛毒素可引起一系列临床症状和体征,溶血毒素可引起局部组织坏死和心肌损害。痉挛毒素经血液循环和淋巴系统至脊髓前角灰质或脑干的运动神经核,使运动神经元失去正常的抑制作用而兴奋性增强,导致全身横纹肌的紧张性收缩和阵发性痉挛;还能影响交感神经,出现大汗、血压不稳和心率增快等症状。

(三)临床表现

1. 潜伏期　一般为 6～12 日,最短可于伤后 24 小时内,最长可迟达数月。潜伏期越短,症状越严重,预后越差。

2. 前驱期　表现为乏力、头晕、头痛、咀嚼肌酸胀无力、紧张、烦躁不安等。常持续 12～24 小时。

3. 发作期(典型临床表现)　强烈的肌肉紧张性收缩和阵发性痉挛。首先从面部肌肉开始,一般最先受累的是咀嚼肌,以后依次为面肌、颈项肌、背腹肌、四肢肌、膈肌、肋间肌。表现为咀嚼不便、张口困难,牙关紧闭;表情肌痉挛,患者呈"苦笑面容";背部肌肉痉挛,头后仰出现"角弓反张";呼吸肌和膈肌痉挛可导致呼吸困难,甚至窒息。患者全身肌肉痉挛的特点为:①每次发作持续数秒钟或数分钟不等,间歇期长短不一;②任何轻微的刺激均能诱发,如声音、光线、震动、触摸等;③发作时患者意识清楚,十分痛苦;④发作间歇期肌肉不能完全松弛;⑤一般不发热。

(四)辅助检查

伤口渗出物涂片检查可发现破伤风杆菌。

(五)处理原则

1. 清除毒素来源　正确处理伤口,彻底清除伤口的异物和坏死组织,完全敞开伤口,充分引流,并用3%过氧化氢溶液冲洗和湿敷伤口。

2. 中和游离毒素

(1)注射破伤风抗毒素(TAT):首次剂量用2万~5万U加入5%葡萄糖溶液500~1000ml内静脉缓慢滴入,以后每日1万~2万U肌内注射或静脉滴注,持续3~5日。破伤风抗毒素要早期注射,注射前需做皮肤过敏试验。

(2)注射破伤风人体免疫球蛋白(TIG):中和血液中尚未与神经组织结合的毒素。早期使用,剂量为3000~6000U肌内注射,一般只用一次。

3. 控制和解除痉挛　是治疗重要环节。根据病情交替使用镇静和解痉药物,减少患者的痉挛和痛苦。轻症患者,可使用镇静剂,如地西泮肌内或静脉注射、苯巴比妥钠肌内注射、10%水合氯醛保留灌肠等;较重患者,可使用冬眠Ⅰ号合剂(氯丙嗪和异丙嗪各50mg、哌替啶100mg)经静脉缓慢滴入,但低血容量时忌用;对痉挛发作频繁且不易控制的严重患者,可在气管插管或气管切开和人工控制呼吸的条件下,给予硫喷妥钠和肌松剂。

4. 防治并发症　是降低破伤风患者死亡率的重要措施。

(1)主要为呼吸道并发症,如肺不张和肺炎、呼吸停止或窒息等,对频繁抽搐且不易控制者,应尽早行气管切开。

(2)抽搐时防止意外发生。

(3)合理应用抗菌药物,青霉素和甲硝唑对抑制和杀灭破伤风杆菌有效;存在其他混合感染时,应有针对性地选用其他抗菌药物。

(4)纠正营养和水电解质代谢失调。

(六)护理评估

1. 健康史　了解有无开放性损伤史,注意伤口大小、深度、污染程度的询问,是否进行过彻底清创和破伤风预防接种史等。

2. 身体状况　了解有无乏力、头晕不适、烦躁不安、咀嚼肌紧张或酸胀感等前驱症状;了解咀嚼不便、全身或局部肌肉收缩和痉挛发作的程度、持续时间、间歇期的长短和进展情况;有无刺激性抽搐发作;评估生命体征;检查有无张口困难、"苦笑面容"、颈项强直、角弓反张、握拳、屈肘、屈膝等体征;观察有无肺部感染、尿潴留、脱水、营养不良、心力衰竭及肌腱断裂、骨折等并发症表现。

3. 辅助检查　了解伤口渗出物涂片、血常规、血生化等检查结果,以利于对病情的全面评估。

4. 心理社会状况　了解患者和家属对疾病的认识程度,了解家属对患者的身、心支持程度。

病情较重时,患者非常痛苦,加之需要隔离治疗,容易出现焦虑、恐惧心理,要了解患者的情绪反应。

(七)护理问题

1. 有窒息的危险 与持续性喉头痉挛或气道堵塞有关。

2. 有受伤的危险 与强烈的肌肉痉挛有关。

3. 尿潴留 与膀胱括约肌痉挛有关。

4. 营养失调:低于机体需要量 与痉挛性消耗和不能进食有关。

(八)护理措施

1. 一般护理 将患者住隔离病室,室内遮光、安静,温湿度适宜;减少外界刺激,医护人员要做到走路轻、说话轻、操作稳;护理治疗安排集中有序,尽量在痉挛发作控制的一段时间内完成;减少探视,避免干扰;保持静脉输液通畅,严格隔离消毒,防止交叉感染。

2. 保持呼吸道通畅 及时清理呼吸道分泌物,常规准备气管切开包、吸引器、氧气、急救药品和物品等以备急用。对抽搐频繁且药物不易控制,无法咳痰或有窒息危险的患者,应尽早行气管切开,吸引器吸痰,保证良好的通气功能;痉挛发作控制后,应协助患者翻身、叩背,以利排痰,必要时给予雾化吸入和吸痰。鼓励患者进食,但要防止发生呛咳和误吸。

3. 加强营养 给予高热量、高蛋白、高维生素、易消化饮食;病情重而不能进食或摄入不足者,遵医嘱给予鼻饲或胃肠外营养,维持水、电解质与酸碱平衡。

4. 保护患者,防止受伤 使用带护栏的床,必要时设专人护理;必要时设约束带固定患者,关节部位放置软垫;使用牙垫,避免患者痉挛发作时舌咬伤。

5. 严密观察病情 设专人护理定时监测生命体征;观察痉挛发作征兆,记录抽搐发生的时间、次数、症状等,并及时报告医生。

6. 人工冬眠护理 应用人工冬眠过程中,做好各项监测,随时调整冬眠药物的用量,使患者处于浅睡状态。

7. 对症处理 做好口腔、皮肤、外阴和导尿管护理;高热患者给予物理或药物降温。

(九)健康教育

1. 教育人们加强劳动保护,避免开放性损伤;对已有损伤者,要正确处理伤口,以防感染。

2. 宣传破伤风的预防注射知识,教育人们重视预防接种。

二、气 性 坏 疽

案例 7-12

患者,男,36 岁。3 天前右腿不慎被猎枪打伤,今天伤口疼痛加剧,有胀裂感,枪伤处周围皮肤水肿、坏死、有气体溢出,并有臭味。查体:T 36.2℃,P 80 次/分,R 20 次/分,BP 110/70mmHg,实验室检查:RBC 2.0×10^{12}/L,WBC14×10^9/L。

问题:1. 该患者最可能的诊断是什么?
2. 该患者的主要护理问题有哪些?
3. 对该患者应采取哪些护理措施?
4. 对该患者应怎样进行健康教育?

气性坏疽(gas gangrene)是由梭状芽孢杆菌所引起的一种严重的以肌组织广泛坏死和肌炎为特征的急性特异性感染。

(一)病因

气性坏疽为厌氧菌感染,主要有产气荚膜梭菌、水肿杆菌、腐败杆菌和溶组织杆菌等多种致病菌的混合感染。梭状芽孢杆菌广泛存在于泥土和人畜粪便中,尽管伤后污染此菌的机会很多,但发生感染具备一定条件:①梭状芽孢杆菌侵入开放性伤口;②人体的抵抗力低下;③伤口具备无氧条件。

(二)病理生理

梭状芽孢杆菌在局部伤口生长繁殖,分泌多种外毒素和酶,引起溶血并损害心、肝、肾等器官。部分酶具有较强的分解糖类和组织蛋白的能力。糖类分解产生大量气体积聚于组织间引起组织膨胀;组织蛋白分解可产生硫化氢气体,引起组织严重水肿、气肿和广泛性坏死,伤口恶臭;坏死组织产物和毒素吸收后,可引起严重的毒血症,甚至发展为感染性休克和多器官功能障碍综合征。

(三)临床表现

1. 潜伏期 可短至 6 小时,长至 6 日,一般为 1～4 日,多在伤后 3 日发病。

2. 局部表现 发病初期,患者自觉伤肢沉重感和胀痛感,随后伤口处出现"胀裂样"剧痛,止痛剂不能缓解;伤口周围肿胀,皮肤苍白,紧张发亮,随病情发展很快转为暗红色、紫黑色;伤口处有大小不等的水疱,周围常可扪及捻发音;轻轻挤压,常有气泡从伤口溢出,并有恶臭的浆液样血性分泌物流出。

3. 全身表现 患者有头晕、头昏、高热、呼吸急促、脉搏细速、皮肤苍白、出冷汗、烦躁不安、表情淡漠、贫血等中毒症状,严重者出现感染性休克。

(四)辅助检查

1. 细菌学检查 伤口渗液涂片可见大量粗大的革兰染色阳性芽孢杆菌。

2. X 线检查 常显示伤口肌群间有气体。

3. 血常规检查 多有红细胞计数、血红蛋白迅速下降;白细胞计数升高。

4. 血生化检查 严重患者可出现电解质、酸碱平衡失调。

(五)处理原则

诊断明确时,立即采取治疗,以挽救患者生命及降低截肢率。

1. 紧急彻底清创 在积极抗休克和防治严重并发症的同时行清创术。清除范围应达正常肌组织,切口敞开、不予缝合。肢体病变不能控制时,应行截肢术,残端不予缝合。术中、术后采用氧化剂冲洗、湿敷,经常更换敷料,必要时再次清创。

2. 应用有效抗生素 首选大剂量青霉素,用量应≥1000 万 U/日;大环内酯类和尼立达唑(硝咪唑)类抗菌药物也有一定疗效。

3. 高压氧治疗 可提高组织和血液含氧量,破坏致病菌生长繁殖的环境,提高治愈率,降低伤残率。

4. 全身支持疗法 输液、少量多次输注新鲜全血、输注血浆和人体白蛋白;给药肠内或肠外营养支持;镇静,止痛,纠正电解质、酸碱平衡失调。

(六)护理评估

1. 健康史 评估患者有无开放性损伤史,注意伤处有无大片组织坏死、深部肌肉损伤或开放性骨折伴有血管损伤等缺氧情况;注意了解受伤的时间,伤后处理经过等。

2. 身体状况 评估患者伤口疼痛的性质,有无"胀裂样"剧痛。检查伤口有无肿胀、压痛,伤口周围皮肤有无水肿、苍白、发亮或紫红、紫黑、水疱,有无捻发感等,伤口有无恶臭的夹杂气泡的浆液性或血性液体流出。测量生命体征,注意有无全身中毒症状,有无感染性休克表现。

3. 辅助检查 了解细菌学、X 线、血常规、血生化等检查结果,以利对病情作出较全面的估计。

4. 心理社会状况 评估患者和家属对疾病的认识的程度、对治疗和预后的知晓程度、家庭经济状况和对患者的支持能力等。对截肢者,应评估患者及家属对截肢的接受程度及心理状态。

(七)护理问题

1. 疼痛 与创伤、感染及局部肿胀有关。

2. 组织完整性受损 与组织感染坏死有关。

3. 自我形象紊乱 与失去部分组织和肢体而致形体改变有关。

(八)护理措施

1. 严格隔离消毒 严格执行接触隔离制度,患者使用过的所有器械、物品等均需高压蒸气灭菌;伤口更换下来的敷料应焚烧;手术室用甲醛熏蒸。

2. 密切观察病情 专人护理,严密观察生命体征,注意有无感染性休克征象;特别注意观察伤口疼痛性质、伤口周围皮肤颜色、伤处肿胀、渗出液等情况。

3. 治疗配合的护理 在抗休克的同时做好清创术前准备;清创时应提供3%过氧化氢溶液或1:2000高锰酸钾冲洗和湿敷伤口,术后也需用氧化剂湿敷伤口,更换敷料;遵医嘱使用抗菌药物,并观察药物的不良反应;指导患者到高压氧舱接受高压氧治疗,氧疗后应观察患者伤口的变化情况。

4. 心理护理 理解患者的心情,做好有关的说服和安慰工作,给予必要的感情支持和精神鼓励,关心、同情患者、帮助患者进行生活护理,鼓励患者,使其能以积极的心态配合治疗和护理。

5. 其他护理 做好皮肤护理、口腔护理;高热者给予降温处理;疼痛严重者给予止痛剂等。

(九)健康教育

加强劳动保护,受伤后应及时到医院进行伤口处理。对康复期患者,应协助其拟定功能锻炼计划,尽快使其康复并适应身体状况的改变。

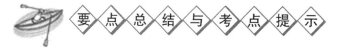

要 点 总 结 与 考 点 提 示

1. 外科感染的一般规律,包括病因、临床表现、处理原则、护理和健康教育。
2. 常见软组织和手部化脓性感染、全身化脓性感染的临床表现特点,处理原则、护理和健康教育。
3. 破伤风的病因、临床表现、处理原则、护理和健康教育。
4. 气性坏疽的病因、临床表现、处理原则、护理和健康教育。

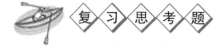

复 习 思 考 题

【A₁型题】

1. 引起破伤风的主要致病菌是( )

　A. 溶血性链球菌　　　　B. 金黄色葡萄球菌

　C. 大肠埃希菌　　　　　D. 拟杆菌

　E. 厌氧芽孢杆菌

2. 脓性指头炎若不及时切开引流可发生( )

　A. 甲沟炎　　　　　　　B. 骨坏死骨髓炎

　C. 急性化脓性腱鞘炎　　D. 化脓性滑囊炎

　E. 指甲下脓肿

3. 确诊菌血症的主要依据是( )

　A. 起病急,寒战,高热　　B. 全身中毒症状

　C. 白细胞计数增加　　　　D. 血细菌培养阳性

　E. 有原发感染病灶

【A₂型题】

4. 患者,男,30岁。下肢急性蜂窝织炎伴全身化脓性感染,需做血培养及抗生素敏感试验,采血的最佳时间是( )

　A. 用退热药后　　　　　　B. 间隙期

　C. 寒战、高热时　　　　　D. 静脉滴注抗生素时

　E. 抗生素输入后

5. 患者,男,30岁。患破伤风,意识模糊,牙关紧闭,角弓反张,四肢抽搐。护士采取的安全防护

措施中不妥的是( )

A. 使用床挡   B. 使用牙垫

C. 约束四肢   D. 枕立床尾

E. 光线明亮

6. 患者,男,25岁。因颈部蜂窝织炎入院。患者颈部肿胀明显,观察中应特别注意的是( )

A. 呼吸   B. 体温

C. 神志   D. 血压

E. 吞咽

7. 患者,男,20岁。足底刺伤后发生破伤风,频繁抽搐,控制痉挛的主要护理措施是( )

A. 住单人隔离病室

B. 限制亲属探视

C. 避免声、光刺激

D. 按时用镇静剂,集中护理

E. 静脉滴注破伤风抗毒素

8. 患者,男,55岁。下肢伤处皮肤鲜红,中央淡,周围深,界限清楚,诊断为丹毒。丹毒的临床特点

不包括( )

A. 局部皮肤红肿   B. 胀痛及烧灼感

C. 常有化脓   D. 容易复发

E. 好发于小腿

【A₃型题】

(9~10题共用题干)

患者,男,35岁。因足底部刺伤后出现全身肌肉强直性收缩,阵发性痉挛,诊断为破伤风

9. 易导致患者死亡的常见原因是( )

A. 休克   B. 窒息

C. 肺部感染   D. 肾衰竭

E. 脱水、酸中毒

10. 冲洗该患者伤口所用的溶液为( )

A. 3%过氧化氢溶液   B. 3%碘伏

C. 0.9%氯化钠溶液   D. 5%氯化钠溶液

E. 10%硝酸银溶液

(祝水英)

第8章

损伤患者的护理

案例 8-1

　　患者,男,12岁。10天前不慎由3m高处坠落,1小时前突发心慌、出汗。患者10天前上树玩耍,不慎由3m高树上坠下,臀部及左季肋部着地,当时除受伤部位疼痛外,可以自行行走。曾到医院检查:P 84次/分,BP 108/80mmHg,胸部X线透视未见异常,要求回家,医生同意随诊观察,嘱如有不适即返院。1小时前大便时突感心慌,出虚汗,立即来院。查体:P 120次/分,BP 80/60mmHg,神志清,面色苍白,心肺未见异常,全腹压痛,左上腹为著,伴有轻度肌紧张、反跳痛,移动性浊音(+),肠鸣音8次/分。辅助检查:血红蛋白80g/L。

问题:1. 该患者最可能的临床诊断是什么?

　　　　2. 主要治疗与护理措施有哪些?

第1节　创　　伤

　　损伤(injury)是指机械、物理、化学或生物等因素造成的机体损伤。创伤是指由机械性致伤因素作用于机体造成的组织结构破坏或功能障碍,是临床上最常见的损伤。

一、分　　类

根据受伤局部皮肤或黏膜完整性是否受损而分为闭合性创伤与开放性创伤两类。

(一)闭合性创伤

多为钝性暴力所致,损伤部位的皮肤、黏膜完整性保持良好,无开放性伤口。

1. 挫伤　由钝性暴力(碰撞、搓压、挤捏等)引起皮下组织、肌肉和小血管的损伤。其受力面积大,受损伤组织常发生水肿、出血、结缔组织或肌纤维断裂,头胸腹部损伤常合并深部器官损伤。

2. 扭伤　由于外力作用使关节超过正常的活动范围,造成肌腱、韧带、关节囊等组织撕裂破坏。

3. 挤压伤　躯干或肢体肌肉丰富的部位长时间受到钝力挤压,可造成受压部位肌肉广泛性坏死,严重者可发生以高血钾和肌红蛋白尿为主要特征的急性肾衰竭,临床上称为挤压综合征。

4. 爆震伤(冲击伤)　由于爆炸产生的强烈冲击波对胸腹部等脏器所造成的损伤,伤者体表无明显损伤,但可引起内脏损伤。

(二)开放性创伤

受伤部位皮肤或黏膜完整性遭到破坏,深部组织经伤口与外界相通。

1. 擦伤　皮肤被粗糙物擦过,造成皮肤表层组织被破坏,创面有擦痕、小出血点及少量浆液渗出。

2. 刺伤　尖锐器物刺入人体所造成的损伤,伤口深而细小,可引起深部组织和脏器损伤并易发生感染。

3. 切割伤 由锐利器械所造成的损伤,切口整齐,多呈线状,周围组织损伤较少,可伤及深部组织。

4. 裂伤 由钝物打击引起皮肤和皮下组织裂开,创缘多不整齐,周围组织破坏较重。

5. 撕脱伤 因暴力的撕扯或卷拉,造成皮肤、皮下组织、肌肉、肌腱等组织剥脱。伤口多不规则,周围组织破坏较重,出血多,易感染。

6. 火器伤 由弹片或枪弹所致的损伤,可发生贯通伤或非贯通伤(盲管伤),损伤范围大,坏死组织多,易感染,病情复杂。

二、病 理 生 理

1. 局部反应 创伤的局部反应是由于组织结构被破坏,或细胞变性坏死,或微循环障碍,或病原微生物入侵及异物所致。局部变化是在多种细胞因子参与下,发生创伤性炎症反应、细胞增生和组织修复的过程。局部反应的轻重与致伤因素的种类、作用时间、性质、污染程度以及是否异物存在有关。局部炎症反应是一种非特异的防御反应,有利于清除坏死组织、杀灭细菌及组织修复。

2. 全身反应 是指因受到严重创伤时,机体受到刺激所引起的非特异性应激反应及代谢反应。损伤后受伤组织发生炎症,局部充血、渗出,表现为红、肿、热、痛。在渗出过程中,纤维蛋白原转变为纤维蛋白,可充填组织损伤裂隙和作为细胞增生的网架;中性粒细胞经过吞噬、趋化作用,可清除组织内的细菌;单核细胞转变为巨噬细胞后可吞噬组织中的坏死组织碎片及异物颗粒。所以一般情况下,创伤性炎症有利于创伤的修复。

3. 创伤修复 创伤修复是由伤后增生的细胞和细胞间质充填、连接或代替缺损组织。其修复过程分为3个阶段即:①伤口充填与炎症反应:伤口立即发生,约持续3~5天;先由纤维蛋白和血凝块充填创腔,然后在炎性细胞和酶类物质的作用下清除受损和坏死的组织。②细胞增生与肉芽形成:浅表的创面一般通过上皮细胞的增生、迁移,可覆盖创面而修复,但多数软组织损伤由肉芽组织生成来修复。③组织塑形:随成纤维细胞合成胶原纤维的增多,伤口逐渐收缩,肉芽组织变成坚韧的瘢痕组织,在运动应力和多种酶的作用下,部分瘢痕组织被分解、吸收,其余的则软化,新生组织重新调整排列,伤口外观和功能障碍得以改善。

创伤愈合有2种类型。①一期愈合:组织修复以同类细胞为主,创面修复仅含少量纤维组织,创缘对合良好,伤口愈合快,功能良好。②二期愈合:组织修复以纤维组织为主,创面较大,创缘不齐,组织缺损多,愈合时间长,瘢痕明显,功能欠佳。

三、临 床 表 现

1. 局部表现

(1)疼痛:其程度与创伤的部位、范围、性质及炎症反应强弱有关。活动时伤处疼痛加剧,制动则减轻。疼痛一般在伤后2~3日缓解,如持续存在并加重,表示可能合并感染。严重受伤并发休克时,患者常因感觉迟钝而诉疼痛;内脏损伤所致的疼痛常定位不确切。

(2)局部肿胀和瘀斑:创伤导致局部出血、炎性渗出所致,可伴有瘀斑、血肿或肿胀。严重者可出现局部组织或远端肢体血供障碍,如远端皮肤苍白、皮温降低等。

(3)功能障碍:由于组织结构破坏、疼痛或炎症反应所致,如骨折、脱位的肢体不能正常运动;咽喉损伤后的水肿可引起窒息等。

(4)伤口与出血:是开放性创伤特有的征象。按伤口清洁度可分为三类:①清洁伤口(Ⅰ类切口),通常指无菌手术伤口或经清创术后无明显污染的创伤伤口。②可能污染伤口(Ⅱ类切口),指被异物或细菌污染,但未发生感染的伤口。③污染伤口(Ⅲ类切口),指邻近感染区或组织直接接触感染物的伤口。

2. 全身表现 轻伤患者可无明显的全身表现,创伤较重者的表现如下。

(1)发热:创伤后出血、组织坏死毒性物质吸收及外科手术后均可以发生吸收热,但温度不超过38℃。若患者出现高热,则提示患者合并感染。

(2)生命体征的改变:当患者发生大出血和休克时,由于创伤释放的炎症介质、疼痛、精神紧张等可引起血压下降、脉搏细数、呼吸加快等。

(3)并发症:①感染:是最常见的并发症;开放性损伤和继发性损伤均可并发各种感染;受伤后还可引起破伤风、气性坏疽等特异性感染。②休克:严重创伤、出血、并发感染等,引起有效循环血量减少、微循环障碍而发生休克。重度创伤患者继发感染、休克后,可诱发多系统器官功能障碍的发生。

四、处 理 原 则

(一)全身治疗

积极抗休克,加强支持疗法,保护重要器官功能,预防继发性感染等。

(二)局部治疗

1.闭合性损伤:如无内脏合并伤,多不需特殊处理,可自行恢复;如骨折脱位,应及时复位固定,逐步进行功能锻炼;如合并深部器官损伤,应及时进行专科处理。

2.开放性损伤:污染伤口应及早进行清创术。应用抗生素预防感染,并在伤后12小时内使用破伤风抗毒素。

【清创术】

清创术又称扩创术,即在无菌操作下,彻底清除伤口内异物,剔除坏死物质,保存并修复有活力的组织,使污染伤口变为清洁伤口,开放性损伤变为闭合性损伤的一种治疗方法。通过清创,力求使伤口达到一期愈合的效果。

清创术应争取在伤后6~8小时内施行,在此期间细菌仅存在创口的表面,尚未形成伤口感染,此为清创术的最佳时机。但对于伤口污染较轻,位于头面部的伤口,早期已应用了有效抗生素等情况,清创时间可延长至伤后12小时或更长。特殊部位伤口如面部、关节附近及有神经、大血管、内脏等重要组织或器官暴露的伤口,如无明显感染现象,尽管时间更长,原则上也应清创并缝合伤口。

清创术包括以下5个步骤:①清创前准备:对合并出血性休克的患者须积极纠正休克;根据损伤部位和程度选择适当的麻醉方法;用无菌纱布覆盖伤口,剃除创口周围毛发,清除油污等。②清洗消毒:用消毒过的软毛刷蘸肥皂液自内向外刷洗伤口周围皮肤,然后用无菌生理盐水冲洗2~3遍;去除伤口敷料,分别用等渗盐水、3%过氧化氢溶液反复冲洗伤口,用无菌纱布擦干伤口周围皮肤,术者更换无菌手套后常规消毒,铺无菌巾。③清创:仔细检查伤口,去除伤口内血凝块及异物,切除失去活力及已脱离骨膜的碎骨片,修剪出整齐的健康组织创面和边缘,术中注意严格止血。④修复组织:清创后再次冲洗创口及消毒皮肤,更换全部已用过的手术物品,重铺无菌巾,最后修复损伤的神经、肌腱、重要血管等深部组织,依据病情决定是否安置引流物,然后逐层缝合伤口。根据损伤的部位和伤情决定缝合方式,如对清创彻底的新鲜伤口,可按组织层次及时将伤口缝合,此为一期缝合;对伤口污染重,清创不彻底,感染风险大者,可观察1~2日后考虑延期缝合;对于观察2~3日发生感染者,给予换药处理,直至创面有新鲜肉芽组织覆盖时,给予二期缝合。⑤包扎:伤口缝合后,覆盖并固定无菌纱布,并保持敷料清洁干燥。

【换药】

换药又称更换敷料,是对经初期治疗的伤口(包括手术切口)做进一步处理的总称。其目的是动态观察伤口变化,保持引流通畅,控制局部感染,保护并促进新生上皮或肉芽组织生长,使伤口尽快愈合。

1. 换药的原则

(1)严格遵守无菌操作原则,遵守无菌原则,防止发生交叉感染。特异性感染伤口应由专人换药。

(2)换药顺序:先换清洁伤口,再换污染伤口,最后换感染伤口。

(3)换药次数:按伤口情况和分泌物情况而定。清洁伤口一般在缝合后第2~3日换药一次,至伤口愈合或拆线时,再度换药,肉芽组织生长健康、分泌物少的伤口,每日或隔日更换;感染重、渗液多时每日一次或数次,保持外层敷料干燥清洁。

2. 换药的基本步骤

(1)换药前准备

1)换药环境和时间:换药时要求室内空气清洁,光线充足,温度适宜。以下情况一般不安排换药:①晨间护理时间;②患者睡眠时间;③患者进餐时间;④家属探视时间;⑤手术人员上手术台之前。

2)患者准备:做好解释工作,缓和患者紧张的情绪,协助患者取舒适体位。严重损伤或大面积烧伤的患者,必要时在换药前应用镇静剂或止痛剂。必要时做好患者的隐私工作。

3)换药人员准备:换药前洗手,换药者应按要求着装,戴好帽子和口罩。操作应严格遵守无菌技术。

4)常规性用物准备:包括无菌换药碗2只,分别盛无菌敷料和消毒棉球、盐水棉球、敷料、引流物、药物等,换药镊子应准备2~3把,1把传递无菌物品,1把用作接触伤口和敷料。另须准备胶布、1只弯盘,弯盘用于放置沾染敷料等。

(2)换药操作方法

1)揭除伤口敷料:外层敷料用手取下,内层用镊子揭去。揭除敷料的方向与伤口纵轴方向平行,如内层敷料与创面粘贴,可用生理盐水浸湿后再揭除,以减轻疼痛和伤口损伤。

2)处理创面:换药时左手持无菌镊子将药碗内的乙醇棉球传递给另一把镊子进行消毒,皮肤消毒范围应稍大于敷料范围,避免拭入伤口内;一般伤口由创缘向外消毒,化脓伤口由外向创缘消毒。换药过程中始终坚持双手执镊法。处理伤口时,先用盐水棉球拭净分泌物、脓液等,禁止用干棉球干敷料擦拭伤口,以防损伤肉芽组织。去除过度生长的肉芽组织、腐败组织或异物等。伤口需要引流时应将引流物放置至接近创面底部。

3)覆盖无菌敷料并固定:用碘伏再次消毒伤口周围皮肤,清洁伤口周围皮肤沾染的分泌物,覆盖大小和厚度适当(6~8层敷料)的无菌敷料,并注意敷料的放置方向,一般要求首块敷料的无毛边面朝向伤口,末块敷料无毛边面朝外,并用胶布固定。如创面广泛、渗液多、可用棉垫及绷带包扎。

(3)换药后用物整理:换药完毕,整理好患者衣物,协助安置于舒适体位,并整理床单。更换下来的各种敷料集中于弯盘,倾倒入污物桶内;所用器械浸泡在消毒液中处理,再进一步消毒灭菌。特殊感染的敷料如破伤风、绿脓杆菌敷料应随即焚烧销毁,器械、器皿作特殊灭菌处理。

3. 不同伤口的处理

(1)缝合伤口的处理:一般缝合伤口在手术后2~3天更换伤口敷料,用碘伏棉球消毒伤口周围皮肤,然后覆盖无菌纱布,包扎妥当。无引流物的缝合伤口,如无异常现象,可至拆线时更换伤口敷料。

有下列异常情况应正确处理:①缝线反应,线眼处微红肿,无须特殊处理,仅以70%乙醇溶液敷料湿敷;②线眼处小脓疱,即刻拆去此针线并去除伤处脓液;③伤口感染初期给予物理疗法,化脓时应拆除部分缝线,充分引流。

(2)肉芽创面的处理:根据创面的变化采取不同措施。①肉芽生长健康:先以盐水棉球拭去分泌物后,外敷等渗盐水纱布或凡士林纱布即可;如创面大,应予植皮。②肉芽生长过度:可将其剪平,以棉球压迫止血。③肉芽水肿:可用3%~5%氯化钠溶液湿敷,并注意患者全身营养状况。④创面脓液量多而稀薄:可用0.1%依沙吖啶或0.02%呋喃西林溶液纱布湿敷。⑤创面脓液稠厚且坏死组织多,应用含氯石灰硼酸溶液(优琐)等湿敷。

（3）脓腔伤口的处理:除伤口周围皮肤的一般处理外,重点注意:①伤口深而脓液多者,换药时应保持引流通畅,必要时可向脓腔插入导管,选用0.9%氯化钠溶液、碘伏溶液等进行有效的脓腔冲洗,冲洗液温度以38~39℃为宜。②伤口较小而深的酌情选用橡胶片或凡士林纱布条作为引流条,深部脓腔使用胶管或半片胶管作引流。若脓液经久不减,必要时以刮匙搔刮,探查有无异物。

第2节 烧 伤

案例 8-2

患者,男,45岁。体重75kg,锅炉房工人,在烧锅炉时不慎被开水烫伤,双下肢出现水疱、红肿、基底潮红,疼痛剧烈。
问题:1.判断该患者的烧伤面积及烧伤程度。
2.该烧伤患者在补液过程中,应观察的指标有哪些?
3.说出该患者伤后第1个24小时补液的总量,及其晶体、胶体液各是多少?
4.该烧伤患者的治疗要点与护理措施有哪些?

烧伤(burn)是由热力(火焰、蒸汽、热液及高温固体)、电能、放射线及某些化学物质等作用于人体所引起的损伤,其中以热力烧伤最为常见。

一、病 理 生 理

根据烧伤后病理生理特点及临床过程,病程分为3期。

1. 急性体液渗出期(休克期) 休克是烧伤后48小时内致患者死亡的主要原因。大面积烧伤的热力作用,使组织间毛细血管通透性增加,导致大量血浆外渗至细胞间隙及创面,引起有效循环血量锐减,从而发生低血容量性休克。体液渗出自伤后6~8小时渗出最快,36~48小时渗出达高峰,随后渗出逐渐吸收,此时血压逐渐恢复正常,尿液开始增多。因此,烧伤早期补液应遵循先快后慢的原则。

2. 感染期 烧伤使皮肤失去屏障功能,污染创面的细菌易在坏死组织中生长繁殖并产生毒素。伤后48小时开始,创面及组织从渗出为主逐渐转化为吸收为主,此时细菌毒素和坏死组织分解产物同时被吸收至血液中,引起烧伤早期的全身性感染。

3. 修复期 组织烧伤早期出现炎症反应的同时,创面已开始了修复。浅Ⅱ度烧伤多可自行修复;深Ⅱ度依靠残存的上皮或皮肤组织修复;Ⅲ度烧伤则靠皮肤移植修复。严重的深度烧伤,创面的纤维化、瘢痕增生和挛缩将造成毁容、肢体畸形和功能障碍。

二、临 床 表 现

通过对烧伤病程及程度的估计,能全面了解患者的病情轻重及预后等。烧伤程度主要取决于烧伤面积和深度。

(一)烧伤面积

根据我国人体体表面积特点,测算烧伤面积有2种方法。

1. 新九分法 适用于连续的、大面积烧伤的估测。此法是将人体体表面积视作100%,估算烧伤面积约占整个体表的百分比;12岁以下小儿头部面积相对较大,双下肢面积相对较小,测算方法应结合年龄进行计算(表8-2-1和图8-2-1)。

2. 手掌法 不论性别、年龄,患者本人(五指并拢)的 1 个手掌约为 1%面积,此法常用于测定散在的、小面积烧伤的面积。

表 8-2-1 成人体表面积新九分法

部位	成人各部位面积(%)	小儿各部位面积(%)
头颈	9×1=9(头部3,面部3,颈部3)	9 + (12 - 年龄)
双上肢	9×2=18(双手5,双前臂6,双上臂7)	9×2
躯干	9×3=27(躯干腹侧13,躯干背侧13,会阴1)	9×3
双下肢	9×5+1=46(双臀5,双小腿13,双大腿21,双足7)	46 - (12 - 年龄)

注:女性双臀、双足各位 6%。

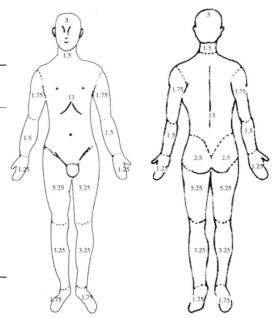

图 8-2-1 成人各部体表面积示意图

(二)烧伤深度(图 8-2-2)

1. Ⅰ度烧伤 仅伤及表皮浅层;表面红、肿、热、痛、烧灼感,无水疱;3～7 日后可痊愈,无瘢痕。

2. 浅Ⅱ度烧伤 伤及真皮浅层(生发层及真皮乳头层);局部红肿明显,较大水疱,疼痛剧烈,创面红润、潮湿;2 周左右愈合,无瘢痕,有色素沉着。

3. 深Ⅱ度烧伤 伤及真皮深层;可有小水疱或无水疱,创面基底苍白与潮红相间,痛觉迟钝;3～4 周愈合,有瘢痕。

4. Ⅲ度烧伤 伤及皮肤全层,甚至达到皮下、肌肉及骨骼;创面无水疱,皮肤蜡白或焦黄,甚至炭化成焦痂,痛觉消失,多需植皮手术。

(三)烧伤程度判断

1. 轻度烧伤 Ⅱ度烧伤总面积小于 9%。

2. 中度烧伤 Ⅱ度烧伤总面积为 10%～29%,或Ⅲ度烧伤小于 10%。

3. 重度烧伤 烧伤总面积为 30%～50%,或Ⅲ度烧伤 10%～20%,或Ⅱ度、Ⅲ度烧伤面积虽达不到上述面积,但已合并休克、呼吸道烧伤或较严重的复合伤。

4. 特重烧伤 烧伤总面积大于 50%,或Ⅲ度烧伤大于 20%,或已有严重并发症。

小儿烧伤严重程度分为:①轻度烧伤:烧伤总面积小于 10%,无Ⅲ度烧伤;

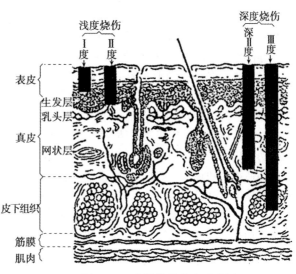

图 8-2-2 皮肤烧伤分度示意图

②中度烧伤:烧伤总面积为 10%～29%,或Ⅲ度烧伤小于 5%;③重度烧伤:烧伤总面积为 30%～49%,或Ⅲ度烧伤 5%～14%;④特重度烧伤:烧伤总面积大于 50%,或Ⅲ度烧伤大于 15%。

临床上的大面积烧伤是指成人Ⅱ度烧伤面积>15%,小儿>10%,多数需要住院治疗。反之,小面积烧伤,一般在门诊处理。

三、处 理 原 则

1. 小面积浅表烧伤　及早清创,保护创面,防治感染,促进创面愈合。

2. 大面积深度烧伤　①早期及时输液,维持有效循环血量,保持呼吸道通畅,积极纠正低血容量性休克;②深度烧伤组织是全身性感染的主要来源,应及早切除,并采取自、异体皮肤移植;③及时纠正休克,控制感染,维护重要脏器功能,防治多器官功能衰竭。

四、护 理 问 题

1. 有窒息的危险　与吸入性呼吸道烧伤有关。

2. 疼痛　与组织损伤、感染有关。

3. 体液不足　与烧伤创面大量渗出液体、循环血量不足有关。

4. 皮肤完整性受损　与烧伤导致皮肤失去屏障功能有关。

5. 有感染的危险　与皮肤受损、创面污染、机体免疫力低下有关。

6. 自我形象紊乱　与烧伤后毁容致残及肢体畸形有关。

五、护 理 措 施

(一)现场急救护理

1. 迅速脱离热源　指导和协助伤者尽快脱离险境,对火焰灼伤应尽快脱去着火衣物,也可就地卧倒翻滚,或跳入水池,熄灭火焰;切忌用手扑打火焰,大声呼叫,来回奔跑,以免增加损伤。若被热液浸渍的衣裤,应立即用冷水冲淋后脱下,以免强力剥脱而撕脱皮肤。四肢小面积烧伤,可将肢体浸泡于冰水或凉水中,降低局部温度,减轻疼痛。对酸、碱等强刺激的化学物质烧伤,立即脱去或剪开沾有酸、碱的衣服,以大量清水长时间持续冲洗为首选。如生石灰烧伤,应先除去石灰粉粒,再用清水长时间的冲洗,避免石灰遇水产热而加重损伤。磷烧伤时立即将烧伤部位浸入水中或用大量清水冲洗,同时在水中拭去磷颗粒;不能将创面暴露在空气中,避免剩余磷燃烧;创面忌用含油敷料,以免磷在油中溶解而被人体吸收中毒。电击伤时应迅速将患者脱离电源,呼吸心搏骤停者,应行心肺脑复苏。

2. 抢救生命　是急救的首要原则,要配合医生首先处理心搏骤停、窒息、大出血等紧急情况。对头颈部烧伤或疑有呼吸道灼伤时,应备齐氧气及气管切开包等抢救用品,并保持口腔、鼻腔通畅,必要时协助医生做气管切开术。

3. 预防休克　稳定患者情绪,遵医嘱给予镇静止痛药以减轻疼痛。但合并呼吸道烧伤或颅脑损伤者忌用吗啡。伤后应尽早补充液体,口渴者应口服淡盐水,但不能饮用白开水。中度以上烧伤需远途转运者,须持续静脉输液,必要时按医嘱快速静脉输入平衡盐溶液 1000～1500ml和右旋糖酐 500ml。

4. 保护创面　暴露的烧伤创面应用无菌敷料或清洁布类包裹创面,避免创面再次污染和进一步损伤。创面勿涂任何药物,尤其勿涂有色药物,以免延误伤情判断。

(二)静脉输液的护理

烧伤后 2 日内,因创面大量渗出而导致体液不足,易引起低血容量性休克。液体疗法是防治烧伤后休克的主要措施。

1. 补液量估计 我国目前常用的补液方案是按公式法估算:烧伤后第 1 个 24 小时补液总量(ml)=体重(kg)×烧伤面积×1.5ml(儿童为 1.8,婴儿为 2.0)+2000ml(生理需要量)。晶体溶液和胶体溶液的比例一般为 2∶1,特重度烧伤为 1∶1,即每 1%烧伤面积每千克体重补充电解质溶液和胶体溶液各 0.75ml。伤后第 2 个 24 小时补液量=1/2×第 1 个 24 小时计算量十日需量。

2. 液体的种类与安排 晶体溶液应首选平衡盐溶液,其次为 0.9%氯化钠溶液等。胶体溶液首选血浆,以补充丢失的血浆蛋白。生理日需量常用 5%～10%葡萄糖溶液补充。因为烧伤后第 1 个 8 小时内渗液最快,所以应在首个 8 小时内输入晶体、胶体液总量的 1/2,其余分别在第 2 个、第 3 个 8 小时内输入。日需量应在 24 小时内均匀输入。输液的原则一般是先晶后胶、先盐后糖、先快后慢、交替输入。

3. 观察指标

(1)尿量:是判断血容量是否充足的简便而有效的指标。一般成人每小时尿量大于 30ml 以上,有血红蛋白尿时要维持在 50ml/h 以上。若低于上述水平,表示输液量不足,应快速输液;但某些情况(如心血管病患者、老年人、呼吸道烧伤合并颅脑损伤者等)补液不能太快,只要求每小时尿量 20ml 即可。

(2)其他指标:密切观察血压、脉搏、中心静脉压、末梢循环情况、意识等。如出现以下情况,说明血容量已基本恢复:患者安静;收缩压在 90mmHg 以上;成人心率 100 次/分(小儿 140 次/分)以下,心音有力;肢体温暖;中心静脉压 0.59～1.18kPa(6～12cmH$_2$O)。

(三)创面的护理

1. 创面清创的护理 患者休克基本控制后,应在良好的麻醉和无菌条件下尽早进行简单性清创。先剃除或剪去创面及周围的毛发,修剪指(趾),并用肥皂水和清水清洗创面周围正常皮肤,随后用碘伏消毒周围皮肤和创面,去除异物或坏死组织。对浅Ⅱ度小水疱可不予以处理,大疱应予底部剪破引流;水疱已破损者、撕脱者,应剪除疱皮。清创术后应注射 TAT,必要时及早使用抗生素。

2. 包扎疗法的护理 适用于四肢Ⅰ度、Ⅱ度烧伤,病室条件较差或小面积烧伤。在清创后的创面先放一层油质纱布,外覆吸水性较强的纱垫,用绷带予以适当压力包扎。包扎后的护理包括:①观察肢端感觉、运动和血运情况,若发现指、趾末端皮肤若有青紫、麻木等情况,应立即放松绷带;②抬高患肢,注意保持肢体于功能位置;③保持敷料清洁干燥,如外层敷料被浸湿,须及时更换;④注意创面是否有感染,若发现敷料浸湿、有臭味,伤处疼痛加剧,伴有高热,血白细胞计数增高,均表明伤口有感染,应报告医生及时检查创面;如脓液呈绿色、有霉腥味,提示为铜绿假单胞菌感染,可改为暴露疗法,更换下的伤口污染的敷料应烧毁,防止院内交叉感染。

3. 暴露疗法的护理 适用于Ⅲ度烧伤、特殊部位(头面部、颈部及会阴部)和特殊感染(如铜绿假单胞菌、真菌)的创面、大面积烧伤创面。应用暴露疗法时,室内应清洁,有必要的消毒与隔离条件;保持在室温 28～32℃,相对湿度以 70%为宜。应用暴露疗法时,护理要点是:①保持床单清洁干燥;②促进创面干燥、结痂,可用烤灯或红外线辐射的方法,亦可外涂收敛抗菌的药物;③保护创面,避免长时间受压。

4. 去痂和植皮的护理 深度烧伤创面愈合慢或难以愈合,同时瘢痕增生可致畸形并引起功能障碍。故Ⅲ度烧伤创面应及早切痂、削痂和植皮,并做好植皮手术前后的护理。

5. 感染创面的处理 及时清除创面的脓液及坏死组织,并根据局部感染的细菌培养和药敏试验选择外用药物。采用湿敷、半暴露(薄层药液纱布覆盖)、浸浴疗法清洁创面。

6.特殊部位烧伤护理

(1)呼吸道灼伤:床旁应备急救物品;保持呼吸道通畅,及时吸氧;密切观察病情并积极预防肺部感染。

(2)头面颈部烧伤:患者多采用暴露疗法,取半卧位;观察有无呼吸道烧伤,必要时给予相应的处理。做好五官护理,如及时用棉签拭去眼、鼻、耳郭的分泌物,保持其清洁干燥;双眼使用抗生素眼药水或眼膏,避免角膜干燥而发生溃疡;避免耳部受压。做好口腔护理,防止口腔黏膜溃疡及感染。

(3)会阴部烧伤:保持局部干燥,将大腿外展,使创面充分暴露(暴露疗法),并避免大、小便污染。

(四)防治感染的护理

原则上应积极维持机体的抗病能力;及早去除坏死物质;及早封闭创面。

1.密切观察病情变化 护理中要密切观察生命体征、意识变化、胃肠道反应,注意是否存在脓毒症的表现。同时注意创面局部情况,如创面出现水肿、渗出液增多、肉芽组织颜色变暗等炎症反应,或创面有出血点、上皮停止生长、原来干燥的焦痂变得潮湿、腐烂等都是感染的现象。如出现以上情况,应及时报告医生,并协助医生正确处理创面,并做好创面护理。

2.遵医嘱合理应用抗生素 应用抗生素时,须注意不良反应及二重感染的发生。应及时做好创面细菌培养及抗生素敏感试验,以便合理选用有效抗生素。

3.加强营养,维护器官功能 烧伤后应补充高蛋白、高热量及高维生素饮食,以提高机体免疫力。营养支持可采用口服、鼻饲或经肠内或肠外营养的途径,以促进肠黏膜屏障的修复和身体康复。

4.做好消毒隔离工作 病房用具应专用;医务人员出入病房需更换隔离衣、口罩、帽、鞋等;接触患者前后要洗手,做好病房的消毒工作。采取保护性隔离措施,防止交叉感染。

5.其他 严格遵守无菌原则,做好各种治疗性导管的护理。

六、健 康 教 育

1.告知患者创面愈合后,可能出现皮肤干燥、瘙痒、闷热等感觉,应嘱咐患者不能搔抓初愈的皮肤,避免使用刺激性强的肥皂和接触过热的水。

2.对已愈创面可涂擦润滑剂,穿纯棉内衣;1年内烧伤部位避免太阳曝晒,避免紫外线、红外线对皮肤的损害。

3.为减轻瘢痕挛缩、肌肉萎缩等原因造成躯体功能障碍,应及时指导患者进行正确的功能锻炼,包括以主动运动为主,被动运动为辅,必要时为患者编制体操疗法或作业疗法计划。

4.普及烧伤的预防和急救知识。鼓励患者参与一定的家庭、社会活动,提高其自理能力,以促进患者身心健康。

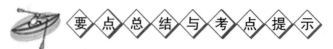

要 点 总 结 与 考 点 提 示

1.损伤的分类、临床表现及治疗原则。

2.烧伤患者面积的估算及烧伤程度分类。

3.烧伤患者的补液治疗及护理措施。

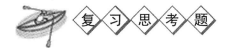

【A₁型题】

1.属于闭合性损伤的是（　　　）
　A.切伤　　　　　　B.挫伤
　C.刺伤　　　　　　D.裂伤
　E.擦伤

2.现场急救严重损伤患者,首先应（　　　）
　A.包扎伤口　　　　B.镇静止痛
　C.解救窒息　　　　D.抗休克
　E.骨折固定

3.伤口清创的最佳时机在伤后（　　　）
　A.6～8 小时内　　　B.8～10 小时内
　C.10～12 小时内　　D.12～14 小时内
　E.24 小时内

4.头面部烧伤,应特别警惕（　　　）
　A.眼部烧伤　　　　B.耳部烧伤
　C.鼻部烧伤　　　　D.呼吸道烧伤
　E.消化道烧伤

5.休克期多发生在烧伤后（　　　）
　A.8 小时以内　　　B.12～24 小时
　C.48～72 小时　　　D.72 小时以后
　E.1 周以后

【A₂型题】

6.患者,男,24 岁。左小腿被锐性暴力打伤,局部肿胀明显,见皮下瘀血斑。不正确的处理是（　　　）
　A.局部制动　　　　B.抬高患肢
　C.早期局部热敷　　D.血肿加压包扎
　E.后期局部理疗

7.患者,女,29 岁。头部被玻璃刺伤 3 天,见一约 7cm 长的裂口,脓性分泌物较多,处理的方法是（　　　）

　A.清创后不予缝合
　B.清创并缝合
　C.换药控制感染
　D.清创后湿敷包扎
　E.清创缝合并放置引流

8.患儿,男,6 岁。双下肢、双臀、会阴部烧伤 3 小时来诊。烧伤创面有大水疱,疱壁较薄,基底潮红,水肿明显。以下判断不正确的是（　　　）
　A.浅Ⅱ度烧伤
　B.需住院治疗
　C.烧伤面积 46％
　D.愈合后不留瘢痕
　E.立即抗休克

【A₃型题】

(9～10 题共用题干)

患者,男,40 岁,体重 70 千克,被热液烫伤 3 小时后来诊。查体:烫伤包括头面颈部、右上肢、右下肢(不包括臀部)、胸部合计一手掌大小的面积,各部位创面水疱较大,基底潮红、水肿,剧烈疼痛。

9.该患者烧伤的面积和深度为（　　　）
　A.约 35％、浅Ⅱ度
　B.约 40％、深Ⅱ度
　C.约 45％、浅Ⅱ度
　D.约 40％、浅Ⅱ度
　E.约 55％、深Ⅱ度

10.伤后 48 小时内护理的重点是（　　　）
　A.使用止痛剂　　　　B.输液抗休克
　C.注射破伤风抗生素　D.静脉使用抗生素
　E.清创

（戴　月）

第9章

肿瘤患者的护理

案例 9-1

　　患者,女,55 岁。发现右侧乳房外上象限无痛性肿块 1 个月。肿块质地较硬,与周围组织分界不清,不易推动,肿块表面有"橘皮样"改变,右侧腋窝可触及多个散在肿大的淋巴结。

问题:1.该患者做哪种检查可确定诊断?

　　　2.该患者如确诊为腺癌,可选择的最佳治疗方法是什么?

　　　3.该患者可能存在哪些护理问题? 护理措施如何?

　　肿瘤是机体的正常细胞长期受到不同的始动与促进因素的作用下产生增生与异常分化后形成的新生物。随着人口老龄化和疾病谱的改变,肿瘤的发生率越来越高。目前恶性肿瘤在我国已成为常见的死亡原因之一。我国最常见的恶性肿瘤有肺癌、胃癌、肝癌、大肠癌以及乳腺癌等。

一、分　　类

　　根据肿瘤形态学和对人体的影响,肿瘤分为良性肿瘤、恶性肿瘤及临界性肿瘤。良性肿瘤一般称为"瘤",如脂肪瘤;恶性肿瘤包括癌(来源于上皮组织)、肉瘤(来源于间叶组织)以及胚胎性母细胞瘤等,但某些恶性肿瘤仍然沿用传统名称"瘤"或"病",如恶性淋巴瘤、白血病;临界性肿瘤在形态上属良性,生物学行为界于良性、恶性肿瘤之间。

二、病　　因

　　目前认为致癌过程是机体内在因素与外界因素长期共同作用的结果。

(一)外界因素

1. 化学因素

　　(1)烷化剂:可致癌变、突变和畸形。如有机农药、硫芥等,能引起肺癌及造血器官肿瘤等。

　　(2)多环芳香烃类化合物:如煤焦油中的 3,4-苯并芘。因此,与煤烟垢、煤焦油、沥青等物质经常接触的人群容易罹患皮肤癌和肺癌。

　　(3)氨基偶氮类:一般用于合成染料、制油漆和颜料等,易诱发膀胱癌、肝癌。因其体内代谢产物具有致癌性。

　　(4)亚硝胺类:是最重要的致癌物之一。食品、化妆品及啤酒等内含亚硝胺,在熏制的食品中,亦含有大量的亚硝胺类物质,与食管癌、胃癌和肝癌等消化系统肿瘤的发生有关。

　　(5)真菌毒素和植物毒素:如黄曲霉素,常存在于玉米、花生中,家庭自制的发酵食品也能检出。食品中的黄曲霉素与肝细胞瘤、大肠癌的发生有关。

　　(6)其他:镍、砷等金属可致肺癌等。

2. 物理因素

　　(1)电离辐射:是医源性致癌的原因之一。主要是由于 X 线防护不当所致,可诱发皮肤癌、白血病等。此外,吸入放射污染粉尘可致骨肉瘤和甲状腺肿瘤等。

(2)紫外线:与皮肤癌的发生有关。

(3)其他:慢性溃疡迁延不愈可致皮肤鳞状上皮细胞癌变;石棉纤维与肺癌的发生有关;滑石粉与胃癌有关。

3. 生物因素 主要为病毒病因,如 EB 病毒与鼻咽癌发生有关、单纯疱疹病毒反复感染与宫颈癌有关;乙型肝炎病毒与肝癌的发生有关。此外,寄生虫与肿瘤的发生也有关,如日本血吸虫病也对大肠癌有促进作用。

(二)内在因素

1. 遗传因素 虽然遗传与癌症的关系并无直接证据,但相当数量的食管癌、肝癌、鼻咽癌患者有家族史,具有遗传易感性。如携带缺陷基因 BRCA-1 者易患乳腺癌。

2. 内分泌因素 生长激素可刺激癌细胞的发展,如青少年恶性肿瘤生长迅速,转移发生早。此外雌激素和催乳素与乳癌的发生有关。

3. 免疫因素 先天或后天免疫缺陷者易发生恶性肿瘤,如获得性免疫缺陷综合征患者易患恶性肿瘤;长期使用免疫抑制剂的患者,肿瘤发生率高。

三、病 理 生 理

1. 生长方式 良性肿瘤生长方式为外生性或膨胀性,挤压周围纤维组织,边界明显,呈包膜状;彻底切除肿块后不复发。恶性肿瘤主要生长方式为浸润性;肿瘤沿组织间隙、毛细淋巴而扩展,与周围组织分界不清;实际扩展范围比肉眼所见较大,肿块切除后易复发。

2. 生长速度 一般情况,良性肿瘤生长速度慢,恶性者生长速度快。当良性肿瘤恶变时,其生长速度可逐渐增大。

3. 转移方式 恶性肿瘤的转移方式有直接蔓延、淋巴、血液和种植性转移四大类。

(1)直接蔓延:肿瘤细胞向原发灶临近组织扩散生长,如直肠癌侵及盆腔。

(2)淋巴转移:多数情况表现为区域淋巴结转移,如乳癌向真皮层淋巴管转移使得乳腺皮肤出现橘皮样改变。有时,也可出现跳跃式转移,不经过区域淋巴结而转移至"第二、三站"淋巴结。其临床表现多样化。

(3)血液转移:脱落的肿瘤细胞进入动、静脉,播散到其他组织脏器。如腹腔肿瘤可经门静脉系统转移到肝脏,肺脏则可经动脉系统将肿瘤细胞播散到骨、脑等。

(4)种植性转移:是指肿瘤细胞脱落后在体腔或空腔脏器内发生的转移。最常见为胃癌细胞脱落后在盆腔种植转移。

4. 肿瘤分期 国际抗癌联盟提出的 TNM 分期法。T(tumor)代表原发肿瘤,N(node)指淋巴结,M(metastasis)代表是否有远处转移,再根据肿块大小、浸润程度在字母后标以数字 0~4,表示肿瘤的发展程度和淋巴转移的程度。1 代表小,4 代表大,0 代表无。有远处转移为 M_1,无远处转移为 M_0。不同类型肿瘤的 TNM 分期的具体标准由各专业会议协定。

四、临 床 表 现

肿瘤早期多无明显症状。其表现取决于肿瘤性质、发生组织、所在部位以及分化程度。

1. 局部表现

(1)肿块:是位于体表或潜在肿瘤的最早及最主要表现,位于深部及内脏的肿瘤不易触及。良性肿瘤肿块界限清楚、表面光滑、活动度好、生长缓慢;恶性者界限不清、表面凹凸不平、固定不易推动,生长速度快。

(2)疼痛:是恶性肿瘤较早出现的症状,但早期疼痛不明显,如胃癌早期表现为隐痛,患者多能耐受易忽视;发展至晚期,疼痛明显加重,常难以忍受,尤以夜间为甚。

(3)压迫与梗阻:多见于空腔脏器的肿瘤,如大肠癌表现出机械性肠梗阻的症状,胃窦部癌可引起幽门梗阻,胰头癌压迫胆总管导致患者黄疸;晚期食管癌肿块可压迫气管及颈丛,引起呼吸困难和霍纳综合征等。

(4)溃疡:由于恶性肿瘤细胞生长过快,可因供血不足肿块出现继发性缺血坏死。多发生在肿块顶端,有恶臭及血性分泌物。

(5)出血:多是癌细胞浸润导致组织破溃或血管破裂所致;常发生在肿瘤中晚期。上消化道肿瘤可有呕血和黑便;肺癌可出现咯血。

(6)系统功能紊乱:肿瘤引起所在组织脏器功能紊乱。肺癌表现出胸闷、胸痛、刺激性干咳;肝癌有腹水、低蛋白血症、凝血功能不全等肝功能紊乱症状等;颅内肿瘤有颅内压增高表现。

(7)转移症状:淋巴转移者可有区域淋巴结肿大;骨转移者可有疼痛、硬结甚至发生病理性骨折;肺转移可出现咳嗽、胸痛、咯血等;肝转移可表现肝大、黄疸、肝性脑病等。

2.全身表现　良性及恶性肿瘤早期,多无明显症状或仅表现出非特异性的全身症状,如贫血、低热、消瘦、乏力、营养不良等;晚期恶性肿瘤患者,可表现出恶病质等全身衰竭症状;少数特定肿瘤在早期即可有明显的症状,如肾上腺髓质的嗜铬细胞瘤早期出现高血压,胰岛细胞肿瘤患者出现低血糖症状、颅内良性肿瘤早期出现颅内压增高等症状。

五、辅 助 检 查

1.实验室检查　①血、尿及粪便常规检查:如恶性肿瘤患者可有血沉加快,泌尿系肿瘤患者可见血尿,消化道肿瘤大便隐血实验可呈阳性;②血清学检查:如癌胚抗原(CEA)对大肠癌的诊断及判断术后复发、预后有重要意义;甲胎蛋白(AFP)对原发性肝癌的定性诊断有决定性意义;前列腺抗原(PSA)对前列腺癌的诊断有重要意义。

2.影像学检查　应用X线、超声波、造影术、核素、CT、磁共振等方法获得成像,检查是否存在肿块,肿块所在部位、大小以及形态等,帮助临床诊断有无肿瘤及其性质。

3.内镜检查　适用于观察空腔器官内的病变,并能取活体组织作病理学检查。在某些情况下,还可对肿瘤进行治疗。

4.病理形态学检查　为目前确诊肿瘤直接而可靠的依据。包括组织学和细胞学两种。①细胞学检查:即对体液内自然脱落细胞(胸水、腹水、尿液沉渣及痰液、阴道涂片)、黏膜细胞(食管拉网、宫颈刮片)以及细胞穿刺涂片或超声导向穿刺涂片等进行检查;②组织学检查:根据肿瘤所在部位、大小及性质等,采取不同的取材方法取组织行快速冰冻切片诊断。

六、治 疗 原 则

治疗肿瘤有手术、放射线、抗癌药物、中医药及生物治疗等各种方法,应根据肿瘤性质、分期、发展程度和患者全身状况选择。

良性肿瘤和临界性肿瘤以手术切除为主。恶性肿瘤第一次治疗的正确与否对预后有很大影响。一般恶性肿瘤Ⅰ期以手术治疗为主,Ⅱ期局部切除辅以有效的全身化疗,Ⅲ期采用综合治疗,Ⅳ期以全身治疗为主辅以局部对症治疗。

1.手术治疗　临床上肿瘤切除术式主要有以下几种:①诊断性手术:能为肿瘤诊断、临床分期提供确实的证据,包括细针抽吸术、穿刺活检术、切取活检术及切除活检术;②治愈性手术:目的是切除肿瘤以期治愈,其最低要求是切除后在肉眼及病理上未见肿瘤;③姑息性手术:包括姑息性肿瘤切除术和减状术,目的是为了配合放、化疗的综合治疗或仅仅是减轻症状、提高生存质量(比如减轻疼痛、减少出血、解除窒息);④远处转移癌切除术:适用于原发肿瘤已经控制或能够控制,且无其他部位的远处转移;⑤激素依赖肿瘤的内分泌切除术:如激素依赖性乳腺癌患者,可通过切除卵巢达到治疗的目的,有效率为 25%～37%;⑥重建与康复手术:术后对局部组织的缺失进行修复、重建,尽量保存患者的功能和外形,例如用带蒂皮瓣进行头面部肿瘤切除后的重建;⑦预防性手术:是对各类潜在恶性趋向的疾病和癌前病变进行手术治疗,以预防肿瘤的发生,如多发性结肠息肉患者做肠切除术、易摩擦部位黑痣做切除术。

2. 化学药物治疗 是指用化学药物抑制或杀灭肿瘤细胞而达到治疗目的的一种方法。根据治疗目的的不同,化疗可分为根治性化疗、辅助化疗、新辅助化疗、姑息性化疗和研究性化疗。化疗药物分为六类:①烷化剂,如氮芥、环磷酰胺等;②抗代谢类,如甲氨蝶呤;③抗生素类,如更生霉素(放线菌素口)、柔红霉素、阿霉素等;④植物类,如长春碱、长春新碱等;⑤激素类,如雌二醇等;⑥其他,如顺铂等。

化疗药物对正常细胞也有一定影响,用药后可出现一些毒性反应:①骨髓抑制:白细胞下降、血小板下降和贫血是化疗的最大障碍,严重者引起败血症和内脏出血;②胃肠道反应:可致不同程度的恶心、呕吐、腹泻等;③肝、肾损害:可直接损害肝、肾功能;④局部毒性:化疗药物刺激性强,常引起血栓性静脉炎;⑤远期毒性:不少抗癌药如甲基苄肼、烷化剂等使用后数年增加了第二原发肿瘤的发生机会,此外大多数药物可抑制睾丸和卵巢的功能,降低生育能力。

化疗禁忌证:年老体衰或恶病质者;以往多程放疗或化疗后血常规细胞计数长期很低或有出血倾向者;有严重心、肺、肾疾病者;贫血、营养障碍及血浆蛋白低下者;有骨髓转移的患者;肾上腺皮质功能不全者;有感染、发热及其他并发症的患者。

3. 放射治疗 是指利用各种放射线的电离辐射作用,破坏或杀灭肿瘤细胞而达到治疗目的的一种方法。放疗在破坏或杀灭肿瘤细胞的同时,对机体正常组织也会造成不同程度的损害,引起相应的临床症状及体征,如骨髓抑制、消化道反应、脱发、皮肤反应、放射性器官炎症、疲劳及全身不适等。

放疗的禁忌证:严重贫血、恶病质;肿瘤侵犯已出现严重并发症(如食管癌瘘管形成);外周血象过低;伴有严重肺、心、肾等脏器疾病者;接受过根治量放疗的组织器官已有放射损伤时。

4. 生物治疗 通过生物工程的方法,增强机体免疫力,抑制或杀伤肿瘤细胞,以保持机体内环境稳定、平衡的一种治疗方法。如接种卡介苗、注射干扰素等。

5. 其他疗法 中医疗法、免疫疗法等。

七、护 理 评 估

1. 身体状况

(1)症状、体征:了解肿块发生的时间、生长速度,是否伴疼痛、出血、溃疡等症状。检查肿块的部位、大小、质地、活动度及有无压痛等;有无淋巴结肿大;有无全身消耗和中毒症状。

(2)相关检查:通过相关检查结果评估肿瘤的部位、大小、性质、转移情况及患者对手术的耐受能力等。

2. 健康史

(1)与疾病发生相关的因素:见肿瘤病因。

(2)与疾病进展相关的因素:是否合并肝、肾、心及内分泌疾病,存在器官或系统疾病,对手术、放疗或化疗耐受力降低;有转移症状者,病情发展快,治疗效果差。

3. 心理社会状态 观察患者情绪、行为反应,评估患者心理状态和心理承受能力;了解家属心理状况,家庭经济状况和可利用的社会资源等。肿瘤患者的心理变化可分为以下几种。

(1)否认期:患者表现出焦虑、恐惧心理并拒绝接受事实,甚至辗转多家医院复查,希望诊断错误。

(2)愤怒期:患者常表现为生气、愤怒、悲哀、不满等情绪,甚至拒绝治疗,部分患者还会将愤怒的情绪向医护人员、朋友、家属等接近他的人发泄,甚至出现极端行为。

(3)磋商期:患者常心存幻想,寻求各种治疗信息,祈求延长生命。

(4)抑郁期:经治疗后若效果不理想、病情恶化,患者产生很强烈的失落感。出现悲伤、情绪低落、沉默、哭泣等反应,严重者抑郁、失去信心,产生绝望心理。

(5)接受期:为临终的最后阶段。患者接受即将面临死亡的事实,喜欢独处,安排后事。

八、护 理 问 题

1. 焦虑、恐惧 担心疾病的预后、对疾病不了解、经济压力等有关。

2. 营养失调:低于机体需要量 与肿瘤、放化疗后副作用等因素有关。

3. 疼痛 与肿瘤压迫神经和周围组织等因素有关。

4. 自我形象紊乱 与肿瘤所致生活方式改变、手术后部分功能丧失等有关。

5. 有感染的危险 与免疫力下降、骨髓抑制、营养不良等因素有关。

6. 有皮肤完整性受损的危险 与放疗、化疗所致皮肤受损有关。

7. 知识缺乏 与患者不了解肿瘤及治疗的相关知识有关。

九、护 理 措 施

(一)心理护理

根据患者的心理状态采取不同的措施。否认期,应鼓励家属多给予患者情感上的支持和生活上的照顾,使其有安全感,适时地向患者吐露真相。愤怒期,诱导患者表达内心感受,纠正其感知错误,也可请其他病友介绍成功治疗的经验,引导患者正视现实。磋商期,应趁机对患者进行劝导,尊重患者的要求。抑郁期,应安排家属多陪伴患者,防止意外事件发生。接受期,应尊重患者意愿,尽量满足其各方面要求,最大限度地提高其生活质量。

(二)营养支持

鼓励患者进食高蛋白、高热量、高维生素易消化饮食。必要时给予肠内或肠外营养,并做好相关护理。

(三)手术治疗患者的护理

参见围术期患者的护理。但应注意:①手术前:备皮、灌肠、插胃管等应操作轻柔,防止刺激相应部位的肿瘤而引起瘤细胞扩散;②手术中:应遵守无菌原则,妥善保存肿瘤标本,提供化疗药物冲洗创腔;③手术后:应注重器官功能障碍、身体形象改变和手术后并发症的护理。

(四)常见症状的护理

1. 疼痛 对疼痛较轻者,可通过安置患者适当体位,分散注意力方法等减轻疼痛。对疼痛严重者,遵医嘱使用三阶梯止痛法。常用的辅助药物有安定抗焦虑,地塞米松和泼尼松用于缓解神经受压、脊髓压迫等。必要时,也可采取患者自控镇痛法。

表 9-0-1 三阶梯止痛法

阶梯	止痛药物
Ⅰ级止痛:适用于一般性疼痛	非阿片类止痛药±辅助药物
Ⅱ级止痛:适用于持续性疼痛或加重	弱阿片类止痛药±非阿片类止痛剂±辅助药物
Ⅲ级止痛:适用于强烈持续性疼痛	强阿片类止痛药±非阿片类止痛剂±辅助药物

2. 恶心呕吐 指导患者少量多餐,吃一些较干的食物,避免进食过甜、油腻食品,饭前饭后

散步,呕吐频繁者应补液,以维持水电解质平衡,呕吐严重者可给予药物止吐。

3. 放疗患者的护理

(1)全身反应的护理:患者表现为头晕、头痛、失眠、食欲下降等症状。放疗后全身反应的轻重与照射部位、照射野体积和照射剂量大小以及患者全身情况有关。每次照射后患者静卧半小时,能一定程度预防全身反应;另外,充分摄入水分,给予 B 族维生素等加强营养。骨髓抑制常见于大面积照射时,每周应检查一次白细胞和血小板,血象低者可适用升血药物和成分输血,严重者可暂停放疗。

(2)局部反应的护理:放射线照射后组织器官发生不同程度的反应,如皮肤反应和黏膜反应,因此应保护皮肤,教育患者选择宽松、柔软内衣;照射部位保持干燥,勿用力擦洗和使用肥皂;放疗后避免照射部位受到冷热刺激和日光直射。长时间放疗后口腔黏膜出现水肿,严重者黏膜充血、疼痛,唾液分泌减少,甚至出现假膜,味觉消失,治疗后约需 3 周左右恢复正常,因此在放疗期间应保持口腔清洁,用软毛刷刷牙,每日用漱口水含漱,出现假膜时可口含 1.5％过氧化氢溶液;同时避免进过热或过冷的食物;口干时可用 1％甘草水漱口。

4. 化疗患者的护理

(1)组织坏死和静脉炎:若为静脉给药,注意防止静脉炎的发生,应将药物适当稀释,给药时速度不宜过快,长期治疗者需有计划地左右臂交替、由远及近穿刺静脉;如出现静脉炎应停止滴注,热敷、硫酸镁湿敷或理疗。妥善固定静脉穿刺针头,以防针头滑脱导致药物外渗;若药液不慎溢出血管可致局部组织坏死,需立即停止注药或输液,同时接注射器回抽,注入解毒剂再拔针,冰敷 24 小时,同时报告医生并记录。

(2)骨髓抑制:患者常有白细胞下降、血小板减少。常规每周检查血象 1～2 次,白细胞降至 $4×10^9$/L时,需暂停药,给予升血白细胞药;白细胞降至 $1×10^9$/L,应行保护隔离或将患者置于层流室。血小板低于 $80×10^9$/L 时,应避免肌内注射,指导患者做好自身防护;血小板低于 $50×10^9$/L 时,要求患者绝对卧床休息,限制活动,以预防出血。

(3)脱发:告知患者化疗停止后头发会重新生长,对严重脱发者可指导其佩戴假发。

十、健 康 教 育

1. 保持心情舒畅　负性情绪可降低机体免疫力,故指导肿瘤患者应保持心情舒畅,避免不必要的刺激。

2. 注意营养　指导患者进食高蛋白、高维生素、高纤维饮食,多喝水;避免食用腌制、烧烤及霉变食物以及辛辣、刺激性的食物。

3. 运动及功能锻炼　指导患者合理安排活动,避免劳累和较重体力活动。适当的锻炼有利于增强机体抗病能力。术后有功能障碍者应早期进行锻炼,以期早日重建功能。

4. 继续治疗　肿瘤治疗常采取手术为主,并辅以放疗、化疗等综合手段。指导手术后患者应按时接受各项后续治疗,以利缓解临床症状、减少并发症、降低复发率。

5. 定期复查、随访　随访可早期发现肿瘤有无发生转移和复发。手术后 3 年内应至少每 3 个月随访 1 次,以后每半年复查 1 次,5 年后每年复查 1 次,直至终生。

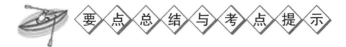

要 点 总 结 与 考 点 提 示

1.肿瘤发生的相关因素。

2.肿瘤的分类及临床表现。

3.肿瘤的处理原则。

4.肿瘤放疗、化疗患者的护理措施。

5.肿瘤患者的健康教育。

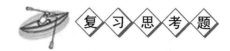 复习思考题

【A₁型题】

1.肉瘤的主要转移途径是(　　)

　　A. 直接蔓延　　　　　B. 淋巴转移

　　C. 血行转移　　　　　D. 种植性转移

　　E. 以上都不是

2.抗癌药静脉注射漏出血管外,处理错误的是(　　)

　　A.0.9%氯化钠溶液

　　B. 普鲁卡因局部封闭

　　C. 局部冷敷

　　D. 局部热敷

　　E. 硫代硫酸钠局部封闭

3.癌肿 TNM 分期法中,M 代表(　　)

　　A. 肿瘤大小　　　　　B. 原发肿瘤

　　C. 继发肿瘤　　　　　D. 区域淋巴结转移

　　E. 远处转移

4.对于放疗照射野的皮肤护理,下列哪一项错误(　　)

　　A. 保持皮肤清洁、干燥

　　B. 避免冷刺激

　　C. 避免热刺激

　　D. 常用碘酊、酒精消毒,预防感染

　　E. 内衣要柔软宽大,避免摩擦

【A₂型题】

5.李护士为一位癌症患者静脉注射氮芥,患者感到局部明显疼痛肿胀,回抽血,立即拔出针头,但局部仍感疼痛,下列处理措施哪项正确(　　)

　　A. 给止痛药

　　B. 给热水袋热敷

　　C.10%硫代硫酸钠局部封闭

　　D. 外敷止痛膏

　　E. 局部以 50%硫酸镁湿热敷

6.患者,女,45 岁。右侧乳房扪及 3cm×1cm 肿块,质硬,无压痛,尚能活动,同侧腋窝淋巴结不大,最佳诊治方法为(　　)

　　A. 密切观察　　　　　B. 中药

　　C. 切除活检　　　　　D. 热敷

　　E. 局部以 50%硫酸镁湿热敷

【A₃型题】

(7~8 题共用题干)

患者,女,45 岁。因发现乳房肿块 1 天入院。当患者得知患乳癌和需要手术治疗后,表现为紧张不安、抑郁、脉快、精力不集中、失眠、不思饮食和暗自流泪。与其交谈时,患者说:"想得很多,担心治疗效果、孩子没人照顾和调换工作岗位等。"

7.该患者目前最恰当的护理诊断是(　　)

　　A. 绝望　　　　　　　B. 预感性悲哀

　　C. 焦虑　　　　　　　D. 恐惧

　　E. 营养失调

8.对该患者目前最宜采取的护理措施是(　　)

　　A. 教育、安慰　　　　B. 提供饮食

　　C. 同情、体贴　　　　D. 经常巡视

　　E. 用镇静剂

(刘兰芳)

第10章

器官移植患者的护理

第1节 概　述

　　器官移植(organ transplantation)是通过手术将一个有活力的器官移植到自身其他部位或另一个体体内。器官移植时需要进行血管吻合,使移植器官迅速恢复血液供应。其中,供给移植器官的个体称为供体(或供者),接受移植器官的个体称为受体(或受者)。器官移植不同于细胞移植和组织移植,细胞移植是将有活力的组织制成细胞混悬液,输注至另一个体的血管、组织或体腔内,如骨髓移植、输血等;组织移植是将游离的组织块不做血管吻合,直接种植于身体某处或另一个体体内,如角膜移植、皮肤移植等。

一、器官移植术的分类

　　根据供体和受体的种属差异,器官移植术分为自体移植术和异体移植术。自体移植术是指将切取的器官移植至同一个体的体内,即供体和受体属于同一个体,故不存在免疫反应的问题,如将肾动脉狭窄的肾脏自腰区摘除,移植至髂窝,肾血管与髂血管吻合;若供体和受体属于不同个体,则称为异体移植术。

　　其中,异体移植术又分为同质移植术、同种移植术和异种移植术。①同质移植术是指供、受体非同一个体,但二者的遗传基因完全相同(单卵双生子),故受体对移植器官不发生排斥反应。②同种移植术是指将切取的器官移植给同一种属,但不是同一个体的体内,即同种异体移植。由于个体之间遗传基因的差异而导致不同程度的排斥反应,如患者之间的肾脏移植。该移植类型临床上最常见。③异种移植术是指将器官移植至不同种属的个体体内,如猪和人之间的器官移植。由于遗传基因差异极大,将迅速发生剧烈的、难以控制的排斥反应,故此型移植术尚停留在动物实验的阶段,未应用于临床。

二、排斥反应与免疫抑制剂

(一)排斥反应

　　排斥反应(rejection)有宿主抗移植物反应(host-versus-graft reaction,HVGR)和移植物抗宿主反应(graft-versus-host reaction,GVHR)两大类。其中,宿主抗移植物反应(HVGR)多见于器官移植后,是指移植器官所携带的异体抗原引起宿主体内发生的免疫反应,导致宿主的抗体和致敏淋巴细胞对移植器官实施攻击,即移植器官被排斥。此种排斥反应依据移植物所携带抗原量的多少、抗原性的强弱、受者的免疫状态等而分为不同类型。

　　1. 超急性排斥反应(hyperacute rejection,HAR)　　是指移植器官血流恢复后数分钟至数小时内即发生的不可逆的体液免疫反应。其发生机制是由于供、受者ABO血型不合,或者受者曾接受过输血、长期透析、器官移植或多次妊娠,而使受者体内产生针对供者特异性抗原的预存抗体,待移植器官灌注后短时间内,预存抗体迅速和移植器官的抗原结合,激活补体介导的溶解反应,导致血管壁发生纤维素样坏死,管腔内形成大量血栓、血流中断,移植器官广泛梗死。

一旦发生超急性排斥反应,免疫抑制药物无效,应尽快摘除移植物。但只要供、受者 ABO 血型相符以及淋巴细胞毒交叉配合试验阴性者,可避免发生此类排斥反应。

2. 急性排斥反应(acute rejection,AR) 是指移植器官血流恢复后 5 天至 1 个月内发生的主要以细胞免疫为主的排斥反应。也可延至数月后发生。其发生机制是术后数日,受者淋巴管与移植器官的淋巴管相通,移植器官的抗原从血管内皮释放,刺激受者淋巴组织所引起的免疫应答,对移植器官发生排斥,导致间质水肿、细胞浸润,晚期出现血管壁纤维素样坏死、血栓形成。

急性排斥反应是器官移植中最常见的排斥反应。除单卵双生者之间的器官移植和同胞兄弟姐妹中两个 HLA 单倍型完全相同者之间的器官移植外,同种异体之间的器官移植均会发生该类排斥反应。

急性排斥反应发生时,立即应用大剂量皮质类固醇制剂冲击治疗,并调整其他免疫抑制药物,多数患者的急性排斥反应可缓解或消失。

3. 慢性排斥反应(chronic rejection,CR) 是指器官移植后,缓慢、隐匿地进展的、有时长达数年之后才出现的以体液免疫为主的排斥反应。其确切机制尚不清楚,可出现小动脉内膜增厚,管腔狭窄,甚至闭塞,间质有细胞浸润和纤维化,移植器官的实质细胞萎缩。

一旦确诊为慢性排斥反应,尚无有效的治疗方法。往往需要等待受者血内抗体减少或消失后,进行二次移植。

(二)免疫抑制剂

器官移植自 1936 年进入临床使用至今,经历了未使用免疫抑制治疗、开始使用免疫抑制治疗和免疫抑制治疗进展三个阶段。20 世纪 50 年代以前的器官移植试验或手术中,术者对免疫反应的认识不足,缺乏有效的抑制排斥反应的措施,导致移植器官在短时间内丧失功能;20 世纪 50 年代开始对免疫学的认识逐步提高,开始免疫抑制治疗的可的松尝试;1961 年硫唑嘌呤应用于临床,取得肯定的效果;1963 年证明皮质类固醇可延长移植肾的存活时间,并证明它和硫唑嘌呤配合使用效果更佳;20 世纪 80 年代,环孢素 A 的出现,使它和皮质类固醇、硫唑嘌呤成为免疫抑制治疗的常规三联用药。自此,器官移植术后的并发症大为减少,1 年存活率由 50% 提高至 80%,使器官移植的临床工作逐步进入了成熟阶段。简要介绍目前临床上常用的及新近研制的免疫抑制药物。

1. 皮质类固醇 具有抑制巨噬细胞的吞噬作用,减少 T 淋巴细胞 DNA、RNA 和蛋白质合成,抑制 IgM 产生,稳定溶酶体等作用。常用药物有泼尼松、琥珀酰氢化可的松、甲基泼尼松龙等。作用迅速,常其他免疫抑制剂联用,自环孢素开始临床使用后,皮质类固醇的用量减少,其副作用也相应减轻。

2. 硫唑嘌呤(AZP,别名:依木兰) 竞争性反馈抑制嘌呤合成酶,进而抑制核酸的合成。该药对快速分裂的细胞有抑制作用,特别对 T 细胞的抑制较为明显。此外也有抑制淋巴细胞移动和抑制抗体产生的作用。其毒副作用为骨髓移植,若患者对中等剂量耐受性较好,应坚持长期服药,对提高患者的长期存活率效果明显。

3. 环孢素 A(Cs-A,别名:环孢多肽 A) 具有选择性抑制增殖早期的 T 淋巴细胞,并抑制其分泌白介素-2 及 T 细胞生成因子,对细胞及体液介导的免疫反应均有抑制作用,又没有皮质类固醇的副作用,骨髓抑制作用也较弱,因而被广泛应用于各种器官的移植。新近研制的环孢素 A 微乳剂 Neoral(制剂:新山地明胶囊),吸收浓度稳定,不受胃内可变因素和胆酸影响,使术后患者用药量减少 25%,副作用较小。

4. 抗淋巴细胞球蛋白(ALG) 对 T 淋巴细胞产生直接的细胞毒作用,使淋巴细胞溶解。毒副作用少,使用时防止高热和过敏反应的发生。临床上该药常和上述三种药物联用,称为四联疗法。

5. 霉酚酸酯(MMF,RS-61443,别名:骁悉)　可高选择性地抑制 T 淋巴细胞和 B 淋巴细胞的增殖。无其他免疫抑制剂的肝、肾毒性及骨髓抑制作用,可与环孢素 A、皮质类固醇(硫唑嘌呤除外)合用,可提高疗效且不增加毒副作用。

6. 单克隆抗体(OKT₃)　是抗人淋巴细胞及其表面抗原决定簇的单克隆抗体,可与淋巴细胞的 CD3 表面标记结合,使其丧失对抗原的识别能力。OKT₃尚不能控制所有类型的排斥反应,因此开展了多种新型的单克隆抗体的研究,如抗 IL-2R 抗体、抗 LFA-1 抗体等。

7. 他克莫司(FK506)　属大环内酯类抗生素。其作用机制是抑制多种细胞因子的产生,阻断 T 细胞活化,且抑制细胞毒性 T 细胞的增殖和白介素-2 的表达。其肾毒性较为明显,常和其他免疫抑制药物合用,临床上在肝移植中应用较多。

8. 其他新型免疫抑制剂　如 FTY720,可选择性作用于淋巴细胞,介导其凋亡,但不影响粒细胞和单核细胞的活性,是一种低毒、高选择性的免疫抑制剂。

三、供者和受者的选择

(一)供者的选择

1. 免疫学选择　通过各种免疫学方法,选取与受者组织相容性抗原相适应的供者,以减少移植术后的排斥反应。组织相容性抗原主要有红细胞 ABO 抗原系统和白细胞 HLA 抗原系统。

(1)红细胞 ABO 抗原系统的检测采用 ABO 血型相容实验。在器官移植时血型必须相符,原则与输血相同。

(2)白细胞 HLA 抗原系统的检测分为细胞学方法和血清学方法,但临床上常首先采用操作简便的淋巴细胞毒交叉配合试验。

1)淋巴细胞毒交叉配合试验:是将受者血清中的抗体,与供者淋巴细胞表面相应的抗原结合,使细胞膜通透性增加,发挥杀伤淋巴细胞的细胞毒作用。试验以被染色死细胞的比例表示淋巴细胞毒试验的强度,如淋巴细胞毒交叉配合试验阳性(>10%),术后可能发生超急性排斥反应。

2)抗血清检测白细胞抗原(HLA 配型):临床使用 HLA 分型血清盘开展组织配型工作,根据检测结果选择 HLA-A、HLA-B 位点和 HLA-DR 位点较为接近的供者;一般认为 HLA-DR 位点相符和器官移植后长期存活的关系更为密切。但此法费时,且有较大的误差。近年来,将体外基因扩增技术应用于组织配型,出现了 PCR-限制性片段长度多态性分析(PCR-RFLP)、PCR-顺序特异性引物(PCR-SSP)以及 PCR-单链构象多态性分析(PCR-SSCP)等 DNA 分析方法,此类方法具有快速简便,分辨率高及特异性高等优点。

2. 非免疫学选择

(1)活体供者:一般均由亲属供给器官,尤其是直系亲属,其 HLA 抗原较接近;同时还要考虑供者的年龄、健康状况等。

(2)尸体供者:因下列疾病死亡者不适合器官移植,如传染性疾病、全身血管疾病、感染性疾病、恶性肿瘤等。同时年龄仍是考虑因素。

(二)受者的选择

除严格按照手术指征外,年龄一般在 60 岁以下,除拟移植器官外,其他器官的功能均在手术代偿范围内,且无全身性疾病,包括恶性肿瘤、肝炎等。

四、移植器官保存的原则和方法

移植器官从断开血流,离开供者,到进入受者并恢复血流,这段缺血期会造成移植器官不同程度的功能和器官质性损害。缺血造成的移植器官损害与温度和时间密切相关,因此,必须通过降低移植器官的保存温度和缩短其缺血时间,来保证移植器官的活力和功能。目前移植器官保存的原则都是采用"低温"的原则,即迅速使移植器官由"温缺血"(指正常体温下缺血)状态进入"冷缺血"(在4℃低温下的缺血)状态。目前常用的方法有单纯冷却法和连续灌注法。

(一)单纯冷却法

一般情况下器官离开供者后,必须立即使用4℃灌注液进行低温灌注,低温灌注有两个目的,一是使移植器官温度迅速降至4℃,结束温缺血的时间;二是清除器官内的血液包括免疫活性细胞。灌注至器官表面为均匀的灰白色,静脉流出液清澈为止,然后置于低温灌注液中,周围包裹碎冰屑,尽快送至手术室进行移植。临床多采用悬吊灌注法(图10-1-1),灌注压力保持在$0.98\sim1.47kPa(100\sim150cmH_2O)$。

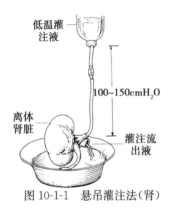

图 10-1-1　悬吊灌注法(肾)

若移植器官需远距离运送,必须采用特制的高渗透和高钾保存液,其成分与细胞内液的电解质相似,具有使细胞内外间隙阳离子梯度消失,防止细胞内钾离子外逸的特点。常用的器官保存液有Belzer(1988年)设计的UW液(表10-1-1)、Rigotti(1994年)设计的EC液等。

(二)连续灌注法

常用无细胞蛋白质溶液,经灌注机的加热器和加氧器处理后,与移植器官连接进行循环灌注。连续灌注法因供给氧气,使器官的缺血再灌注损伤减轻,保存时间可延长至48小时以上。

表 10-1-1　UW 器官保存液的组成和含量

成分	每升含量	成分	每升含量
乳糖钾盐	100mmol	胰岛素	100U
棉糖	30mmol	羟乙基淀粉	50g
KH_2PO_4	25mmol	青霉素	40U
$MgSO_4$	5mmol	地塞米松	8mg
腺苷	5mmol		
谷胱甘肽	3mmol		
别嘌呤醇	1mmol		

注:此溶液在室温下用 NaOH 调配至 pH 7.4 时,Na^+浓度为$(30\pm5)mmol/L$,K^+浓度为$(120\pm5)mmol/L$,渗透量为$(320\pm5)mmol/L$

第2节　肾　移　植

针对丧失肾功能的终末期肾疾病患者,肾移植是公认的最理想的救治方法。我国的终末期肾疾病发病率为每年每百万人口50~100人,且多为年轻人,救治需求量的增加,是推动肾移植这一重点学科迅速发展的动力。近年来,外科技术的不断发展,手术器械的改进,免疫抑制剂的合理应用,防止并发症措施的不断完善,尤其是基础研究成果和临床实践的快速结合,是奠定肾移植学科不断发展的重要基础。

一、手术前护理

(一)受者的准备

1. 心理护理　由于长期肾病而导致患者出现饮食不佳、体质虚弱、全身不适等,以及长期的透析治疗使部分患者对进一步治疗和康复失去了信心;再加上器官移植手术带给患者的恐惧,故患者的手术配合度和抵抗力大为降低,护理人员要配合医师,有针对性地对患者做好解释、安慰和鼓励的工作。

2. 透析治疗　肾移植的基础是透析疗法,患者若有较好的透析质量就能获得肾脏移植后的长期康复。近年来大多数患者移植前均采用血液透析治疗,但操作更为方便、透析效果更好的连续性非卧床腹膜透析(CAPD)在移植前准备工作中的运用在逐渐增加。

术前的透析治疗:①可以减轻氮质血症;②迅速纠正水电解质失衡,纠正水潴留,改善心功能,控制高血压;③纠正低蛋白血症等。若能维持较长的透析时间再做移植,则移植肾的存活率可以提高。常规血液透析患者,在移植术前 24h 内必须增加一次透析;若采用腹膜透析,则不须增加透析次数。

3. 控制感染　注意观察患者有无感染病灶,早期应给予积极治疗,以预防术后大量使用免疫抑制剂后感染病灶的暴发和难以控制。

4. 支持疗法　鼓励患者进低蛋白、低钠、高热量、高维生素饮食,加强营养,增强抵抗力。水的摄入量一般为每日的尿量再加 600~800ml。同时改善患者重要生命器官的功能,提高手术耐受力。

5. 常规准备　和一般外科大手术的准备相同,做好皮肤准备、血液准备、肠道准备、饮食准备、管道准备等。

6. 术前隔离　术前 1~2 日将患者移至隔离病房,避免交叉感染。

(二)供者的准备

1. 亲属供肾　亲属供肾必须满足下列条件:①HLA 抗原及 ABO 血型必须完全一致;②混合淋巴细胞培养必须低于 20%;③淋巴细胞毒试验低于 10%;④供者双肾功能及形态均正常,至少有一个肾脏只有一条肾动脉及一条肾静脉。

供者的绝对禁忌证:①年龄 70 岁以上或 12 岁以下;极少数年龄在 12 岁以下而 HLA 全配者除外;②有严重的疾病史者:心肌梗死、患恶性肿瘤 5 年内或未有效控制者;③现存全身感染者;④肾功能减退者;⑤尿路感染反复发作者;⑥免疫缺陷阳性或发现肝炎病毒者。

2. 尸体供肾　尸体供肾必须满足下列条件:①供者年龄不超过 50 岁;②生前无全身或腹腔的感染病灶及病毒感染;③生前无可能累及肾的疾病,如高血压、糖尿病和红斑狼疮等;④ABO 血型相同、淋巴细胞毒试验低于 10%,目前已开展 PCR-SSP 快速 HLA-DR 配型,仅需 4~5h 即可完成;⑤无恶性肿瘤病史;⑥温缺血时间不超过 10 分钟。

(三)病房的准备

1. 病房的无菌准备　手术前 1 日用 0.2%~0.5%过氧乙酸擦拭室内一切物品和门窗,然后用过氧乙酸熏蒸进行空气消毒。

2. 病房的物品准备　常规准备气囊按摩床垫、负压吸引装置、供氧装置、监护仪器、引流装置、抢救药品及仪器、无菌隔离物品(无菌衣、一次性口罩、帽子、鞋、无菌手套等)、生活器具等。

二、手术后护理

(一)护理问题

1. 焦虑 与担心手术效果、对术后正常反应认识不足和受术后并发症的影响有关。

2. 清理呼吸道无效 与术后限制体位、伤口疼痛等有关。

3. 有感染的危险 与术后营养状况不佳、使用免疫抑制剂有关。

4. 潜在并发症 排斥反应、出血性休克、血栓栓塞、应激性溃疡等。

(二)护理措施

1. 病情观察 ①全身病情:注意体温、血压、呼吸、脉搏等生命体征的变化,术后3日内,每小时记录1次,以后根据病情改为每4小时1次;严格记录24小时出入量,每日或隔日复查血、尿常规、肾功能、血电解质的变化及出凝血时间;每日测量体重1次,观察其变化趋势。②局部病情:注意观察伤口、移植肾区、肺部及引流管的情况。

若出现下列情况,提示有排斥反应的发生,立即通知医师。①全身表现:尿量减少、体重增加、低热、全身乏力、关节酸痛、心率加快、血压升高等;②局部表现:腹胀、肾区肿胀和压痛、肾界限不清等。

2. 合理体位 宜取平卧位,患侧髋、膝关节各屈曲15°～25°,以减少腹壁及血管吻合口的张力;待血压平稳后,可取低半卧位,但不能超过45°。

3. 活动管理 术后一般要卧床1周方可下床。卧床期间除患侧踝关节做屈伸运动外,其余肢体可自由适量活动。

4. 饮食管理 术后胃肠蠕动恢复、肛门排气后可循序渐进地恢复饮食。除术后多尿期外,应限制盐的摄入,以每日3～4g为宜;避免过量的糖摄入,防止免疫抑制剂引起药物性高血糖症,糖摄入以每日150～250g为宜;摄入肉、蛋、鱼、禽等优质蛋白质,少食用植物蛋白,康复期摄入量以每千克体重1.2～1.5g为宜;限制高胆固醇食物,推荐食用"白肉类"(如鸡肉、鱼肉等),少食用"红肉类"(如牛肉、羊肉、猪肉等);间歇进食含钙丰富的食物,但不可过量,以免加重肾负担;禁忌食用提高免疫功能的食物,如木耳、香菇、红枣、人参等,以免诱发排斥反应。进食易消化、勿刺激的软食,少量多餐,鼓励患者多饮水。

5. 管道护理 术后引流管常有腹腔引流管和导尿管(护理常规详见围术期护理的"术后护理"一节)。腹腔引流管一般在手术3日后,待引流量减少,颜色变淡,无腹部不良表现时,可予拔除;尿管的护理中,尤其注意无菌操作,每日擦洗、消毒尿道外口,每日更换引流袋时,接头处应严格消毒;为保护输尿管膀胱再植吻合处,1～3日拔除尿管后,鼓励患者每1～2小时排尿1次,嘱患者勿憋尿。

6. 液体管理 移植术后的肾脏无神经支配,泌尿功能不完全受神经及体液调节,对脱水的耐受较差,以至于尿量的多少不能完全反映血容量的多少,所以24小时内不宜减少液体的输入量,尤其是移植术后12小时内,单位时间内的输入液的量和速度与排尿的量和速度应一致。24小时后,尿量逐渐减少到200ml/h左右,若少数患者尿量仍维持在500ml/h以上,此时可适当减少输入液量,输入量为尿量的2/3。

7. 防止感染 由于移植术后大量、长期免疫抑制剂、广谱抗生素的使用,以及手术时间较长等因素,术后患者极易出现细菌、真菌及病毒感染。目前在肾移植后的死亡原因中,感染居于首位,所以防治受者感染是提高肾移植质量的关键之一。防治方法:①预防性应用抗感染药物是关键;②手术后患者首先应安置于消毒隔离室2～3周,病室空气应定期做细菌培养及消毒;③严格执行消毒隔离制度,如医护人员出入病室要更衣换鞋、戴口罩、帽子,接触患者时要戴上无菌手套等。

移植术后受者最常见的感染是尿路细菌感染,这种感染有时移植前即已存在,或由术后留置尿管而引起,所以预防还可采用移植前应用1‰新霉素液冲洗膀胱,术后缩短尿管留置的时间,并于术后早期每日做尿培养及尿常规检查(主要查看尿蛋白和白细胞含量)。肺部感染在各种感染的严重程度上居于首位,目前病因仍以细菌感染为主,所以积极做好手术前后的呼吸道准备是预防的关键,治疗仍以抗感染为主。

8. 防治并发症　移植后常见并发症有术后出血、移植肾破裂、移植肾动脉血栓形成、动脉狭窄等。①术后出血:常出现在术后24～48小时,主要是由于肾动静脉吻合口缝合不良,长期尿毒症导致凝血机制障碍,长期透析时使用大量抗凝剂,髂窝处移植肾窝渗血等,有伤口胀痛及休克表现。预防应做到术前积极改善凝血机制、术中吻合良好、结扎仔细等。出血一经确诊,在抗休克同时,积极手术探查。②移植肾破裂:多发生于术后1周内,主要是由于输尿管梗阻、腹压骤增、急性缺血坏死、急性排斥反应等,常出现具有诊断价值的移植肾区疼痛、低血压和少尿的"三联征"。预防应注意:输尿管支架管不应放置过久;选择组织相容性良好的供肾;嘱患者术后不要突然增加腹压(勿剧烈咳嗽、打喷嚏,预防便秘等);保护移植肾区,切勿挤压或碰撞。③血栓栓塞:多发生在术后1～2周内,主要是血管吻合技术欠佳、灌注时损伤血管内膜等原因,表现为移植肾区疼痛,突然无尿。预防措施:术前改变高凝状态、灌注时勿损伤血管内膜等。

9. 健康教育　向患者讲解术后各种不适的原因和早发现、早治疗的意义。

第 3 节　肝　移　植

自1983年原位肝移植(orthotopic liver transplantation,OLT)从实验室过渡到临床,并大量应用于大多数终末期肝功能衰竭的患者开始,OLT的适应证不断扩大,原则上,所有急性和慢性肝病导致的不可逆肝功能衰竭,对药物或手术治疗难以奏效者,均应考虑肝移植。目前OLT的绝对禁忌证包括:肝外晚期恶性肿瘤,不能纠正的先天性异常,HIV抗体阳性者以及无法控制的败血症。随着移植肝保存方法的进展和手术技术的革新,相继出现了减体积(图10-3-1和图10-3-2)和劈离式肝移植,使肝移植的受者人群大大增加。

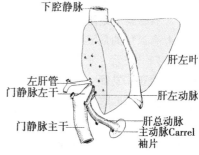

图 10-3-1　肝左叶的减体积移植肝

一、手术前护理

(一)受者的准备

1. 心理准备　护理人员向患者耐心解释疾病的有关知识和移植的必要性;介绍医护人员的技术水平、介绍现代肝移植的成就;邀请处于恢复期的肝移植患者与其交谈,增强患者治疗和康复的信心。

2. 评估检查　对受者评估的检查项目有:肝功能、肾功能、血型、血常规、凝血情况、血气分析,常规细菌学检查除此以外还包括肝炎系列、HIV、巨细胞病毒和EB病毒的血清学检查,心电图、X线胸部检查,尤其是多普勒超声检查肝实

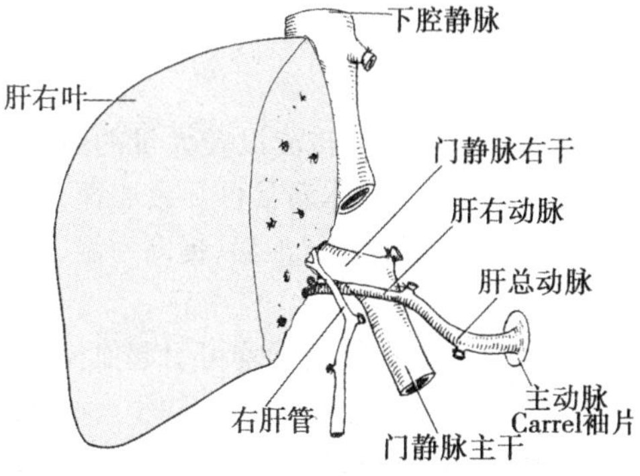

图 10-3-2　肝右叶的减体积移植肝

质并测量其血管直径等。

3. 营养支持　肝移植患者手术前肝功能处于失代偿状态,并有明显的临床、生化和免疫学异常,所以移植前应积极给予营养支持,纠正上述各项异常是能否移植成功最重要的决定因素。无肝性脑病的患者,给予高蛋白、高热量、高维生素、适量脂肪、低钠、易消化饮食,以达到热量充足、氮源充足的目的,同时积极纠正电解质和酸碱紊乱,预防肝性脑病的发生。贫血者术前给予输血纠正。

4. 肠道准备　准备方法同"术前护理"之"结肠手术前准备"的内容。

5. 术前隔离　术前1~2日将患者移至隔离病房,定时进行地面、用具和空气消毒,避免交叉感染。

6. 健康指导　指导患者进行深呼吸、卧床排便训练等。

(二)供者的准备

除免疫配型成功外,还需要供者无全身感染性、恶性肿瘤(不包括中枢神经系统和皮肤)、HIV感染、肝病等疾病。

(三)病房的准备

基本同"肾移植"前的"病房的准备"。

二、手术后护理

(一)护理问题

1. 焦虑　与担心手术效果、对术后正常反应认识不足,或受术后并发症的影响有关。

2. 清理呼吸道无效　与术后限制体位、伤口疼痛等有关。

3. 有感染的危险　与术后营养状况不佳、使用免疫抑制剂有关。

4. 有孤独的危险　与移植术后的保护性隔离有关。

5. 知识缺乏　缺乏肝移植术后的生活护理知识。

6. 潜在并发症　排斥反应、移植肝衰竭、应激性溃疡等。

(二)护理措施

1. 病情监测　术后患者被送入监护病室后,平卧位,迅速连接气管插管、动静脉插管及各种引流管,妥善固定各种导管,固定患者四肢于床缘。

(1)呼吸的监测:患者在刚进入监护室时,自主呼吸尚未完全恢复,需要通过气管插管、连接呼吸机辅助呼吸,故需严密监测气道压力、血气分析参数变化,及时清除呼吸道分泌物并保持呼吸道湿润;待麻醉完全清醒,自主呼吸功能良好,血气分析参数正常时,方可脱机并给予吸氧,监测自主呼吸的节律、频率、深度,监测血氧饱和度、血气分析。鼓励患者深呼吸、有效咳嗽,定时翻身,给予拍背、雾化吸入,以达到清除呼吸道分泌物、防止肺不张的目的,同时注意观察有无肺水肿和胸膜腔积液的发生,定期给予X线检查。

(2)体温的监测:由于长时间手术暴露、供肝的低温灌注、体外循环转流以及大量的液体输入等因素可致患者的体温过低。刚入监护室时体温常低于35℃,而低体温常可导致心律紊乱、心肌缺血、室上性心动过速等心电图变化,应及时采用呼吸器加温、输液器加温、提高室温、保暖等措施,同时监测体温的变化。

(3)血流动力学监测:由于术中大量输液和输血、供肝的灌注损伤等因素均可引起血流动力学改变,因此术后应严密监测血压(BP)、中心静脉压(CVP)、肺毛细血管楔压(PCWP)、心率的变化并准确记录。根据BP、CVP的变化调整输液速度和量,密切观察有无肺水肿和心衰的发生。

（4）生化指标监测：动态监测电解质、肾功能、肝功能，根据检测指标，遵医嘱给予蛋白质、利尿药物等，防止因低蛋白血症而引起腹水；监测环孢素 A 的药物浓度，并调整药物剂量以达到治疗效果，且能最大限度地减少其毒副作用。

（5）凝血功能监测：由于供肝经历了低温灌注和保存，导致肝功能尚未完全恢复，凝血功能出现紊乱，再加上手术的创伤大，术后易发生不同程度的出血。因此，术后应密切观察伤口的渗血情况，观察各引流管中引流液的量、色和性质，观察患者皮肤是否有瘀斑或出血点，定时监测出凝血功能。

（6）出入量监测：严密监测 24 小时液体出入量，以此为依据调整输液总量。特别是排出量的监测，可反映移植器官是否出现排斥反应，尤其是观察 T 形管中胆汁的引流量、颜色和性状。注意观察因出入量失衡而发生的循环超负荷现象。

2. 合理体位　术后早期移植肝脏尚未和膈面等周围组织形成致密粘连，受者体位的改变可能导致移植肝脏移位，从而影响肝脏的血运和胆汁的引流。因此术后取平卧位，待血压平稳后可取斜坡卧位，但 1 周内卧位时上身抬高不宜超过 45°；使用气垫床垫并按时轻柔翻身、活动四肢。术后 10 日左右依据病情可考虑适量下床活动。

3. 饮食护理　术后 24 小时内胃肠功能尚未恢复，采用胃肠外营养途径为主的营养支持。由于肝功能尚未恢复，机体处于应激状态，移植肝对氨基酸、葡萄糖、脂肪乳的耐受性降低，因此输入氨基酸、白蛋白、葡萄糖、脂肪要适量，注意电解质的平衡，并及时调整胰岛素用量，以促进肝糖原的合成；24 小时后，根据胃肠功能恢复情况，可经营养管（包括专门的胃肠道造瘘管）或经口途径开始胃肠内营养支持，可选用高热量、高蛋白、高维生素、低脂、易消化的清淡食物，如鸡肉、鱼肉等产氨少的动物蛋白、多种蔬菜、水果，同时可给予适量酸奶，以降低肠道 pH，减少肠道细菌的繁殖。

4. 管道护理　各种管道的护理是否到位直接影响病情变化的观察和治疗方案的调整，是肝移植术后重要的护理内容之一。肝移植术后一般需要安置的引流管有胃肠减压管、胃肠营养管、腹腔引流管（共 4 根，分别是肝上大血管两旁各 1 根、肝门左右各 1 根）、胆道 T 形管、导尿管、Swan-Gens 漂浮导管等。各引流管都要注意通向标示、妥善固定、保持通畅并严格记录引流量、颜色和性状，护理过程中严格无菌操作。尤其是胆道 T 形管的护理，若胆汁颜色呈水样、量少，考虑发生了排斥反应；若引流出大量的淡绿色胆汁，提示肝细胞严重损害，预后不佳；若未引流出胆汁，同时患者出现肝区胀痛、黄疸，考虑胆道因扭曲或吻合口狭窄而导致梗阻；若胆汁中出现絮状沉淀或漂浮物，提示有感染存在。

5. 用药护理

（1）免疫抑制剂的应用：是肝移植术后预防和治疗排斥反应的必备手段，需终身服用。为提高疗效、减少毒副作用，需采用联合用药，常见有以环孢素 A 为主的三联方案：环孢素 A＋硫唑嘌呤＋皮质类固醇激素，或环孢素 A＋霉酚酸酯＋皮质类固醇激素，还有 FK506＋皮质类固醇激素的二联方案。患者在治疗期间一定要做到药名准确、剂量准确、时间准确。

1）指导患者正确用药：环孢素 A 的口服剂量依患者情况而定，口服液在服用前一定要用所附的吸管，以牛奶、巧克力或橘子汁等稀释，温度最好为 25℃。打开保护盖后，用吸管从容器内吸出所需剂量（一定要准确），然后放入盛有牛奶、巧克力或橘子汁的玻璃杯中（不可用塑胶杯），药液稀释搅拌后立即饮用，再用牛奶等清洗玻璃杯后饮用，确保剂量准确。用过的吸管放回原处前，一定要用清洁干毛巾擦干，不可用水或其他溶液清洗，以免造成环孢素药液混浊。静注法仅用于不能口服的患者，使用前应以 5% 葡萄糖溶液或等渗盐水稀释成 1∶20 至 1∶100 浓度，缓慢地于 2～6 小时内滴完，静脉用药直到可以口服为止。FK506 具有逆转或延缓移植器官的功能丧失，显著降低急性排斥反应发生率和心血管风险，提高患者的生活质量，降低环孢素的肝损害等作用,因此有逐渐代替环孢素 A 的趋势。

2)观察药物毒副作用:环孢素 A 和 FK506 主要的毒副作用为肝肾毒性、血压升高、神经毒性等。用药期间应严密监测肝肾功能,避免和具有肝肾毒性的药物合用;定时监测血压,若有高血压的发生,给予降压处理。硫唑嘌呤主要的不良反应是骨髓抑制、消化道反应、肝肾毒性等,使用时应每周定期监测血象和肝肾功能。糖皮质激素长期使用可增加感染的易感危险,还可引起高血压,诱发、加重溃疡及糖尿病,故应定期监测血压、血糖,使用胃黏膜保护剂,并注意患者体重、体型及皮肤的变化。

(2)抗感染药物的应用:由于术前、术后大量抗感染药物的长期使用,尤其是抗生素,可导致患者出现菌群失调,并发严重的真菌、病毒感染,同时各类抗生素都有不同程度的肝肾毒性、胃肠道反应、过敏反应等不良反应,故在用药前或更换批号时要严格进行过敏试验,用药过程中定期监测患者的体温、呼吸、排便情况,监测肝肾功能及血常规。

6. 并发症的护理

(1)出血:多发生在术后 24～48 小时。因手术创伤大、血管吻合多、应激反应的持续以及凝血机制的紊乱,术后早期易出现腹腔内出血。护理时要注意观察引流管情况、腹部体征以及有无休克表现。一经确诊,积极给予止血和输血输液等抗休克治疗,必要时手术治疗。

(2)肝动脉血栓形成:多发生在术后 1 周内,是术后最严重的并发症。由于血管吻合欠佳,术后血液处于高凝状态等原因而导致。术后定期做肝及附属血管的多普勒检查,了解血流量和速度,观察肝形态变化,调整输液量和速度,注意纠正血液的高凝状态。

(3)排斥反应:多发生在术后 1～4 周内,是术后早期严重的并发症。主要表现为畏寒、发热、乏力、食欲减退、肝区疼痛、黄疸,监测肝功能可有转氨酶和胆红素的急剧升高,其中最敏感的指标是引流的胆汁量锐减、稀薄且颜色变淡。一经确诊,立即应用大剂量皮质类固醇制剂冲击治疗,并调整其他免疫抑制药物,多数患者的急性排斥反应可缓解或消失。

(4)感染:多发生在术后 6～8 周内,是术后死亡的主要原因。由于术前存在营养不良和术后免疫抑制剂、抗生素的长期使用,导致细菌、病毒及真菌的感染,最常见和最严重的感染病原微生物仍是巨细胞病毒(CMV),可对多个器官产生影响,也是移植肝术后肝炎的最常见原因。常见有肺部、泌尿道、腹腔、伤口等部位感染。注意做好预防性工作。

1)严密的保护性隔离:手术患者应安置在隔离病室,加强室内空气消毒,定期做病室内空气的细菌学检测。禁止患者家属进出隔离病房,患者的一切生活护理由护士完成。每日用 0.5%过氧乙酸溶液擦拭隔离病室内生活用品 1 次、擦拭地板 2 次,病室所需的物品应在严格消毒后方可递入隔离病室。

2)严格的无菌技术操作:工作人员进出隔离病室时必须穿隔离衣,戴消毒口罩、帽子,换鞋,进行各种操作及接触患者时均应消毒双手或戴无菌手套,工作人员如有感冒,不得进入隔离病室;依据病情尽早停用呼吸机,拔除气管插管,保持呼吸道通畅,鼓励患者有效咳嗽、咳痰;保持伤口干燥,敷料如有渗透,应及时更换;护理各种引流管时,注意无菌操作;患者若需要外出检查治疗,需戴口罩,注意保暖。

3)加强基础护理:加强患者的口腔护理,用漱口液漱口,每日 3 次,注意观察口腔黏膜有无溃疡、真菌感染的发生;用 0.1%苯扎溴铵溶液进行会阴部的消毒,尤其是尿道外口处的消毒;每日用温水擦拭患者全身,定期清洗头发,保持皮肤清洁,及时更换衣裤,在此过程中,注意做好保暖工作;保持床铺干燥、平整,并定期更换床单、枕巾、被罩等。

7. 心理护理　术后患者清醒后,护士可根据患者的心理需要进行相应的心理疏导,向患者讲明手术已经成功,现在在严密的监护之中,使患者产生安全感;帮助患者尽快适应监护室内的环境,耐心倾听和满足患者的合理诉求,调整周围环境(如听音乐、看电视等),使患者心理远离濒死感受,向患者讲明疾病恢复过程中的一些常识,增强患者康复的信心;寻求朋友和家庭的社会支持,鼓励患者尽快康复,担负一定的社会责任。

8. 出院指导　嘱患者按时、按量服药;注意个人卫生,远离可能的感染源;嘱其定期来院检查肝肾功能;若有不适,随时复诊。

第 4 节　断肢(指)再植

对完全断离或部分断离的肢体(或手指),采用清创、血管床冲洗、骨支架重建、血循环重建、肌腱修复、神经修复、皮肤覆盖等一系列手术步骤,使离断肢体(或手指)重新恢复原位(或接近原位),使之完全存活并恢复功能的一种复合性组织修复技术,称为断肢(指)再植。它是一种自体器官再植,不存在排斥反应。但会因为一系列后期的并发症,导致再植肢体(或手指)的坏死和失去功能,故术后护理工作十分重要。自 1963 年我国在世界范围内首先报道 1 例完全性前臂断离再植手术成功至今,全世界已有大量的成功病例报道,断肢(指)再植手术技术已得到了一定程度的普及,最大限度地减轻或消除了患者的伤残。

一、急救和手术前准备

1. 患者的急救护理　护理人员应具备良好的心理素质,保持镇静、判断准确、反应敏捷,配合医师做好抢救工作。严格遵循"抢救生命第一、保存功能第二、恢复解剖完整性第三"的创伤急救原则,严格按照"快抢、快救、快送"的要求展开急救工作。首先处理短时间危及生命的病情(如心跳呼吸骤停、张力性气胸、窒息、休克等),之后迅速控制搏动性大出血,必要时用止血带,肢体残端用无菌敷料包扎。对于部分断离的肢体和合并骨折的肢体,宜用夹板固定。在转运途中,患者宜采取平卧位,头朝后,继续抗休克治疗同时,注意观察患者的生命体征,定时(一般每隔 1 小时)放松止血带,保护肢体残端。

2. 断肢(指)的保护和转运　在室温下(20℃)肢体缺血若不超过 6～7 小时,恢复血流后基本可恢复其结构及功能,若超过 10～20 小时,就会出现不可逆的坏死。故应立即将断离肢体用无菌巾单包裹、装入塑料袋,扎紧口后放入盛有冰块的容器中,随患者一同送往医院,禁忌将断离肢体浸泡在任何液体中。记录受伤和到达医院的时间,迅速将断离肢体用肝素盐水进行清洗灌注,保存在 4℃冰箱中备用。

3. 手术前准备　按照急诊手术术前准备要求和程序来完成再植术前的准备工作,包括全程监护患者生命体征,继续抗休克治疗,稳定患者情绪,积极进行皮肤准备、血液准备、管道准备、胃肠道准备等,还应注意做好患者及家属的知情准备。

二、手术后护理

(一)护理问题

1. 组织灌注改变　与血管痉挛和血栓形成有关。

2. 躯体移动障碍　与手术后制动要求和再植肢体功能不全有关。

3. 有感染的危险　与开放性损伤、肢体缺血和长时间手术有关。

4. 潜在并发症　急性肾衰竭等。

(二)护理措施

1. 病情监测　除了监测可能发生的颅脑、胸腹部的复合、联合伤外,还应对断肢再植术后一些重要并发症有充分认识,这些并发症主要有血容量不足、急性肾功能衰竭、脂肪栓塞、感染等;

注意观察再植肢体有无循环危象的发生,并迅速判断为动脉或静脉危象。突然发生的循环危象,大多数是由于血栓栓塞所引起,逐渐发生的供血不足,一般是由于血管痉挛所引起;还应注意再植肢体可能出现的进行性肿胀,检查患者的肢体体位是否合理,石膏固定是否过紧。

2. 预防感染 术后患者住单间病房,严格遵守消毒隔离制度。室温维持在 20～25℃,湿度为 50%～60%;专人护理,限制探视人员;使用抗生素预防感染,常规肌注破伤风抗毒素 1500U;给予全身支持治疗,必要时可小量多次输入新鲜血液。一旦感染发生,应及时切开(或拆线)引流,伤口用抗生素溶液湿敷。

3. 再植肢(指)体的护理

(1)抬高患肢:抬高至心脏平面,利于静脉回流,减轻局部肿胀。

(2)改善循环:首先要解除再植肢体的血管痉挛:再植肢体保暖加温;静滴周围血管扩张药物,常用妥拉唑啉 25mg/6h,罂粟碱 30mg/6h 等;严禁吸烟。必要时给予患者高压氧治疗,使细胞得到充分的氧供,胞膜结构恢复加快,水肿逐渐减轻,组织细胞微循环得到改善。

(3)预防血栓形成:常规静脉滴注低分子右旋糖酐注射液 500～1000ml/d,肌肉注射妥拉唑啉 25mg 和罂粟碱 30mg/(6～8h)等药物。一般不需要肝素和双香豆素之类的抗凝治疗,预防血栓形成关键在于仔细而精确的缝合技术,而各种解痉药物与抗凝剂只能起到辅助作用。

(4)局部循环监测:严密观察再植肢体(或指)循环状况,包括色泽、弹性、皮温、毛细血管充盈时间等。①若颜色由红润变为苍白,提示有动脉痉挛或栓塞存在;皮肤出现青紫瘀斑,提示有静脉栓塞;②术后 10 日内,每 1～4 小时测皮温 1 次,再植肢体皮温应高于正常侧 1～2℃,如皮温突然降低,患侧与健侧相差 3℃以上,提示有动脉栓塞;如缓慢下降,在 1～2 日内相距 3℃以上,提示有静脉栓塞;③毛细血管充盈时间短于 1 秒,并出现皮肤青紫、患肢肿胀,提示静脉回流障碍;如充盈时间延长至 2 秒以上,皮肤苍白、发凉、干瘪,提示动脉供血不足。

4. 功能锻炼 向患者讲明后期锻炼的重要性,协助制订锻炼计划。经 2～3 周观察,血液循环保持良好,伤口良好愈合,此时可认为肢体基本存活。未固定肢体可做适度活动,待骨折愈合后,拆除外固定,指导患者做患肢的主动锻炼,以促进关节功能的恢复,并接受理疗,促进周围神经的再生,肢体感觉逐渐恢复。

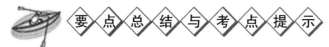

要 点 总 结 与 考 点 提 示

1. 器官移植的概念和分类。
2. 移植器官的保存原则。
3. 肾移植术后的感染预防、饮食管理、体位要求和活动管理。
4. 肝移植术后的感染预防、饮食管理、体位要求和管道护理。
5. 断肢(指)再植的急救护理与术后循环的监测和改善。

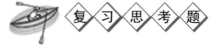

复 习 思 考 题

【A₁ 型题】

1. 器官移植不包括(　　)

  A. 肾移植　　　　B. 肝移植

  C. 心脏移植　　　D. 骨髓移植

  E. 甲状旁腺移植

2. 供体、受体非同一个体,但移植后不发生排斥反应的是(　　)

  A. 自体移植术　　　B. 同质移植术

  C. 同种移植术　　　D. 异种移植术

  E. 以上都不对

3. 免疫抑制剂中具有选择性抑制增殖早期的 T 淋巴细胞,并抑制其分泌白介素-2 及 T 细胞生成因子的是(　　)

  A. 皮质类固醇激素　　B. 骁悉

C. 他克莫司　　　　　　D. 环孢素

E. 硫唑嘌呤

4. 肾移植术后,患者的饮食护理应注意(　　)

A. 高糖、高维生素、高蛋白饮食

B. 禁忌用提高免疫功能的食物

C. 高胆固醇食物

D. 建议食用"红肉类",少食用"白肉类"

E. 为减轻肾脏负担,应限制患者饮水

5. 肝移植术后的护理,正确的是(　　)

A. 术后早期应下床活动

B. 免疫抑制剂宜单用,以减少其毒副作用

C. 禁止家属随意进出隔离病室

D. 术后死亡的主要原因是出血

E. HIV 感染者,可作为供体

【A₂ 型题】

6. 患者,男,47 岁。既往有长年酗酒病史。近 3 年来,因头晕、乏力、腹胀、黄疸、食欲不振曾多次住院治疗,诊断为"肝硬化"、"食管-胃底静脉曲张",常年药物治疗。1 天前因剧烈咳嗽而诱发

呕血,伴有面色苍白、头晕、肢端湿冷,急诊以"上消化道大出血"、"失血性休克"住院治疗,急救处理后,出血得到控制,休克病转好转,经检查其余重要器官功能尚可,无其他全身性疾病。该患者最根本的治疗方法是(　　)

A. 药物积极改善肝功能

B. 断流术

C. 用药物积极防止肝性脑病

D. 纠正贫血

E. 肝移植

7. 患者,男,29 岁。工作时不慎被机床切断左手食指,被工友紧急送往医院,急诊行"断指再植术",手术顺利。术后护理中,错误的是(　　)

A. 宜抬高患肢

B. 预防血栓形成主要依靠抗凝药物

C. 术后严禁吸烟

D. 严密观察循环危象的发生

E. 患指保暖

（李　　军）

第11章
颅脑疾病患者的护理

案例 11-1

患者,男,41 岁。在建筑工地务工时,不慎从二楼跌落,跌落中与脚手架数次刮擦,臀部着地,立即昏迷,有淡红色清亮液体自鼻腔缓慢流出,右头顶部有一约 3cm×5cm 大小的头皮缺失。约 15 分钟后清醒,自觉剧烈头痛、头晕、呕吐多次,轻度呼吸困难,对受伤当时的情形不能回忆。在入院时再次发生昏迷,查体:血压 155/95mmHg,呼吸 13 次/分,脉搏 60 次/分,持续昏迷,右侧瞳孔散大,对光反射消失,左侧肢体肌张力稍弱,Babinski 征(+)。全身多处软组织擦伤,双肺呼吸音粗,局部湿啰音明显,胸壁无畸形且活动度对称,腹软,四肢无明显畸形。

问题: 1. 该患者目前可能的医疗诊断有哪些? 有何诊断依据?

2. 应采取哪些现场急救护理措施?

3. 为进一步明确诊断,还需做哪些检查?

4. 该患者存在的主要护理问题有哪些?

5. 对该患者的护理措施主要有哪些?

第1节　颅内压增高及脑疝患者的护理

颅内压(intracranial pressure,ICP)是指颅腔内容物对颅腔壁所产生的压力。颅腔内容物主要包括脑组织、脑脊液和血液,三者的体积和颅腔容积相适应时,颅内压力可维持正常。若颅腔内容物体积增加或颅腔容积缩小超过代偿范围,颅内压力持续高于 2.0kPa(20cmH₂O),并出现头痛、呕吐和视盘水肿等症状时,称为颅内压增高(intracranial hypertension),它是多种颅脑疾病均可出现的一种临床综合征。若颅内压持续增高导致脑疝(brain hernia),它是颅脑疾病患者死亡的主要原因。

颅内压增高根据病因及特点可分为弥漫性颅内压增高和局限性颅内压增高,根据病变发展速度可分为急性、亚急性和慢性。

一、病　　因

1. 颅腔内容物体积增加 是导致颅内压增高的最常见原因,以脑水肿最为常见。常见有脑组织损伤、炎症、缺血缺氧、中毒及代谢障碍等导致脑组织的水肿;脑脊液循环或排出受阻导致脑脊液增多(如结核性脑膜炎);颅内血管畸形、高血压危象、低氧血症、慢性支气管扩张等可导致脑血流量持续增加;颅内占位性病变(如颅内血肿、脓肿、肿瘤)等。

2. 颅腔容积减小 狭颅畸形、颅底陷入症、颅骨肿瘤、凹陷性颅骨骨折等均可使颅腔容积减小。

二、病 理 生 理

1. 影响颅内压的因素

(1)脑组织体积的变化:脑组织不会在短时间内发生代偿性的体积改变,因此在 ICP 急性增高时,需由脑脊液及脑血流量的相应减少来平衡;但在 ICP 慢性增高时,脑实质可通过神经细胞的凋亡和神经纤维的退行性变来逐渐缩减其体积,以达到 ICP 的平衡。

(2)脑脊液(CSF)量:CSF 的分泌压主要取决于平均动脉压和 ICP 的差,而 CSF 的吸收压取决于 ICP 和静脉压之间的压力差。当 ICP 小于 5mmHg 时,分泌压增大、吸收压减小,结果是颅内保留有较多的脑脊液;反之当 ICP 大于 5mmHg 时,分泌压减小、吸收压增大,结果是颅内脑脊液总量减少。另外,在 ICP 增高时,部分 CSF 被挤入脊髓腔而吸收,使 ICP 的调节速度更快。

(3)脑血流量(CBF):充足的脑血流量是保障脑组织正常代谢所必需的,在生理状态下 CBF 由自动调节机制来完成。CBF 除了受动脉压影响外,还受到 ICP 的影响。动脉压作用于血管内,ICP 作用于血管外,二者的差值即为脑灌注压(CPP)。当 ICP 增高时,CPP 降低,由于自动调节的作用,周围血管阻力(CVR)减小,使 CBF 不减少或只有少量减少。反之,当 ICP 降低,CPP 增加,但 CVR 亦增高,使 CBF 可以不增加或只有少量增加。

(4)脑的代谢状态:脑代谢增强时,细胞外液中的氢离子、钾离子和腺苷浓度增高,使脑血管扩张,血流量增加;反之脑代谢降低时,细胞外液中的化学物质浓度降低,脑血管收缩,血流量较少。因此脑的代谢可间接影响到 ICP。

(5)血气含量:当 PaO_2 降低,脑血管扩张,ICP 增高;PaO_2 增高,脑血管收缩,ICP 下降;$PaCO_2$ 的作用恰好和 PaO_2 相反。

2. 颅内压增高引起的继发性病变

(1)脑疝:是指当颅内压增高到一定程度时,尤其是局限性颅内压增高,可导致颅内各分腔之间压力不平衡,使部分脑组织由高压区向低压区移位,造成对邻近重要结构的压迫或牵拉而产生的具有明显临床症状的危急综合征。它的形成取决于脑组织的移位程度和移位速度,最常见的原因是颅内急性或亚急性占位性病变。常见的脑疝有小脑幕切迹疝和枕骨大孔疝。

(2)脑干的继发性损害或脑干出血:大多发生于中脑盖部的中线两侧,是由于脑干的轴性移位和变形所致。

(3)枕叶坏死:是由于大脑后动脉被挤压于小脑幕切迹,使血流受阻所致。

(4)脑-内脏综合征:可能是由于当 ICP 增高时,丘脑下部自主植物神经中枢功能紊乱,引起胃肠功能失调,少数患者可出现胃十二指肠黏膜糜烂、溃疡导致出血、穿孔,亦可引起心律不齐或心动过缓等。

(5)神经源性肺水肿:可能是由于 ICP 增高时,下丘脑、延髓功能紊乱或者肺循环的压力增高,促使肺微循环充血、渗出增多,肺泡内分泌物增多,吸收减少所致。

三、临 床 表 现

1. 颅内压增高"三主征" 即头痛、呕吐、视盘水肿。头痛是 ICP 增高最早、最主要的症状,是由于脑膜血管和神经受到牵拉刺激所致。多位于前额和两颞部,以清晨和夜间为重,咳嗽、打喷嚏、弯腰低头时加重,以胀痛和撕裂痛多见。头痛程度与 ICP 成比例关系,但出现的时间与 ICP 增高的程度不成比例,而与病变部位关系密切。呕吐常出现在剧烈头痛时,呈喷射状,可伴有恶心,与进食无直接关系,呕吐后头痛可缓解。视盘水肿是 ICP 增高的重要客观体征,常呈双侧性,眼底检查可见视神经乳头充血、水肿、边缘模糊、中央凹陷变浅或消失、视网膜静脉怒张等,严重者乳头周围可见火焰状出血,是因为视神经受压,静脉回流受阻所致。早期视力无明显障碍,继而逐渐出现视野向心性缩小、视力减退,甚至失明。

2. 生命体征改变 ICP增高早期,尚处于脑血管的代偿调节范围内,表现为血压升高、以收缩压为主,脉搏慢而有力,呼吸深而慢(两慢一高),这种典型的生命体征改变称为脑缺血反应(cerebral ishemic response),又称库欣(Cushing)反应。随着病情加重,后期失代偿时可出现血压下降、脉搏快而弱、呼吸浅促或潮式呼吸(两快一低),最终呼吸、心跳停止。

3. 意识障碍 急性颅内压增高时,常有进行性意识障碍,可由嗜睡逐渐发展为昏迷;而慢性颅内压增高患者,表现为神志淡漠、反应迟钝,症状时轻时重。

4. 脑疝

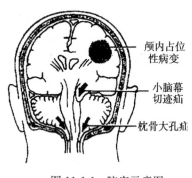

图 11-1-1 脑疝示意图

(1)小脑幕切迹疝:亦称为颞叶沟回疝,是由于一侧颞叶或大脑外侧的占位性病变的挤压,使颞叶的沟回、海马回和邻近的舌回,通过小脑幕裂孔的游离缘向内、向下移位,牵拉动眼神经,并压迫中脑使之发生偏性和轴性移位而出现的锥体束征和瞳孔变化(图 11-1-1)。典型表现为意识障碍、对侧肢体瘫痪,自主运动减少、肌力减退、肌张力增高、腱反射亢进、病理反射阳性。患侧瞳孔扩大、对光反射消失、眼球外展、上睑轻度下垂。随着病情的加重,双侧瞳孔散大、昏迷加深,同侧肢体亦出现瘫痪,去大脑强直,最后呼吸心跳停止而死亡。

(2)枕骨大孔疝:亦称为小脑扁桃体疝,是由于小脑扁桃体及邻近小脑组织经枕骨大孔向下移入椎管,挤压延髓使之出现不同程度的移位(图 11-1-1)。延髓轴性下移时颈神经根受到牵拉,可出现颈后部疼痛及颈项强直,延髓后组的颅神经功能紊乱可出现心动过缓、血压升高、呼吸变慢等,第四脑室底部的激惹可引起频繁呕吐、吞咽困难,甚至面部麻木。瞳孔和意识很少发生变化,只有当各种诱因促使脑疝突然加重时,可导致呼吸骤停、昏迷,继而出现循环衰竭而死亡。

四、辅 助 检 查

1. 影像学检查 X线表现为颅缝增宽、蝶鞍扩大并骨质疏松、蛛网膜颗粒压迹增大、脑回压迹增多等。CT是诊断颅内占位性病变的首选方法。CT、MRI、脑血管造影均能达到定位诊断及部分定性诊断的目的。

2. 腰椎穿刺 此操作能够间接监测颅内压力,并可做脑脊液取样送检。但有诱发枕骨大孔疝的危险,故颅内压增高明显者禁用。

五、处 理 原 则

1. 病因治疗 首先应及时处理原发病、控制病因,这是最根本的治疗方法。包括手术切除颅内肿瘤、清除颅内血肿、处理凹陷性颅骨骨折、控制颅内感染、分流脑脊液等措施。

2. 降低颅内压 对病因不明或暂时不能去除病因者,应采取尽快降低颅内压的措施,包括:①应用脱水利尿剂;②应用激素;③过度通气;④低温疗法;⑤镇静疗法(昏迷疗法);⑥高压氧疗;⑦脑室引流;⑧内或外减压手术。

3. 对症处理 疼痛者给予镇痛治疗,但禁用吗啡、哌替啶、芬太尼等;烦躁不安者给予镇静治疗;外伤感染者,给予抗感染治疗;呕吐者应禁饮食,维持水、电解质平衡,频繁呕吐者给予镇吐治疗等。

六、护理问题

1. 疼痛 与颅内压增高有关。

2. 组织灌注量异常 与颅内压增高有关。

3. 有体液不足的危险 与频繁呕吐、控制摄入液量及应用脱水利尿剂有关。

4. 焦虑/恐惧 与颅脑疾病的诊治及康复状况有关。

5. 潜在并发症 脑疝、窒息、压疮等。

七、护理措施

(一)一般护理

1. 合理体位 床头抬高 $15°\sim30°$ 的斜坡卧位,利于颅内静脉回流,减轻脑水肿;头颈部不能过屈或过伸,以免影响颈静脉回流;意识不清者取平卧位、头偏向一侧或侧卧位,利于呼吸道分泌物排出,且能防止呕吐物误吸而窒息。

2. 吸氧 通过持续或间断吸氧,尤其是结合过度换气,可提高 PaO_2、降低 $PaCO_2$,使脑血管收缩,脑血流量减少,降低 ICP。

3. 饮食和补液 对于神志清楚者,给予低盐普通饮食;不能进食者,应静脉补液,但应控制输液量和速度,成人每日输液量控制在 $1500\sim2000ml$,其中等渗盐水不宜超过 500ml,每日尿量不少于 600ml,注意维持水、电解质及酸碱平衡;保证热量、蛋白质和维生素等的基本供应。

4. 生活护理 满足患者日常生活的需要;保护患者,避免意外损伤;对于躁动不安的患者,切忌强行约束,以免患者挣扎时引起 ICP 的进一步增高。

(二)病情观察

1. 意识状态 可反映大脑皮质和脑干的功能状态。严格评估意识障碍的程度、持续时间和演变过程,是分析病情变化的重要指标。对意识障碍的分级方法常用的有两种:①意识障碍分级法,包括嗜睡、昏睡、浅昏迷、昏迷、深昏迷五级;②格拉斯哥昏迷评分法(Glasgow coma scale,GCS)(表 11-1-1):评定患者的睁眼反应、言语反应、运动反应,以三者评分之和来反映意识障碍的程度。最高 15 分,表示清醒,8 分以下为昏迷,最低 3 分。

表 11-1-1 Glasgow 昏迷评分法

睁眼反应	计分	言语反应	计分	运动反应	计分
正常睁眼	4	回答正确	5	遵嘱动作	6
呼唤睁眼	3	回答错误	4	定位动作	5
刺痛睁眼	2	含混不清	3	肢体回缩	4
无反应	1	唯有声叹	2	肢体屈曲	3
		无反应	1	肢体过伸	2
				无反应	1

2. 颅内压增高三主征 是否出现头痛、呕吐、视盘水肿,注意观察其持续时间、变化趋势和严重程度。

3. 瞳孔变化 对比观察并记录双侧瞳孔是否等大、等圆及对光反射的灵敏度。

4. 生命体征变化 观察脉搏的频率、节律及强度,血压及脉压,呼吸的频率、幅度及类型等;注意是否出现"两慢一高"的现象。

5. 肢体神经功能　观察是否出现病变对侧或同侧肢体的瘫痪,是否出现肌力下降和肌张力增高,是否出现病理反射等。

(三)防止颅内压骤升的护理

1. 充分休息　保持病室安静,嘱患者卧床休息;稳定患者情绪;患者休息时间尽量避免或减少医护操作。

2. 通畅呼吸　当呼吸道梗阻时,患者用力呼吸可使胸膜腔内压增高,由于颅内静脉无静脉瓣,增高之胸膜腔内压逆行传导至颅内静脉,致使颅内静脉淤血,进而加重 ICP 增高;而且,呼吸道梗阻使 $PaCO_2$ 增高,脑血管扩张,脑血流量增多,亦会进一步加重 ICP 增高。故应避免颈部过度屈伸;及时清理呼吸道分泌物;防止呕吐误吸;有舌根后坠者,及时托起下颌或安置口咽通气管;对于昏迷患者或排痰困难者,应及早给予气管切开。

3. 舒缓胸膜腔内压　患者咳嗽、打喷嚏、用力排便时,胸腹腔内压力增高,有诱发脑疝的危险。故应积极预防和治疗感冒,避免咳嗽;多进食蔬菜、水果等富含纤维素的食物;2 日未排便者,给予缓泻剂,但应避免高压灌肠。

4. 控制癫痫　癫痫发作可加重脑组织缺氧、脑水肿,应遵医嘱按时给予抗癫痫药物治疗。

(四)脱水治疗的护理

遵医嘱使用高渗性脱水剂和利尿剂,增加水分的排出,缩小脑组织的体积,达到降低 ICP 的作用。常用 20%甘露醇 250ml,在 15～30 分钟内快速静脉滴注,每日 2～4 次,用药后 10～20 分钟 ICP 开始下降,维持 6～8 小时;同时使用利尿剂,如呋塞米(速尿)20～40mg,静脉注射,可每隔 1～2 小时重复使用。用药期间,应准确记录出入量,注意观察并及时纠正水电解质紊乱,尤其和糖皮质激素合用时,可加重低钾血症。停止使用利尿剂时,应逐渐减量,以防止 ICP 反跳现象,但甘露醇不进入细胞内,故一般无 ICP 反跳现象。

(五)激素治疗的护理

遵医嘱给予地塞米松 5～10mg,每日 1～2 次静脉注射,可改善毛细血管的通透性,防止脑水肿。激素长期使用可引起血糖升高、应激性溃疡和感染的危险,应注意观察。一般用药时间不超过 10 天,只要出现 ICP 下降,就开始减量。

(六)辅助过度通气的护理

目的是降低 $PaCO_2$,要求过度换气不宜超过 24 小时,将 $PaCO_2$ 降至 3.32～4.0kPa(25～30mmHg)为宜,以免引起脑缺血,故在监测 ICP 同时,注意监测血气的含量。

(七)低温疗法的护理

冬眠低温疗法是应用药物降温和物理降温的方法,降低脑组织代谢率,增加脑组织对缺血缺氧的耐受力,同时由于脑血流量的减少,脑水肿的消退,可使 ICP 降低。适用于严重脑水肿、中枢性高热患者,但儿童和老年人慎用,休克、全身衰竭或有传导阻滞者禁用。药物降温常选用冬眠 I 号配方,一般持续 3～5 天。

实施冬眠低温疗法时,护理工作要做到:①安置患者于单人房间,光线宜暗淡,室温宜在 18～20℃;②使用低温疗法前测量和记录生命体征、瞳孔和神经体征等,以便治疗后的对比观察;③遵医嘱首先使用药物降温,待患者进入冬眠状态、机体御寒反射消失后,方可开始物理降温;④降温速度以每小时下降 1℃ 为宜,降温标准为体温降至肛温 34～33℃ 或腋温 33～31℃ 为宜;⑤低温治疗期间要预防肺炎、泌尿系感染、冻疮和压疮等并发症,并密切观察生命体征变化,若脉搏超过 100 次/分,收缩压低于 100mmHg,呼吸慢而不规则时,应及时通知医师停止冬眠低温疗法;⑥低温治疗期间,应定时翻身,动作要缓、稳,防止出现体位性低血压;给患者鼻饲时,食物温度应和当时的体温一致;停用冬眠疗法时,应首先停止物理降温,再停止冬眠药物,注意保暖,让体温自然回升。

(八)镇静疗法(昏迷疗法)的护理

当颅内压增高患者在使用脱水利尿剂和激素治疗无效时,可采用硫喷妥钠或戊巴比妥钠静脉注射,使患者达到麻醉的程度。治疗机制与低温疗法相似,通过降低脑的代谢达到降低 ICP 的目的。用药期间应做 ICP 和药物浓度监测,一般有效浓度为 2.5～4mg/100ml。该方法若和低温疗法合用,能减少用药量且提高疗效。

(九)高压氧治疗的护理

高压氧治疗和辅助过度换气原理相似,在高压(2～3 个大气压)下吸氧,提高血浆中的氧浓度。但这一方法要求患者的自动调节功能必须完好方可有效。停止氧疗后,ICP 会迅速回升,所以必须和其他方法配合使用。

(十)脑室引流的护理

常采用侧脑室外引流的方法,主要用于脑室出血、颅内压增高、急性脑积水的急救;还可通过此引流装置监测 ICP、留取脑脊液标本进行实验室检查(图 11-1-2)。其护理要点:①妥善固定,将引流管妥善固定于引流处头皮上,并将引流管外端适当抬高并固定于床头,使引流管最高处高于侧脑室平面 10～15cm,起到自动调节颅内压的目的。②保持通畅,避免引流管折曲或扭曲。若出现管内阻塞,应在头皮引流口处暂时夹闭引流管,使用挤捏法或冲洗法均可。③计量记色,控制每日引流量不超过 500ml,引流速度不宜过快,以防 ICP 骤降诱发脑疝;观察引流液性状,若引流出大量鲜红色液体提示有脑室出血,引流液浑浊提示有感染存在等。④无菌操作,严格遵循无菌操作原则,每次更换引流管时,尽量靠近引流袋接头处夹闭引流管,减少空气进入;更换引流袋时接头处要消毒;引流管在头皮的引流口要定时换药;在解除引流管阻塞时,切忌阻塞物或冲洗液逆流进入颅腔。⑤拔管指征,引流时间视病情而定,一般不超过 1 周,开颅术后脑室引流不超过 3～4 日。拔管前应做夹管试验或抬高引流管(抬高前应夹闭抬高处远端的引流管,以防逆流),若再无颅内压增高症状,方可拔管。拔管后注意观察有无脑脊液漏出。

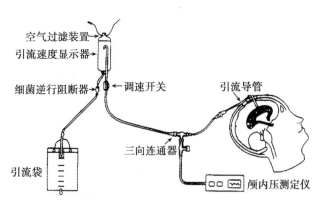

图 11-1-2 脑室引流装置示意图

(十一)减压手术的护理

清除颅内占位病变,是最为合理有效地减压方法。根据病情亦有脑脊液分流、颅骨开窗等减压方法。这些方法只有在上述降低 ICP 方法无效时方才考虑,有时尚需配合切除部分脑组织等内减压术。由于内、外减压术后,可有脑组织膨出、脑干移位而加重病情,多数患者预后不良,故在降低 ICP 治疗不断发展的今天,手术减压的使用正日益减少,有时仅作姑息之用。

(十二)脑疝的急救和护理

脑疝是 ICP 增高引起的严重并发症,又称为颅内高压危象,必须紧急处理。首先查明病变性质及部位,急诊手术应首先去除病因;在短时间内难以确诊者,先行降低 ICP 的处理措施:①保持呼吸道通畅并吸氧,呼吸骤停者给予气管插管行人工辅助呼吸;②快速静脉输注 20%甘露醇 200~400ml,静脉注射呋塞米 40mg;③密切观察患者呼吸、心率、意识和瞳孔变化;④做好紧急手术的准备。

(十三)心理护理

及时发现患者及家属的心理异常,鼓励他们说出焦虑或恐惧的感受,向他们介绍与疾病有关的康复知识和技能,使其逐渐能够接受疾病带来的改变。

八、健 康 教 育

(1)介绍与疾病有关的康复知识和技能,并指导患者掌握康复技能。

(2)嘱患者在生活中防范使 ICP 骤升的诱因:剧烈咳嗽、便秘、提重物、倒立、长时间屏气等。

(3)对有神经系统后遗症者,要针对性地进行心理护理,鼓励其遵循康复计划,坚持康复锻炼,最大限度地恢复其生活能力,树立对生活的信心。

第 2 节 颅脑损伤患者的护理

案例 11-2

患者,男,28 岁。因车祸致头部受伤,伤后当即昏迷 1 小时,清醒后诉头痛,有呕吐,右上肢肌力 2 级;脑脊液检查有红细胞,CT 扫描见左额顶叶低密度灶,其中有散在点状高密度影。

问题:1.患者的可能诊断是什么?

2.目前对患者应实施什么关键处理措施?

3.目前对患者病情观察的重点是什么?

颅脑损伤占全身损伤的 15%~20%,仅次于四肢损伤,常与其他部位损伤并存,其致残率和病死率均居首位。多见于交通及工矿事故、自然灾害、坠落、钝器等对头部的伤害。颅脑损伤根据损伤组织层次的深度和病情轻重而分为头皮损伤(scalp injury)、颅骨骨折(skull fracture)和脑损伤(brain injury),三者可单独或同时发生。

一、头 皮 损 伤

头皮损伤是最常见的颅脑损伤类型,包括头皮血肿、头皮裂伤和头皮撕脱伤。

(一)病因

1.头皮血肿 多因钝性暴力所致,根据血肿所在的头皮层次(图 11-2-1)不同而分为:①皮下血肿,出血位于皮肤层和帽状腱膜层之间的皮下组织层,由于皮肤和帽状腱膜之间有纤维隔紧密相连,所以出血不易扩散、较局限,血肿周围组织因为水肿变厚变

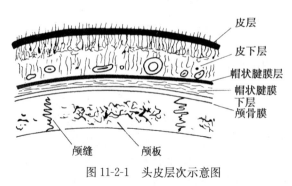

图 11-2-1 头皮层次示意图

皮层
皮下层
帽状腱膜层
帽状腱膜下层
颅骨膜
颅缝 颅板

硬,所以在血肿中央触诊时,易误诊为凹陷性骨折。②帽状腱膜下血肿,出血位于帽状腱膜层和骨膜层之间,该层充满疏松组织,故血肿易扩散,可蔓延、充满整个帽状腱膜下层,出血量较多者,易休克;若不及时处理,容易并发感染和头皮坏死。③骨膜下血肿,出血位于骨膜和颅骨外板之间,由于骨膜在骨缝处紧密连接、封闭骨缝,故血肿被局限在某一块颅骨表面。

2. 头皮裂伤　多因锐性或钝性暴力所致,由于头皮血供丰富,一旦破损,出血量较大,易出现休克。

3. 头皮撕脱伤　是最严重的头皮损伤类型,是指由于切线暴力或牵拉暴力作用于头皮或头发,使头皮自帽状腱膜下或连同骨膜一并撕脱,骨膜或颅骨裸露,患者常因大量出血和剧烈疼痛而休克。

(二)临床表现

1. 头皮血肿　皮下血肿的特点是:局限性肿块,张力高,疼痛明显,无波动感,触痛明显;帽状腱膜下血肿特点是:头晕、头痛,无明显肿物、波动感明显且范围超过骨缝;骨膜下血肿特点是:肿胀、波动感明显,但范围不超过某一块或几块颅骨的骨缝。

2. 头皮裂伤　由于暴力的性质和大小不一,伤口外形亦不同。若为锐性暴力,且未伤及帽状腱膜,伤口常呈规则线性,创缘分离不明显;若为钝性暴力,且未伤及帽状腱膜,伤口不规则或放射状;若伤及帽状腱膜,则创缘分离明显。出血较多,部分患者常伴有头晕、面色苍白、血压降低等创伤性休克的表现。

3. 头皮撕脱伤　部分头皮缺失,颅骨外露,出血量大,常伴有休克。

(三)辅助检查

单纯头皮损伤一般依据病因及表现易于诊断,但应注意是否合并有颅骨骨折和颅内损伤,必要时需要 X 线、CT、MRI 等检查来完善诊断。

(四)处理原则

1. 头皮血肿　伤后立即给予冷敷,减少出血和肿胀,24 小时后改用热敷以促进水肿消退、血肿吸收;禁忌按摩;对于帽状腱膜下和骨膜下血肿,还应给予穿刺抽血后加压包扎;骨膜下血肿合并血肿处颅骨骨折者,宜采用穿刺后负压引流,而不宜采用加压包扎,以防积血经骨折缝溢入颅内。

2. 头皮裂伤　首先给予急救加压包扎,尽早清创缝合,随后可根据创面污染程度遵医嘱使用抗生素,常规使用破伤风抗毒素。

3. 头皮撕脱伤　在保护创面的同时,给予抗休克、抗感染处理。对于不完全撕脱者,争取在伤后 6~8 小时内清创缝合;对于完全撕脱者,清创后行头皮血管吻合、头皮原位再植术;若血管吻合困难或者撕脱的头皮毁损严重者,可考虑行游离植皮术。

(五)护理问题

1. 组织完整性受损　与损伤有关。

2. 焦虑/恐惧　与头皮缺损和严重出血有关。

3. 潜在并发症　休克、感染等。

(六)护理措施

1. 急救护理　现场应协助医师进行全面、迅速的病情排查,处理危急病情,包括止血、包扎、固定、处理等;搬运患者时,应加强伤口保护,注意游离头皮的保护和一并转运;加强病情监测,防止休克的发生或加重。

2. 病情观察　密切监测生命体征、神志的变化,注意有无颅内损伤及其他部位损伤的发生。

一旦发现,立即报告医师,并协助处理。

3.伤口护理 观察创面是否渗血、感染;再植的头皮下是否有积液,是否出现坏死征象;保持敷料清洁干燥。

(七)健康教育

宣传预防头皮损伤的常识:骑摩托车时必须戴头盔;进入矿区或建筑工地必须戴安全帽;车间工作时,戴好工作帽,长发者需将长发盘在工作帽内。头皮撕脱者应注意保护伤口和游离头皮。

二、颅骨骨折

颅骨骨折按骨折发生的部位可分为颅盖骨折和颅底骨折;按骨折形态可分为线性骨折(图11-2-2)和凹陷骨折(图11-2-3),粉碎骨折多呈凹陷状,归属于凹陷骨折;按骨折部位是否和外界相通而分为闭合性骨折和开放性骨折。

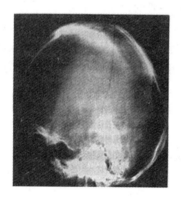 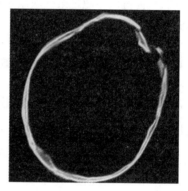

图 11-2-2 颅顶线性骨折　　　　图 11-2-3 左额部凹陷骨折

(一)病因

颅骨骨折的主要病因是外界暴力直接或间接作用颅骨所致。

(二)病理生理

颅骨在暴力的打击下,直接或间接使着力点下陷变形,整个颅腔亦随之轻微变形,随即出现颅骨骨板的破裂,破裂的部位和形态与暴力的打击方式、部位、作用力大小、方向和速度有关。若暴力作用的速度较快、与颅骨着力点成切线方向,常先引起外板的破裂;若暴力作用的速度较快、力度较大、与颅骨着力点垂直,常引起颅骨局部的凹陷骨折;若暴力作用的速度较慢且持续、力度较大,呈挤压状,常引起线性骨折。硬脑膜在颅底和颅骨结合紧密,在颅底骨折时,易将硬脑膜与蛛网膜同时撕裂,致脑脊液外漏。颅骨骨折的严重性不在于骨折的本身,而在于合并脑组织、脑血管的损伤。

(三)临床表现

1.颅盖骨折 常因直接暴力作用所致,分为线形骨折和凹陷骨折两种。

(1)线形骨折:局部肿痛、压痛明显,常合并头皮损伤,而骨折本身的确诊仅靠查体很难发现,尚需 X 线和 CT 检查。一旦发现骨折线跨越静脉窦,应警惕合并有颅内血肿;跨越鼻窦者,应预防和控制颅内感染。

(2)凹陷骨折:局部可扪及颅骨凹陷,小的凹陷区应和头皮血肿鉴别,需要 X 线或 CT 检查来鉴别诊断。凹陷区骨片若压迫了脑功能区,可出现相应的神经功能障碍的征象;若撕裂血管,可合并出现颅内血肿的征象。

2.颅底骨折 常因间接暴力作用所致,常为线形骨折。按骨折部位可分为颅前窝骨折、颅中窝骨折和颅后窝骨折,主要表现为皮下或黏膜下瘀斑、脑脊液漏和脑神经损伤。合并颅内积气(即气颅)(图11-2-4)或脑脊液漏者,视为开放性颅骨骨折。

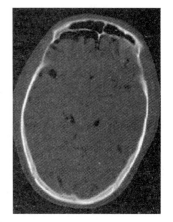

图11-2-4 颅内积气

(1)颅前窝骨折:骨折累及眶板时,出血渗至眼眶内及周围皮下,出现眼眶周围皮肤青紫、眼球结膜下出血,呈"熊猫眼征"和"兔眼征";骨折累及筛板者,常出现鼻腔和口腔流出血性脑脊液(即脑脊液鼻漏),可引起颅内积气,常合并嗅神经损伤导致的嗅觉障碍和视神经损伤导致的视觉障碍。

(2)颅中窝骨折:骨折累及颞骨岩部时,常出现耳后乳突区皮肤瘀斑,血性脑脊液经中耳、外耳道流出(即脑脊液耳漏),同时合并听觉障碍。若鼓膜未破,脑脊液可经中耳咽鼓管流至咽喉部,可出现因咽喉部异物感而频繁吞咽;骨折累及蝶骨时,有时可出现脑脊液鼻漏以及第Ⅱ～Ⅷ脑神经的损伤。

(3)颅后窝骨折:骨折累及颞骨岩部后外侧和枕骨基底部时,出现耳后及枕下部皮肤瘀斑肿胀,偶有第Ⅸ～Ⅻ脑神经的损伤。

(四)辅助检查

颅盖线形骨折依靠头颅X线检查,而颅底骨折则需要CT来检查确诊;同时CT检查还有助于颅内血肿、脑损伤的诊断。

(五)处理原则

1.颅盖骨折 单纯线形骨折本身一般无需特殊处理,着重处理合并的头皮损伤,同时卧床休息、对症治疗,如止痛、镇静等,注意观察有无继发性病变的发生。凹陷骨折当位于脑功能区、出现脑组织压迫和颅内压增高表现、骨折碎片下陷深度超过1cm或超过该处颅骨骨板的厚度时,应及时手术复位或摘除骨片。

2.颅底骨折 骨折本身无需特殊治疗,重点是预防颅内感染。脑脊液漏一般在2周内能够自行愈合,超过4周不愈者应考虑手术修补硬脑膜。

(六)护理问题

1.疼痛 与头部创伤和颅内压增高有关。

2.焦虑/恐惧 与对损伤程度和治疗效果的担心有关。

3.知识缺乏 缺乏脑脊液漏的护理知识。

4.潜在并发症 颅内血肿、感染、癫痫等。

(七)护理措施

1.病情观察 密切观察患者的意识、生命体征、瞳孔和肢体功能情况,及时发现有无颅内血肿、颅内感染、神经损伤和颅内压增高的出现。

2.预防感染 遵医嘱预防性使用抗生素和破伤风抗毒素,尤其对合并脑脊液漏和颅内积气的患者。

3.脑脊液漏的护理 脑脊液漏的护理重点是预防逆行性颅内感染和颅内低压。具体措施有:①脑脊液鼻漏者需床头抬高15°～30°卧位,脑脊液耳漏者在上述体位的基础上,还需头偏向患侧或患侧卧位,维持此体位至脑脊液漏停止3～5天,目的是借助重力使脑组织下移、贴附于硬脑膜并逐渐形成粘连,封闭脑膜破口。②保持鼻前庭、外耳道和口腔的清洁,每日数次清洁和消毒。③禁止从鼻腔、耳道滴药、冲洗和填塞;脑脊液鼻漏者,禁止经鼻腔置管、吸痰和鼻导管吸氧;禁忌作腰椎穿刺;禁止挖耳、抠鼻、打喷嚏、剧烈咳嗽、用力排便,以免引起气颅或脑脊液逆流。④遵医嘱应用抗生素和破伤风抗毒素。⑤观察和记录脑脊液的流出量,可用将棉纱条固定于鼻孔或外耳道下缘,浸透后及时更换的方法。

4. 对症处理 患者出现剧烈疼痛时,遵医嘱给予镇静止痛药物。

5. 手术护理 超过1个月的脑脊液漏者,积极做好手术前的准备;对于颅骨碎片摘除术后患者,做好颅骨缺损区域的保护。

6. 心理护理 向患者讲明病情发展、治疗方法及效果、治疗配合注意事项,消除患者的焦虑或恐惧,取得患者积极的配合。

(八)健康教育

告知患者做好脑脊液漏的护理;在等待颅骨修补期间,做好颅骨缺损区域的保护,以防发生外伤、脑膨出和颅骨缺损综合征。

三、脑 损 伤

脑损伤是指脑膜、脑血管、脑组织及脑神经的损伤。

(一)病因

根据受伤机制及病理改变可分为原发性脑损伤和继发性脑损伤,前者是指损伤时立即发生的脑损伤,并出现相应的症状和体征者,如脑震荡、脑挫裂伤等;后者是指损伤发生一段时间后出现的脑损伤,如脑水肿、颅内血肿等。根据伤后脑组织是否与外界相通分为开放性和闭合性脑损伤,前者多为锐器或火器伤,后者多为钝器伤或间接暴力所致。

(二)病理生理

脑损伤常是多种应力共同作用的结果,依据暴力作用于头部的方式不同而分为直接损伤、间接损伤和旋转损伤。

直接损伤是指外力直接作用于头部,使其运动及变形,使脑组织受到压迫、牵拉、负压吸引等多种应力作用而产生的损伤。①加速性损伤:运动的物体撞击于相对静止的头部,使其沿外力作用的方向做加速运动,损伤发生在被撞击受力的一侧。②减速性损伤:运动中的头部撞击到相对静止的物体,使其突然减速,损伤常发生在受力侧和对侧。发生在受力侧者称为冲击伤,发生在对侧者称为对冲伤。③挤压伤:头部受到两个相反方向的外力作用时发生的损伤。

间接损伤是指外力作用于身体其他部位,然后传导至头部所造成的损伤。①传递性损伤:如坠落时双足或臀部着地,外力通过脊柱传递至头部而发生的损伤。②挥鞭式损伤:外力作用于躯干使之急骤运动,头部运动落后于躯干,使头部因惯性而发生过伸或过屈,如挥鞭样甩动所造成的脑损伤。③创伤性窒息:胸腹部受到猛烈挤压时,胸腹腔内压骤然升高,阻止上腔静脉血回流甚至使其逆流,引起颅内压骤升而出现的脑损伤。

旋转损伤是指外力作用方向未通过头的轴心和枕寰关节,致使头部沿某一轴线做旋转运动,此时高低不平的颅底、大脑镰和小脑幕的锐利边缘等对脑组织形成剪切应力而造成的脑损伤。

(三)临床表现

1. 脑震荡 是指头部受到外力作用后,立即发生的短暂意识丧失,持续时间一般不超过30分钟;在意识障碍期间,可有面色苍白、出汗、血压下降、呼吸心跳减慢、瞳孔减小或散大、生理反射迟钝等表现,但随着意识的恢复而很快消失;清醒后不能回忆受伤当时乃至受伤前后一段时间内的情况,称为逆行性遗忘;常伴有头痛、头晕、恶心呕吐、记忆力减退等症状,均可在短期内消失;不论伤情如何,神经系统检查无阳性定位体征,脑脊液中无红细胞,CT检查无阳性发现。

脑震荡被认为是一种一过性的脑功能性障碍。

2. 脑挫裂伤 是指头部受到外力作用后,立即发生的脑组织的器质性损伤。因受伤的部位和程度不同,临床表现有较大差异。

(1)意识障碍:是脑挫裂伤最突出的症状,伤后立即出现昏迷,持续时间一般超过 30 分钟,严重者可长达数天、数月,甚至长期昏迷。

(2)生命体征改变:由于继发性脑水肿和颅内出血,可出现中枢性高热、库欣反应。

(3)局灶症状和体征:脑皮质功能区受损时,立即出现相应的神经功能障碍,如运动区受损时出现对侧肢体瘫痪、语言区受损出现失语等。对于发生在“哑区”的损伤,则无明显的局灶症状。

(4)脑膜刺激征:蛛网膜下隙出血时,可有剧烈头痛、颈项强直、凯尔尼格征(Kernig sign)阳性,脑脊液检查有红细胞。

3. 颅内血肿 是颅脑损伤中最常见、最危险的继发性脑损伤。根据损伤病史和症状出现的时间分为急性血肿(3 日内出现症状者)、亚急性血肿(伤后 3 日至 3 周内出现症状者)、慢性血肿(伤后 3 周以上出现症状者);根据血肿发生的部位分为硬脑膜外血肿、硬脑膜下血肿和脑内血肿。无论是哪种情况,当出血达到一定数量时,均可引起颅内压增高,甚至脑疝,其余临床表现与血肿压迫脑组织部位和压迫程度有关。

(1)硬脑膜外血肿:血肿发生在颅骨内板和硬脑膜之间,常因颅骨骨折或短暂变形,撕破位于骨沟内的脑膜中动脉所致,多数属于急性型。少数见于骨折处静脉窦破裂或板障出血引起的亚急性型或慢性型。临床表现有:①意识障碍。“中间清醒期”是硬脑膜外血肿典型的意识障碍表现,即伤后出现短暂的原发性昏迷,在血肿尚未形成前意识可恢复,一段时间后颅内血肿形成,致颅内压增高而再次昏迷。也有部分患者原发性昏迷未清醒却又加重,或伤后无明显意识障碍,至血肿形成后才出现昏迷。②瞳孔变化。伤侧瞳孔短暂缩小后进行性散大,对光反射迟钝,均有定位意义。③神经系统症状。血肿压迫不同的脑功能区,可有不同的神经功能障碍,例如偏瘫、失语、癫痫、偏盲等。④脑缺血反应。随着血肿增大,颅内压增高,可出现典型的血压、脉搏、呼吸的规律性代偿期和失代偿期的病理变化,直至呼吸、心跳停止。

(2)硬脑膜下血肿:血肿发生在硬脑膜和蛛网膜之间,常因脑挫裂伤时皮质血管破裂所致,多属急性型或亚急性型,临床上最常见。因常和脑挫裂伤、脑水肿并存,故伤后意识障碍较突出,呈持续性加重,一般不存在中间清醒期。较早出现颅内压增高和脑疝症状。慢性硬膜下血肿好发于老年人,多数可追问到轻微头部外伤史,血肿多数位于大脑额顶叶表面,血肿增大缓慢,颅内压增高和神经功能障碍表现出现较晚。

(3)脑内血肿:血肿发生在脑实质内,常因脑挫裂伤时脑实质内血管破裂所致,常与硬脑膜下血肿并存。临床表现与脑挫裂伤和硬膜下血肿相似。

(四)辅助检查

1. X 线 可了解颅骨骨折及移位情况。

2. CT 是目前最常用、最具有诊断价值的检查方法,能清晰显示颅内血肿的部位、范围、中线移位情况,估计出血量,对于开放性颅脑损伤还可观察伤道、碎骨片移位情况等。急性血肿 CT 影像显示为高密度血肿阴影周围围绕低密度水肿带,慢性血肿则为低密度阴影;硬膜外血肿常表现为梭形阴影(图 11-2-5),硬膜下血肿常表现为新月形阴影(图 11-2-6)。

3. 脑脊液检查 了解脑脊液中有无红细胞,用以明确和完善诊断。

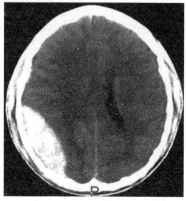
图 11-2-5　CT 示硬膜外血肿

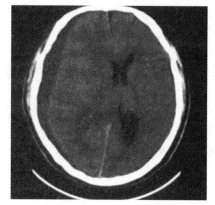
图 11-2-6　CT 示慢性硬膜下血肿

(五)治疗原则

1. 脑震荡　脑震荡无需特殊治疗,应卧床休息1～2周,给予镇静剂等对症处理,患者多在2周内恢复正常。

2. 脑挫裂伤　脑挫裂伤一般采用保持呼吸道通畅,防治脑水肿,加强支持疗法和对症等非手术治疗。严重脑挫裂伤者,当病情恶化出现脑疝征象时,需手术开颅清除血肿和坏死脑组织,或者去骨瓣减压。

3. 颅内血肿　颅内血肿原则上手术清除血肿,并彻底止血。以硬脑膜外血肿治疗效果为最佳。

(六)护理问题

1. 意识障碍　与脑损伤、颅内压增高有关。

2. 清理呼吸道无效　与意识障碍不能有效咳嗽、咳痰有关。

3. 有受伤的危险　与意识不清、瘫痪、癫痫发作等有关。

4. 营养失调　与脑损伤后进食障碍及代谢增强有关。

5. 自理能力缺陷　与意识不清、瘫痪等有关。

6. 焦虑/恐惧　与担心治疗效果、癫痫、瘫痪等神经功能障碍有关。

7. 潜在并发症　颅内压增高、脑疝、感染、压疮、癫痫、肌萎缩、废用综合征等。

(七)护理措施

1. 急救护理

(1)维持正常的呼吸和循环:首先应争分夺秒地处理危及患者生命的伤情,尤其要保持呼吸道通畅,维持正常的呼吸和循环。患者由于意识障碍而丧失正常的咳嗽反射和吞咽反射,再加上舌根后坠和可能的误吸,有导致窒息的危险,故应将患者置于侧卧位、头后仰、上托下颌,清除呼吸道内的分泌物、血凝块和呕吐物;对于呼吸节律紊乱或有停止趋势者,可采用间断刺激患者颈部皮肤、用呼吸兴奋剂,但最可靠的方法是气管内插管进行辅助呼吸或控制呼吸,维持 $PaCO_2$ 为 3.32～4.0kPa(25～30mmHg), PaO_2 高于 9.33kPa(70mmHg)。同时监测 BP、CVP,积极纠正微循环障碍,有利于药物(如镇静剂、脱水利尿剂、止血药物等)及时到达颅内。

(2)防止休克:若检查发现颅脑损伤出血量并不大,但患者有明显的血压下降、脉搏增快、面色苍白、肢端湿冷等明显休克征象时,即应考虑到颅腔以外的联合伤,立即安置休克体位、吸氧、保暖、快速补液、输血,同时查找并控制休克原因。

(3)保护伤口:对于开放性颅脑损伤,应剪短伤口周围头发并消毒,伤口局部不冲洗、不用药,用消毒敷料保护外漏脑组织;尽早应用抗生素和破伤风抗毒素。

(4)做好记录:准确记录受伤情况、现场检查发现、现场急救措施及效果、病情的演变,以便进一步采取措施时参考之用。

2. 病情观察 观察病情是颅脑损伤患者的护理重点,有利于及时、准确地了解病情变化和治疗效果,为判断疗效和及时调整医护方案提供可靠的依据。

(1)意识状态:详见"颅内压增高及脑疝患者的护理"。

(2)瞳孔变化:对比观察两侧睑裂大小、眼球位置和运动、两侧瞳孔的形状、大小和对光反射情况。若伤后立即出现一侧瞳孔散大,是原发性动眼神经损伤所致;伤后瞳孔正常,以后逐渐出现一侧瞳孔先缩小继之进行性散大,对光反射减弱或消失,伴有意识障碍,考虑为小脑幕切迹疝;若双侧瞳孔大小不等且多变,对光反射消失,伴眼球运动障碍,常是脑干损伤的表现;双侧瞳孔散大、对光反射消失、眼球固定伴去大脑强直,多为临终前表现。还应注意药物引起的瞳孔变化,如使用阿托品、麻黄碱后可出现瞳孔散大,使用吗啡、氯丙嗪后可出现瞳孔缩小。

(3)生命体征:观察的顺序应该是:先观察呼吸、脉搏、再测血压,最后观察意识和体温,以防患者受到刺激后躁动而影响观察结果的准确性。伤后出现典型的"两慢一高",同时伴有进行性意识障碍者,是颅内压增高代偿期的表现;伤后短期出现高热,考虑是下丘脑或脑干损伤导致的中枢性高热;术后数日出现发热,考虑为继发性感染;在无意识障碍和瞳孔变化的情况下突然呼吸停止,考虑发生了枕骨大孔疝。

(4)神经系统体征:应重点观察锥体束征。若受伤时出现偏瘫,且不再继续加重,考虑是原发性脑损伤;若伤后逐渐出现偏瘫或进行性加重,同时伴有进行性意识障碍和瞳孔变化者,考虑有继发性颅脑损伤,如颅内血肿、脑水肿或脑疝。

(5)其他:当出现剧烈头痛,伴有与进食无关的呕吐时,考虑为颅内压增高,尤其是躁动时无脉搏增快,应警惕脑疝的发生。

3. 一般护理

(1)保持合理体位:宜采取床头抬高15°~30°的斜坡卧位,利于脑部静脉血回流、减轻脑水肿、缓解颅内压增高;深昏迷者取侧卧位,防止呕吐误吸。

(2)加强营养支持:胃肠功能尚未恢复或频繁呕吐者,宜采用胃肠外营养支持途径,每天输入液体量1500~2000ml,输入速度慢而均匀;胃肠功能恢复者,不论是清醒患者或是长期昏迷患者,首先考虑胃肠内营养支持途径。注意营养全面,保证热量、蛋白质的足够供给。

(3)常规持续吸氧:给予患者持续低流量吸氧,提高血氧饱和度,改善脑细胞代谢,减轻无氧酵解,减缓脑水肿。

(4)做好生活护理:定时清除眼部分泌物,并滴抗生素眼药水;清除口腔、鼻腔的分泌物,做好口腔的护理;定时翻身,保持皮肤清洁干燥,注意保护骨隆突处,防止压疮的发生。

4. 对症护理

(1)发热:当患者出现中枢性高热或因感染出现发热时,给予降温措施。当使用物理降温无效或引起患者寒战时,遵医嘱给予冬眠低温疗法。

(2)便秘:便秘易引起颅内压增高,故嘱患者进食富含纤维素的食物、多饮水,并进行腹部按摩,遵医嘱给予缓泻剂;必要时抠出干硬粪块,或给予灌肠处理,但应注意,已有颅内压增高者切勿行大量液体高压灌肠。

(3)躁动:及时发现并消除引起躁动的因素,如呼吸不畅、冷热刺激、膀胱充盈、被服浸湿等;慎用镇静剂,以免影响病情观察;加强保护,防止跌落损伤或抓伤,但不可强行约束,以免挣扎引起颅内压进一步增高。

5. 并发症的护理

(1)颅内压增高和脑疝:详见"颅内压增高"一节的"护理措施"。

(2)应激性溃疡:严重的颅脑损伤和应用糖皮质激素均可引起胃肠黏膜的糜烂、溃疡病变,应以预防为主。遵医嘱及早给予 H_2 受体拮抗剂、质子泵抑制剂、胃黏膜保护剂、止血药物等,密切观察患者有无呕血、黑粪,有无急慢性失血的表现。

(3)外伤性癫痫:癫痫可发生在伤后任意时间,且诱发因素较为复杂和隐蔽,因此伤后应注意观察和防治,遵医嘱给予苯妥英钠预防。若有发作,可给予地西泮缓慢注射。癫痫完全控制后,应继续服药 1~2 年,逐渐减量停药。

(4)尿崩:如患者尿量每天超过 4000ml,尿比重低于 1.005,可遵医嘱注射垂体后叶素,并记录每小时的尿量,若每小时超过 20ml,可重复给药。定期检测血常规及电解质,及时输液、补钾,以维持水电解质的平衡。

(5)感染:加强呼吸道的管理,及时清除呼吸道分泌物,防止呕吐误吸,积极预防呼吸道的感染;加强尿管的护理,尿道外口定时消毒,及时更换尿袋、导尿管,预防泌尿系统感染。

(6)关节僵硬、肌萎缩:保持肢体功能位,每日 3 次做四肢的被动活动和肌肉按摩。

(八)健康教育

1. 心理辅导　鼓励患者树立生活的信心,克服悲观消极情绪。家属和社会应给患者更大的鼓励和认可。

2. 康复锻炼　对存在残障的患者,当病情稳定后,耐心指导患者进行积极的功能锻炼,制订切实可行的锻炼计划,鼓励患者树立坚持康复锻炼、重新开始生活的信心。

3. 坚持服药　对癫痫患者,嘱其按时服药,不可单独外出,不能参加登高、游泳等活动,以防发生意外。

第3节　颅内肿瘤患者的护理

案例 11-3

患者,男,48 岁。因头痛、呕吐、视野模糊 1 个月入院,诊断为左侧颞叶肿瘤,拟行手术治疗。

问题:1. 患者术前护理的重点是什么?

2. 患者术后护理措施有哪些?

颅内肿瘤(intracranial tumors)又称脑瘤,根据瘤细胞的来源不同有原发性和继发性之分。原发性是指起源于脑组织、脑膜、脑血管、脑垂体、脑神经等组织的肿瘤,可发生在任何年龄,以 20~50 岁多见,好发于大脑半球,以神经胶质瘤为多见;继发性是指自身体其他部位的恶性肿瘤转移到颅内的肿瘤。无论是良性还是恶性,随着肿瘤体积的增大出现的破坏或压迫作用,均会造成颅内压增高而危及生命。

一、病　因

病因尚未完全清楚。通过分子生物学研究发现,各种物理因素、化学因素和生物因素可能导致染色体 17p 上的 p53 基因常发生点突变,导致 p53 基因蛋白的抑瘤功能消失,原来的隐性瘤基因转变成显性瘤基因,并和染色体结合,使染色体发生断裂、缺失、易位、重排等异常,导致细胞出现异常分化和过度增殖。总之,肿瘤的形成可能是由于原来存在于细胞染色体内的瘤基因过度表达和(或)p53 基因蛋白的表达不足所致。

二、临床表现

颅内肿瘤引起的表现与肿瘤的病理性质、生长部位和生长速度有关。但颅内压增高和局灶表现是其共同的表现。

1. 颅内压增高　多数患者可出现颅内压增高症状和体征。常呈慢性、进行性发展,包括头痛、呕吐和视盘水肿,严重者可出现脑疝。

2. 局灶症状和体征　是不同部位的肿瘤对脑组织的刺激、压迫和破坏引起的。首发症状和体征常提示脑组织最先受损的部位,具有定位诊断的意义。如中央前回的肿瘤可出现对侧肢体运动的障碍;额叶肿瘤可有精神异常;颞叶肿瘤可出现视野的改变和不同程度的幻觉;鞍区肿瘤可引起视力改变和内分泌紊乱等。

三、辅 助 检 查

1. 影像学检查　包括颅骨摄片、脑血管造影、脑室造影、CT、MRI和脑超声波探测。CT和MRI检查能清晰显示脑部沟回、脑室系统,而MRI还可更清晰显示脑部细小血管等细微结构。正电子发射计算机体层显像(PET)检查能反映脑组织代谢和功能的图像,对于早期发现、确定恶性程度、功能状态和转移情况有一定的价值。

2. 脑电图和脑电地形图　对大脑半球凸面的病灶有较高的定位价值。

四、处 理 原 则

1. 手术治疗　手术切除肿瘤是首选的治疗方法。良性肿瘤如能完全切除,大多可以得到根治。随着颅底外科的发展,很多颅内特殊部位的肿瘤,如岩骨尖、上斜坡、颅咽部的穿通性肿瘤,均可手术切除。但仍有部分涉及脑特殊部位的良性肿瘤和晚期恶性肿瘤只能进行姑息性手术切除,以缓解颅内压进一步增高。

2. 放射治疗　适用于重要功能区或位置特殊、不宜手术切除、且对放疗较为敏感的肿瘤。目前多采用直线加速器做立体定向聚焦性放疗,利用CT,MRI的影像定位技术,提高了放疗的准确性和有效性,对肿瘤周围组织影响较小,例如现在应用最广泛的伽马刀(γ-刀)。此外高压氧治疗和热能治疗有放射增敏作用。

3. 化学药物治疗　应选择容易通过血-脑屏障、无中枢神经毒性的药物,常用的有卡氮芥、顺铂等。

4. 其他治疗　如免疫治疗、基因治疗、热能治疗等。

五、护 理 问 题

1. 有受伤的危险　与神经功能损害导致的视力、肢体感觉运动障碍有关。

2. 清理呼吸道无效　与意识障碍、术后机体虚弱有关。

3. 有体液不足的危险　与呕吐、进食障碍、应用脱水利尿剂有关。

4. 焦虑/恐惧　与担心肿瘤预后有关。

5. 潜在并发症　颅内压增高、脑疝、癫痫、感染等。

六、护 理 措 施

(一)手术前护理

1. 一般护理　手术前除常规准备外,还应注意加强营养支持,保证患者足够的休息和睡眠,加强口腔和皮肤护理,积极进行手术前的皮肤准备。对于癫痫发作的患者应及时应用抗癫痫药物,限制其活动范围,加强保护工作。

2. 心理护理　了解患者及家属对治疗的了解程度和期盼程度,耐心倾听患者的倾诉,给予积极的心理支持,使患者和家属能够积极面对现实,配合治疗。帮助家属掌握照顾患者的方法。

(二)手术后护理

1. 体位　全麻未清醒患者,宜取侧卧位,防止呕吐误吸,利于呼吸道护理;待意识清醒、血压平稳后,取抬高床头 15°~30°的头高足低位,利于颅内静脉血回流;幕上开颅术后及体积较大的肿瘤切除术后,宜取健侧卧位,以防脑组织移位而危及生命;搬动患者或为患者翻身时应专人扶持患者头部,维持头颈部成一直线,防止头颈部过度弯曲或震动。

2. 营养和补液 术后待患者意识清醒、吞咽和咳嗽反射恢复、胃肠功能恢复即可进流质饮食,以后逐渐过渡到半流质饮食、普通饮食。颅后窝手术和听神经瘤手术后,严格禁饮食,采用鼻饲途径提供营养,必要时采用胃肠外营养途径,待吞咽功能恢复后逐渐练习经口进食,以防舌咽神经、迷走神经功能障碍而出现吞咽困难、饮水呛咳。适当控制输液量,每日以 1500~2000ml 为宜。定期监测电解质、24 小时出入量,维持水、电解质和酸碱平衡。

3. 病情观察 观察生命体征、意识状态、瞳孔、肢体活动状况,尤其注意颅内压增高症状的评估。注意观察切口敷料及引流情况;观察有无脑脊液漏。

4. 呼吸道护理 昏迷患者或术后吞咽和咳嗽反射障碍者,呼吸道分泌物排出不畅,易发生呼吸道感染、窒息。应采取各种措施(如气管切开、导管吸痰等)帮助患者及时有效地排除呼吸道分泌物并保持通畅。严密观察患者呼吸情况。

5. 引流管的护理 创腔内的引流管应固定妥当、保持通畅,观察记录引流液的量、颜色和性状,更换引流管时注意无菌操作,待 3~4 天后,引流量逐渐减少、颜色逐渐变淡,即可考虑拔管。脑室引流管还应注意控制每日的引流量,引流管应控制在高于引流脑室平面 10~15cm,不可随意调高或降低。

6. 并发症的护理 ①颅内出血:是术后最危险的并发症,多发生在术后 24~48 小时内。常表现为意识障碍和颅内压增高征象,应及时报告医师并做好再次手术的准备。②中枢性高热:下丘脑、脑干部位病变术后易出现中枢性高热,多发生在术后 12~48 小时,体温高达 40℃以上,需采用冬眠低温疗法。③其他:包括尿崩症、应激性溃疡、癫痫发作等。

(三)放疗、化疗的护理

术后 1 周即开始放疗,如患者体质好,放疗和化疗可同时进行,期间注意观察是否出现骨髓抑制、肿瘤坏死出血、放射性脑损伤等并发症。

七、健 康 教 育

1. 待病情稳定后开始进行有针对性的康复锻炼,包括肢体运动锻炼、语言智力训练等。
2. 出院后继续鼻饲者,教会家属掌握鼻饲的方法、注意事项和意外处理。
3. 对于术后出现癫痫的患者,指导患者按时、长期服用抗癫痫药物,并需定期监测白细胞和肝功能。

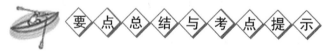

1. 颅内压增高的主要临床表现,尤其是颅内压增高三主征和脑缺血反应(库欣反应)。
2. 颅内压增高的主要护理措施,尤其是格拉斯哥昏迷评分法、冬眠低温疗法的护理、脑室引流的护理、脑疝的急救和护理。
3. 颅脑损伤中的头皮血肿的鉴别、颅底骨折的典型表现、脑脊液漏的护理以及脑震荡的概念。

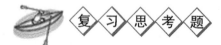

【A₁ 型题】
1. 颅底骨折合并脑脊液鼻漏时,下列护理措施中错误的是(   )
   A. 头高足低位　　　B. 不能剧烈咳嗽

C. 保持口腔清洁　　　D. 使用抗生素
E. 填塞鼻腔,以防脑脊液流失过多
2. 硬膜外血肿典型的意识障碍表现是(   )
   A. 昏迷一清醒　　　B. 持续昏迷

C. 昏迷－清醒－昏迷　　D. 始终清醒

E. 清醒－昏迷－清醒

3. 颅前窝骨折的典型表现有（　　）

　A. 脑脊液耳漏　　　　B. 熊猫眼征

　C. 耳后乳突区瘀斑　　D. 枕后皮肤瘀斑

　E. 一侧肢体瘫痪

4. 头皮血肿的处理原则中,错误的是（　　）

　A. 局部理疗　　　　B. 穿刺抽血

　C. 加压包扎　　　　D. 穿刺引流

　E. 清创缝合

5. 单纯脑震荡的临床特点不包括（　　）

　A. 伤后昏迷立即出现

　B. 昏迷时间一般不超过 30 分钟

　C. 逆行性遗忘

　D. 有明显的器质性损伤

　E. 可有一段时间的头晕、头痛等表现

【A₂ 型题】

6. 患者,男,45 岁。3 小时前被木棒击中头部右顶区,伤后头痛、呕吐,1.5 小时后出现意识不清。查体:右侧瞳孔散大,左侧肢体肌张力高,病理征阳性,最可能的诊断是（　　）

　A. 脑震荡

　B. 头皮血肿伴脑疝

　C. 硬膜外血肿伴脑疝

　D. 颅骨骨折伴脑疝

　E. 脑干损伤

7. 患者,女,27 岁,骑自行车时不慎摔倒,撞伤头部,意识清,自述头痛明显,来院就诊。下列哪项措施不可取（　　）

　A. 意识清晰,先回家休息

　B. 留院观察,注意意识、瞳孔和生命体征的变化

　C. 行头颅 CT 检查

　D. 向患者及家属讲明有颅内出血的可能

E. 暂时对症处理

8. 患儿,男,7 岁,1 天前玩耍时不慎左前额撞击到窗沿,哭闹不止,撞击处出现一核桃大小的包块。今日发现左额颞侧肿胀更加明显,遂来就诊。查体:意识清晰,自述有轻度头晕,无局灶性神经定位症状,左额颞侧可触及一约 10cm×13cm 的波动区。头颅 CT 显示:左额颞侧头皮肿胀,颅内未见明显异常。处理应该（　　）

　A. 加压包扎

　B. 切开引流,加压包扎

　C. 局部理疗,促进吸收

　D. 穿刺抽吸、加压包扎

　E. 暂不处理

【A₃ 型题】

(9～10 题共用题干)

患者,女,64 岁。自述 1 周前无明显诱因出现头痛、头晕且有加重趋势,有轻度视物模糊。无高血压病史,追问患者得知约 4 周前左头顶有轻微外伤史。查体:血压 150/95mmHg,左侧瞳孔直径 4mm,余无明显的局灶性神经定位征象。头颅 CT 显示:左顶部有一新月形低密度阴影,中线轻度右移。

9. 该患者的诊断是（　　）

　A. 左顶部急性硬膜下血肿

　B. 左顶部慢性硬膜下血肿

　C. 左顶部急性硬膜外血肿

　D. 左顶部慢性硬膜外血肿

　E. 左顶部头皮血肿

10. 该患者的根本治疗方法是（　　）

　A. 药物止血　　　　B. 预防感染

　C. 冬眠低温疗法　　D. 继续观察病情

　E. 钻孔清洗引流

(李　军)

第12章

颈部疾病患者的护理

案例 12-1

　　患者,女,32 岁。主诉:1 个星期前因受凉后出现鼻塞、流涕,继而感怕热、多汗。偶尔感胸闷、心悸、失眠,遂来院就诊。患者近来食欲旺盛,无腹泻,大便 3 次/天。体格检查:身高 168cm,体重 55kg,脉搏 112 次/分,律齐,血压 140/60mmHg,无贫血,无黄染。颈部可触及小而弥漫、质硬的甲状腺肿块。心界向左扩大 1.5cm,未闻及杂音;肺部听诊无杂音。两小腿水肿,膝及跟腱反射亢进;手指、眼睑震颤。实验室检查:FT_3 11.2pmol/L(正常 2.3~4.2 pmol/L),FT_4 30.6pmol/L(正常 0.79~2.4 pmol/L),h-TSH 0.01MIU/L(正常 0.34~5.6 MIU/L)。既往无自身免疫病及甲亢家族史。

问题:1. 该患者最可能的诊断是什么?

　　　2. 如何对患者进行有效的护理?

第1节　甲状腺功能亢进患者的护理

　　甲状腺功能亢进简称甲亢,是由甲状腺激素分泌过多引起的以代谢亢进和自主神经系统紊乱为主要特征的疾病。男、女均可发病,但以中青年女性多见,男:女比例为1:(4~7)。

一、甲状腺解剖生理概要

　　甲状腺(thyroid gland)位于颈前区甲状软骨下方、气管的两旁,由左、右两侧叶和中央峡部构成。成人腺体重约30g,由内层甲状腺固有被膜和外层甲状腺外被膜所包裹,腺体借外层被膜固定于气管和环状软骨,并借左、右两叶上极内侧的甲状腺悬韧带悬吊于环状软骨,做吞咽运动时,甲状腺可随之上下移动。在甲状腺两侧叶的背面、两层被膜间隙间,一般附有 4 个甲状旁腺。甲状旁腺分泌甲状旁腺素,调节体内钙的代谢,维持血钙和血磷的平衡,如果甲状旁腺功能受损,可引起低钙抽搐。

　　甲状腺附近的神经主要有喉上神经和喉返神经,均发自迷走神经。喉上神经有内支和外支,内支为感觉支,分布在喉与会厌黏膜上,若损伤后可导致会厌反射消失,饮水呛咳;外支为运动支,与甲状腺上动脉贴近,分布在环甲肌上,若损伤可造成环甲肌瘫痪,声带松弛,声调降低。喉返神经在颈部位于甲状腺背侧的食管沟内,支配声带运动。

　　甲状腺的血液供应非常丰富,主要来源于甲状腺上动脉和甲状腺下动脉。甲状腺上、下动脉均有分支,各分支间、分支与喉部、气管、咽部及食管的动脉分支都有广泛吻合,故手术结扎两侧甲状腺上、下动脉后,残留腺体和甲状旁腺一般仍有足够的血液供应。甲状腺有三条主要静脉,即甲状腺上、中、下静脉,其中甲状腺上、中静脉血液注入颈内静脉,下静脉血液直接注入无名静脉。甲状腺的淋巴液汇入颈深淋巴结(图 12-1-1)。

　　甲状腺的主要功能是合成、储存和分泌甲状腺素。其主要作用为参与人体物质和能量代谢,包括增加全身组织细胞的氧消耗和产热;促进蛋白质、脂肪和糖类的分解;促进人体的生长发育和组织分化,并影响体内水和电解质的代谢等。甲状腺的功能活动受大脑皮质-下丘脑-腺垂体系统的调节和控制。

二、病因病理

原发性甲亢病因迄今不明。近年来认为原发性甲亢的发生与自身免疫、遗传和环境等因素有密切关系。自身免疫性因素为最重要的发病因素。遗传因素对甲亢的发生也有重要的作用。环境因素是甲亢发生的重要诱发因素,对甲亢有较明显影响的环境因素主要包括怀孕、精神刺激、创伤、过度疲劳、碘摄入过多等。

三、临床表现

轻重不一,典型表现有高代谢症候群、甲状腺肿及突眼三大主要症状。

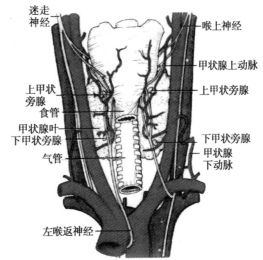

图 12-1-1　甲状腺解剖示意图

1. T₃、T₄过多综合征　由于 T_3、T_4 分泌过多和交感神经兴奋性增高,患者可出现高代谢症候群。主要表现为:心悸、脉快有力(脉搏常在 100 次/分以上,休息和睡眠时间仍快);怕热、多汗;食欲亢进、消瘦、体重下降;易疲劳、无力;性情急躁、易激惹;双手颤动;肠蠕动亢进和腹泻;女性患者可出现月经失调甚至闭经,男性患者可有阳痿。

2. 甲状腺肿大　多数患者有不同程度的弥漫性、对称性甲状腺肿大,肿大程度与甲亢轻重无明显关系;多无局部压迫症状。在甲状腺左、右叶上极可闻及血管杂音。

3. 突眼征　突眼征为眼征中重要且较特异的体征之一,突眼征多与甲亢同时发生。典型者双侧眼球突出、睑裂增宽。

四、辅助检查

1. 基础代谢率测定(BMR)　测定应在清晨、清醒、安静、空腹状态下进行。常用计算公式为:基础代谢率(%)=(脉率+脉压)-111,以±10%为正常,+20%～+30%为轻度甲亢,+30%～+60%为中度甲亢,+60%以上为重度甲亢。

2. 甲状腺摄¹³¹I率测定　给患者口服放射性¹³¹I,2h、24h 后测甲状腺摄取¹³¹I 的数量。正常 2 小时摄取率为 5%～25%,24 小时摄取率为 20%～45%。

3. 血清中 T₃、T₄含量测定　甲亢时 T_3 值的上升较早而快,约高于正常值的 4 倍;T_4 上升较迟缓,仅高于正常的 2.5 倍,因此 T_3 对甲亢的诊断具有较高的敏感性。

案例 12-2

患者,女,49 岁。主诉:心慌不适、怕热,易饥饿和多汗。查体:甲状腺肿大,双手震颤,突眼,心率 122 次/分,基础代谢率(BMR)+46%。

问题:1.该患者最可能的诊断是什么?

2.对于该患者主要应采取哪些治疗方法?

3.如果该患者进行手术治疗,术后最危重的并发症是什么?

4.发生上述并发症的主要原因是什么?如何预防?

5.针对该患者,如何做好围术期的护理?

五、处理原则

甲状腺大部切除术仍是目前治疗中度以上甲亢的一种常用而有效的方法。

手术适应证：①中度以上的原发性甲亢；②腺体较大，伴有压迫症状，或胸骨后甲状腺肿等类型的甲亢；③继发性甲亢或高功能腺瘤；④抗甲状腺药物或¹³¹I治疗后复发或坚持长期用药有困难者。鉴于甲亢对妊娠可造成不良影响（流产和早产等），而妊娠又可能加重甲亢，因此妊娠早、中期的甲亢患者凡具有上述指征者，仍应考虑手术治疗。

手术禁忌证：①症状较轻者；②青少年患者；③老年患者或有严重器质性疾病不能耐受手术治疗者。

六、护理问题

1. 焦虑 与担心手术预后有关。

2. 营养失调：低于机体需要量 与甲亢所致机体高代谢有关。

3. 睡眠型态紊乱 与交感神经过度兴奋有关。

4. 潜在并发症 呼吸困难或窒息、喉返神经损伤、喉上神经损伤、甲状旁腺损伤、甲状腺危象等。

七、护理措施

（一）术前护理

1. 心理护理 大多数患者手术前会对手术产生恐惧、焦虑、紧张、悲观、忧郁等不良的心理反应。护士应积极给予心理疏导，说明手术的安全性与必要性，以及手术前后应配合的事项，指导患者做分散注意力的活动，如看电视、听音乐、和同病房的病友聊天，并鼓励家属给予患者心理支持。过度紧张和焦虑者，遵医嘱给予镇静剂。

2. 药物准备 为提高患者对手术的耐受力，预防术后并发症，术前通常用硫氧嘧啶类药物控制症状，但该类药物可引起甲状腺肿大充血，增加手术风险。待甲亢症状基本控制后，改服碘剂。碘剂能够抑制甲状腺素的释放，还能减少甲状腺的血流量，减轻腺体充血，使腺体缩小变硬。常用的碘剂为复方碘化钾溶液，用法：每日3次，口服，每次3滴开始，逐日逐次增加1滴（即第1日每次3滴，第2日每次4滴，依此类推）至16滴止，然后维持此剂量至手术日。服用碘剂一般不超过3周。当患者情绪稳定，睡眠好转，体重增加，脉率<90次/分，基础代谢率在＋20%以下，甲状腺腺体缩小变硬，应及时手术。

3. 饮食护理 给予高热量、高蛋白、高维生素饮食，避免刺激性食物；限食高碘食物，如海带、紫菜、虾、蟹等。

4. 充分休息 环境安静，通风良好，保持室温凉爽而恒定，避免各种干扰，使患者得以充分休息。

5. 体位训练 术前数日指导患者练习颈部过伸体位，以利手术进行。

6. 其他 按术前常规准备外，床旁备好气管切开包、紧急拆线缝合包、无菌手套，以备术后急需。

（二）术后护理

1. 一般护理

（1）病情观察：监测患者生命体征变化，观察伤口渗血情况，观察引流液等情况，并做好记录。

(2)安置合适体位:血压平稳后,取半卧位,以利于呼吸和切口渗液引流。

(3)饮食护理:患者清醒后先给少量温水,若无呛咳及误咽等不适,可给予微温流质饮食,以后过渡到半流质和软食。

(4)活动管理:指导患者床上变换体位,起身活动时以手置于颈后以支撑头部。

2. 药物应用　患者术后继续服用复方碘化钾溶液,由每次 16 滴开始,逐日逐次减少 1 滴,至每次 3 滴为止。

3. 并发症的预防及护理　有效防治呼吸困难和窒息、喉返神经损伤、喉上神经损伤、手足抽搐和甲状腺危象等并发症。

(1)呼吸困难和窒息:最危急的并发症,多发生在术后 48h 内。表现为进行性呼吸困难、烦躁、发绀,甚至窒息。常见原因有:①切口内出血压迫气管;②喉头水肿;③黏痰堵塞气道;④气管塌陷;⑤双侧喉返神经损伤。一旦发现,立即报告医生,并协助医生进行处理,若为血肿压迫所致,应立即剪开缝线,迅速清除血肿;若喉头水肿所致,应立即静脉注射肾上腺皮质激素;若是黏痰堵塞,应立即吸痰。处理后情况不能改善,或窒息由气管塌陷、双侧喉返神经损伤所致,则应施行气管切开处理。

(2)喉返神经损伤:一侧喉返神经损伤,可引起声音嘶哑,双侧损伤时因声带麻痹引起失音、呼吸困难,甚至窒息。应做好安慰解释工作,如系血肿压迫或瘢痕牵拉所致的,经理疗 3～6 个月后可逐渐恢复;一侧喉返神经损伤,可由对侧代偿而逐渐好转,双侧损伤则需手术修补。

(3)喉上神经损伤:喉上神经外支损伤时,声调降低;内支损伤时可致误咽、呛咳。进食呛咳者,应取坐位进食,试给予半流质或干食,吞咽不可过急,特别是饮水时。一般理疗后可自行恢复。

(4)手足抽搐:由于甲状旁腺损伤或血液供应障碍引起甲状旁腺功能低下而导致的低钙血症,常在术后 1～2 日出现。轻者面部、口唇或手足部出现针刺、麻木感;严重者可出现面肌和手足的抽搐。患者饮食应限制含磷丰富的瘦肉、蛋黄、乳品,多食绿叶蔬菜,豆制品等高钙低磷食物。症状较轻者,口服钙片或维生素 D_2,症状较重者,服用双氢速甾醇;抽搐发作时,应立即静脉缓慢注射 10％葡萄糖酸钙 10～20ml,控制痉挛。

(5)甲状腺危象:是甲亢病情急性加重的一个综合征,发生原因可能与循环中的甲状腺激素水平增高有关。临床表现为高热(体温≥39℃)、心动过速(心率≥140 次/分)、大汗、烦躁、焦虑不安、谵妄,常伴有恶心、呕吐、腹泻,严重患者可有心衰、休克和昏迷等,处理不当则很快死亡。一旦出现症状,应立即给予吸氧、物理降温、静脉输入葡萄糖液,并立即报告医生。遵医嘱给予镇静剂,静脉滴注复方碘化钾、洋地黄制剂等药物。

八、健 康 教 育

1. 休息　劳逸结合,适当休息和活动,以促进各器官功能的恢复。

2. 饮食　选用高热量、高蛋白质和富含维生素的软食,以利切口愈合和维持机体代谢需求。

3. 心理调适　引导患者正确面对疾病、症状和治疗,合理控制自我情绪,保持精神愉快和心境平和。

4. 用药指导　使患者了解甲亢术后继续服药的重要性、方法并督促执行。

5. 随访复诊　患者出院后应定期门诊复查甲状腺功能,若出现心悸、手足震颤、抽搐等症状时及时就诊。

第 2 节　单纯性甲状腺肿患者的护理

单纯性甲状腺肿是由甲状腺非炎性或肿瘤性原因阻碍甲状腺激素合成而导致的代偿性甲状

腺肿大,本病不伴有甲状腺功能亢进或减退的表现。碘缺乏是地方性甲状腺肿的最常见原因。

一、病 因 病 理

1. 合成甲状腺激素原料(碘)的缺乏　是引起地方性甲状腺肿的最主要病因。

2. 甲状腺激素的需要量增加　青春发育期、妊娠期、哺乳期,机体对甲状腺激素的需要量增加,可出现机体相对性缺碘而致生理性甲状腺肿。

3. 先天性甲状腺激素合成障碍　由于某些酶的缺陷影响 TH 的合成或分泌,从而引起甲状腺肿。

4. 致甲状腺肿物质　如硫脲类药物、硫氰酸盐、保泰松、碳酸锂等可阻碍甲状腺激素的合成而引起甲状腺肿。

二、临 床 表 现

1. 甲状腺肿大　甲状腺常呈轻、中度弥漫性肿大,表面平滑,质地较软。

2. 局部压迫症群　若进一步增大,可出现颈部增粗和颈前肿块,扪及甲状腺有多个(或单个)结节并引起压迫症状。如压迫气管可引起咳嗽、呼吸困难;压迫食管可引起吞咽困难;压迫喉返神经引起声音嘶哑;胸骨后甲状腺肿使上腔静脉回流受阻,表现为面部青紫、水肿、颈部与胸部浅静脉扩张。

3. 其他症状　在地方性甲状腺肿流行地区,如自幼碘缺乏严重,可出现地方性呆小病;患者摄入过多的碘时,可诱发碘甲状腺功能亢进症。

三、辅 助 检 查

1. 甲状腺功能检查　血清 T_4、T_3 正常,T_4/T_3 的比值常增高。血清 TSH 水平一般正常。

2. 甲状腺摄^{131}I率及 T_3 抑制试验　摄^{131}I 率增高但无高峰前移,可被 T_3 所抑制。当甲状腺结节有自主功能时,可不被 T_3 抑制。

3. 甲状腺扫描　可见弥漫性甲状腺肿,常呈均匀分布。

四、处 理 原 则

1. 药物治疗　可使用碘剂、甲状腺制剂,但应避免大剂量碘治疗,以免诱发碘甲亢。

2. 手术治疗　单纯性甲状腺肿一般不宜手术治疗。当出现压迫症状、药物治疗无好转者,或疑有甲状腺结节癌变时应手术治疗。

五、护 理 问 题

1. 自我形象紊乱　与颈部外形异常有关。

2. 知识缺乏　缺乏单纯性甲状腺肿的相关防治知识。

3. 潜在并发症　甲状腺功能亢进症等。

六、护 理 措 施

1. 一般护理　向患者阐明单纯性甲状腺肿的病因和防治知识,消除患者因形体改变而引起的自卑与挫折感,正确认识疾病所致的形体外观改变,指导患者利用服饰进行外表修饰,完善自我形象。指导患者多食海带、紫菜等海产品等含碘丰富的食物。

2. 病情观察　观察患者甲状腺肿大的程度、质地有无结节和压痛,以及颈部增粗情况的进展。

3. 用药护理　指导患者遵医嘱准确服药,不可随意增多和减少;观察甲状腺药物治疗的效果和不良反应,如患者出现心动过速、呼吸急促、食欲亢进、怕热多汗、腹泻等甲状腺功能亢进症表现,应及时汇报医师处理。

七、健 康 教 育

1. 在地方性甲状腺肿流行地区,开展防治的宣传教育工作,指导患者补充碘盐,这是预防缺碘性地方性甲状腺肿最有效的措施。

2. 指导碘缺乏患者和妊娠期妇女多进食含碘丰富的食物,如海带、紫菜等海产类食品,并避免摄入大量阻碍甲状腺激素合成的食物和药物。

3. 嘱患者按医嘱准确服药和坚持长期服药,以免停药后复发,教会患者观察药物疗效及不良反应。

第 3 节　甲状腺肿瘤患者的护理

甲状腺肿瘤分为良性和恶性两大类。最常见的良性肿瘤为甲状腺腺瘤,恶性肿瘤为甲状腺癌。

一、甲状腺腺瘤

甲状腺腺瘤是起源于甲状腺滤泡细胞的甲状腺良性肿瘤,以女性为多,发病年龄多在甲状腺功能活跃时期,以 20~40 岁青壮年多见。

(一)病因病理

甲状腺腺瘤目前尚无明确原因,可能与性别、遗传因素、射线照射、TSH 过度刺激等有关。根据甲状腺腺瘤的病理改变可分为滤泡状和乳头状囊性腺瘤两种,前者较常见。肿瘤生长较慢,乳头状囊性腺瘤可因囊壁血管破裂而发生囊内出血。

(二)临床表现

多数患者无不适症状,常在无意间或体检时发现颈部有圆形或椭圆形结节,多为单发。结节表面光滑,边界清楚,包膜完整,无压痛,随吞咽上下移动。质地视瘤体性质而异,腺瘤质地较韧,而囊性者质软。腺瘤一般生长缓慢,但乳头状囊性腺瘤因囊壁血管破裂所致囊内出血时,瘤体在短期内可迅速增大并伴局部胀痛。

(三)辅助检查

1. B 超检查　可发现甲状腺内肿块;还提示是否存有囊性病变。

2. 放射性^{131}I 或^{99m}Tc 扫描　应用^{131}I 或^{99m}Tc 扫描,比较甲状腺结节与周围正常组织的放射性密度,了解结节的特点。绝大多数的甲状腺癌表现为冷结节。甲状腺腺瘤多为温结节。

(四)处理原则

甲状腺腺瘤可诱发甲亢和恶变,故应早期行患侧甲状腺大部分或部分(小腺瘤)切除;切除标本应立即行冰冻切片检查以判定有无恶变。若为恶性病变需按甲状腺癌治疗。

(五)护理问题

1. 焦虑　与颈部肿块性质不明、担心手术预后有关。

2. 潜在并发症　呼吸困难和窒息、喉返神经和喉上神经损伤、手足抽搐等。

(六)护理措施

1. 术前护理

(1)心理护理:参见甲亢患者的护理。

(2)体位训练:术前指导患者练习颈部过伸体位,以利手术进行。

(3)一般护理:按一般手术护理常规做好备皮、配血、药物过敏试验及各项术前准备。

2. 术后护理

(1)病情观察:监测患者生命体征变化,及时发现患者有无并发症的发生。

(2)安置合适体位:血压平稳后,取半卧位,以利于呼吸和切口渗液引流。

(3)饮食管理:患者清醒后先给少量温水,若无呛咳及误咽等不适,可给予微温流质饮食,以后过渡到半流质和软食。

(4)保持呼吸道通畅:鼓励和协助患者进行深呼吸和有效咳嗽,必要时行雾化吸入。对手术范围较大者,如行颈淋巴结清扫术者,可遵医嘱给予适量镇静剂,以减轻患者因切口疼痛不敢或不愿意咳嗽排痰的现象,保持呼吸道通畅和预防肺部并发症。

(5)有效预防和及时处理并发症:参见甲亢患者的护理。

二、甲状腺癌

甲状腺癌是头颈部较常见的恶性肿瘤,约占全身恶性肿瘤的1%,女性发病率高于男性。

(一)病因病理

病因尚不明确,目前多认为与放射线和地方性甲状腺肿有关。按肿瘤的病理类型可分为以下几种。

1. 乳头状腺癌 多见于中青年女性,低度恶性,生长较缓慢,较早可出现颈淋巴结转移。手术治疗为主,预后较好。

2. 滤泡状腺癌 多见于中年女性,肿瘤生长较迅速,属中度恶性;可经血液转移至肺、肝、骨和中枢神经系统,预后较乳头状腺癌差。

3. 未分化癌 多见于老年男性。发展迅速,发病早期即有颈淋巴结转移,属高度恶性。肿瘤除侵犯气管和(或)喉返神经或食管外,还常经血液转移至肺和骨。治疗以放疗为主,预后最差。

4. 髓样癌 来源于滤泡旁细胞(C细胞),可分泌降钙素,瘤内有淀粉样物沉积;较早出现淋巴结转移,且可经血行转移至肺和骨,恶性程度中等。预后比乳头状腺癌和滤泡状腺癌差,但略好于未分化癌。

(二)临床表现

发病初期多无明显症状,自己或体检无意中发现颈部出现单个、质地硬而固定、表面高低不平,随吞咽上下移动的肿块。

癌肿晚期除伴颈淋巴结肿大外,常因喉返神经、气管或食管受压而出现声音嘶哑、呼吸困难或吞咽困难等;若颈交感神经节受压可引起 Horner 综合征。癌肿局部转移至颈部,出现硬而固定的淋巴结,远处转移部位多见于颅骨、椎骨、盆骨等。

(三)辅助检查

1. B超检查 测定甲状腺大小,探测结节的位置、大小、数目及与邻近组织的关系。结节若为实质性且呈不规则反射,则恶性可能大。

2. X线检查 颈部摄 X 线片可了解有无气管移位、狭窄、肿块钙化及上纵隔增宽。胸部及骨骼摄片有助于排除肺和骨转移的诊断。

3. 穿刺细胞学检查　系明确甲状腺结节性质的有效方法。

4. 放射性^{131}I 或^{99m}Tc 扫描　参见"甲状腺腺瘤"中描述。

(四)处理原则

手术切除是各型甲状腺癌的基本治疗方式,手术范围和疗效与肿瘤的病理类型有关。一般多行患侧腺体连同峡部全切除、对侧腺体大部分切除,并根据病情及病理类型决定是否加行颈部淋巴结清扫或放射性碘治疗等。并辅助应用核素、甲状腺激素和放射外照射等治疗。

(五)护理问题

参见本节甲状腺腺瘤患者的护理。

(六)护理措施

参见本节甲状腺腺瘤患者的护理。

(七)健康教育

1. 心理调适　甲状腺癌患者术后存有不同程度的心理问题,指导患者调整心态,正确面对现实,积极配合治疗。

2. 功能锻炼　为促进颈部功能恢复,术后患者在切口愈合后可逐渐进行颈部活动,直至出院后 3 个月。颈淋巴结清扫术者,因斜方肌不同程度受损,功能锻炼尤为重要,故在切口愈合后即应开始肩关节和颈部的功能锻炼,并随时保持患侧上肢高于健侧的体位,以防肩下垂。

3. 药物治疗　甲状腺全切除者应遵医嘱坚持服用甲状腺素制剂,以预防肿瘤复发。术后需加行放射治疗者应遵医嘱按时治疗。

4. 随访复诊　教会患者颈部自行体检的方法;患者出院后须定期随访,复诊颈部、肺部和甲状腺功能等。若发现结节、肿块或异常应及时就诊。

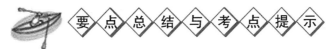

要点总结与考点提示

1. 甲亢的主要病因、临床表现及处理原则。
2. 甲亢手术治疗的适应证及禁忌证,及甲状腺大部分切除术患者的护理。
3. 单纯性甲状腺肿患者主要病因、临床表现及护理。
4. 甲状腺肿瘤患者主要病因、临床表现、处理原则及护理措施。
5. 甲亢、单纯性甲状腺肿和甲状腺肿瘤患者的健康教育。

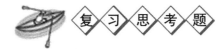

复习思考题

【A$_1$型题】

1. 在下列甲状腺癌病理类型中,发病率最高的是（　　）
A. 滤泡状腺癌　　　　B. 乳头状腺癌
C. 髓样癌　　　　　　D. 未分化癌
E. 巨细胞癌

2. 甲亢术前服用碘剂最长不宜超过（　　）
A. 2 周　　　　　　B. 3 周
C. 4 周　　　　　　D. 5 周
E. 6 周

3. 甲状腺手术后最危重的并发症是（　　）
A. 误咽　　　　　　B. 手足抽搐
C. 声音嘶哑　　　　D. 出血
E. 声调下降

4. 预防甲亢术后甲状腺危象的关键在于（　　）
A. 术后使用镇静剂
B. 加强术后护理
C. 术前使基础代谢率降至正常
D. 术后使用镇痛剂
E. 术时选用全身麻醉

5. 甲状腺大部分切除术后发生呼吸困难或窒息,与下列哪项因素无关( )
   A. 手术创伤应激诱发的危象
   B. 切开内出血压迫气管
   C. 气管软化塌陷
   D. 喉头水肿
   E. 双侧喉返神经损伤所致的声带麻痹

【A₂ 型题】

6. 患者,女,32 岁。甲状腺手术后声音嘶哑,考虑由下列哪项损伤引起( )
   A. 喉上神经损伤　　　B. 喉返神经损伤
   C. 甲状旁腺误切　　　D. 气管误伤
   E. 甲状腺切除过多

7. 患者,女,39 岁。行单侧甲状腺大部分切除术,术后 11 小时,发现患者颈部肿大,呼吸困难,应立即( )
   A. 吸氧　　　　　　　B. 气管切开
   C. 拆除缝线,清除血肿　D. 蒸汽吸入
   E. 吸痰

8. 患者,男,36 岁,甲状腺癌术后第 2 天出现手足抽搐,有效的治疗是( )
   A. 给予肉类和蛋类饮食
   B. 静脉输入高渗葡萄糖
   C. 吸氧
   D. 静脉注射 10％葡萄糖酸钙溶液
   E. 给予镇静剂

【A₃ 型题】

(9～11 题共用题干)

患者,女,36 岁,患原发性甲状腺功能亢进,住院后在清晨起床前测脉率 110 次/分,血压 140/80mmHg,拟在服用复方碘化钾溶液等术前准备后择期行甲状腺大部分切除术。

9. 按简便公式计算,该患者的基础代谢率(BMR)是( )
   A. 50％　　　　　　　B. 59％
   C. 109％　　　　　　D. 139％
   E. 170％

10. 术前服用碘剂的作用是( )
    A. 抑制甲状腺素合成
    B. 对抗甲状腺素
    C. 促进甲状腺素合成
    D. 抑制甲状腺素释放
    E. 减少促甲状腺激素分泌

11. 该患者经药物治疗后,未达到手术标准的指标有( )
    A. 脉率＞100 次/分
    B. BMR＜＋20％
    C. 情绪稳定,睡眠好转
    D. 体重增加
    E. 甲状腺腺体缩小变硬

(许建丰)

第13章

胸部疾病患者的护理

第1节　乳房疾病患者的护理

一、乳房的解剖生理概要

乳房由乳腺、皮下脂肪和结缔组织构成，呈两个半球形。位于胸大肌浅面，约平第2和第6肋骨水平的浅筋膜浅、深层之间。腺体向腋窝呈尾状延伸。乳头位于乳房的中心，周围的色素沉着区称为乳晕。

乳腺有15～20个腺叶，每一腺叶由若干腺小叶构成，腺小叶是乳腺的基本单位，由小乳管和腺泡组成。每个腺叶有单独的乳管，腺叶和乳管均以乳头为中心呈放射状排列。小乳管汇至乳管，乳管开口于乳头，乳管靠近开口的1/3段略为膨大，是乳管内乳头状瘤的好发部位。腺叶间有与皮肤垂直的纤维束，上连浅筋膜浅层，下连浅筋膜深层，称Cooper韧带；起支持和固定乳房位置的作用，同时还能保持一定的活动度。

乳腺的生理活动受垂体前叶、卵巢及肾上腺皮质等激素影响。妊娠及哺乳时乳腺明显增生，腺管延长，腺泡分泌乳汁。哺乳期后，乳腺又处于相对静止状态。平时，育龄期妇女在月经周期的不同阶段，乳腺的生理状态在各激素影响下，呈周期性变化。绝经后腺体渐萎缩，为脂肪组织所代替。

二、急性乳腺炎

急性乳腺炎（acute mastitis）是指发生在乳腺的急性化脓性感染，以初产妇更为多见，往往发生在产后3～4周。

(一)病因

急性乳腺炎的发病，有以下两方面原因。

1. 乳汁淤积　乳汁是细菌生长繁殖的理想培养基。乳汁淤积多见于乳头发育不良；乳汁分泌过多致乳汁不能完全排空；乳管不通等。

2. 细菌入侵　致病菌多为金黄色葡萄球菌。乳头破损或皲裂，细菌沿淋巴管入侵是感染的主要途径。婴儿口含乳头而睡使得细菌也可直接侵入乳管，上行至腺小叶而致感染。

(二)临床表现

初时患者感觉乳房疼痛、可触及硬块、局部红肿且伴有发热。随着炎症发展，全身症状明显，主要表现为寒战、高热、脉搏加快，常有患侧淋巴结肿大、压痛，白细胞计数明显增高，直至脓

> **案例 13-1**
>
> 患者，女，28岁，产后6周。左乳房疼痛，乏力3天。查体：T 39.5℃发现左乳房外上象限红肿，皮温高，有压痛。血常规：WBC 13×10^9/L，N 0.80。
>
> 问题：1. 该患者最可能的诊断是什么？
> 　　　2. 为了明确诊断，还应该做哪些检查？
> 　　　3. 对于该患者主要应采取哪些治疗方法？
> 　　　4. 该患者的主要护理问题有哪些？
> 　　　5. 对该患者应怎样进行健康教育？

肿形成。脓肿可以是单房或多房(图13-1-1),浅表脓肿中心有波动感,皮肤红肿;深部脓肿局部症状不明显,有深压痛,常需穿刺抽取脓液以明确诊断。

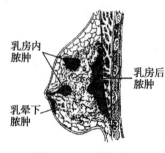

乳房内脓肿

乳房后脓肿

乳晕下脓肿

图13-1-1 乳房脓肿的不同部位

(三)处理原则

急性乳腺炎的处理原则是消除感染、排空乳汁。脓肿形成后应及时行切开引流。中药治疗可用蒲公英、野菊花等清热解毒药物。

1. 非手术治疗

(1)局部处理:热敷、药物外敷或理疗促进血液循环,以利于早期炎症消散。常用外用药为金黄散或鱼石脂软膏。一般不停止哺乳,因停止哺乳不仅影响婴儿的喂养,且提供了乳汁淤积的机会。但患侧乳房应停止哺乳,并以吸乳器吸尽乳汁,促使乳汁排出通畅。

(2)应用抗生素:早期应用足量广谱抗生素。四环素、氨基糖苷类、磺胺药等药物可被分泌至乳汁影响婴儿,应避免使用,应用青霉素、头孢菌素和红霉素安全。

(3)终止乳汁分泌:若感染严重或脓肿引流后并发乳瘘,应停止哺乳。

2. 手术治疗

脓肿形成后应及时切开引流。为避免损伤乳管而形成乳瘘,应做放射状切开,乳晕下脓肿应沿乳晕边缘作弧形切口,深部脓肿或乳房后脓肿可沿乳房下缘作弧形切口,经乳房后间隙引流(图13-1-2)。脓腔较大时,可在脓腔的最低部位另加切口作对口引流。

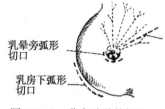

乳晕旁弧形切口

乳房下弧形切口

图13-1-2 乳房脓肿的切口

(四)护理问题

1. 疼痛 与乳房淤积、炎症肿胀有关。

2. 体温升高 与细菌或细菌毒素进入血液有关。

3. 潜在并发症 乳房脓肿、乳瘘等。

(五)护理措施

1. 适当休息,注意个人卫生,给予高热量、高蛋白、高维生素、低脂肪、易消化饮食,并注意水分的补充。

2. 用宽松的胸衣托起乳房,减轻疼痛和肿胀,同时局部给予热敷、理疗,以促进炎症的消散和局部血液循环。

3. 密切观察患者生命体征的变化,高热患者给予降温措施,必要时使用药物降温。遵医嘱使用抗生素以控制感染。行乳房脓肿切开引流术后的患者应保持敷料的干燥、清洁,加强换药。

(六)健康教育

关键是防止乳头破裂和乳汁淤积,防止细菌入侵。

1. 保持乳头清洁 哺乳前后应清洗乳头,防止细菌侵入。

2. 纠正乳头内陷 孕期可以经常挤捏、提拉乳头,多数乳头内陷者可以纠正,哺乳时有利于婴儿吸吮,防止乳汁淤积。

3. 防止乳头破损 如有皲裂者,应停止哺乳,每日用吸奶器吸出乳汁哺育婴儿。

4. 养成正确的哺乳习惯 应定时哺乳,每次哺乳尽量让婴儿将乳汁吸空;不要养成婴儿含乳头睡觉的习惯;应注意婴儿口腔卫生,及时治疗口腔炎症。

三、乳 腺 癌

乳腺癌是我国女性最常见的恶性肿瘤之一,仅次于宫颈癌。其发病率呈逐年上升趋势。

(一)病因

乳腺癌的病因尚不清楚。乳腺是多种内分泌激素的靶器官,其中雌酮、雌二醇与乳腺癌的发病有直接关系。发病年龄高峰在45～50岁,绝经后发病率继续上升,可能与老年女性雌酮含量提高相关。

初潮年龄早、绝经年龄晚、不孕及初次足月产的年龄与乳腺癌发病均有关。乳腺具有家族易感性,直系亲属中有乳腺癌病史者,其发病危险性是普通人群的2～3倍。此外,营养过剩、肥胖、脂肪饮食,可加强或延长雌激素

> **案例13-2**
>
> 患者,女,52岁,洗澡时无意发现右侧乳房肿块2周。无疼痛发热。体格检查:视诊发现右侧乳房较左侧高,且在右乳外上象限触及一个2cm左右的包块,质硬,不易推动,边界不清。右腋下可触及一个1.5cm×1cm质韧淋巴结。X线胸透:正常。
>
> **问题:**1.该患者最可能的诊断是什么?
> 2.为了明确诊断,应该做哪些检查?
> 3.对于该患者最适宜的治疗方法是什么?
> 4.该患者的主要护理问题有哪些?
> 5.如果该患者进行手术治疗,主要护理措施有哪些?

对乳腺上皮细胞的刺激,使得发病概率增加。有研究证实低发地区居民移居至高发地区后第二、三代移民的乳腺癌发病率逐渐升高,提示环境因素及生活方式与乳腺癌的发病有一定关系。

(二)病理

1.病理类型

(1)非浸润性癌:包括导管内癌(癌细胞未突破导管壁基底膜)、小叶原位癌(癌细胞未突破末梢乳管或腺泡基膜)及乳头湿疹样癌(伴发浸润性癌者不在此列),均属早期,预后较好。

(2)早期浸润性癌:包括早期浸润性导管癌(癌细胞突破管壁基膜,开始向间质浸润)、早期浸润性小叶癌(癌细胞突破末梢乳管或腺泡基膜,开始向间质浸润,但仍局限于小叶内),仍属早期,预后较好。

(3)浸润性特殊癌:包括乳头状癌、髓样癌(伴大量淋巴细胞浸润)、小管癌(高分化腺癌)、腺样囊性癌、黏液腺癌、大汗腺样癌、鳞状细胞癌等,分化一般较高,预后尚好。

(4)浸润性非特殊癌:包括浸润性小叶癌、浸润性导管癌、硬癌、髓样癌(无大量淋巴细胞浸润)、单纯癌、腺癌等,一般分化低,预后较上述类型差,且是乳腺癌中最常见的类型。

(5)其他罕见癌。

2.转移途径

(1)直接浸润:直接侵及Cooper韧带和皮肤,也可向深部浸润胸膜、胸肌等周围组织。

(2)淋巴转移:①癌细胞经乳房外侧缘淋巴管侵入同侧腋窝淋巴结──→锁骨下淋巴结──→锁骨上淋巴结──→胸导管左或右淋巴管──→静脉血流,向远处转移。②癌细胞向内侧淋巴管──→胸骨旁淋巴结──→锁骨上淋巴结,并可通过同样途径侵入血流。

(3)血运转移:癌细胞可经淋巴途径进入静脉,也可直接侵入血循环而致远处转移。最常见的远处转移依次为肺、骨、肝。

(三)临床表现

1.乳房肿块 多见于乳房的外上限,早期表现是患侧乳房出现无痛、单发的小肿块,肿块质硬,表面不光滑,与周围组织分界不清,在乳房内不易被推动。多数患者因无意中发现肿块而就医。

2. 乳房外形改变 随着肿瘤增大，若累及 Cooper 韧带，可使其缩短而致肿瘤表面皮肤凹陷，即所谓"酒窝症"。邻近乳头或乳晕的癌肿因侵入乳管使之缩短，可把乳头牵向癌肿一侧，进而可使乳头扁平、回缩、凹陷。皮下淋巴管被癌细胞堵塞，引起淋巴回流障碍，出现真皮水肿，皮肤呈"橘皮样"改变。

乳腺癌发展至晚期，可侵入胸筋膜、胸肌，以至癌块固定于胸壁而不易推动。如癌细胞侵入大片皮肤，可出现多数小结节，甚至彼此融合。有时皮肤可溃破而形成溃疡，这种溃疡常有恶臭，容易出血。乳腺癌转移至肺、骨、肝时，可出现相应的症状，如肺转移可出现胸痛、气急，骨转移可出现局部疼痛，肝转移可出现肝大、黄疸等。

3. 特殊类型乳癌

(1)炎性乳腺癌(inflammatory breast carcinoma)：不多见，好发于年轻女性。其特点是局部皮肤可呈炎症样表现，皮肤发红、水肿、增厚、粗糙、皮温升高。病程进展迅速、预后差，开始比较局限，但很快扩展到乳房皮肤。

(2)乳头湿疹样癌：少见，乳头有瘙痒、烧灼感，以后出现乳头和乳晕的皮肤变粗糙、糜烂如湿疹样，进而形成溃疡，有时覆盖黄褐色鳞屑样痂皮。部分病例于乳晕区可扪及肿块。恶性程度低，发展慢，转移晚。

(四)辅助检查

1. X 线检查 常用方法是钼靶 X 线摄片，可见密度增高的肿块影，边界不规则，或呈毛刺征。有时可见钙化点，颗粒细小、密集。

2. 超声显像 无损伤性，可反复使用，可鉴别肿块是囊性还是实质性。B 型超声结合彩色多普勒检查可观察血供情况，提高判断的敏感性，且对肿瘤的定性诊断可提供有价值的指标。

3. 近红外线扫描 一般用于乳癌普查的初筛。

4. 组织病理检查 目前常用细针穿刺细胞学检查，多数病例可获得较肯定的细胞学诊断，但应注意其有一定的局限性。对疑为乳腺癌者，可将肿块连同周围乳腺组织一并切除，行快速病理检查。

(五)处理原则

手术治疗是乳腺癌的主要治疗方法之一，同时辅以化学药物、内分泌、放射治疗，以及生物治疗。

1. 手术治疗

(1)乳房根治术(radical mastectomy)：手术应包括整个乳房、胸大肌、胸小肌、腋窝及锁骨下淋巴结的整块切除。

(2)乳房扩大根治术(extended radical mastectomy)：在上述基础上，同时切除胸廓内动、静脉及其周围淋巴结(即胸骨旁淋巴结)。

(3)乳房改良根治术(modified radical mastectomy)：全乳腺切除，术中保留胸大、小肌或仅切除胸小肌，同时清除腋窝淋巴结。根据大量病例观察，认为Ⅰ、Ⅱ期乳腺癌应用根治术及改良根治术的生存率无明显差异，且该术式保留了胸肌，术后外观效果较好，目前已成为常用的手术方式。

(4)保留乳房的乳腺癌切除术(lumpectomy and axillary dissection)：手术包括完整切除肿块及腋淋巴结清扫，术后必须辅以放疗、化疗等。适合于临床Ⅰ期、Ⅱ期的乳腺癌患者，且乳房有适当体积，术后能保持外观效果者。

(5)全乳房切除术(total mastectomy)：手术范围必须切除整个乳腺，包括腋尾部及胸大肌筋膜。该术式适宜于原位癌、微小癌及年迈体弱不宜作根治者。

2. 化学药物治疗　乳腺癌是实体瘤中应用化疗最有效的肿瘤之一,化疗在整个治疗中占有重要地位。一般认为辅助化疗应于术后早期应用,联合化疗的效果优于单药化疗,辅助化疗应达到一定剂量,治疗期不宜过长,以6个月左右为宜。

3. 内分泌治疗　雌激素受体(ER)含量高者称激素依赖性肿瘤,这些病例对内分泌治疗有效。因此,对手术切除标本做病理检查外,还应测定雌激素受体和孕激素受体(PgR),可帮助选择辅助治疗方案,对判断预后也有一定作用。激素受体阳性的病例优先应用内分泌治疗,受体阴性者优先应用化疗。

4. 放射治疗　是乳腺癌局部治疗的重要手段之一,术前、后均可采用。在保留乳房的乳腺癌手术后,放射治疗是一重要组成部分。

(六)护理问题

1. 自我形象紊乱　与乳房缺失引起形体形象改变有关。

2. 组织完整性受损　与手术所致组织创伤、瘢痕遗留有关。

3. 知识缺乏　与缺乏与疾病、治疗、康复及预后等知识有关。

4. 潜在并发症　肺不张、肺炎;患侧上肢水肿及功能障碍;皮下积液、皮瓣坏死等。

(七)护理措施

1. 术前护理

(1)心理护理:与患者交流,讲解该病的治疗效果及手术治疗的重要性,鼓励患者诉说内心的感受,耐心回答患者提出的问题,详细向患者作术后乳房重建、化疗后脱发引起的形象缺失的弥补等方面的经验介绍,给予患者及家属心理支持,使患者主动配合治疗。

(2)术前备皮:上至锁骨,下至脐水平,前至健侧锁骨中线,后至腋后线,包括患侧上臂上 1/3 处和腋窝。对切除范围大、考虑植皮的患者,需做好供皮区皮肤准备。

(3)特殊患者的准备:对于妊娠或哺乳期的患者,要及时终止妊娠或立即断乳,以抑制乳癌发展。遵医嘱做好用药护理或其他相关护理。

(4)术前宣教:向患者解释手术方式、过程及效果,告知患者术前、术后注意事项;教会患者有效咳嗽排痰及功能锻炼的方法。

2. 术后护理

(1)一般护理:术后患者待血压平稳后取半卧位,以利于呼吸和引流。鼓励患者有效咳嗽排痰,同时注意保护切口。若疼痛难忍,必要时给予镇痛剂。

(2)伤口的护理

1)胸带包扎的护理:乳癌根治术后用胸带加压包扎,目的是使皮瓣紧贴创面,利于血循环及生长。包扎压力应适宜,可通过询问患者感觉了解包扎压力是否适宜。包扎过紧可引起皮瓣、术侧上肢血运障碍,甚至坏死、水肿;包扎过松,易出现皮下积液、积气,不利于维持皮瓣正常血运。术后纱布加压包扎集中在腋下、锁骨下及肋弓下,如敷料渗血、渗液过多应及时更换,防止渗血、渗液浸泡皮瓣。

2)皮瓣的观察护理:术后皮瓣坏死的原因主要是缝合时皮瓣张力过大、包扎压力过高、血运障碍以及引流不畅。一般术后3日打开包扎胸带,观察皮瓣成活情况,正常情况下皮瓣温度与健侧皮温相差不超过 $2\sim3℃$,色泽正常。如发现皮下有少量积液,可用注射器抽吸后重新加压包扎;如皮瓣呈暗红色或暗紫色,可用75%乙醇溶液湿敷,$5\sim7$ 天后部分皮瓣可恢复生机;坏死皮瓣呈黑色,并与正常皮肤分界清楚,可剪除坏死皮瓣,正常换药 $5\sim7$ 天后,创面肉芽新鲜,重新植皮,应用抗生素防止感染。

(3)引流管的护理:术后常放置引流管,应妥善固定,保持持续负压吸引状态,注意引流液的颜色、性质及量,一般术后 1~2 天每日引流血性液体 50~100ml,以后逐渐减少,术后 4~5 天,创腔无积液,创面皮肤紧贴胸壁,血运良好,可拔除引流管。

(4)患侧上肢的护理:术后 3 日内患侧上肢制动,勿用力伸屈、外展,保持内收姿势,以防牵拉,避免患肢屈曲、受压或包扎过紧。注意观察患侧上肢末端皮肤颜色、温度、有无肿胀,若皮肤呈青紫色,伴皮温低,脉搏摸不清,提示腋部血管受压,应及时调整胸带的压力。如患侧上肢肿胀,可能与上肢淋巴回流不畅或头静脉被结扎、腋静脉栓塞、局部积液或感染有关,可嘱患者抬高和按摩患肢,并进行适当的肢体活动,必要时使用弹力绷带包扎。治疗中,避免在患侧上肢进行穿刺、量血压等操作。

(5)功能锻炼:为避免患侧上肢的功能障碍,术后 24 小时就可以开始手指及腕部活动,3~5 天后开始肘部活动,7 天上举,10 天外展。待腋下引流管拔除之后,术后 10~12 天左右可教患者逐渐作上臂的全范围关节活动,直至患侧手指能高举过头,能自行梳理头发。常见的全范围关节活动包括手臂摇摆运动、爬墙运动及滑轮运动等。

(八)健康教育

1. 保护患侧上肢 嘱患者不要在患侧肢体测血压、抽血、静脉注射等。出院后近期避免使用患肢搬、提重物,患肢负重不能超过 5kg。

2. 避孕 术后 5 年内避免妊娠,以免乳癌复发。

3. 改善自我形象 指导患者佩戴义乳或假体,也可于术后 3 个月行乳房再造术。

4. 乳房自我检查 指导患者术后每月自查 1 次,以便早期发现复发征象。检查时间在月经结束后 4~7 天进行。包括视和触两部分:①视:两手放松下垂放在身体两侧,对比观察两侧乳房的大小、形状是否对称及轮廓有无改变,外形有无变化(皮肤及乳头),乳头有无分泌物;改换体位,双手撑腰、上举、上身略微前倾,从不同角度观察上述内容。②触:乳房较小者平卧,乳房较大者侧卧,肩下垫软薄枕或将手臂置于头下进行触诊,用另一侧手的食指、中指和无名指的指腹在乳房上进行环形触摸,要有一定的压力。要仔细检查整个乳房的尾部,注意避免遗漏。挤压乳头,注意有无分泌物流出。触摸腋下感觉有无硬结或肿块。

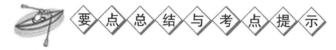

要 点 总 结 与 考 点 提 示

1. 急性乳腺炎的病因、临床表现、处理原则及健康教育。
2. 乳癌的临床表现、处理原则及术后护理措施。
3. 乳房自我检查方法。

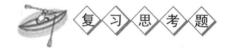

复 习 思 考 题

【A₁ 型题】

1. 乳房深部脓肿诊断依据是(   )
　A. 皮肤红肿　　　　　B. 穿刺抽脓
　C. 发热　　　　　　　D. 乳房胀痛
　E. 局部波动感

2. 急性乳腺炎的病因不包括(   )
　A. 乳头内陷　　　　　B. 乳汁过多
　C. 婴儿吸乳少　　　　D. 乳管不通
　E. 乳房淋巴管阻塞

3. 乳腺癌最常见的部位是(   )
　A. 内上象限　　　　　B. 外上象限
　C. 内下象限　　　　　D. 外下象限
　E. 乳晕区

4. 关于乳腺癌病因,下列不正确的是(   )
　A. 病因不清楚
　B. 雌激素和乳腺癌发病有直接关系
　C. 月经初潮早,绝经年龄晚与乳腺癌发病有关
　D. 初次足月产的年龄与乳腺癌发病有关
　E. 乳腺纤维腺瘤与乳腺癌有关

5.乳房的正确检查方法是(　　)

　　A.外上、外下、内下、内上

　　B.外上、外下、内上、内下中央各区

　　C.中央、内下、内上、外上、外下

　　D.外上、外下、内上、外上、外下

　　E.内下、内上、外上、外下、中央各区

【A₂型题】

6.患者,女,26 岁。产后 4 周体温升高,右侧乳房疼痛,局部红肿,有波动感,最主要的处理措施是(　　)

　　A.托起患侧乳房　　　　B.33％硫酸镁湿敷

　　C.局部物理疗法　　　　D.及时切开引流

　　E.全身应用抗生素

7.患者,女,25 岁。哺乳期患急性乳腺炎,畏寒发热,左侧乳房肿胀疼痛,表面皮肤红热,可扪及触痛的硬块,无波动感,对患乳的不正确护理是(　　)

　　A.吸尽积乳　　　　　　B.暂停哺乳

　　C.抬高乳房　　　　　　D.立即切开引流

　　E.理疗及外敷药物

【A₃型题】

(8～9题共用题干)

患者,女,50 岁。发现右乳房肿块 6 个月,近日发现右腋下有包块而来就诊。查体:右乳房外上象限可扪及一 5cm×5cm×4cm 大小的肿块,质硬,推不动,乳房皮肤表面呈橘皮样,右侧腋窝也可扪及肿大淋巴结。

8.首先应考虑哪种疾病(　　)

　　A.乳房纤维腺瘤　　　　B.乳腺癌

　　C.乳腺囊性增生病　　　D.乳房结核

　　E.乳房脓肿

9.如诊断明确,准备行手术治疗,宜做哪项术前准备(　　)

　　A.血常规、尿常规　　　B.胸部 X 线片

　　C.肝功能、肾功能检查　　D.彩超检查

　　E.以上都必要

(刘兰芳)

第 2 节　胸部损伤患者的护理

一、概　　述

(一)胸部解剖生理概要

胸部包括胸壁、胸膜及胸腔内的脏器。胸椎、胸骨和肋骨构成胸壁的骨性胸廓,支撑保护胸内脏器并参与呼吸功能。胸膜由脏层胸膜和壁层胸膜组成,两层有一潜在的密闭腔隙称为胸膜腔;腔内有少量浆液,起润滑作用。生理状态下的胸膜腔呈负压,一般 $-8 \sim -10 cmH_2O$。

(二)病因分类

胸部损伤根据损伤暴力性质不同,可分为钝性伤和穿透伤;根据损伤是否造成胸膜腔与外界沟通,可分为开放性胸部损伤和闭合性胸部损伤。钝性胸部损伤多由挤压、撞击暴力所致,多伴有肋骨或胸骨骨折,常合并其他部位损伤,伤后早期易被误诊或漏诊;穿透性胸部损伤多由火器、刀刃等锐器暴力所致,损伤机制较清楚,早期诊断较容易。开放性胸部损伤多见穿透伤,易伤及胸腔内器官或血管,导致患者呼吸循环衰竭而死亡;闭合性胸部损伤多见于钝性伤,轻者只有胸壁软组织损伤和(或)单纯肋骨骨折,重者伴有胸腔脏器损伤。

(三)临床表现

肋骨骨折多表现为伤处疼痛,严重者,可出现不同程度的呼吸困难和循环障碍。气胸患者根据胸膜腔内积气的量和速度可出现不同程度的呼吸困难、气管移位,甚至有烦躁不安、意识障碍、发绀、颈静脉怒张、皮下气肿等症状。血胸患者除因积血压迫肺组织引起的呼吸困难外,还出现不同程度的面色苍白、脉搏细速、血压下降和末梢血管充盈不良等低血容量休克表现。

(四)处理原则

胸部损伤的基本处理原则:包括维持呼吸道通畅、给氧,控制外出血、补充血容量,镇痛和预

防感染。多根多处肋骨骨折应制止反常呼吸运动;开放性气胸需迅速包扎和封闭胸部伤口,防止气体进入胸膜;张力性气胸需放置具有单向活瓣作用的胸腔穿刺针或胸腔闭式引流。呼吸困难者,予以呼吸辅助。必要时,剖胸探查手术治疗。

二、肋骨骨折(rib fracture)

案例 13-3

　　患者,男,40岁。2小时前不慎从4m高处跌落,左胸受伤,左胸剧烈疼痛。患者伤后神志清楚。既往体健。查体:T 36.5℃,P 111次/分,R 27次/分,BP 90/60mmHg。神志清,查体合作,左胸壁变形,多处触痛明显,可扪及骨擦感,胸壁反常呼吸运动,左肺呼吸音减弱。辅助检查:胸部X线片和CT可见胸廓畸形。

问题:1.请问该患者可能的疾病诊断是什么?

　　　2.应采取哪些急救措施?

　　　3.存在的护理问题及相应的护理措施有哪些?

　　肋骨骨折是最常见的胸部损伤。根据暴力强度大小、性质、方向可致单根或多根肋骨骨折,同一肋骨可出现一处或多处骨折。第1～3肋骨较短,覆以肌肉并有锁骨的保护,不易发生骨折。第4～7肋骨长且固定,是最容易发生肋骨骨折的部位。第8～10肋骨虽然较长,但具有弹性,有一定抗压能力,不易骨折。第10～12肋骨前端游离,也不易折断。老年人骨质疏松,骨质较脆,易发生骨折。肿瘤侵犯肋骨可发生病理性骨折。

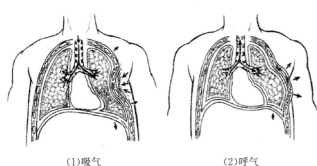

(1)吸气　　　　　　(2)呼气

图 13-2-1　胸壁软化区的反常呼吸运动

1. 病理生理　发生肋骨骨折时,若骨折断端向内移位,可能刺破胸膜、血管及肺组织等,引起气胸、血胸、皮下气肿;若伤及心脏或大血管,可致失血性休克。多根多处肋骨骨折可使局部胸壁失去完整肋骨支撑而软化,出现反常呼吸运动,即吸气时软化区胸壁内陷,呼气时外突(图13-2-1)。此类胸廓又称连枷胸(flail chest)。若软化区范围较广泛,呼吸时两侧胸膜腔内压力不平衡,形成纵隔扑动,影响肺通气和静脉血液回流,导致体内缺氧和二氧化碳潴留,严重者可发生呼吸和循环衰竭。

2. 临床表现　伤处疼痛明显,在深呼吸、咳嗽或转动体位时加剧。严重者,可出现不同程度的呼吸困难和循环障碍。

　　胸壁有时出现肿胀,局部有明显压痛。用手挤压前后胸壁,疼痛加剧甚至产生骨摩擦音。多根多处肋骨骨折时出现反常呼吸运动,可伴有皮下气肿、气胸、血胸等。

　　胸部X线能清楚显示肋骨骨折的断端、移位等情况。当并发气胸、血胸时可出现胸膜腔积气和积液征象。

3. 处理原则　镇痛、清理呼吸道分泌物、固定胸廓和防治并发症。

　　(1)闭合性单处肋骨骨折:稳定,较少出现移位,多能自行愈合。治疗重点是止痛、固定胸廓和鼓励患者咳嗽咳痰,以减少呼吸系统并发症。

　　(2)闭合性多根多处肋骨骨折:胸壁软化范围小者,止痛的同时需局部加压包扎固定;胸壁软化范围大、反常呼吸运动明显的连枷胸患者,需紧急处理,用厚敷料盖于伤处,加压包扎或牵引固定。对咳嗽无力、不能有效排痰或呼吸衰竭者,需作气管插管或气管切开。

(3)开放性肋骨骨折:胸壁伤口需彻底清创,固定肋骨断端。胸膜穿破者,行胸腔闭式引流术。应用抗生素预防感染。

三、气 胸

案例13-4

　　患者,男,25岁。因右侧胸壁刀刺伤2小时,进行性呼吸困难,发绀、休克入院。体格检查:血压70/45mmHg,心率145次/分,右侧胸壁可触及皮下气肿,胸廓饱满,肋间隙增宽,叩诊呈鼓音,听诊呼吸音消失。

问题:1.请问该患者可能的疾病诊断是什么?
　　　2.应采取哪些急救措施?
　　　3.存在的护理问题及相应的护理措施有哪些?

　　胸膜腔内积气称为气胸。气胸的形成多由于肺组织、气管、支气管、食管破裂,空气逸入胸膜腔,或胸壁伤口穿破胸膜,胸膜腔与外界沟通,外界空气进入所致。气胸可分为闭合性气胸、开放性气胸和张力性气胸三类。

(一)闭合性气胸

　　常发生于肋骨骨折后,骨折断端刺破肺组织,使得气体进入胸膜腔所致。气胸形成后,腔内压力使肺裂口闭合,胸膜腔与外界不相通。

　　1.病理生理 气体进入胸膜腔后,肺裂口封闭,气体不再进入胸膜腔,但仍低于大气压。腔内压力使得肺组织受压,有效气体交换面积减少,影响肺通气和换气功能。

　　2.临床表现 小量气胸,肺萎陷在30%以下者,患者可无明显症状表现。大量气胸者会出现胸闷、胸痛甚至明显呼吸困难。体格检查可能发现伤侧胸廓饱满,叩诊呈鼓音,呼吸活动度降低,气管向健侧移位。

　　胸部X线检查可显示不同程度的肺萎陷和胸膜腔积气。

　　3.处理原则 小量气胸,无须特殊处理,一般可在1~2周内自行吸收。大量气胸患者需行胸膜腔穿刺、抽气或行闭式胸膜腔引流术,促使肺尽早膨胀,并使用抗生素预防感染。

(二)开放性气胸

　　多见于锐性暴力如刀刃、弹片等造成的胸壁穿透伤。胸膜腔因伤口与外界相通,空气可随呼吸运动自由进出胸膜腔。空气出入量与伤口大小有密切关系。

　　1.病理生理 气体进入胸膜腔,肺组织受压而萎陷,伤侧胸膜腔内压显著高于健侧,纵隔向健侧移位。呼、吸气时,两侧胸膜腔压力不平衡出现周期性变化,使纵隔在吸气时移向健侧,呼气时移向伤侧,称

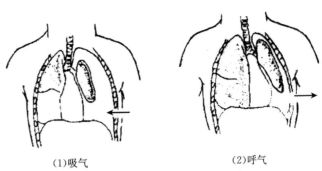

(1)吸气　　　　　　　　(2)呼气

图13-2-2　开放性气胸的纵隔扑动

为纵隔扑动(图13-2-2)。纵隔扑动和气管移位影响静脉血回流心脏,引起循环功能严重障碍。

　　2.临床表现 患者出现明显呼吸困难、鼻翼扇动、口唇发绀、颈静脉怒张。呼吸时伤侧胸壁听见空气进出胸膜腔的吹风声。体格检查:气管向健侧移位,伤侧胸部叩诊鼓音,呼吸音消失,

严重者伴有休克。

胸部 X 线检查可见伤侧胸腔大量积气,肺萎陷,纵隔移向健侧。

3. 处理原则 ①急救处理:使用无菌敷料如凡士林纱布、纱布、棉垫或就地取材制作不透气敷料和压迫物,在患者用力呼气末加压包扎,将开放性气胸变为闭合性气胸。②入院后处理:给氧、输血输液,纠正休克;清创、缝合胸壁伤口,并作闭式胸腔引流;给予抗生素预防感染;如疑有胸腔内脏器损伤或进行性出血者,可行开胸探查术。

(三)张力性气胸

又称高压性气胸。其裂口或伤口与胸膜腔相通,且形成活瓣,每次吸气时气体进入胸膜腔内,呼气时活瓣关闭,空气只能进入不能排出,使得腔内气体逐渐增多,导致胸膜腔压力高于大气压。

1. 病理生理 患侧胸膜腔内气体只进不出,导致腔内压力进行性增高;患侧肺严重萎陷,纵隔显著向健侧移位,健侧肺受压,腔静脉回流障碍,产生严重的呼吸和循环功能障碍。有时胸腔内的高压积气经支气管、气管周围疏松结缔组织或壁胸膜裂伤处,进入纵隔或胸壁软组织,形成纵隔气肿或面、颈、胸部等处的皮下气肿。

2. 临床表现 患者表现为严重或极度呼吸困难、端坐呼吸,严重者出现烦躁不安、意识障碍、发绀,甚至窒息。体格检查:可见患侧肺胸部饱满,肋间隙增宽,呼吸运动减弱,叩诊呈鼓音,听诊呼吸音消失。胸腔穿刺时有高压气体向外冲出。抽气后症状有所好转,但不久又可加重。颈静脉怒张,多有皮下气肿。不少患者有脉细快,血压降低等循环障碍表现。胸部 X 线检查可见胸膜腔大量积气,心影、气管明显偏移至健侧。

3. 处理原则 立即排气,降低胸腔内压力。紧急状态下迅速使用粗针头在患侧第 2 肋间锁骨中线处刺入胸膜腔,并在针柄部外接剪有小口的柔软塑料袋、气球等,使胸腔内高压气体易于排出,而外界空气不能进入胸腔。如有条件可放置胸腔引流管,连接水封瓶;同时应用抗生素,预防感染。经胸腔闭式引流后,一般小的肺裂口多可在 3~7 天内自行闭合,待漏气停止 24 小时,经 X 线检查证实肺已膨胀,方可拔出插管。若插管排气后,患者仍未见好转,提示肺、支气管有较大裂伤,应及早剖胸探查。

四、血 胸

胸部损伤引起胸膜腔积血称为血胸,与气胸同时存在称为血气胸。

胸腔积血主要来源:①肺组织裂伤出血,一般出血量少、慢,多可自行停止;②肋间血管或胸廓内血管破损出血,若动脉压力高,则出血量大,且不易停止;③心脏、大血管出血,出血量多而急,若不及早救治,短期内可导致失血性休克。

1. 病理生理 血胸发生后,不仅因丢失血容量出现内出血征象,并且胸膜腔内因血液积聚使得腔内压力增高,压迫肺组织,并迫使纵隔向健侧肺移位,因而严重影响呼吸和循环功能。当胸腔内迅速积聚大量血液,超过肺、心包和膈肌运动所起的去纤维蛋白作用时,胸腔内积血发生凝固,形成凝固性血胸。凝血块机化后形成纤维板,限制肺与胸廓活动,损害呼吸功能。若积血不能及时排出,一旦细菌侵入,易并发感染,形成脓胸。

2. 临床表现 少量血胸(成人出血量小于 0.5L)患者多无明显症状,胸片显示肋膈窦变浅或消失。中量血胸(出血量 0.5~1L)和大量血胸(出血量大于 1L),可出现不同程度的面色苍白、脉搏细速、血压下降和末梢血管充盈不良等低血容量休克表现;以及胸膜腔积液症状,表现为呼吸急促、肋间隙饱满、气管向健侧移位、伤侧叩诊浊音和呼吸音减弱。胸部 X 线片显示伤侧胸膜腔内有大量积液,若胸膜腔穿刺抽出血液则可明确诊断。血胸并发感染时,可出现高热、寒战、疲乏、出汗等的全身表现,血常规显示白细胞计数升高。

具备以下征象则提示存在进行性血胸:①脉搏持续加快、血压进行性下降;②经补充血容量后血压仍不稳定;③胸腔闭式引流量每小时超过 200ml,并持续 3 小时以上;④血红蛋白量、红细胞计数和血细胞比容进行性降低,胸腔穿刺抽出的血液很快凝固,并且抽不出来。

3. 处理原则　治疗非进行性血胸可根据积血量多少,采用胸腔穿刺或闭式胸腔引流术治疗,及时排出积血,促使肺膨胀,改善呼吸功能,并使用抗生素预防感染。进行性血胸患者的治疗首先应补充血容量,防止低血容量性休克;若情况未见好转,需及时剖胸探查,行手术止血;对于凝固性血胸患者,则应在出血停止后手术清除胸腔内积血和血块,防止感染和血液机化;并发感染者,则积极应用抗生素治疗。

五、胸部损伤患者的护理

(一)护理问题

1. 低效型呼吸型态　与胸部损伤疼痛、胸廓活动受限或肺萎缩有关。

2. 疼痛　胸部损伤,手术创伤及放置引流管有关。

3. 潜在并发症　休克、感染。

(二)护理措施

1. 现场急救　多根多处肋骨骨折出现连枷胸应加压包扎,消除反常呼吸。处理开放性气胸需立即封闭伤口避免气体进入胸膜腔。大量闭合性气胸或张力性气胸应立即穿刺抽气或胸膜腔闭式引流。

2. 体位　患者取半卧位,利于膈肌下降促进肺复张、减轻疼痛;尽量减少搬动和活动,以免增加患者的耗氧量。

3. 严密观察病情　监测患者生命体征的变化,观察有无气促、发绀、呼吸困难及呼吸的频率、节律、幅度;有无气管移位、皮下气肿;有无心包填塞征象。

4. 保持有效通气　给予氧气吸入,注意观察患者有无胸闷、气短、烦躁、发绀的缺氧症状。帮助患者翻身、拍背,鼓励深呼吸及咳嗽咳痰,若痰液黏稠,不易咳出,可给予雾化吸入及化痰药;必要时吸痰,预防肺不张及肺炎的发生。

5. 减轻疼痛与不适　当患者咳嗽咳痰时,协助或指导患者及其家属用双手按压患侧胸壁以减轻疼痛。肋骨骨折患者可用胸带固定,并用1%普鲁卡因做局部封闭,鼓励患者转移注意力,必要时可遵医嘱使用止痛剂。

6. 胸腔闭式引流的护理

(1)适应证:胸腔及纵隔器官疾病如肺部、心脏、大血管、食管疾病及纵隔肿瘤等需要进行开胸手术的患者;胸部外伤后发生血胸、气胸及血气胸的患者;急性脓胸及部分慢性脓胸的患者。

(2)目的:排除胸膜腔渗液和积气并预防其反流;重建胸膜腔负压、使肺恢复膨胀状态;平衡胸膜腔压力,预防纵隔移位及肺受压缩。

(3)胸腔引流管安放位置:以排气为主,应放置在患侧锁骨中线第2肋间或腋中线第3肋间;以引流液体为主应放置在腋中线或腋后线第6~8肋间;脓胸引流应放置在脓腔最低位。

(4)护理方法

1)保持引流装置的密闭性:检查引流装置是否密闭、引流管有无脱落。保持水封瓶长管直立没入水中3~4cm。搬动患者或更换引流瓶时,应双重夹闭胸壁引流管,防止空气进入。若引流管从胸腔滑脱,应立即用手捏闭伤口处皮肤,消毒处理后用凡士林纱布封闭伤口,并协助医生进一步处理。

2)防止逆行感染:保持引流装置无菌状态,更换引流瓶时应严格无菌操作;引流瓶应低于胸壁引流口平面60~100cm,防止瓶内液体逆流入胸膜腔;保持敷料清洁干燥,一旦浸湿应及时更换。

3)保持引流通畅:让患者取半坐卧位和经常改变体位,依靠重力引流;定时挤压胸腔引流管;避免引流管扭曲和受压;鼓励患者咳嗽和深呼吸,以便胸膜腔内气体和液体排出,促进肺扩张。

　　4)严密观察,准确记录:一般水封瓶内长玻璃管水柱波动的范围是 4～6cm。若水柱波动过大,表明患者吸气动作延长,呼吸道内径缩小,多见于支气管痉挛、呼吸道分泌物阻塞、肺不张等,应及早处理。若水柱波动变小或无波动,提示引流管不通畅或肺组织已经完全扩张。若患者出现气促、胸闷、气管向健侧偏移等,表示引流管堵塞,可用手捏挤引流管促使其通畅,并及时通知医师处理。在引流过程中要严密观察并准确测量记录引流液的性质和量。

　　5)拔管:当 24 小时引流量少于 50ml;脓液少于 10ml;胸部 X 线摄片显示肺膨胀良好无漏气现象;患者无呼吸困难或气促时,可以拔管。拔管时嘱患者先深吸气后屏气,在其吸气末期迅速拔管,立即用凡士林纱布和厚敷料封闭胸壁伤口并包扎固定。拔管后 24 小时内应密切观察患者有无胸闷、呼吸困难、发绀、切口漏气、渗液、出血和皮下气肿等表现,若有异常应及时通知医师处理。

　　7. 健康指导　向患者及家属说明胸膜腔穿刺、胸腔闭式引流的目的,意义及注意事项,以取得配合。肋骨骨折患者 3 个月后应复查 X 线片,以了解骨折愈合情况。出院后应根据损伤的程度注意休息和营养。

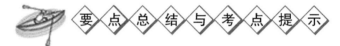

要 点 总 结 与 考 点 提 示

1.肋骨骨折、气胸、血胸的临床表现及处理原则。
2.胸腔闭式引流的护理措施。

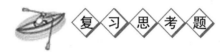

复 习 思 考 题

【A₁型题】

1.在胸部损伤中,哪种损伤最常见(　　)
　A.肋骨骨折　　　　B.气胸
　C.血胸　　　　　　D.血气胸
　E.创伤性窒息

2.肋骨骨折常见于(　　)
　A.第 1～3 肋　　　B.第 4～7 肋
　C.第 8～9 肋　　　D.10～11 肋
　E.第 12 肋

3.排气时胸腔闭式引流管常放置于(　　)
　A.腋中线第 7 肋间
　B.腋中线第 8 肋间
　C.腋中线第 5 肋间
　D.锁骨中线第 2 肋间
　E.锁骨中线第 5 肋间

4.胸腔闭式引流导管脱出后,应首先(　　)
　A.捏紧导管
　B.将引流导管重新放入胸腔
　C.双手捏紧放置引流导管皮处
　D.更换引流管
　E.立即缝合引流口

5.胸腔闭式引流拔管的指征,下列哪项不正确
　(　　)

　A.胸片示肺复张良好
　B.听诊肺呼吸音好
　C.24 小时无气体引出
　D.24 小时引出脓性液体<50ml
　E.无呼吸困难

【A₂型题】

6.患者,男,28 岁。因右胸部受伤后 3 小时就诊。查体:P 133 次/分,BP 85/50mmHg,听诊右肺呼吸音减弱。胸片示右侧胸膜腔大量积液,纵隔向左移位。胸膜腔穿刺抽出血液,但很快凝固。此时应采取的主要治疗措施为(　　)
　A.应用止血药　　　B.应用大量抗生素
　C.剖胸探查　　　　D.输血
　E.继续观察

【A₃型题】

(7～8 题共用题干)
患者,男,25 岁。1 小时前从 10m 高空坠下,右侧胸部着地,神志清楚,呼吸极度困难,前胸壁可触及皮下气肿,叩诊右肺呈鼓音,听诊右侧呼吸音消失。

7.患者最可能的诊断是(　　)
　A.开放性气胸　　　B.张力性气胸
　C.心包填塞　　　　D.连枷胸
　E.肺挫伤

8.该患者的急救措施为(　　)　　　　　　C.应用抗生素　　　　　　D.排气减压

A.输液　　　　　　　B.吸氧　　　　　　　E.气管插管

（刘兰芳）

第 3 节　肺癌患者的护理

肺癌大多数起源于支气管黏膜上皮细胞,因此也称为支气管肺癌。欧美一些国家和中国一些大城市中,肺癌的发病率已居男性各种肿瘤的首位,男性发病高于女性,但近年来,女性肺癌发病率也明显增加,发病年龄多在 40 岁以上。

一、肺的解剖生理概要

肺位于胸腔,膈肌上方、纵隔的两侧。分为左肺和右肺,斜裂将左肺分成上、下两叶;右肺则被斜裂和水平裂分为上、中、下三叶。气道从气管分支逐渐变细到肺泡囊,气管—左右主支气管—叶支气管—段支气管—终末支气管—呼吸性支气管—肺泡管—肺泡囊。从叶支气管至终末细支气管为肺的导气部;呼吸性细支气管至肺泡囊各段均出现了肺泡,可进行气体交换,称为肺的呼吸区。每一细支气管连同它的分支和肺泡,组成一个肺小叶。

肺有双重循环系统,接受肺动脉和支气管动脉的血液供应。

案例 13-5

患者,男,56 岁,装修工人。因咳嗽、咳痰 2 个月,痰中带血 1 周入院。患者 2 个月前无明显诱因出现刺激性咳嗽,咳少量灰白色黏痰,伴右胸背胀痛,无发冷、发热、心悸、盗汗。曾于附近医院按呼吸道感染服用抗生素及消炎止咳中药,疗效不显著。1 周来间断痰中带血,有时血多痰少,但无大量咯血。患者发病以来无明显消瘦,近日稍感疲乏,食欲尚可,大小便正常。既往无肺炎、结核病史。吸烟 30 余年,每日 20 支左右。近 10 年从业史。查体:T 37℃,P 82 次/分,R 20 次/分,BP 124/84mmHg。余无明显异常。辅助检查:Hb 120g/L,WBC 8.1×10^9/L。胸部 X 线片示右上肺前段有一约 3cm×4cm 大小椭圆形块状阴影,边缘模糊毛糙,可见细短的毛刺影。

问题:1.该患者最可能的诊断是什么?

2.为了明确诊断,应该做哪些检查?

3.对于该患者最适宜的治疗方法有哪些?

4.该患者的主要护理问题有哪些?

5.如果该患者进行手术治疗,主要护理措施有哪些?

二、病　　因

引起肺癌发生的原因至今尚不明确。可能与下列因素有关。

1.长期大量吸烟　是肺癌的一个重要致病因素,大量资料表明每日吸烟 40 支以上者的肺癌发病率比不吸烟者高 4～10 倍。

2.某些化学、放射性物质　一些工业部门和矿区职工,肺癌发病率高。可能与他们长期接触石棉、铜、砷等放射性物质有关。城市居民肺癌发病率高于农村,这也可能与大气污染和烟尘刺激有关。

3.内在因素　免疫状态、代谢活动、遗传因素以及肺部慢性感染等对肺癌的发生也有一定影响。分子生物学方面研究表明 P_{53} 基因、转化因子 B_1 基因与肺癌的发生有密切关系。

三、病　理

肺癌起源于支气管黏膜上皮,可向支气管腔内和(或)邻近的肺组织生长,并可通过淋巴、血液或支气管转移扩散。起源于主支气管、肺叶支气管的癌肿,位置靠近肺门者称为中心型肺癌;起源于肺段支气管以下的癌肿,分布在肺的周围者称为周围型肺癌。右肺多于左肺,上叶多于下叶。

(一)分类

1. 鳞状细胞癌(鳞癌)　在肺癌中最多见,约占50%,多为中心型肺癌。生长速度缓慢,病程较长,通常先经淋巴转移;对放疗和化疗较敏感。

2. 小细胞癌(未分化小细胞癌)　多为中心型肺癌,发病年龄轻,多见于男性。恶性程度高,生长快,在各型肺癌中预后最差;对化疗和放疗敏感。

3. 腺癌　多为周围型,发病年龄较小,女性相对多见。一般生长较慢,少数早期即发生血行转移;早期一般无明显临床表现。

4. 大细胞癌　较少见,分化程度低,预后差。

此外,少数肺癌病例同时存在不同类型的癌肿组织,称为混合型肺癌。

(二)转移途径

1. 直接扩散　以癌肿为中心向周围浸润扩散,癌肿沿支气管管壁并向支气管腔内生长,可造成支气管腔内部分或全部阻塞;也可直接扩散侵入邻近肺组织;还可侵犯胸壁、胸内其他组织和器官。

2. 淋巴结转移　是肺癌常见的扩散途径。小细胞癌在早期可经淋巴转移,鳞癌和腺癌也常经淋巴转移。癌细胞经支气管和肺血管周围淋巴管道,先侵入邻近的淋巴结,然后到达肺门淋巴结,或侵入纵隔和气管旁淋巴结,最后可累及颈部淋巴结。

3. 血行转移　多发生在肺癌的晚期。癌细胞直接侵入肺静脉,然后经左心随体循环血流转移到全身各处器官和组织,常见的有肝、骨骼、脑、肾上腺等。

四、临床表现

肺癌的临床表现与肺癌的部位、大小,是否压迫、侵犯邻近器官以及有无转移等情况密切相关。

(一)早期症状

早期肺癌尤其是周围型肺癌往往无任何症状,大多数情况是在做胸部X线检查时发现。待瘤体增大后,可出现以下症状。

1. 刺激性干咳　极易误认为是伤风感冒,若继发感染可出现脓性痰液。

2. 血痰　是肺癌早期另一常见症状,通常表现为痰中带血点、血丝或持续少量咯血;较少出现大量咯血。

3. 梗阻　肿瘤生长在支气管内,可造成不同程度的支气管阻塞,临床上表现为胸闷、气促、发热和胸痛等症状。

(二)晚期症状

晚期肺癌扩散、压迫邻近器官时可出现下列征象:压迫或侵犯膈神经可引起同侧膈肌麻痹;压迫或侵犯喉返神经,可引起声带麻痹、声音嘶哑;压迫气管可出现吸气性呼吸困难;压迫上腔静脉可见面部、颈部、上肢和上胸部静脉怒张等;压迫食管引起吞咽困难;压迫或侵犯颈交感神经出现Horner综合征,表现为同侧上眼睑下垂、瞳孔缩小、眼球内陷、面部无汗等;癌灶扩散转移到脑,可出现头痛、眩晕、呕吐、复视等,重者出现颅内压升高;癌灶扩散转移到骨骼,出现局部疼痛与压痛;癌灶扩散转移到肝脏,出现肝区疼痛、肝大、黄疸和腹水等;转移到淋巴结,引起淋巴结肿大。

(三)肺外症状

癌肿产生内分泌物质出现一些全身症状,如骨关节病综合征、Cushing综合征、重症肌无力、男性乳腺增大等。

五、辅 助 检 查

1. X线检查 中央型肺癌早期X线胸片可无明显异常,当癌肿生长到一定大小,可出现肺门阴影;周围型肺癌典型表现为肺野周围孤立性且不规则的圆形或椭圆形阴影。

2. CT与MRI 容易发现微小病灶或X线检查不易发现隐蔽区的病灶,还可显示淋巴结转移情况和邻近器官侵犯等情况。

3. 痰细胞学检查 若痰中找到癌细胞,可明确诊断。中央型肺癌,尤其伴有咯血者,易在痰中找到癌细胞。

4. 纤维支气管镜检查 肺癌诊断中最重要的手段。对中央型肺癌诊断的阳性率高,可直接观察到气管和支气管中的病变,并可在直视下钳取以获取病理组织学和细胞学的诊断。

六、处 理 原 则

肺癌的治疗方法主要有手术治疗、放射治疗、化学药物治疗、中医中药治疗以及免疫治疗等,其中外科手术治疗是肺癌最重要和最有效的治疗手段。

1. 手术治疗 彻底清除肺部原发癌肿病灶和局部及纵隔淋巴结,并尽可能保留健康组织。中央型肺癌多行肺叶或一侧全肺切除术,周围性肺癌一般行肺叶切除术。

2. 放射疗法 在各种类型的肺癌中,小细胞癌对此最敏感,鳞癌次之,腺癌最低。晚期肺癌病例可行姑息性放射疗法以减轻症状。

3. 化学疗法 对于分化程度低的肺癌,特别是小细胞癌,疗效较好。临床上可以单独应用于晚期肺癌患者,或与手术、放射疗法等综合应用。

4. 免疫治疗 注射转移因子、干扰素等生物制品可提高机体免疫力。

5. 中医中药治疗 可改善部分患者的症状,并延长其生存期。

七、护 理 问 题

1. 焦虑、恐惧 与对肺癌未知结局的担心有关。

2. 气体交换受损 与肺组织病变、切除肺组织或手术导致肺膨胀不全等因素有关。

3. 营养失调:低于机体需要量 与疾病消耗、化疗、放疗及手术有关。

4. 潜在并发症 出血、感染、肺不张、支气管胸膜瘘等。

八、护 理 措 施

(一)术前护理

1. 心理支持 减轻患者焦虑,耐心倾听患者的感受,对患者所提出的任何问题给予耐心解释,以减轻其焦虑的程度;向患者及家属详细讲解手术方案,说明手术中和手术后可能出现的问题;指导患者配合各种治疗、护理的方法及注意事项,让患者有充分的心理准备;动员亲属给患者以心理和经济方面的支持。

2. 呼吸道护理

(1)戒烟:吸烟会刺激肺、气管及支气管黏膜,使气管支气管分泌物增加,妨碍纤毛的清洁功能,使支气管上皮活动减少或丧失活力而致肺部感染。

(2)控制感染和促进排痰:伴有老年慢性支气管炎、咳嗽有黄痰,或因肿瘤阻塞而产生的部分肺不张或肺炎,可结合痰液及咽部分泌物的细菌培养,应用抗生素、支气管扩张剂和祛痰剂。若有大量支气管分泌物,应先行体位引流。痰液黏稠不易咳出者,可行超声雾化吸入,必要时经支气管镜吸出分泌物。

(3)腹式呼吸与有效咳嗽训练:腹式呼吸是以膈肌运动为主的呼吸。其方法是:患者用鼻吸气,吸气时使腹部向外膨起,屏气1～2秒,以使肺泡张开;呼气时,让气体慢慢从口中呼出。咳嗽训练时,患者尽可能坐直,进行深而慢的腹式呼吸,咳嗽时口型呈半开状态,呼吸后屏气3～5秒后用力从肺部深处咳嗽,不要从口腔后面或咽喉部咳嗽,用两次短而有力的咳嗽将痰咳出。也可以指导患者练习使用深呼吸训练器。

3. 改善营养 为患者提供高热量、高蛋白与高维生素的食物,改善机体状况。增加液体摄入,以利于痰液咳出。

(二)术后护理

1. 病情观察 包括生命体征、神志、意识、呼吸模式、引流管与伤口等,并准确记录。

2. 呼吸道护理

(1)观察患者的呼吸情况:胸廓呼吸运动是否对称、呼吸型态、有无呼吸困难和发绀等。

(2)及时清除呼吸道分泌物:分泌物多或咳痰无力的患者应协助吸痰。鼓励患者深呼吸和有效咳痰。定时雾化吸入,湿化气道,使分泌物易于咳出。

(3)给氧:遵医嘱给予面罩或鼻导管吸氧,同时监测血氧饱和度,以了解氧疗效果。

3. 维持液体平衡 肺叶或全肺切除术均会对循环产生影响,因此肺切除术后的患者补液应在监测下进行,防止过多或过少。可根据CVP及血压调整输液速度和量。全肺切除24小时补液量控制在2000ml以内,速度为20～30滴/分。准确记录出入量,计算出入量是否平衡。

4. 体位与活动 麻醉未清醒时取平卧位,头偏向一次;待血压稳定后,改取半卧位。肺叶切除者,可采取平卧或左右侧卧位;肺段切除术或楔形切除术者,应避免手术侧卧位,尽量选择健侧卧位,以促进患侧肺组织扩张;全肺切除术者,应避免过度侧卧,可采取1/4侧卧位;有血痰或支气管瘘者,应取患侧卧位。

术后早期应协助患者翻身,以避免出现肺不张及深静脉血栓,注意应从手术侧托扶患者正常手臂和头背部,并注意保护患者身上的各种管道。鼓励患者早期下床活动,以预防肺不张,改善通气及循环功能,活动量应根据具体情况和患者的病情决定。进行手和肩膀的功能锻炼,预防术侧肩关节强直及失用性肌萎缩。

5. 胸腔闭式引流管的护理 注意全肺切除术后的胸腔引流管一般呈夹闭状态,以保证患侧胸腔内有一定渗液,减轻或纠正纵隔移位。严密观察有无皮下气肿、气管移位。如胸腔内压力增高,有大量的积液积气,气管、纵隔向健侧移位时,应开放引流管,酌情放出适量的引流液或气体,维持气管、纵隔于中间位置。但每次放液量不宜超过100ml,速度宜慢,避免引起纵隔突然移位,导致心脏骤停。如无明显的纵隔移位及胸腔积气、积液征兆,患者病情平稳,可在术后4～5日拔除胸腔引流管。

6. 并发症的观察与护理

(1)出血:肺手术切口较大、大量毛细血管充血及胸腔内负压等因素,均可使术后胸腔内渗血较多。护士需严密监测生命体征,定期检查切口敷料及引流管旁有无出血或渗血,严密观察胸腔引流液的颜色、性质、量并记录。术后3小时内每小时血性引流液大于100ml,呈鲜红色,有血凝块,同时伴有血压下降,脉搏增快,尿量减少等低血容量表现,应考虑活动性出血。应加快输血补液速度,遵医嘱使用止血药,同时保持胸腔引流管通畅,定时挤压管道,使胸内积血得以完全排出,必要时做好剖胸探查的准备。

（2）肺不张、肺炎：开胸手术切口深而大，术后伤口疼痛剧烈；全麻术后软弱无力或胸部包扎过紧等，均限制呼吸运动，使患者咳痰无力。术中肺受到牵拉，对支气管黏膜有刺激的吸入麻醉药使肺受刺激，引起支气管分泌物增多，纤毛运动减弱，也影响患者排痰。若术后患者不能有效排痰，易导致分泌物堵塞支气管，引起肺不张、肺炎。患者出现烦躁不安、不能平卧、心动过速、体温增高、哮鸣、发绀、呼吸困难等症状。应立即协助医师行鼻导管深部吸痰或行支气管镜吸痰，病情严重可行气管切开，以确保呼吸道通畅。

（3）支气管胸膜瘘：是肺切除术后的严重并发症之一。多发生在术后1周。发生的原因：①支气管缝合不严密；②支气管残端血运不良；③支气管缝合处感染、破裂；④余肺的表面肺泡或小支气管撕裂；⑤术前放疗等。支气管胸膜瘘时，支气经瘘管进入胸膜腔，可造成张力性气胸、皮下气肿；支气管分泌物流入胸腔，继发感染可引起脓胸；如胸腔已有大量积液，可经瘘口吸入支气管内，引起窒息。一旦发现异常，应立即报告医师，并将患者置于患侧卧位，以防漏出液流向健侧。已拔除胸腔引流者，立即重新行胸腔闭式引流术，必要时再次开胸修补瘘孔。

九、健 康 教 育

1.向患者讲解空气污染对肺部健康的危害，鼓励患者戒烟。
2.指导患者遵医嘱综合治疗，化疗期间患者应定期复查血常规及肝肾功能。
3.指导患者出院后继续做深呼吸及肩臂运动，避免过度疲乏，呼吸急促或胸痛时应停止。
4.指导患者出院后定期复查，如出现伤口疼痛、剧烈咳嗽、咯血等症状，或有进行性倦怠情形，应立即就医。

第4节 食管癌患者的护理

案例13-6

患者，男，63岁，农民。因进行性吞咽困难3个月余入院。患者3个月前无明显诱因出现吞咽困难，进行性加重，伴下胸部隐痛，目前仅能进半流食。既往有高血压史十余年，不吸烟，少量饮酒十余年，无过敏史。查体：T 37℃，P 80次/分，R 18次/分，BP 150/90mmHg。浅表淋巴结无肿大，心、肺、腹未发现异常体征。辅助检查：尿、便常规未见异常，WBC $6.5×10^9$/L，Hb 150g/L，PLT $250×10^9$/L。上消化道造影见：食管管腔狭窄，黏膜紊乱。
问题：1.该患者最可能的诊断是什么？
2.为了明确诊断，应该做哪些检查？
3.该患者最适宜的治疗方法是什么？
4.该患者的主要护理问题有哪些？
5.如果该患者进行手术治疗，主要护理措施有哪些？

食管癌是一种常见的消化道肿瘤。我国是世界上食管癌的高发地区之一，发病率河南省最高。男性多见，发病年龄多在40岁以上。

一、食管的解剖生理概要

食管是输送饮食的肌性管道，成人食管长25～28cm。食管分为颈段和胸段。食管入口至胸骨柄上沿的胸廓入口处为颈段。胸段分为上、中、下三段。自胸廓上口至气管分叉平面为胸上段；自气管分叉平面至贲门口全长度的上一半为胸中段；自气管分叉平面至贲门口全长的下一半为胸下段。通常将食管腹段也包括在胸下段内。食管有三处生理性狭窄：第一狭窄是食管入口处；第二狭窄是位于主动脉和气管分叉的后方；第三狭窄是食管通过膈肌食管裂孔处。该三处狭窄虽属生理性,但常为瘢痕性狭窄、憩室、肿瘤等病变所在的区域。食管由黏膜、黏膜下层、肌层和外膜层构成。食管无浆膜层,是术后易发生吻合口瘘的因素之一。

二、病 因

食管癌的人群分布与年龄、性别、职业、种族、地理、生活环境、饮食生活习惯、遗传易感性等有一定关系。因此认为食管癌可能是多因素所致的疾病。

1. 化学因素 如长期进食含亚硝胺量高的食物。

2. 生物因素 污染食物的某些真菌具有致癌作用,促进癌肿的发生。

3. 缺乏某些微量元素 如钼、铁、锌、氟、硒等在粮食、蔬菜、饮水中含量偏低。

4. 缺乏维生素 动物蛋白、新鲜蔬菜、水果的摄入不足。

5. 饮食习惯 食物过硬、过热或进食过快,以及口腔不洁等因素。

6. 遗传易感因素 60%的食管癌患者有家族史。

三、病 理

1. 好发部位 胸中段是食管癌发生的最常见部位,其次是下段,上段少见。

2. 组织学分型 多系鳞癌,其次是腺癌,还有少量癌肉瘤和未分化癌等。

3. 病理形态分型 ①髓质型:肿瘤边缘成坡状隆起,病变向腔内外扩展,切面呈灰白色;②蕈伞型:肿瘤为一椭圆形肿块,向腔内生长,较少外侵;③溃疡型:表现为溃疡向基地浸润穿入食管壁,累及食管周围组织;④缩窄型:有纤维组织增生,引起环形狭窄,较早出现阻塞。

4. 扩散及转移 主要为淋巴和血液转移。癌肿最先向黏膜下层扩散,继而向上、下及全层浸润,容易穿过疏松的外膜侵入邻近器官。血行转移发生较晚。

四、临 床 表 现

1. 早期表现 无明显症状,仅在吞咽粗硬食物时有轻度哽噎感及胸骨后闷胀不适或烧灼样、针刺样疼痛,食物通过缓慢或有异物感。

2. 中晚期表现 进行性吞咽困难为食管癌的典型症状,表现为先难咽干硬食物,继而只能进食半流质、流质,最后滴水难进。当癌肿侵及邻近器官时,可出现相应的临床表现,如癌肿侵犯喉返神经可出现声音嘶哑;侵入气管而发生食管气管瘘,引起进食时呛咳及肺部感染;持续胸痛、背痛为晚期症状,表示癌已侵犯食管外周组织。晚期由于不能进食,慢性消耗,最终出现恶病质、贫血、脱水或衰竭。

五、辅 助 检 查

1. 食管钡餐造影检查 显示食管黏膜皱襞局限性增粗、断裂,充盈缺损,溃疡龛影和管壁僵硬。

2. 食管脱落细胞检查 用带网气囊食管细胞采集器作食管拉网检查脱落细胞,早期病变阳性率可达90%~95%。

3. 纤维食管镜检查 可直视肿块部位、大小及钳取活组织作病理诊断。

4. CT检查 可以确定食管癌的大小,外侵情况,包括胸膜浸润和淋巴结肿大。

5. 超声内镜检查(EUS) 可以判断肿瘤侵犯深度及周围组织或结构有无侵犯。

六、处 理 原 则

分手术治疗、放射治疗、化学治疗和综合治疗。

七、护 理 问 题

1. 吞咽障碍　与肿块造成食管阻塞有关。

2. 营养失调　与进食困难、疾病消耗有关。

3. 焦虑、恐惧　与对疾病未知结局有关。

4. 知识缺乏　与缺乏疾病及治疗的相关知识有关。

5. 潜在并发症　肺不张、肺炎、吻合口瘘、出血、乳糜胸等。

八、护 理 措 施

(一)术前护理

1. 心理护理　护士应多与患者及家属沟通,了解患者及家属对疾病的认知程度,了解患者的心理状况,掌握引起焦虑的原因所在,针对原因耐心细致地给予心理疏导。同时向患者提供更多的有关疾病的信息,详细讲解手术及各种治疗与护理的意义、方法、如何配合与注意事项;争取亲属在心理上、经济上的积极支持和配合,解除患者的后顾之忧。

2. 营养支持　能口服者,指导患者合理进食高热量、高蛋白、富含维生素的流质或半流质饮食;如不能进流质或长期不能进食者,可补充液体、电解质或提供肠外营养。

3. 口腔护理　不能进食的患者每日用淡盐水或其他含漱液漱口;餐后或呕吐后立即漱口或口腔护理。

4. 呼吸道准备　指导患者戒烟 2 周以上,训练有效咳嗽排痰和腹式呼吸等,以减轻术后呼吸道分泌物,增加肺通气量,改善缺氧,预防术后肺炎和肺不张。

5. 胃肠道准备　术前 1 周应遵医嘱给予患者口服抗生素溶液,具有食管局部消炎和抗感染作用;食管有明显梗阻者,术前 3 天每晚以 0.9% 氯化钠溶液加抗生素经鼻胃管插管冲洗食管,可减轻局部充血水肿,防止吻合口瘘;拟行结肠代食管手术患者,手术前 3 天进行结肠道准备(详见大肠癌患者护理章节);手术日晨常规留置胃管,若通过梗阻时不能强行进入,以免穿破食管,可将胃管置于梗阻部位上端,待手术中直视下再置于胃中。

(二)术后护理

1. 饮食护理　食管缺乏浆膜层,因此愈合速度较慢,故手术后应严格禁饮、禁食。手术后食管吻合口处于充血水肿期,患者应禁食禁饮 3～4 日,禁食期间持续胃肠减压,经静脉补充营养,术后 3～4 日待肛门恢复排气并拔除胃管后,可先试饮少量水,如无不适感再进半量流质,再慢慢过渡到全量流质,3 周后若患者无任何不适可进普通饮食。指导患者吃易消化吸收、不胀气、含纤维素少的食物;少量多餐,细嚼慢咽,进食不宜过多,速度不宜太快;避免进食生、冷、硬食物,以免造成吻合口瘘;进食期间应观察患者有无胸痛、呛咳、呼吸困难等,发现异常及时报告医生;食管癌切除术后,进食 2 小时后不立即平卧,睡眠时将床头抬高以免发生反流至食管引起反酸、呕吐等;食管胃吻合术后患者,由于将胃拉入胸腔,使得肺受压而出现胸闷,进食后呼吸困难,建议患者少量多餐。

2. 胃肠减压的护理　食管癌手术后胃肠减压的目的是减轻腹胀与胃内胀气,以免影响吻合口的愈合。术后 3～4 日持续胃肠减压,妥善固定胃管,防止脱出,严密观察引流量、性状和气味,并准确记录。一般术后 6～12 小时内可从胃内抽吸出少量血性液或咖啡色液体,然后引流液颜色逐渐变浅;如果胃管内引流出大量鲜血或血性液,患者出现烦躁、血压下降、脉搏增快、尿量减少等症状时,应考虑吻合口出血,需立即通知医师并配合处理。经常挤压胃管,防止胃肠减压管堵塞;当胃管不通畅时,可用少量生理盐水冲洗及时回抽,不要强行加压,避免胃扩张使吻合口张力增加,导致吻合口瘘。胃管脱出后不应盲目再插入,以免戳穿吻合部位,造成吻合口瘘。

3.密切观察病情 注意观察患者的生命体征,局部症状,并维持呼吸道通畅。结肠代食管术后患者注意观察腹部体征,持续胃肠减压并观察引流液的颜色,若为大量血液或呕出咖啡色样液,考虑结肠襻坏死,应通知医生。由于结肠的逆向蠕动,患者口腔常有粪臭味,需向患者解释,指导其口腔卫生,一般半年后能逐步缓解。

4.并发症的护理

(1)吻合口瘘:是食管癌术后极为严重的并发症。多发生在术后5～10天。原因:①食管无浆膜层覆盖;②食管血液供应不丰富,易造成吻合口缺血;③吻合口张力太大;④营养不良、贫血、低蛋白血症、感染等。吻合口瘘发生后主要的临床表现:胸痛、呼吸困难、胸腔积液及全身中毒症状,如高热、寒战,甚至休克等。护理措施:①嘱患者立即禁食禁饮。②协助行胸腔闭式引流并加强护理。③严密观察生命体征变化,如有高热,应给予降温处理;若出现休克症状,应积极抗休克治疗。④遵医嘱抗感染治疗和静脉营养支持。⑤需再次手术或支架封堵者,应积极配合行术前准备。

(2)乳糜胸:是食管癌术后比较严重的并发症,多因伤及胸导管所致。常发生于术后2～10天。恢复进食后,乳糜液漏出量增多,积聚在胸腔,可压迫肺及纵隔并向健侧移位。患者表现为胸闷、气急、心悸,甚至血压下降。由于乳糜液含有大量水、脂肪、蛋白质、胆固醇、电解质、抗体和酶等,如未及时治疗,可在短时期内造成全身消耗、衰竭死亡。因此应密切观察有无上述症状,若诊断成立,即行胸腔闭式引流,及时排除胸腔内乳糜液,使肺膨胀。采用负压持续吸引,有利于胸膜形成粘连,同时采用肠外营养支持治疗,一般主张行胸导管结扎术。

(3)肺不张、肺炎:常见于年老体弱、肺气肿、肺功能低下以及术后咳嗽无力的患者。患者出现烦躁不安、呼吸困难、胸闷气促、肺部可闻及哮鸣音或湿啰音。护理措施:密切观察呼吸形态、频率和节律;鼓励患者深呼吸,有效咳嗽,帮助患者翻身、拍背,必要时行超声雾化吸入及吸痰;遵医嘱使用抗生素防止感染。

九、健 康 教 育

1.指导患者合理饮食,坚持少量多餐,进食高热量、高蛋白、高维生素易吸收的食物,避免辛辣刺激性食物,如烈性酒、过热、过硬、粗糙的食物等,并注意观察进食后的反应。

2.术后1个月待患者健康状况改善后根据情况近期内行化学治疗或放射治疗等辅助治疗。

3.出院后遵医嘱定期复查,如有进食针刺等不适感应及时就诊。

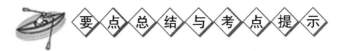

要 点 总 结 与 考 点 提 示

1.肺癌的诱因、分类、临床表现及术后护理措施。

2.食管癌的典型症状、术前准备、术后常见并发症的表现及处理措施。

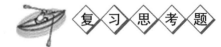

复 习 思 考 题

【A₁型题】

1.食管癌最好发的部位是( )

  A.颈段食管   B.胸部上段食管

  C.胸部中段食管   D.胸部下段食管

  E.腹部食管

2.食管癌的早期表现是( )

  A.消瘦

B.持续性胸背部疼痛

C.进食后发哽噎感,胸骨后刺痛感

D.声嘶

E.进行性吞咽困难

3.适用于食管癌的早期诊断和普查的检查方法是( )

  A.钡剂X线检查

B. CT

C. 食管镜

D. 食管拉网脱落细胞学检查

E. MRI

4. 食管手术后最严重的并发症是（　　　）

 A. 出血　　　　　　　B. 吻合口瘘

 C. 吻合口狭窄　　　　D. 乳糜胸

 E. 肺炎、肺不张

5. 按组织学分型，支气管肺癌最常见的类型为

 （　　　）

 A. 鳞状上皮细胞癌　　B. 腺癌

 C. 小细胞未分化癌　　D. 大细胞未分化癌

 E. 细支气管-肺泡细胞癌

6. 肺癌的早期症状是（　　　）

 A. 持续性胸痛　　　　B. 食欲减退

 C. 咳嗽、痰中带血　　D. 大咯血

 E. 出现 Horner 综合征

【A₂ 型题】

7. 患者，男，60 岁。食管癌根治术后第 11 天，进少

 量流食后出现高热、胸痛，最可能的问题是

 （　　　）

 A. 脓胸　　　　　　　B. 乳糜胸

 C. 吻合口瘘　　　　　D. 吻合口狭窄

 E. 反流性食管炎

8. 患者，男，55 岁。食管癌切除、食管胃吻合术后

 第 5 天，出现高热、寒战、呼吸困难、胸痛，白细胞

 $20×10^9$/L，高度怀疑发生了（　　　）

 A. 肺炎、肺不张　　　B. 吻合口瘘

 C. 吻合口狭窄　　　　D. 乳糜胸

 E. 出血

9. 患者，男，64 岁，诊断为食管癌，现已无法进食，

 食管明显梗阻，术前为减轻食管黏膜水肿应采取

 的措施是（　　　）

 A. 术前禁食

 B. 纠正水电解质酸碱失衡

 C. 营养支持

 D. 加强口腔卫生

 E. 术前 3 天每晚用温盐水冲洗食管

【A₃／A₄ 型题】

（10～12 题共用题干）

患者，女，50 岁。进行性吞咽困难半年，X 线钡餐

透视诊断为食管癌。

10. 此患者早期症状应是（　　　）

 A. 食管内异物感　　　B. 吞咽困难

 C. 持续性胸背部痛　　D. 声音嘶哑

 E. 喝水时呛咳

11. 为了解肿瘤向外扩展情况，该患者还需进行的

 检查是（　　　）

 A. B 超　　　　　　　B. 拍胸部正侧位片

 C. CT　　　　　　　　D. 食管纤维镜检

 E. 食管拉网

12. 该患者术后护理错误的是（　　　）

 A. 术后 48 小时内吸氧

 B. 适当止痛

 C. 尽量避免咳嗽

 D. 病情平稳后取半卧位

 E. 拔除胸腔引流管后尽早下床

（13～16 题共用题干）

患者，男，55 岁。因咳嗽、痰中带血 2 个月来院就

诊。经检查确诊为中心型肺癌，拟行手术治疗。

13. 患者的术前指导正确的是（　　　）

 A. 减少抽烟

 B. 避免腹式呼吸

 C. 保持口腔清洁

 D. 锻炼浅而快的呼吸

 E. 避免将胸腔引流的方法告知患者以免引起

  焦虑和恐惧

14. 患者术后呼吸道护理措施中错误的是（　　　）

 A. 吸氧　　　　　　　B. 定时给患者叩背

 C. 鼓励患者浅快呼吸　D. 鼓励患者咳嗽

 E. 对气管插管者应严密观察其导管的位置

15. 如患者已行全肺切除术，术后正确的护理措施

 是（　　　）

 A. 24 小时补液量 3000ml

 B. 输液速度为 50 滴/分

 C. 取全患侧卧位

 D. 取患侧 1/4 侧卧位

 E. 胸腔引流管一般呈开放状态

16. 如患者已行肺段切除术，术后患者应取（　　　）

 A. 平卧位　　　　　　B. 头低足高仰卧位

 C. 健侧卧位　　　　　D. 1/4 侧卧位

 E. 患侧卧位

（刘兰芳）

第14章

腹部疾病患者的护理

案例 14-1

患者,男,38岁。饱食后突然上腹部剧痛,迅速扩展至全腹,伴恶心、呕吐。呕吐后腹痛无减轻。发病2h后来院急诊,既往无消化性溃疡史,有胆石症病史。查体:痛苦貌,BP 85/50mmHg,P 126 次/分,全腹肌紧张、压痛、反跳痛,肠鸣音消失。血常规示:白细胞计数 16×10^9/L、中性粒细胞0.9。

问题:1.该患者最可能的医疗诊断是什么?

2.为协助明确诊断,首选的检查是什么?

3.该病发生的主要诱因是什么?

4.若诊断明确,最先采取的措施是什么?

5.该患者目前主要的护理问题有哪些?

6.若该患者采取手术治疗,应采取哪些主要的护理措施?

7.如何对该患者进行健康教育?

第1节 急性化脓性腹膜炎患者的护理

腹膜炎(peritonitis)是由细菌感染、化学刺激或物理损伤等因素所致的腹腔壁腹膜与脏腹膜引起的急性炎症,是外科最常见的疾病之一,其主要表现为腹膜刺激征和全身中毒症状。急性化脓性腹膜炎(acute suppurative peritonitis)是指由化脓性细菌引起的腹膜的急性炎症。

一、解剖生理概要

腹膜是由间皮及少量结缔组织构成的一层很薄的浆膜,分为壁腹膜和脏腹膜两部分。壁腹膜附于腹壁,横膈脏面和盆壁的内面;脏腹膜覆盖腹腔内脏器表面,成为它们的浆膜层,脏腹膜将内脏器官悬垂或固定于膈肌、腹后壁或盆腔壁,形成网膜、系膜和韧带。

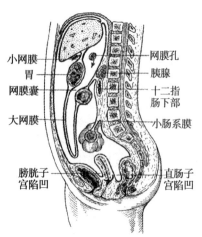

图 14-1-1　腹膜解剖模式

腹膜腔是壁腹膜和脏腹膜之间的潜在间隙。在正常情况下,腹腔内分泌少量液体,75～100ml,起润滑作用,在病变时,腹膜腔可容纳数升液体或气体。腹膜腔分为大、小腹腔两部分,即腹腔和网膜囊,经由网膜孔相通(图 14-1-1)。

大网膜是悬垂于胃大弯与横结肠之间并覆盖在腹小肠襻前面的四层腹膜,有丰富的血液供应和大量的脂肪组织,活动度大,能移动到所及的病灶处并将其包裹、填塞,使炎症局限,有修复病变和损伤的作用。

壁腹膜主要受肋间神经和腰神经支配,痛觉敏感,定位明确。腹前壁腹膜受刺激,可引起反射性肌紧张,故腹膜炎

图中标注:小网膜、胃、网膜囊、大网膜、膀胱子宫陷凹、网膜孔、胰腺、十二指肠下部、小肠系膜、直肠子宫陷凹

时可出现腹膜刺激征，是诊断腹膜炎的主要临床依据。脏腹膜受自主神经支配，来自交感神经和迷走神经末梢，对牵拉、胃肠腔内压力增加或炎症、压迫等刺激较为敏感，疼痛的性质为钝痛，定位较差，多感觉局限于腹中部；刺激较重时常引起心率减慢、血压下降和肠麻痹。

腹膜是双向的半透膜，水、电解质、尿素以及一些小分子能透过腹膜。腹膜能向腹腔内渗出少量液体，内含淋巴细胞、巨噬细胞和脱落的上皮细胞。在急性炎症时，腹膜分泌大量渗出液，以稀释毒素和减少对腹膜的刺激；渗出液中的巨噬细胞能吞噬细菌、异物和破碎组织；渗出液中的纤维蛋白沉积在病变周围，发生粘连，以防止感染的扩散并修复受损的组织，因粘连另一方面可使肠管成角、扭曲或成团块，则可引起肠梗阻。同时，由于体液的大量渗出，可导致水、电解质平衡失调。

腹膜有很强的吸收能力，能吸收腹腔内的积液、血液、空气和毒素等。在严重腹膜炎时，可因腹膜吸收大量的毒素而导致感染性休克。腹上部腹膜的吸收能力较下部腹膜的强，故腹部炎症及手术后的患者多取半卧位，使渗液及毒素流至下腹部，以减轻腹膜对有害物质的吸收，并且能减少膈下脓肿的形成。

二、分类与病因

依据发病机制分为原发性和继发性；依病因可分为细菌性和非细菌性；细菌性腹膜炎又可分化脓性和特异性两种；依病变范围可分为弥漫性和局限性两种。此外，以发病过程可分为急性和慢性两种。临床上以急性、继发性、化脓性和弥漫性腹膜炎最多见。

1. 原发性腹膜炎（primary peritonitis） 较少见。腹腔内无原发性病灶，致病菌主要经血运或淋巴道传播引起，多为溶血性链球菌、肺炎双球菌。本病多见于女童。常在机体抵抗力低下时，如在肾病、猩红热及营养不良的情况下，并发上呼吸道感染而发生。

2. 继发性腹膜炎（secondary peritonitis） 常因腹腔内某些炎症或损伤等而引起的腹膜炎，约占腹膜炎的98%。常继发于急性穿孔，如胃十二指肠溃疡急性穿孔，腹内脏器急性炎症如阑尾炎、胆囊炎、胰腺炎、女性生殖器官化脓性感染等；绞窄性肠梗阻；外伤或手术，如造成肝、脾、肠管、膀胱破裂，胆道、胰管、输尿管等损伤，器官穿孔如急性阑尾炎穿孔、胆囊壁坏死穿孔、肠穿孔等(图14-1-2)。引起继发性腹膜炎的细菌主要是胃肠道内的常驻菌群，其中以大肠埃希菌最为多见，其次为厌氧拟杆菌、链球菌、变形杆菌等。本病多为混合感染。

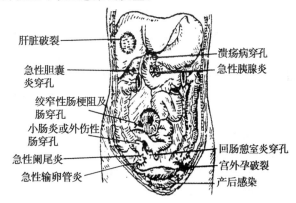

图14-1-2 急性腹膜炎常见原因

三、病 理 生 理

腹腔内因各种原因被污染，机体立即发生炎症反应，腹膜充血、水肿并失去光泽，并渗出大量清晰的浆液性液体，以稀释腹腔内毒素。同时，释放出大量的巨噬细胞、中性粒细胞、纤维蛋白，加上细菌、坏死组织等，渗出液变混浊而成为脓液，脓液常呈黄绿色，稠厚，有粪臭味。

腹膜炎的结局取决于两个方面，一方面是患者全身的和腹膜局部的防御能力，另一方面是污染细菌的性质、数量和作用的时间。患者年轻体壮、抗病能力强、污染轻，病变损害即轻，大网膜包裹、填塞病灶，使炎症局限，形成局限性腹膜炎或脓肿。防御能力差，细菌数量多，毒力强者，病变趋于严重,腹膜严重充血水肿,引起水、电解质紊乱、血浆蛋白降低、贫血;腹腔内器官浸泡在大量脓液中,形成麻痹性肠梗阻,肠腔内大量积液,使血容量明显减少;腹膜吸收大量毒素以及细菌入血,易导致感染性休克;肠管扩张,使膈肌上移而影响心肺功能,可加重休克,甚至导致死亡。

腹膜炎被控制后,根据病变损伤的范围及程度,常遗留有相应的粘连,但大多数粘连无不良后果,部分患者导致粘连性肠梗阻。

案例 14-2

患者,男,46 岁。既往有胃溃疡病史二十多年,近期频繁发作,一日餐后 1 小时突然上腹部持续性刀割样剧烈疼痛,伴恶心、呕吐 8 小时。查体:痛苦貌,BP 110/70mmHg,P 86 次/分,全腹肌紧张、压痛、反跳痛,以上腹部为甚,腹式呼吸消失,肠鸣音消失,有移动性浊音,白细胞 14×10^9/L,中性粒细胞 0.85。

问题: 1. 该患者初步诊断为何种疾病?

2. 为协助明确诊断需做何检查?

3. 在未明确诊断前,应采取的护理措施是什么?

4. 该患者存在哪些护理问题?

5. 请为该患者制订相应的护理措施。

6. 如何对该患者进行健康教育?

四、临 床 表 现

1. 腹痛 是最主要的症状,疼痛的性质取决于原发疾病。疼痛一般为持续性、剧烈腹痛,常难以忍受,深呼吸、咳嗽、转动体位时疼痛加剧。疼痛多由原发病灶处开始,随炎症扩散而波及全腹,但仍以原发病灶处疼痛最显著。

2. 恶心、呕吐 腹膜受到刺激,可引起反射性恶心、呕吐,呕吐物多为胃内容物。发生麻痹性肠梗阻时可吐出黄绿色胆汁,甚至棕褐色粪水样肠内容物。

3. 感染中毒症状 患者可出现高热、脉速、呼吸浅快、大汗、口干。病情进一步恶化,可出现面色苍白、眼窝凹陷、皮肤干燥等严重脱水表现以及出现四肢厥冷、脉搏细速、呼吸急促、体温骤升或下降、血压下降、神志恍惚或不清等感染性休克表现。

4. 腹部体征 腹胀明显,腹式呼吸运动减弱或消失。腹部压痛、反跳痛、腹肌紧张,是腹膜炎的标志性体征,称为腹膜刺激征,以原发病灶处最明显,腹肌紧张程度与患者体型、年龄、病因有关,胃肠和胆囊穿孔可由于胃酸及胆汁的强烈化学性刺激引起强烈腹肌紧张,呈现"板状腹";小儿、年老体弱者因反应较差,可无明显肌紧张,易被忽视。叩诊因胃肠胀气而呈鼓音,胃十二指肠穿孔时,肝浊音界缩小或消失。腹腔内积液较多时可叩出移动性浊音。听诊时肠鸣音减弱或消失。

5. 直肠指诊 若直肠前窝饱满并有触痛,提示有盆腔脓肿。

五、辅 助 检 查

1. 实验室检查 白细胞计数和中性粒细胞均有不同程度的增高,或有中毒颗粒出现。

2. 影像学检查

(1)X 线平片:小肠普遍胀气并有多个气液平面。若胃肠道穿孔时立位片可见膈下游离气体。

(2)B 超:可显示腹腔内有不等量的液体,但不能鉴别液体的性质。

3. 诊断性腹腔穿刺或腹腔灌洗 根据穿刺液或灌洗液的颜色、气味、涂片镜检及淀粉酶测定等来判断病因,并可做细菌培养。根据腹腔穿刺液判断腹腔原发疾病:若抽出液呈黄色混浊状,无臭味,带食物残渣,可判断为胃、十二指肠溃疡穿孔;而急性化脓性阑尾炎时,腹穿液呈稀脓性,有臭味;绞窄性肠梗阻可抽出血性脓液,臭味重;若是血性渗出液且淀粉酶含量高,提示出血坏死性胰腺炎的可能;若抽出液为血液,抽出后迅速凝固,则可能误刺入血管;若抽出不凝固血液,有外伤史,说明有腹腔内实质性脏器破裂。腹腔穿刺抽不出液体,但高度怀疑有腹腔内脏损伤,即可选择腹腔灌洗。

六、处 理 原 则

处理原则包括消除原发病因,改善全身状况,促进腹腔炎症局限、吸收或通过引流使炎症消退。

1.非手术治疗 原发性腹膜炎和继发性腹膜炎炎症比较局限或症状较轻、全身状况良好时可采用非手术治疗。具体措施包括半卧位、禁食、持续胃肠减压、输液、输血、使用抗生素、镇静、止痛、给氧等。非手术治疗也可作为手术前准备工作。

2.手术治疗 适用于腹腔内原发病灶严重,患者情况差;弥漫性腹膜炎无局限趋势或原因不明者;经非手术疗法6～8h(一般不超过12h)无好转或加重者;炎症重、有大量积液,如合并休克的应在抗休克的基础上积极手术治疗。具体手术治疗方法如下。

(1)处理原发病因:如阑尾切除、溃疡病穿孔修补术或胃大部分切除、肠坏死切除等。

(2)清理腹腔:吸净腹腔内脓液及渗液,清除食物残渣、粪便、异物等。可用甲硝唑和生理盐水冲洗腹腔至清洁。关腹前一般不在腹腔内应用抗生素,以免增加组织粘连。

(3)充分引流:通过引流将腹腔内残留液和炎性渗液排出体外,以减轻腹腔感染和防止术后发生腹腔脓肿。常用的引流物有硅胶管、橡胶管、双腔管、烟卷引流条等。

七、护 理 问 题

1.疼痛 与腹膜炎症刺激有关或手术有关。

2.体液不足   与体液丢失(呕吐、腹腔积液、肠内积液、禁食等)过多有关。

3.低效性呼吸型态   与腹痛、腹胀有关。

4.体温过高   与腹腔感染、毒素吸收有关。

5.潜在并发症 感染中毒性休克、盆腔脓肿、膈下脓肿、粘连性肠梗阻等。

八、护 理 措 施

(一)非手术治疗护理及术前准备

1.心理护理   向患者介绍有关腹膜炎的疾病知识,做好安慰工作,稳定患者情绪,已取得其积极配合治疗和护理。

2.一般护理

(1)体位:无休克情况下一般取半卧位,以利于腹内渗出液积聚盆腔;同时使腹肌放松、膈肌下降,利于呼吸及循环。休克患者取平卧位或中凹卧位。

(2)禁食、胃肠减压:胃肠道穿孔时可减少消化道内容物流入腹腔,减轻对腹膜的疼痛刺激,减少毒素的吸收;可减轻胃肠内积气,降低肠壁张力,改善胃肠壁的血供,有利于炎症局限和吸收以及胃肠功能的恢复。

(3)营养支持:维持静脉输液通畅,遵医嘱及时补充液体,以纠正水、电解质及酸碱失衡。长时间禁食时,可考虑经肠外途径补给机体所需的营养素。

(4)控制感染:首先应依据经验选用广谱抗生素,然后根据细菌培养及药敏试验结果选用敏感抗生素。

3. 病情观察 定时测量生命体征,必要时监测尿量、中心静脉压、血清电解质以及血气分析等指标,准确记录 24 小时出入量,并加强患者腹部症状和体征的变化观察。

4. 对症护理 高热患者,给予物理降温。对未明确诊断或病情观察期间,暂不用止痛剂,以免掩盖病情。及时给予吸氧。

5. 术前准备 应按腹部手术前常规准备。

(二)术后护理

1. 病情观察 注意生命体征、尿量、腹部体征、伤口及引流等项目的观察,发现异常,及时通知医生,协助处理。

2. 体位与活动 术后病情稳定后采取半卧位。鼓励患者早期活动,有利于防止粘连性肠梗阻的发生。

3. 禁食、胃肠减压 术后患者应禁食、胃肠减压,直到肠蠕动恢复、肛门排气后,拔除胃管,方可开始进入饮食。

4. 补液及营养 术后继续补液,以维持水、电解质及酸碱的平衡,同时补充适量维生素、蛋白质等物质,维持机体高代谢及修复的需要。胃管拔除后,开始经口摄食,由流质逐渐过渡到普通易消化的食物。

5. 用药护理 按医嘱继续使用有效抗生素,控制腹腔内的感染。应用镇痛剂或镇痛泵减轻疼痛。必要时使用镇静剂、止血剂等对症处理。

6. 切口护理 观察切口敷料是否干燥,有渗血、渗液时及时更换;注意切口愈合情况,及早发现切口感染的征象,对腹胀明显的患者可加用腹带,以使患者舒适及防止伤口裂开。

7. 引流管护理 引流管护理时应掌握每条引流管的引流部位和作用,及时接通并妥善固定引流管,不要受压或扭曲,保持引流通畅有效。准确观察并记录引流液的量、颜色和性状。当患者体温及白细胞计数恢复正常,腹部症状体征缓解,引流液量明显减少,色清,即可考虑拔管。

8. 并发症的观察与护理 腹腔内脓液积聚在某一部位,如膈下、盆腔、肠襻间等部位,被大网膜、肠管、肠系膜、腹壁和脏器所粘连包裹,形成腹腔脓肿。常继发于急性化脓性腹膜炎或腹腔内手术后,多位于原发病灶附近,以膈下脓肿和盆腔脓肿多见。

(1)膈下脓肿:脓液积聚于膈肌以下,横结肠及其系膜以上的间隙内,称为膈下脓肿(subphrenic abscess)。以右膈下脓肿多见,常继发于阑尾炎、胃十二指肠溃疡及胆囊炎穿孔、肝脓肿破溃后。左膈下脓肿多发生于脾和胃切除术后感染。

全身中毒症状明显,发热、脉快、乏力等。局部症状较轻,患侧季肋部持续钝痛,可向肩背部放射,当深呼吸或咳嗽时疼痛加重,脓肿刺激膈肌可出现呃逆。感染波及胸膜、肺时,可出现胸水、气促、咳嗽、胸痛等表现。X线检查可见患侧膈肌抬高,呼吸运动受限,肋膈角模糊或有反应性积液,有时可见膈下气液平面。B超及CT检查可以明确脓肿部位、数量及大小,并可协助定位行诊断性穿刺,以明确诊断。

膈下脓肿尚未形成前,采用非手术治疗,如使用大剂量抗生素控制感染,加强支持疗法,必要时输血或血浆。一旦脓肿形成,须定位后引流。目前多采用经皮穿刺置管引流术,创伤小,引流效果好,约80%的膈下脓肿可以治愈。对于较大脓肿最好手术及时切开引流,以避免脓肿穿破膈肌造成脓胸或穿入腹腔引起弥漫性腹膜炎。

(2)盆腔脓肿:最为多见。盆腔处于腹腔最低位置,腹腔内的炎性渗出物或脓液易积聚于此而形成盆腔脓肿(pelvic abscess)。盆腔脓肿常位于子宫直肠凹、膀胱直肠凹,常见于急性阑尾炎穿孔后或女性盆腔腹膜炎后。

盆腔腹膜面积较小,吸收能力有限,所以盆腔脓肿时全身中毒症状常较轻。主要表现为典型的直肠或膀胱刺激症状,如里急后重、大便不尽感、黏液便,尿急、尿频、排尿困难等。腹部检查常无阳性发现。直肠指检时触痛明显,可有波动感。

盆腔脓肿未形成或较小时,可采用非手术治疗:应用有效抗生素、热水坐浴、温盐水保留灌肠及物理治疗等,多数患者的炎症能消散、吸收。脓肿较大者须手术切开引流,可经直肠前壁切开排脓,已婚女性亦可经阴道后穹隆切开引流。

九、健　康　教　育

1.向患者提供疾病护理治疗知识。

2.积极治疗消化系统疾病,减少急性腹膜炎发生。

3.指导患者术后早期活动,以促进肠蠕动功能的恢复,防止肠粘连。

4.指导患者进食宜少食多餐,避免暴饮暴食,进食生冷及辛辣食物,以防止在肠粘连的基础上诱发肠梗阻。

5.若发生腹痛、腹胀、恶心、呕吐、发热等不适时,应及时去医院复诊。

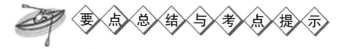

要 点 总 结 与 考 点 提 示

1.急性腹膜炎病因、临床表现、处理原则。

2.急性腹膜炎最主要的症状和最重要的体征。

3.急性腹膜炎的并发症临床表现及处理方法。

4.急性腹膜炎患者进行诊断性腹腔穿刺抽液的分析判断。

5.急性腹膜炎非手术治疗护理内容和术前、术后护理措施。

6.急性腹膜炎的健康教育。

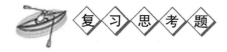

复 习 思 考 题

【A₁ 型题】

1.急性腹膜炎的最主要症状是(　　　)

　A.腹痛　　　　　　　B.发热

　C.恶心　　　　　　　D.呕吐

　E.腹泻

2.诊断急性腹膜炎最重要的体征(　　　)

　A.腹胀　　　　　　　B.腹膜刺激征

　C.肝浊音界消失　　　D.肠鸣音减弱

　E.移动性浊音

3.急性腹膜炎腹痛的特点是(　　　)

　A.阵发性绞痛

　B.持续性疼痛伴阵发性加剧

　C.腹痛向肩胛部放射

　D.持续性疼痛,多较剧烈

　E.钻顶样绞痛

【A₂ 型题】

4.患者,男,50岁。急性腹膜炎行腹腔引流术后5天,患者出现下腹部坠胀感,大便次数增多,黏液便,伴尿频、尿急、排尿困难等症状,考虑并发(　　　)

　A.急性肠炎　　　　　B.膀胱炎

　C.膈下脓肿　　　　　D.盆腔脓肿

　E.肠襻间脓肿

5.急性腹膜炎患者治疗过程中,出现高热、呃逆和上腹部疼痛,季肋区有深压痛和叩击痛,宜考虑(　　　)

　A.急性胸膜炎　　　　B.急性胆囊炎

　C.肠间脓肿　　　　　D.膈下脓肿

　E.肝脓肿

(祝健红)

第2节 腹部损伤患者的护理

腹部损伤(abdominal injury)在平时和战时都较多见,其发病率在平时占各种损伤的0.4%~1.8%。战时发生率明显增高,占各种损伤的50%。腹部损伤的死亡率可高达10%~20%。早期正确的诊断和及时合理的处理是降低腹部损伤患者死亡率的关键。

一、概 述

(一)分类与病因

临床上将腹部损伤分为闭合性损伤和开放性损伤两大类。

1. 闭合性腹部损伤 多因坠落、碰撞、挤压、冲击、拳打脚踢等钝性暴力所致。可分为单纯腹壁损伤和合并内脏损伤两种情况。与开放性损伤比较,闭合性损伤具有更重要的临床意义,因为闭合性损伤体表无伤口,要确定有无内脏损伤,有时较困难。如果不能及早确定内脏是否受损,很可能贻误手术时机而导致严重后果。

> **案例 14-3**
>
> 患者,男,32岁。在行走途中不慎被汽车撞击腹部,立即送往医院。查体:面色苍白,皮肤湿冷,心率120次/分,血压80/50mmHg,呼吸26次/分,左上腹部青紫,有压痛,无明显反跳痛和肌紧张,移动性浊音阳性,尿量明显减少,红细胞计数明显降低。
>
> **问题:** 1. 该患者最可能的医疗诊断是什么?
> 2. 为协助明确诊断,尚需做何检查?
> 3. 该患者如何急救?
> 4. 该患者存在哪些护理问题?应制订的护理措施有哪些?
> 5. 对患者应怎样做健康教育?

2. 开放性腹部损伤 多因刀刺、枪弹、弹片等锐器所致。开放性损伤根据腹壁伤口是否穿破腹膜分为穿透伤和非穿透伤。穿透伤又可分为贯通伤(致伤物既有入口又有出口)和非贯通伤(致伤物仅有入口无出口)。

腹部损伤的范围、严重程度、是否伤及内脏以及伤及哪些内脏等情况,在很大程度上取决于暴力的强度、速度、着力部位和作用方向等因素;此外,内脏本身的解剖特点、功能状态以及是否有病理改变等内在因素对上述情况也有影响。如肝、脾、肾等实质器官组织脆弱、血供丰富、位置比较固定,在受到暴力打击后,比其他内脏容易破裂,尤其是原来已有病理情况存在者;肠道的固定部分比活动部分更容易受损;充盈的空腔脏器比排空者更易破裂。

(二)临床表现

致伤原因及伤情的不同,腹部损伤后的临床表现亦有很大差异。

一般单纯腹壁损伤的症状和体征较轻,可表现为损伤部位疼痛,肿胀及压痛,有时可见局部有瘀斑,并且其程度随时间推移逐渐减轻。全身表现常较轻或无异常。

腹壁损伤伴腹腔内脏器损伤,若出现下列情况之一,即应考虑腹腔内脏器损伤:①早期出现休克;②腹痛和腹膜刺激征有进行性加重或范围扩大者;③有气腹征或移动性浊音;④有呕血、便血或血尿等;⑤直肠指检,腹腔穿刺,或腹腔灌洗有阳性发现;⑥红细胞计数进行性下降,白细胞计数上升。

1. 实质性脏器(脾、肝、肾、胰等)损伤 伤后以腹腔内出血为主要表现,根据出血的量和速度,患者常表现不同程度的失血性休克。如面色苍白、脉搏加快、出冷汗、血压下降、呼吸急促、尿量减少等。若肝、胰损伤时,伴有胆汁或胰液溢入腹腔,则有明显的腹膜刺激征。

2. 空腔脏器(胃、肠、胆道、膀胱等)损伤 伤后以急性腹膜炎为主要表现,即患者出现持续性剧烈腹痛,伴恶心、呕吐;明显的腹膜刺激征和气腹征,肝浊音界缩小或消失,肠鸣音减弱或消失;随后出现体温升高、脉快、呼吸急促等感染中毒表现,甚至可发生感染性休克。

(三)辅助检查

1. 实验室检查　大量失血时红细胞、血红蛋白及血细胞比容明显下降;胰腺损伤时可有血、尿淀粉酶值升高;尿常规检查发现红细胞,提示泌尿系器官损伤。

2. 影像学检查

(1)X 线检查:胸腹部 X 线平片检查可辨别膈下有无游离气体、气胸、腹腔内积液,对肋骨骨折及椎体骨折等均有帮助。

(2)B 超检查:对实质性脏器损伤和腹腔积液具有很高的诊断价值。可发现脏器内 1cm 以上的血肿,对肝、脾、肾等实质性脏器损伤的确诊率达 90% 左右。

(3)CT 检查:能清晰地判断实质性脏器损伤的程度、腹腔内的血肿位置、出血量的多少,显示实质性脏器的包膜是否完整,对胰腺损伤及腹膜后间隙的异常变化诊断更为准确。

3. 诊断性腹腔穿刺和腹腔灌洗　腹腔穿刺是简单、快捷、安全及诊断率高的辅助诊断措施,阳性率可达 90% 左右。对疑有内脏器官损伤而腹穿为阴性,应密切观察病情,可重复腹腔穿刺或改行腹腔灌洗术。腹腔灌洗术符合以下任何一项者,均可确定检查结果为阳性:①灌洗液被染红(25ml 血液可染红 1000ml 的灌洗液或含黄绿色的胆汁、肠内容物等);②灌洗液涂片发现有细菌;③取样本送检红细胞计数超过 100×10^9/L 或白细胞计数超过 0.5×10^9/L;④送检淀粉酶超过 100somogyi 单位。

(四)处理原则

1. 现场急救　以挽救生命为首要目的,先处理危及生命的因素。如心搏骤停、窒息、开放性气胸以及损伤处大量出血等。若腹部有开放性伤口,应采取措施及时止血,对已脱出的内脏切忌现场将其回纳入腹腔,以免加重腹腔污染,宜用干净的容器或包布保护脱出之内脏,迅速送往医院做进一步救治。

2. 非手术治疗　对闭合性腹壁损伤,须密切观察病情变化,警惕合并内脏损伤。对不能肯定内脏损伤而又怀疑者,应酌情严密观察 24～72 小时,在此期间应注意让患者卧床休息,不得下床活动,连续监测生命体征和腹部情况,积极防止休克和感染,禁食、禁灌肠、禁用泻剂、禁用吗啡类止痛药物。治疗过程中若发生病情恶化,应即刻报告医生,协助施行手术。

3. 手术治疗　对确诊或高度怀疑内脏损伤者,应立即做好急诊手术前准备,尽早协助施行手术治疗,手术治疗的基本原则是先处理出血性脏器,后处理穿孔性脏器。对实质性脏器破裂所致的腹腔内大出血,应边抗休克、边手术;对空腔脏器破裂的患者,应先抗休克,后手术;若经治疗,休克仍未好转,则在继续抗休克的同时开始手术,术中根据脏器的损伤情况作相应处理。

(五)护理问题

1. 焦虑/恐惧　与意外创伤的刺激、病情重、内脏脱出视觉刺激等有关。

2. 体液不足　与腹腔内脏器损伤致大量失血、失液、频繁呕吐等有关。

3. 疼痛　与腹部损伤、腹腔内脏出血和空腔脏器破裂漏出液刺激腹膜及手术等有关。

4. 有感染的危险　与腹腔污染、脾切除术后免疫力下降有关。

5. 潜在并发症　失血性或感染性休克,腹腔脓肿,切口感染等。

(六)护理措施

1. 急救措施　现场抢救仍坚持抢救生命第一、恢复功能第二、顾全解剖完整性第三的原则。有休克表现者应迅速建立静脉通路,进行补液,保持呼吸道通畅。

2. 非手术治疗护理及术前准备

(1)心理护理:对不同损伤者给予解释,并告知可能出现的并发症,相关的治疗和护理的知识,减轻其焦虑和恐惧心理,稳定情绪,取得他们的积极配合。

(2)一般护理:对怀疑有腹腔内脏损伤者,应绝对卧床休息。同时患者禁食,防止加重腹腔污染以及为可能手术做准备。若怀疑空腔脏器破裂或腹胀明显者应进行胃肠减压,及时补液,必要时输血,防止水、电解质及酸碱平衡失调。待肠蠕动功能恢复后,方可开始进流质饮食,待患者病情稳定后,可采取半卧位。

(3)病情观察:加强生命体征的监测,每15～30分钟测定一次;动态检测红细胞计数,血细胞比容和血红蛋白值,必要时每1小时检查一次;并加强腹部症状、体征的变化观察,每30分钟巡视一次;注意有无失血性休克、急性腹膜炎等并发症的发生。如有异常,及时报告医生,如腹痛和腹膜刺激征有进行性加重或范围扩大;肠鸣音逐渐减少、消失或明显腹胀;积极救治休克情况不见好转反而恶化;膈下出现游离气体;腹腔穿刺吸出气体、不凝固血液或肠内容物;红细胞计数进行性下降,白细胞计数上升等。

(4)用药护理:遵医嘱应用广谱抗生素,防止腹腔感染,注射破伤风抗毒素。诊断未明确者,禁用吗啡、哌替啶等镇痛剂,以免掩盖病情。

(5)术前准备:一旦决定手术,应尽快完善术前准备。除常规准备外,还应包括交叉配血试验,有实质性脏器损伤时,配血量必须充足。

3. 术后护理 原则上与急性腹膜炎患者的护理措施相同。对不同脏器损伤的术后特殊护理,见有关章节器官损伤的护理。

(七)健康教育

1.加强安全知识宣传,如劳动保护、安全生产,安全行车、遵守交通规则等,避免意外损伤的发生。

2.普及各种急救知识,在发生意外事故现场,能及时进行简单有效的急救或自救。

3.一旦发生腹部损伤,无论轻重,都应经专业医务人员检查,以免延误诊治。

4.出院后要适当休息,保持良好的心态,适当锻炼,加强营养,不宜暴饮暴食。若有腹痛、腹胀、肛门停止排便排气等不适,应及时到医院就诊。

二、常见腹腔内器官损伤

(一)脾破裂

1. 分类 脾破裂(splenic rupture)占各种腹部损伤的40％～50％,按脾破裂的部位和程度可分为:①中央型破裂(脾实质深部破裂);②被膜下破裂(脾被膜下实质部分破裂);③真性破裂(脾实质和被膜均破裂)。临床所见脾破裂,约85％是真性破裂。

2. 临床表现 有左下胸或左上腹外伤史。左上腹痛,若膈神经受激惹,可有左肩背放射痛。真性脾破裂出血量大,多有腹内出血征、积血征,如失血性休克、腹膜炎、腹部移动性浊音、左下腹穿刺抽得不凝固血液、红细胞计数进行性下降等。脾被膜下和实质内破裂者,因脾被膜完整,出血量可受到限制,而形成血肿,临床可无明显内出血征象而不易被发现。有些血肿可自行吸收;但有些血肿,尤其是被膜下血肿在某些微弱外力的作用下,即可突然发生破裂,导致严重后果,一般发生在腹部外伤后1～2周,应予警惕。B超或CT显示脾被膜不连续以及左上腹的血肿和积血,诊断即可确立。

3. 治疗原则 对于脾损伤表浅、局限,并且无其他腹腔脏器合并伤者,可在严密监测下施行非手术治疗。若发现继续出血或合并有腹腔其他脏器损伤,应立即中转手术。不符合非手术治疗条件的伤者,抗休克同时紧急手术,应尽快剖腹探查,以防延误治疗。手术方法有脾修补术、部分切除术,尽可能保留脾组织,只有情况不允许修补时才做脾全切除术。

(二)肝破裂

肝破裂(rupture of liver)在各种腹部损伤中占15%～20%。因肝体积较大、组织脆弱,右季肋部受暴力打击后,易发生肝破裂。

1. 分类　与脾破裂相似,亦分为中央型、被膜下和真性破裂3种。后者除大出血外,因还有胆汁流入腹腔,故内出血和腹膜炎表现均较严重。

2. 临床表现　有肝脏所在部位受伤史,右上腹痛,右肩背放射痛。肝被膜下和实质内肝破裂者,有包膜下血肿,叩诊肝浊音界增大,影像学检查可有阳性发现。真性肝破裂除失血性休克外,常有较重的胆汁性腹膜炎,有移动性浊音,肠鸣音减弱或消失,腹腔穿刺抽出混有胆汁的血液等表现。偶有血液经胆道流入十二指肠,会出现呕血或柏油样便,临床上把有腹外伤、胆绞痛及消化道出血等三联征者,称为外伤性血胆症。

3. 治疗原则　虽类似脾破裂,但肝破裂病情严重,处理复杂,故凡有怀疑者,均应在抗休克处理下,尽早手术处理。肝破裂的手术原则:尽量保留肝,彻底清创,妥善止血,清理腹腔,置管通畅引流。

(三)小肠破裂

小肠占据中、下腹的大部分空间,在腹内处于表浅位置,且占据腹腔的面积大、缺乏骨骼保护,因此其受伤的机会较结肠多见。小肠破裂(rupture of small intestine)是指十二指肠、空肠、回肠破裂。因锐器、枪弹所致,或因肠管处于充盈状态,腹部遭暴力作用也易致小肠损伤。十二指肠损伤较少且常合并其他损伤,处理较复杂。以下主要介绍临床上较多见的空、回肠破裂。

1. 临床表现　有腹部外伤史,特别是腹中部外伤史。肠破裂后肠内容物流入腹腔致急性腹膜炎表现,腹腔穿刺抽出稀薄的肠内容物等。气体溢入腹腔致气腹征,可出现肝浊音界缩小或消失,X线检查有膈下游离气体。但部分患者可无气腹征,小的破裂口可被食物渣、纤维蛋白、甚至突出的黏膜堵塞,可无弥漫性腹膜炎表现,诊断时应加以注意,避免延误诊断。

2. 治疗原则　空肠、回肠破裂的诊断一旦明确,应立即手术治疗。手术方式以修补术为主。必要时行肠部分切除吻合术。空肠、回肠损伤经修补或切除吻合后,应禁食、胃肠减压,并用抗生素预防感染等。

(四)结肠破裂

结肠损伤发生率较小肠为低,破损早期症状和体征常不明显,易漏诊。

1. 临床表现　有腹、腰背部,尤其是腹周围部位受伤史。因结肠内容物液体成分少而细菌含量多,故腹膜炎出现较晚,却较严重。结肠内气体多,一旦破损,X线摄片易发现膈下游离气体。腹膜后结肠穿孔,可有腰部胀痛、血便、腹膜外气肿等,常导致严重的腹膜后感染。

2. 治疗原则　对可疑结肠损伤患者,及早剖腹探查,疗效好坏取决于是否早期手术。由于结肠壁薄、血运相对差、含菌量大,因此结肠破裂(rupture of colon)的治疗有别于小肠破裂。对于少数裂口小、腹腔污染轻、全身状况较好的患者可以考虑一期修补或一期切除吻合术(限于右半结肠);大部分结肠破裂的患者均须先采用肠造口术或肠外置术处理,待3～4周后患者情况好转再关闭造口。

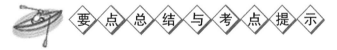

要点总结与考点提示

1. 腹部损伤分类、临床表现和辅助检查。
2. 腹腔空腔脏器损伤和实质性脏器损伤临床主要表现。
3. 腹部损伤者的病情观察和术前、术后护理措施。
4. 胃、十二指肠破裂时,X线检查显示结果。

5.腹部损伤内脏脱出时处理,病情不明时禁用镇痛药理由。

6.腹部损伤者健康教育。

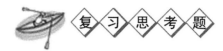 复 习 思 考 题

【A₁ 型题】

1.鉴别实质性脏器损伤与空腔脏器损伤最有意义的是( )

A.受伤程度

B.腹痛性质

C.腹胀轻重

D.腹膜刺激征程度

E.腹腔穿刺液的性质

2.确诊腹部实质性脏器损伤的主要依据是( )

A.腹痛、腹胀的程度

B.腹腔穿刺抽出不凝固血液

C.移动性浊音存在

D.膈下游离气体

E.板状腹

3.早期易漏诊的腹内脏器损伤是( )

A.胃穿孔

B.小肠损伤

C.结肠破裂

D.脾破裂

E.肝破裂

4.处理疑有腹腔内脏损伤的患者,错误的是( )

A.尽量少搬动患者

B.注射镇痛剂

C.安置半卧位

D.禁食、输液

E.注射广谱抗生素

5.哪一种腹腔内脏器损伤,检查时腹膜刺激征不明显( )

A.肝破裂

B.脾破裂

C.胰破裂

D.肠穿孔

E.胃穿孔

6.救治严重腹部损伤患者的首要措施是( )

A.禁食、输液

B.应用抗生素

C.预防休克

D.禁用吗啡类止痛剂

E.应用 TAT

【A₂ 型题】

7.患者,男,20 岁。因车祸撞击右上腹部,其表现有腹腔内出血症状,伴有明显的腹膜刺激征,应首先考虑( )

A.脾破裂

B.肝破裂

C.肾破裂

D.胃破裂

E.胆囊破裂

【A₃ 型题】

(8~10 题共题干)

患者,男,38 岁。腹部撞伤 4 小时,面色苍白,四肢厥冷,血压 75/55mmHg,脉搏 140 次/分,全腹轻度压痛、反跳痛与肌紧张,腹部透视无异常。

8.该患者应考虑可能是( )

A.严重的腹壁软组织挫伤

B.腹膜后血肿

C.十二指肠破裂

D.肝脾破裂

E.胃破裂

9.以下处理措施错误的是( )

A.给予清淡流质

B.观察生命体征变化

C.注意腹部症状体征变化

D.输液、给氧

E.避免活动

10.在观察期间应禁用的是( )

A.甲硝唑

B.多巴胺

C.止血敏

D.吗啡

E.青霉素

(祝健红)

第3节 腹外疝患者的护理

一、概 述

腹外疝(abdominal external hernia)是腹腔内脏器连同壁腹膜通过腹壁先天性或后天性的缺损、薄弱区向体表突出,在局部形成一包块,是腹部外科最常见的疾病之一。其中以腹股沟疝发生率最高,占90%以上。其他腹外疝还有切口疝、脐疝和白线疝等。

(一)病因

主要有腹壁强度降低和腹内压增高两大因素。

1. 腹壁强度降低 是疝发病的基本因素,包括:①先天存在的腹壁解剖缺陷所致,如腹膜鞘状突未闭、精索或子宫圆韧带穿过腹股沟管、股管、脐环等处,还有腹白线发育不全等;②后天因素见于手术切口愈合不良,腹部损伤、感染造成的腹壁缺损,腹壁神经损伤、年老体弱、肥胖等造成的肌萎缩等。

2. 腹内压增高 是形成疝的诱发因素。如慢性咳嗽、便秘、排尿困难、腹水、妊娠、举重、婴儿长期啼哭等都可使腹内压增高。正常人虽时有腹内压升高情况,但如果腹壁强度正常,亦不发生腹外疝。

(二)病理解剖

典型的腹外疝由疝环、疝囊、疝内容物及疝外被盖4部分组成(图14-3-1)。①疝环:又称疝门,是疝从腹腔突向体表的门户,即腹壁缺损或薄弱处,各类疝多依疝门部位而命名,如腹股沟疝、股疝、脐疝等;②疝囊:为壁腹膜向外突出的囊袋结构,可分颈部、体部、底部三部分;③疝内容物:指从腹腔突出而进入疝囊的脏器和组织,以小肠最多见,其次为大网膜,其他有盲肠、阑尾、乙状结肠、横结肠、膀胱等;④疝外被盖:指疝囊外的各层组织,通常由筋膜、皮下组织和皮肤组成,可因腹外疝的部位不同而有所增减。

(三)临床类型

依据疝内容物还纳腹腔的难易及血供情况可分为4种类型。

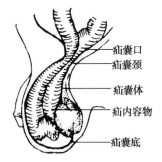

疝囊口
疝囊颈
疝囊体
疝内容物
疝囊底

图14-3-1 腹外疝的病理解剖

1. 易复性疝(reducible hernia) 最常见。凡疝内容物很容易完全还纳入腹腔的,称为易复性疝。当患者站立、行走或腹压增高时,疝内容物突出;平卧或用手轻推,疝内容物即可回纳腹腔,疝块消失。

2. 难复性疝(irreducible hernia) 指疝内容物不能完全还纳腹腔,局部包块不能完全消失但并不引起严重症状者。原因有:①病程长,疝内容物与疝囊颈发生粘连;②疝内容物过多,腹壁缺损大;③有些病程长者,脏器不断下降进入疝囊,终于导致器官(盲肠、膀胱多见)成为疝囊壁的一部分,称为滑动性疝,也属于难复性疝。

3. 嵌顿性疝(incarcerated hernia) 指疝环较小而腹内压突然增高,较多疝内容物强行扩张疝环挤入疝囊而被卡压不能还纳腹腔时,称为嵌顿性疝。如嵌顿的疝内容物为肠管时可出现肠梗阻表现。

4. 绞窄性疝(strangulated hernia) 指嵌顿性疝继而发生血循环障碍者。绞窄性疝是嵌顿性疝的进一步发展,是不能截然分开的两个连续性阶段。嵌顿性疝不及时解除,肠管及其系膜受压情况不断加重,使动脉血供不断减少最终停止,成为绞窄性疝。如肠壁逐渐失去原有的光泽、弹性、蠕动能力,最终变黑坏死,囊内渗出液转为血性,若继发感染,渗出液则为脓性,继发急性弥漫性化脓性腹膜炎。儿童的腹外疝,由于疝环组织一般比较柔软,嵌顿后发生绞窄的机会较小。

(四)处理原则

腹外疝处理原则是以手术治疗为主,同时根据患者的年龄、身体状况、既往疾病、腹外疝类型又有所区别。易复性疝应择期进行手术治疗,但1岁以内患儿及年老体弱或合并严重心肺疾病不能耐受手术者,可采用保守治疗。难复性疝应尽早手术。嵌顿性疝应紧急手术,除少数嵌顿时间在3～4小时内、全身状况良好者,确认无绞窄的情况下,可试行手法复位,但即使成功,也必须严密观察,若有腹膜炎或肠梗阻表现,应立即手术探查;若手法回纳失败者应立即手术治疗。绞窄性疝必须紧急手术。手术方法:单纯疝囊高位结扎术和疝修补术两大类。疝修补术有传统的疝修补术、现代的无张力疝修补术及经腹腔镜疝修补术等。

二、常见的腹外疝

(一)腹股沟疝

1. 腹股沟区解剖　腹股沟管位于腹股沟韧带内上方,经外上向内下,由深而浅斜行走向,成人长4～5cm。男性有精索,女性有子宫圆韧带通过。腹股沟管有内外两个口及四个壁。内口即深环,是腹横筋膜的一个卵圆形裂痕,体表投影点位于腹股沟韧带中点上方1.5cm;外口即浅环,是腹外斜肌腱膜的三角形裂隙,位于耻骨结节旁。腹股沟管的前壁有皮肤、皮下组织和腹外斜肌腱膜,外侧1/3部分尚有腹内斜肌覆盖;后壁的外2/3为腹横筋膜和腹膜,其内侧1/3为腹股沟镰;上壁是腹内斜肌、腹横肌的弓状下缘;下壁为腹股沟韧带和腔隙韧带。

腹股沟三角的外侧边是腹壁下动脉,内侧边为同侧腹直肌的外侧缘,底边为腹股沟韧带,此处腹壁缺乏完整的腹肌覆盖,且腹横筋膜又比周围部分薄,故易发生腹外疝。腹股沟直疝即在此由后向前突出,故又称直疝三角(图14-3-2)。

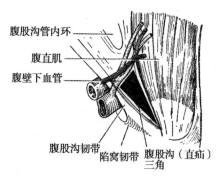

图 14-3-2　腹股沟(直疝)三角

(图中标注:腹股沟管内环、腹直肌、腹壁下血管、腹股沟韧带、陷窝韧带、腹股沟(直疝)三角)

2. 概念与分类　凡腹腔内脏通过腹股沟区的间隙或薄弱处向体表突出者,统称腹股沟疝。根据疝囊的突出部位不同,又可分为腹股沟斜疝(indirect inguinal hernia)和腹股沟直疝(direct inguinal hernia)两种。斜疝的疝环是腹股沟管的内环,位于腹壁下动脉外上方,疝囊从内环突出,进入腹股沟管或继续穿出外环进入阴囊,称斜疝。临床最多见,占腹股沟疝的95%,绝大多数发生在男性,男女之比约为15:1,右侧多见;直疝位于腹壁下动脉内侧,由直疝三角直接向前突出,不入阴囊。斜疝多见于婴儿和中年男子,直疝常见于老年体弱者(表14-3-1)。

案例 14-4

患者,男,26岁。6年来站立或腹压增高时反复出现右腹股沟肿物,平卧安静时肿块明显缩小或消失。8小时前因提重物而肿块又出现,伴腹痛、呕吐、肛门停止排便和排气。体检示阴囊红肿,可见梨形肿块,平卧后肿块不消失。

问题:1.该患者可能的医疗诊断是什么?诊断的依据是什么?

　　　2.该患者应采取何种治疗方案?

　　　3.该患者存在哪些护理问题?相应的护理措施是什么?

　　　4.对该患者进行哪些健康教育?

表 14-3-1　腹外疝鉴别

临床表现	斜疝	直疝	股疝	脐疝	切口疝
性别、年龄	儿童、青壮年多	多见于老年男性	中年以上妇女	婴儿	任何年龄(近期行腹部手术者)
突出途径	经腹股沟管突出	经腹股沟三角突出	经股管从卵圆窝突出	脐环	手术切口的瘢痕处
肿块形态	椭圆形或梨形	半球形,基底宽大	半球形	卵圆形	形态不一
是否入阴囊	可降入阴囊	不会	不会	不会	不会
压迫内环时能否阻止突出	可阻止疝突出	不能	不能	不能	不能
疝囊颈与腹壁下动脉关系	在腹壁下动脉外侧	在腹壁下动脉内侧	无关系	无关系	无关系
嵌顿机会	较多	少	最多	较少	少见

3. 腹股沟斜疝

(1)发病机制:①先天性斜疝:胚胎早期,睾丸位于腹膜后第 2～3 腰椎旁,以后逐渐下降,随之下移的腹膜形成一鞘状突,鞘状突在婴儿出生后不久,除阴囊部分成为睾丸固有鞘膜外,其余部分即自行萎缩闭锁而遗留一纤维索带。如环不闭锁,就可形成先天性斜疝,而未闭的鞘状突就成为先天性斜疝的疝囊。有时,未闭的鞘状突只是一条非常细小的管道,则在临床上并不表现为疝,仅形成交通性睾丸鞘膜积液。右侧睾丸下降比左侧略晚,鞘状突闭锁也较迟,因此,右侧腹股沟斜疝较为多见;②后天性斜疝:是因为腹股沟区存在着解剖上的缺陷即腹股沟管,又有精索通过而造成局部腹壁强度减弱所致。腹横筋膜和腹内斜肌发育不全对内环括约作用减弱,再加上腹内压增高因素可诱发后天性斜疝。

(2)临床表现:腹股沟区最初出现一可复性肿块,肿块较小,仅在患者站立、行走、跑步、劳动、咳嗽或婴儿啼哭时因腹内压增高出现,平卧或用手轻推肿块可回纳。常无不适,偶尔伴局部胀痛和牵涉痛。随着疾病的发展,肿块可逐渐增大,自腹股沟下降至阴囊内或大阴唇,肿块呈带蒂柄的梨形。检查时,患者仰卧,易复性疝肿块可自行消失或用手将包块向外上方轻轻推挤而回纳消失,疝内容物为小肠时常听到"咕噜"声。疝块回纳后,用食指尖伸入扩大的外环,嘱患者咳嗽,指尖有冲击感。用手指紧压腹股沟管内环处(在腹股沟韧带中点上方 1.5～2cm 处),然后嘱患者直立并用力咳嗽肿块不再出现,移开手指后可见肿块从腹股沟中点自外上方向内下突出。

难复性斜疝除胀痛稍重外,主要特点是疝块不能完全回纳。嵌顿性疝常发生在重体力劳动或排便等腹内压骤增时,表现为疝块突然增大并伴有明显疼痛;平卧或用手推送肿块不能回纳;肿块紧张发硬,有明显触痛。如嵌顿的是大网膜,局部疼痛较轻;如嵌顿的是肠襻,则疼痛明显,伴有阵发性腹部绞痛、恶心、呕吐、肛门停止排便排气、腹胀等机械性肠梗阻的表现。如不及时处理,终将成为绞窄性疝,绞窄时间长者,由于疝内容物发生感染,侵及周围组织,引起急性炎症表现,严重者可发生脓毒症,但在肠襻坏死穿孔时,疼痛可因疝内压力骤然降低而暂时有所缓解,如疼痛减轻而肿块仍存在者,不可轻易认为是病情好转。

(3)治疗原则:

1)非手术治疗:①半岁内的婴儿可暂不手术,因婴儿在成长过程中,腹肌逐渐强壮,部分有自愈可能,可用棉线束带压迫腹股沟管内环(图 14-3-3),以防疝的突出;但有反复嵌顿史或嵌顿时间较长的仍需手术;②对于年老体弱或伴其他严重疾病不宜手术者,可配用疝带(图 14-3-4)。

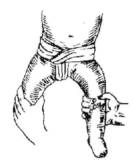 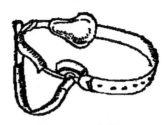

图 14-3-3　腹股沟斜疝棉束带包扎　　　　　图 14-3-4　疝带示意图

2)手术治疗:①传统的疝修补术,游离疝囊高位结扎后加强腹股沟管壁,其修补法主要有加强腹股沟管后壁的巴西尼疝修补术(Bassini herniorrhaphy)、霍尔斯特德疝修补术(Halsted herniorrhaphy)和麦克维疝修补术(McVay herniorrhaphy),以及加强前壁的弗格森疝修补术(Fergusson herniorrhaphy)法;②无张力疝修补术,常用的修补材料是合成纤维网如:涤纶网、聚四氟乙烯网、尼龙网等,但人工材料毕竟属异物,故在合并糖尿病及局部感染者应慎用;③经腹腔镜疝修补术,其优点为微创,痛苦少,恢复快,但对设备及麻醉要求较高。

4. 腹股沟直疝

(1)病因:绝大多数为后天性,老年人腹壁肌肉萎缩退化、腹股沟三角区筋膜薄弱,当长期咳嗽、便秘或排尿困难等腹内压增高时,腹内脏器可从该处突出。

(2)临床表现:主要为腹股沟区可复性肿块,多为双侧、疝块常于中线两侧互相接近。肿块位于耻骨结节外上方呈半球形,多无疼痛及其他不适。站立时疝块立即出现、平卧时消失。肿块不进入阴囊,由于直疝颈部宽大,极少嵌顿。还纳后可在直疝三角直接扪及腹壁缺损,咳嗽时指尖有膨胀性冲击感。

(3)治疗原则:行疝修补或疝成形术。修补方法与斜疝相似。

(二)股疝

股疝(femoral hernia)是腹内脏器连同疝囊通过股环,沿股管下行并从卵圆窝突出的疝。多见于中年以上的妇女。

1. 病因病理　女性骨盆较宽阔,联合肌腱及陷窝韧带较薄弱,以致股环宽大松弛,加上腹内压增高的诱因,使下坠的腹腔内脏经股环进入股管,自卵圆窝突出。疝内容物多为小肠和大网膜。因疝内容物经股环进入股管时垂直而下,然后出卵圆窝转向前,构成锐角;同时疝囊颈狭小,故最易发生嵌顿和绞窄。

2. 临床表现　股疝的疝块通常不大,主要表现为卵圆窝处有一半球形隆起,大小似鸡蛋,质地柔软,可还纳,因疝囊外有丰富的脂肪组织,肿块有时并不完全消失。易复性股疝的症状较轻,若发生嵌顿,可出现局部明显疼痛,同时常伴较明显的机械性肠梗阻表现。故对急性肠梗阻患者,尤其是中年肥胖妇女,应注意检查有无股疝,以免漏诊。

3. 治疗原则　因较易嵌顿并进而发生绞窄,故一经诊断应及早行疝修补术。发生嵌顿时应紧急手术,解除嵌顿,修补疝环。有经腹股沟部修补法和经股部修补法两种。

(三)脐疝

疝囊经脐环突出而成的疝称为脐疝(umbilical hernia)。多见于 1 岁以内婴儿,也可见于中年妇女,故分为小儿脐疝和成人脐疝两种。

1. 病因病理　因婴儿脐孔闭锁不全,若有腹压增高的诱发因素则可发生脐疝。成人多发生在肥胖的经产妇,因脐部组织薄弱,腹内压增高而导致脐疝。疝内容物多为大网膜和小肠。婴儿脐环组织软弱、富有弹性,很少嵌顿,2岁内有自愈的可能。成人脐环小且周围有坚韧的瘢痕组织,容易嵌顿。

2. 临床表现　脐部有可复性包块,啼哭或站立时突出。嵌顿时疝块不能还纳,有腹痛和局部压痛,若为肠管则有肠梗阻表现。

3. 治疗原则　2岁以内多能自愈,除发生嵌顿等紧急情况外,一般用非手术疗法,可用一大于脐环、外包纱布的硬币压住脐环,再用胶布或绷带固定;若超过2岁或疝环直径大于1.5cm,则需手术修补腹壁缺损。成人脐疝易于嵌顿,应及早手术治疗。

(四)切口疝

腹腔脏器自腹部手术切口瘢痕处突出称切口疝(incisional hernia)。以下腹部中线切口发生率较高,发生率约为1%以下,但切口感染者可达10%。

1. 病因病理　多为手术操作不当、术后感染、腹壁切口张力过大、肥胖、营养不良等因素导致切口愈合不良。疝环一般较大,疝囊不完整,多为易复性疝,很少嵌顿。疝内容物也多为大网膜和小肠。

2. 临床表现　手术切口处膨隆,站立更明显,平卧时缩小。有时可摸到腹壁缺损区。疝块较大者,可有腹胀、消化不良、牵拉感等症状。

3. 治疗原则　一般应手术修补。对老年体弱不宜手术者,或疝小易还纳者,可用疝带压迫等非手术疗法。

三、护　　理

(一)护理问题

1. 疼痛　与腹外疝嵌顿、绞窄及手术等有关。
2. 知识缺乏　缺乏有关疾病形成原因及预防疾病复发的保健知识。
3. 潜在并发症　肠绞窄坏死、阴囊血肿、术后切口感染等。

(二)护理措施

1. 术前护理

(1)心理护理:向患者解释腹外疝的病因和诱发因素、手术治疗的必要性和手术的方法。了解患者的顾虑,消除患者的紧张情绪,以取得患者的治疗配合。

(2)消除腹内压增高的因素:除紧急手术外,对术前存在的腹内压增高的因素,应给予积极的治疗,待症状控制后方可施行手术,以免疝复发。

(3)严格备皮:备皮是预防切口感染、术后复发的重要措施。会阴部毛发较多且阴囊处皮肤皱褶多,既要剃净阴毛又要防止剃破皮肤。

(4)灌肠和排尿:术前晚灌肠,清除肠内积粪,防止术后腹胀及排便困难。进手术室前嘱咐患者排空膀胱,以防术中误伤膀胱。

(5)病情观察:观察腹部情况,患者若出现明显腹痛伴疝块突然增大、紧张时发硬且触痛明显,不能回纳腹腔,应高度警惕嵌顿疝发生的可能,需立即通知医生,并配合紧急处理。

(6)急诊手术前的准备:腹外疝发生嵌顿或绞窄时须进行急诊手术。除一般护理外,应给予禁食、输液、胃肠减压、纠正水电解质及酸碱平衡失调,并备血、抗感染等。

2. 术后护理

(1)体位和活动:术后平卧,膝下垫一软枕,使髋关节微曲,以减少手术缝合处的张力。一般术后3~6日后可考虑离床活动。采用无张力修补术的患者可以早期离床活动。年老体弱、复发性疝、绞窄性疝、巨大疝患者卧床时间延长至术后10日方可下床活动,以防止术后疝复发。

（2）饮食：一般患者于术后6～12小时若无恶心、呕吐即可进流质，次日可进软食或普食。行肠切除肠吻合术者术后应禁食，待肠道功能恢复后，方可进流质饮食，逐渐过渡到半流质、软食或普食。

（3）预防阴囊血肿：切口渗血是引起阴囊血肿的主要原因，手术时仔细止血是预防的关键。术后注意切口敷料有无渗血渗液，及时给予加压包扎，必要时用0.5kg沙袋压迫24小时，以减轻渗血；使用丁字带或阴囊托托起阴囊，减少渗血、渗液的积聚，促进回流和吸收。加强病情观察，如有异常及时报告医生处理。

（4）预防腹内压增高：术后剧烈咳嗽和用力大小便等均可引起腹内压升高，不利伤口愈合。所以术后应注意保暖，防止着凉而引起咳嗽。如有咳嗽应及时用药治疗，并指导患者在咳嗽时用手掌保护切口，以减轻腹内压增高对伤口愈合的不利影响；保持大小便通畅，便秘者给予及时处理；尿潴留者，可注射氨甲酰胆碱或以针灸治疗，必要时导尿。

（5）预防切口感染：切口感染是疝复发的主要原因之一。严格无菌操作，注意保持切口敷料清洁、干燥、不被污染；绞窄性疝行肠切除、肠吻合术者，易发生切口感染，术后需应用抗生素。

（三）健康教育

1.出院后注意休息，术后3个月内应避免重体力劳动或提举重物。

2.积极治疗和预防各种导致腹内压增高的疾病，以防疝复发。保持大便通畅，多饮水，多食高纤维食物，养成定时排便的习惯。

3.若出现疝复发，应及早诊治。

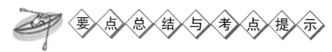

要点总结与考点提示

1.腹外疝病因、临床表现、治疗要点及护理措施。

2.最常见的腹外疝和最易嵌顿的腹外疝。

3.1岁以下婴幼儿腹股沟斜疝和脐疝采取非手术治疗的方法。

4.腹股沟疝手术后采取的卧位。

5.腹外疝的健康教育。

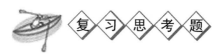

复习思考题

【A₁型题】

1.最多见的疝内容物是（　　）

　A.小肠　　　　　B.大网膜

　C.盲肠　　　　　D.乙状结肠

　E.膀胱

2.嵌顿疝与绞窄疝的鉴别要点是（　　）

　A.疝块是否压痛

　B.疝块不能回纳的时间长短

　C.有无休克表现

　D.有无肠梗阻表现

　E.疝内容物有无血循环障碍

3.疝内容物与疝囊发生粘连而不能完全回纳入腹腔的疝是（　　）

　A.易复性疝　　　　B.滑动性疝

　C.难复性疝　　　　D.嵌顿性疝

　E.绞窄性疝

4.护理传统疝修补术后患者时，下列哪项是错误的（　　）

　A.及时处理大便秘结

　B.切口部位压沙袋

　C.咳嗽时注意保护切口

　D.术后3个月内避免重体力劳动

　E.鼓励患者早期下床活动

【A₂型题】

5.患者，男，36岁。6小时前负重物时，发生右侧斜疝并发嵌顿。下列哪项临床表现说明疝内容物已发生缺血坏死，应做好急诊手术前准备（　　）

　A.疝块增大，不能还纳

B. 局部有剧烈疼痛

C. 疝块紧张发硬,有触痛

D. 阵发性腹痛伴呕吐

E. 全腹有压痛,肌紧张

6. 患者,男,69岁。右侧腹股沟斜疝并发嵌顿2小时,经手法复位成功。留院观察重点是(　　)

A. 疝块有无再次嵌顿

B. 呼吸、脉搏、血压

C. 腹痛、腹膜刺激征

D. 呕吐、腹胀、发热

E. 疝块部位红、肿、痛

【A₃型题】

(7～8题共用题干)

患儿,男,8个月。哭闹时右侧腹股沟处有一包块,有时进入阴囊,平卧时包块消失,压迫内环,抱起患儿并诱使大哭,包块不再突出。

7. 问该患儿可能是何种疾病(　　)

A. 肿瘤　　　　　　B. 斜疝

C. 直疝　　　　　　D. 脐疝

E. 阴囊鞘膜积液

8. 应如何处理(　　)

A. 立即手术治疗　　B. 尽早手术治疗

C. 择期手术　　　　D. 急诊手术

E. 先采取非手术治疗,必要时采取手术治疗

【A₄型题】

(9～11题共用题干)

患者,男,55岁。1小时前背重物时疝块突然增大,不能还纳,疝块紧张发硬伴疼痛和压痛。

9. 考虑其可能是(　　)

A. 易复性疝　　　　B. 难复性疝

C. 滑动性疝　　　　D. 嵌顿性疝

E. 绞窄性疝

10. 该患者术后早期,最适宜的卧位是(　　)

A. 半卧位　　　　　B. 仰卧位,膝下垫枕

C. 俯卧位　　　　　D. 斜坡卧位

E. 侧卧位

11. 术后护理中,下列哪项错误(　　)

A. 避免腹内压增高

B. 预防切口感染

C. 预防阴囊血肿

D. 保持大小便通畅

E. 鼓励早期下床活动

(祝健红)

第4节　胃、十二指肠疾病患者的护理

一、解剖生理概要

胃是消化管最膨大的部分,位于腹腔左上方。胃分上下两口,大小两弯和前后两壁。上口为贲门,下口为幽门。贲门及幽门均有括约肌,调节胃内容物的流入和流出。近幽门5～6cm的胃小弯有一凹陷,叫角切迹,亦称幽门切迹,是胃体与幽门部的分界。胃底是贲门左侧,高于其水平的部分。胃窦在角切迹右方,胃体介于两者之间。

胃壁有四层结构,分黏膜层、黏膜下层、肌层、浆膜层。胃的黏膜有丰富的腺体,分泌胃液,成人每24小时可分泌胃液约1500ml。胃的黏膜层含有5种腺细胞:主细胞分泌胃蛋白酶和凝乳酶原;壁细胞分泌盐酸及抗贫血因子;黏液细胞分泌黏蛋白原,有保护黏膜对抗胃酸腐蚀作用;G细胞分泌胃泌素;嗜银细胞作用尚不明确。胃体主要分布主细胞、壁细胞和黏液细胞,胃窦部分布黏液细胞及G细胞。

胃的血液供应特别丰富,动脉来自腹腔动脉。胃小弯侧由胃左动脉(来自腹腔动脉)及胃右动脉(来自肝动脉)供应;胃大弯侧由胃网膜右动脉(胃、十二指肠动脉)、胃网膜左动脉(脾动脉)以及胃短动脉(脾动脉)供应。十二指肠动脉供应幽门区。胃的动静脉伴行,最后汇集至门静脉。胃的淋巴回流:胃小弯上部和下部淋巴液及胃大弯上部和下部淋巴液分别引流至腹腔淋巴结群、幽门上淋巴结群、脾门淋巴结胰腺淋巴结群、幽门下淋巴结群。最后,均经腹主动脉周围淋巴结引流至胸导管。

胃的神经调节属自主神经系统,交感神经来自腹腔神经丛分支,抑制胃分泌及运动。副交感神经来自迷走神经,调节胃分泌及运动。迷走神经通过释放乙酰胆碱刺激细胞分泌盐酸,刺激主细胞分泌胃蛋白酶,又可刺激胃窦部的 G 细胞释放胃泌素,引起壁细胞分泌盐酸。左迷走神经在贲门前分出肝支与胃前支,右迷走神经在贲门背侧分出腹腔支和胃后支。胃前后分支进入胃前后壁,终末支在距幽门 5～7cm 进入胃窦,形似"鸦爪",可作为高选择性迷走神经切断术的标志。

胃的生理主要有运动和分泌两大功能。摄入的食物在胃中形成食糜。胃的排空受近端胃的慢缩程度、远端胃的蠕动程度以及幽门活动的协调管理。幽门的正常张力对避免过快或过慢的胃排空、防止胆汁反流具有重要的作用。

十二指肠是小肠的起始部,长 25～30cm,呈半月形包绕胰头,可分球部、降部、水平部和升部四部分。球部是溃疡好发部位;降部的中部为胆总管及胰管的开口部;升部的远端与空肠相连形成锐角,称十二指肠空肠曲,又称屈氏(Treitz)韧带,为十二指肠与空肠的分界标志。十二指肠是胆汁、胰液和自胃内排出食糜的汇集处,其黏膜腺体还可分泌碱性十二指肠液、胃泌素、胰泌素、缩胆囊素及促胰素等。

二、胃、十二指肠溃疡

胃、十二指肠溃疡(peptic ulcer)是局限性圆形或椭圆形的全层黏膜缺损,是临床常见病,发病率约为 10%。其中,十二指肠溃疡(duodenal ulcer)发病率更高,与胃溃疡(gastric ulcer)发病比率为(3～4):1,男性多于女性。溃疡好发于胃小弯侧及十二指肠球部附近。

(一)病因病理

胃、十二指肠溃疡发生并非单一因素所致,应是多个因素综合作用的结果。其中主要的是以下几种因素。

1. 幽门螺杆菌(helicobacter pylori,HP)感染 与消化性溃疡的发病密切相关。95%以上的十二指肠溃疡与近 80%的胃溃疡患者中检出 HP 感染;有 1/6 左右的 HP 感染者发展为消化性溃疡。HP 感染破坏胃黏膜细胞与胃黏膜屏障功能,引起胃酸分泌增加,损害胃酸分泌调节机制是导致胃、十二指肠溃疡的重要原因。

2. 胃酸分泌过多 胃酸的存在是溃疡发生的必要条件。胃液中有消化蛋白质的作用的是胃蛋白酶,而胃蛋白酶仅在一定酸度中才被激活,当胃液中胃酸过多(pH 为 1.5～2.5 时),激活其中的胃蛋白酶,从而发生胃、十二指肠黏膜的"自家消化",形成溃疡。

3. 胃黏膜屏障受损 长期遭受损伤性因素如服用某些药物(阿司匹林、消炎痛、皮质类固醇等)、粗糙的食物、检查仪器损伤、胆汁反流、胃壁血供不足、营养不良等,均可削弱黏膜的抵抗力,以至大量 H^+ 逆向弥散入黏膜,损害细胞,造成胃黏膜水肿、出血、糜烂而导致溃疡。

4. 其他因素 精神神经因素与溃疡发病有关,如持续强烈的精神紧张、忧虑、过度疲劳等使得迷走神经过度兴奋,导致胃酸分泌过多,胃壁痉挛缺血,引起溃疡。遗传因素,如 O 型血型者溃疡病发病率较高。此外,在严重创伤、严重感染、大手术或严重脑外伤等情况下可能导致应激性溃疡。

(二)临床表现与治疗原则

胃、十二指肠溃疡具有慢性过程、周期性发作和节律性疼痛三大特点。发病与季节、情绪波动、饮食失调等因素有关。主要表现如下。

1. 上腹痛 是消化性溃疡最主要的症状。胃溃疡和十二指肠溃疡在疼痛的部位、疼痛的时间、疼痛的节律方面等有所差异。胃溃疡的疼痛开始于餐后 30min 至 1h,因胃内食物刺激胃酸增加而开始疼痛,持续 1～2 小时,胃排空后胃酸分泌减少疼痛缓解,疼痛的节律性表现为进食一疼痛一缓解;压痛点在剑突下稍偏左,对抗酸药物效果不佳。十二指肠溃疡疼痛可因进食胃酸被中和而缓解,餐后 3～4 小时胃内酸度再度增加又可疼痛,有明显饥饿痛、夜间痛,疼痛节律性表现为疼痛一进食一缓解;压痛点位于剑突下稍偏右,服抗酸药能止痛。

2. 其他表现　可有嗳气、反酸、恶心、呕吐、食欲缺乏等。部分患者出现失眠、多汗、脉缓等自主神经功能失调等表现。胃溃疡的部分患者因进食痛,长期摄入不足,出现消瘦、贫血等营养不良表现。

> **案例 14-5**
>
> 患者,男,52 岁。有胃溃疡病史 12 年,近 1 个月来,上腹部饱胀不适,反复呕吐带酸臭味的宿食,呕吐后患者自觉胃部舒适。查体:皮肤干燥,弹性差,唇干;上腹部膨隆,可见胃型和蠕动波,手拍上腹部可闻及振水声。经检查后入院,拟行手术治疗。
>
> **问题:** 1. 该患者可能是何诊断?
>
> 　　　2. 为协助明确诊断需做何检查?
>
> 　　　3. 该患者存在哪些护理问题? 术前应制订哪些护理措施?

3. 常见并发症

(1)胃、十二指肠溃疡急性穿孔:胃、十二指肠溃疡急性穿孔(acute perforation of gastroduodenal ulcers)是溃疡病常见的严重并发症,也是外科较常见的急腹症之一。穿孔的位置常在胃小弯和十二指肠球部前壁。溃疡穿孔大部分为十二指肠溃疡穿孔,与胃溃疡穿孔的比为 15:1。

1)临床表现:多数患者有溃疡病史,穿孔前常觉溃疡病症状加重,常有暴食、进食刺激性食物、情绪激动、过度疲劳或服用皮质激素药物等诱发因素。穿孔多在夜间空腹时或饱餐后发生。典型的症状为突发上腹部刀割样剧痛并很快波及全腹,但以上腹部为重;消化液可顺结肠旁沟流至右下腹,可有右下腹痛;常伴有恶心、呕吐,腹痛剧烈时可发生休克,主要是腹膜受刺激后引起的神经性休克;数小时后,由于穿孔液受腹膜渗出液的稀释,腹痛可有所减轻,而后又因细菌性腹膜炎的发展,症状又再次明显,最终可出现感染性休克征象。患者痛苦面容,被动体位,不敢活动、咳嗽或深呼吸,腹式呼吸减弱或消失;全腹有明显的压痛、反跳痛和腹肌紧张,以上腹部最明显,严重时可出现"板状腹";肝浊音界缩小或消失,腹腔积液多时可叩出移动性浊音;晚期因肠麻痹可出现全腹膨胀,肠鸣音消失。

2)辅助检查:站立位腹部 X 线检查有 80%～90%患者膈下可见半月状的游离气体影,对诊断帮助很大;血常规示,白细胞计数及中性粒细胞增高;腹腔穿刺可抽得黄色混浊液体等。

3)治疗原则

①非手术治疗:适用于一般情况好的空腹小穿孔,腹膜炎较局限,无出血、幽门梗阻及恶变等并发症的患者。方法:禁饮食,胃肠减压;静脉补液,维持水、电解质平衡并给予营养支持;联合应用广谱抗生素控制感染,再配合以 H_2 受体阻滞剂或质子泵抑制剂等抑酸药物。

②手术治疗:适用于经非手术治疗 6～8 小时后病情无好转或反复加重的患者。穿孔时间在 12 小时以内、腹腔污染轻、全身情况较好者可施行胃大部切除术;对不能耐受大手术或穿孔时间超过 12 小时、腹腔感染严重者可行单纯穿孔修补术。

(2)胃、十二指肠溃疡急性大出血:出血是胃十二指肠溃疡最常见的并发症。由于溃疡侵蚀溃疡基底血管并导致破裂,多数患者曾有典型的溃疡病史,常因服用阿司匹林等药物而诱发。

1)临床表现:主要表现为呕血或柏油样便。呕血前有恶心,便血前突感便意,便血后常感心悸、乏力、软弱、头晕、甚至晕厥。一般出血量达到 5ml 大便隐血实验即呈阳性,50ml 以上可呈柏油样便,出血量超过 400ml 或出血速度快,可出现头昏、心悸、脉速等血容量不足表现,出血量超过 800ml 者可出现失血性休克表现。

2)辅助检查:血常规检查可见血红蛋白值、红细胞计数及红细胞压积下降;在出血间歇还可行纤维胃镜检查确诊。

3)治疗原则

①非手术治疗:大多数患者经非手术治疗可以止血;方法包括输液、输血、应用止血剂,应用 H_2 受体阻滞剂和质子泵抑制剂等制酸药,急诊胃镜止血等。

②手术治疗:适用于非手术治疗无效或出血加剧、短期内出现休克者或年龄在 60 岁以上的老年患者,应及时手术治疗。方法包括胃大部分切除术或单纯的溃疡基底部出血动脉贯穿缝合结扎术。

(3)胃、十二指肠溃疡瘢痕性幽门梗阻:瘢痕性幽门梗阻(pyloric obstruction)多为胃、十二指肠溃疡反复发作形成瘢痕并发生狭窄之后的并发症。

1)临床表现:有长期溃疡病反复发作史。多见于十二指肠溃疡以及幽门附近的胃溃疡。主要表现为呕吐,常发生在夜间或下午,呕吐量大,含隔夜或隔餐食物,有酸臭味,不含胆汁。呕吐后自觉胃部舒适,故患者常自己设法诱吐。由于长期呕吐,可出现营养不良、脱水、电解质紊乱、低钾低氯性碱中毒,体重减轻。体检上腹部膨隆,可见扩大的胃型及自左向右的胃蠕动波,可闻及振水音。

2)辅助检查:X 线钡餐检查可见胃高度扩张,胃内钡剂排空延迟。

3)治疗原则:瘢痕性幽门梗阻是手术治疗的绝对适应证。治疗的目的是解除梗阻,使食物和胃液进入小肠,从而维持营养及纠正水、电解质和酸碱平衡失调。手术方法包括胃大部分切除术,但对胃酸低、全身情况差的老年患者,以做胃空肠吻合术为宜。

(三)手术简介

多数胃、十二指肠溃疡以内科治疗为主。手术治疗适应于并发严重的急性穿孔、大出血、瘢痕性幽门梗阻、恶变以及内科系统治疗无效者。胃、十二指肠溃疡的外科治疗方法有胃大部切除术和胃迷走神经切断术等。胃大部切除术是治疗胃、十二指肠溃疡的首选式。

1. 胃大部切除术(subtotal gastrectomy) 治愈溃疡的主要理论依据是:①切除了溃疡和溃疡的好发部位;②切除胃体大部,使分泌胃酸和胃蛋白酶原的腺体减少;③切除了胃窦部,消除了胃泌素引起的胃酸分泌等。吻合方式:胃大部切除术,是将胃远端 2/3～3/4,包括幽门窦和十二指肠球部的一部分切除,然后再吻合(图 14-4-1)。依据吻合方式不同分为两大类:①毕氏(Billroth)Ⅰ式,将残胃与十二指肠直接对端吻合(图 14-4-2),术后并发症少,较适于胃溃疡患者;②毕氏Ⅱ式,先将十二指肠残端缝闭,再将残胃与空肠行端侧吻合(图 14-4-3),该手术比毕氏Ⅰ式复杂,并发症很多,应注意防治。

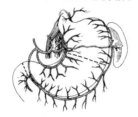 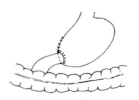 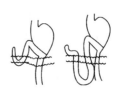

图 14-4-1 胃大部分切除术范围　　图 14-4-2 毕氏Ⅰ式　　图 14-4-3 毕氏Ⅱ式

2. 迷走神经切断术(vagotomy) 胃迷走神经切断术主要用于治疗十二指肠溃疡。其理论依据是:迷走神经切断术,既消除神经性胃酸分泌,又消除迷走神经引起的胃泌素分泌,从而使体液性胃酸分泌减少。手术类型:①迷走神经干切断术;②选择性胃迷走神经切断术;③高选择性迷走神经切断术。其中高选择性迷走神经切断术是临床上实施迷走神经切断的主要术式。

(四)护理问题

1. 疼痛　与胃、十二指肠疾病本身及其并发症或手术创伤有关。

2. 营养失调:低于机体需要量　与摄入不足、消化吸收障碍、消耗增加有关。

3. 体液不足　与禁食、急性穿孔、大出血、幽门梗阻等引起的失血、失液有关。

4. 潜在并发症　术后出血、吻合口梗阻、十二指肠残端破裂、空肠输入段或输出段梗阻、倾倒综合征、胃潴留及胃小弯坏死穿孔等。

(五)护理措施

1. 术前护理

(1)心理护理:对患者要关心、体贴,解释手术的必要性和注意事项,及时解答患者的疑惑,增强患者手术信心。

(2)择期手术患者的准备:饮食应少食多餐,选择高营养、高维生素、高热量、高蛋白、易消化无刺激性的食物,避免进刺激性食物。必要时行肠外营养。

(3)急性穿孔患者护理:立即禁饮食、胃肠减压,以减少胃肠内容物继续流入腹腔,有利于穿孔自行闭合及腹膜炎的好转。无休克者采取半卧位、输液、应用抗生素等,并加强生命体征、腹痛、腹膜刺激征及肠鸣音等监测。

(4)急性大出血患者护理:患者取平卧位,可给镇静剂,一般应暂禁食。定时测血压、脉搏,观察有无口渴、面色苍白、肢冷、尿少等循环血量不足的情况;记录呕血及便血量;复查红细胞、血红蛋白和红细胞压积等;按医嘱输液、输血,及时补充血容量,输入速度根据出血速度、脉搏和血压而定,一般以维持稍低于患者原有血压水平为宜,以免血压过高而再次出血。若经积极抗休克治疗,各项指标未改善,反而迅速恶化,均说明出血呈活动性,即应迅速手术。

(5)瘢痕性幽门梗阻患者护理:该患者在术前应改善全身状况,如纠正水、电解质和酸碱平衡失调,补充营养以纠正营养不良状况,提高手术耐受力。必要时,术前2～3日行肠减压,并术前3日每晚用温高渗盐水洗胃,以减轻长期梗阻所致的胃壁黏膜水肿,有利于手术进行和创面愈合。

2. 术后护理

(1)一般护理

1)体位及活动:患者病情平稳后采取半卧位,指导深呼吸,有效咳嗽、咳痰,协助翻身、拍背,防止肺部并发症的发生;鼓励早期活动,促进肠蠕动恢复,预防粘连性肠梗阻。

2)密切病情观察:定时测量生命体征,观察神志、皮肤色泽温度、切口敷料及引流的情况,并详细记录24小时出入量等。

3)胃肠减压护理:术后继续胃肠减压,保持有效引流,注意观察引流液的量和性状,待肠蠕动恢复、肛门排气后,停止胃肠减压,拔除胃管。

4)饮食:一般术后2～3日拔除胃管,当日可给少量温水,每次4～5汤匙,1～2小时一次;若无不适,第2天可给半量流质饮食,每次50～80ml,2小时一次;第3天给全量流质,每次100～150ml,2～3小时一次,若无异常,第4天可进半流质,以稀饭为好;第10～14天可进软食,但要注意少食多餐(每日5～6餐)。应避免给易产气食物(如牛奶、甜食、豆类)、忌生、冷、硬、油炸、浓茶、酒等刺激性食品。一般需6个月到1年才能恢复到正常的3餐饮食。

(2)术后并发症的观察与护理

1)吻合口出血:术后24小时内从胃管中引出少量暗红或咖啡色液体,应属正常现象,多能自行停止。若术后从胃管内持续引出每小时100ml以上,甚至呕血或黑便,应考虑吻合口出血。

多数经禁食、给予止血剂、输液、输血等处理后,出血多可停止。少数患者经以上处理无效者,需再次手术止血。

2)吻合口破裂:少见,常发生于术后5~7天。多因缝合技术不佳、吻合口张力过大、局部水肿或低蛋白血症等所致。若术后突然出现急性腹膜炎征象,须立即手术处理。

3)十二指肠残端瘘:是术后最严重的并发症,一般发生在术后4~7天。表现为右上腹突然剧烈疼痛和明显腹膜刺激征,须立即进行有效的十二指肠残端造瘘负压引流术,同时采用输血、抗感染、维持水电解质平衡和营养支持等综合治疗,并做好局部皮肤护理。

4)吻合口梗阻:表现为进食后即刻呕吐,呕吐物不含胆汁。多因吻合口过小、吻合时胃肠壁内翻过多、水肿、术后组织粘连和胃无张力等所致。一般经禁食、胃肠减压、补液等措施,即可缓解;少数需手术解除梗阻。若属于胃动力性排空障碍者,切忌再次手术。

5)空肠输出段梗阻:表现为上腹饱胀,呕吐大量食物和胆汁。多因粘连、大网膜水肿压迫或做结肠后胃空肠吻合术时,横结肠系膜裂孔未固定在胃壁上,导致裂孔瘢痕收缩压迫输出段所致。若经禁食、胃肠减压、输液等保守治疗无效者,应及时手术处理。

6)空肠输入段梗阻:梗阻常为不完全性,呕吐物主要为胆汁;若为完全梗阻,其特点是上腹部突然剧烈腹痛,呕吐频繁,呕吐物不含胆汁,上腹部可触及压痛的包块,可伴随血压下降或脉速等。多因空肠输入段太长或太短,使空肠输入段被拉紧,在吻合处形成锐角所致。不完全性梗阻多数采取非手术治疗,少数需手术处理;而完全性梗阻属闭襻性,易发生绞窄,一旦明确诊断,应及早手术解除梗阻。

7)倾倒综合征:患者进食后,特别是进甜的流质或半流质食物10~20分钟后感上腹不适、恶心、呕吐、心悸、出汗、头晕、乏力,甚至虚脱等。主要因胃大部切除术后丧失了幽门功能,食物排空过快,尤其是高渗性食物突然、大量进入空肠,将大量细胞外液体吸入肠腔,使循环血量迅速减少,而肠腔突然膨胀,释放5-羟色胺,肠蠕动增快,腹腔神经丛受刺激。治疗为少食多餐,避免过甜、过咸、过浓、过热的食物,食物要干稠,餐间不宜饮水,餐后宜平卧10~20分钟,多数患者在1年内症状消失,如症状持续,需再次手术。

8)碱性反流性胃炎:患者表现上腹或胸骨后持续灼痛,进食后加重,服制酸剂无效,呕吐物含胆汁,吐后疼痛不减轻,体重减轻甚至贫血等。一般在胃切除手术或迷走神经切断加胃引流术后数月或数年发生,是因碱性十二指肠液、胆汁反流入胃,破坏了胃黏膜的屏障作用所致。治疗可运用胃黏膜保护剂、胃动力药及胆汁酸结合药物考来烯胺(消胆胺);症状严重者应手术治疗。

9)吻合口溃疡:手术后2年内又出现溃疡病症状,但疼痛节律不明显,易出血穿孔,纤维胃镜可明确诊断,药物治疗常无效,须手术治疗。

10)残胃癌:指因良性疾病行胃大部分切除术,术后5年以上,发生在残胃的原位癌。随访资料统计显示发生率在2%左右,大多数在术后20~25年出现,故应定期做内镜检查,发现癌变应行全胃切除。

(六)健康教育

1.适当运动,劳逸结合,6周内不要举起过重的物品。

2.饮食要有规律,注意科学调理饮食。术后忌食生硬及刺激性食品,以免溃疡复发和营养不良发生。

3.定期复查。

三、胃　　癌

胃癌(gastric carcinoma)是我国常见的恶性肿瘤之一,目前在消化道恶性肿瘤中居于首位,发病年龄以 40～60 岁多见,男性多于女性,两者之比约为 2:1。

(一)病因

胃癌的病因尚未明确,可能与下列因素相关。

1. 幽门螺杆菌　是胃癌发病的重要因素。我国胃癌高发区成人 HP 感染率在 60％以上,较低发区明显增高。幽门螺杆菌所分泌的毒素能使胃黏膜病变,从而发生癌变。

2. 生活饮食因素　长期进食腌制、熏烤、含防腐剂以及霉变等食品,可能增加胃癌发生的危险性;嗜烟者胃癌发病率较高。

3. 遗传因素　遗传的易感性在胃癌的发病中占有重要地位。胃癌常见于近亲中,同时 A 型血人群的发生率要高于其他血型的人群。

4. 环境因素　胃癌的发病率在不同国家之间或同一国家不同地区之间有明显差异,这可能与环境及当地生活习惯有关。

5. 癌前期病变　如胃溃疡、慢性萎缩性胃炎、胃息肉、胃切除术后残胃等,其癌变率均较正常人群高。胃黏膜上皮异型增生者中大多数患者有可能发展为胃癌。

(二)病理

1. 好发部位　胃癌多见于胃窦部,一般占 50％～70％,其次为胃小弯和贲门,胃体部较少。

2. 大体分型

(1)早期胃癌:即胃癌仅限于黏膜或黏膜下层者。根据形态可分隆起型、浅表型及凹陷型。不论癌变范围的大小,其手术切除后 5 年存活率达 95％。

(2)进展期胃癌:癌组织超过黏膜下层侵入胃壁肌层为中期胃癌;病变达浆膜下层或超出浆膜向外浸润至邻近脏器或有转移为晚期胃癌。中、晚期胃癌统称为进展期胃癌。可分肿块型、溃疡型及浸润型。手术与非手术治疗效果都不佳。

3. 组织学分型　按世界卫生组织分类法分为:①乳头状腺癌;②管状腺癌;③低分化腺癌;④黏液腺癌;⑤印戒细胞癌;⑥未分化癌;⑦特殊类型癌,包括类癌、腺鳞癌、鳞状细胞癌、小细胞癌等。其中腺癌最多见。

4. 转移途径　有 4 种转移途径,即直接浸润、淋巴转移、血行转移和腹腔种植。其中淋巴转移是主要转移途径。

(三)临床表现

1. 早期胃癌　多无典型临床表现,类似慢性胃炎或胃溃疡,易被忽视。若有下列情况,尤其40 岁以上的男性,即应警惕有胃癌发生的可能:①原因不明的上腹不适、隐痛、食欲缺乏和消瘦;②原因不明呕血、便血或大便潜血阳性者;③原有长期胃病史,近期症状加重,并且疼痛失去节律或变为持续性;抗酸剂使用效果不佳或无效者。

2. 进展期胃癌　常有疼痛、体重减轻、乏力、消瘦;贲门胃底癌可有进行性吞咽困难,幽门部癌有幽门梗阻表现;癌肿破溃或侵蚀血管,能导致急性胃穿孔或上消化道出血;腹部持续性痛提示肿瘤已扩散至周围,部分患者可出现锁骨上淋巴结肿大、腹水、黄疸、腹部包块等表现。

(四)辅助检查

1. 实验室检查　粪便隐血试验呈持续阳性;胃液游离酸测定显示酸缺乏或减少。

2. 纤维胃镜检查　是早期诊断胃癌最有效方法。可直接观察病变的部位和范围,并可取病变组织作病理学检查。

3. 影像学检查

(1)X 线钡餐检查:是诊断胃癌的常用方法。可显示不规则充盈缺损或腔内龛影。气钡双重对比造影可发现直径小于 1cm 的早期胃癌。

(2)B超和CT检查有助于诊断及分期。

(五)治疗原则

胃癌治疗仍然是以手术为主的综合治疗。胃癌对放射治疗不敏感。

1. 手术疗法 胃癌一旦明确诊断,即应积极争取作根治性胃大部切除术或胃全切术,若晚期胃癌不能行根治术者,可采用姑息性手术。

2. 化学疗法 在术前、术中、术后辅助化疗可抑制癌细胞扩散,杀死残存的癌细胞,提高手术治疗效果。晚期胃癌不能手术治疗者也可联合化疗。常用药物有氟尿嘧啶(5-FU)、丝裂霉素(MMC)、亚叶酸钙(CF)、阿霉素(ADM)等。

3. 其他疗法 包括生物治疗、免疫治疗、中医中药治疗等。

(六)护理问题

1. 恐惧/焦虑 与担心手术和胃癌预后等有关。

2. 营养失调:低于机体需要量 与恶性肿瘤的高代谢以及胃肠功能低下进食不足有关。

3. 体液不足 与禁食、急性穿孔、大出血、幽门梗阻等引起的失血、失液有关。

4. 潜在并发症 出血、感染、吻合口瘘、消化道梗阻、倾倒综合征等。

(七)护理措施

1. 术前护理

(1)心理护理:对患者关心体贴,富有同情心,掌握患者情绪变化,根据患者的需要,及时解答有关问题以及提供治疗和疾病的相关知识,消除患者的顾虑和消极心理,增强患者对治疗的信心和勇气,积极配合治疗和护理。

(2)改善营养状况:给予高蛋白、高维生素、高热量、易消化饮食,纠正低蛋白血症,提高手术耐受力,有利术后身体修复。必要时进行肠外营养。

(3)协助患者做好手术前各项检查及术前常规准备。

2. 术后护理

(1)体位与活动:麻醉清醒血压平稳后采取半卧位。指导患者有效咳嗽、咳痰,深呼吸运动;协助其翻身、拍背。病情许可,鼓励早期下床活动,可减少并发症发生,同时有利于身体恢复。

(2)病情观察:定时监测生命体征、意识、皮肤色泽温度、尿量以及记录24小时出入量等。

(3)胃肠减压和饮食:同胃大部切除术后。

(4)术后并发症护理:同胃大部分切除术后。

(八)健康教育

1. 已确诊为胃溃疡、胃息肉、萎缩性胃炎或有HP感染者,应系统治疗,定期检查。

2. 广泛宣传不良饮食可增加胃癌发生率,如熏烤、腌制和霉变的食物。

3. 定期进行综合治疗和门诊复查。

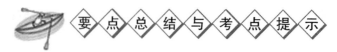

要 点 总 结 与 考 点 提 示

1. 胃十二指肠溃疡病因、并发症表现和辅助检查。

2. 胃十二指肠溃疡手术治疗适应证、理论依据和手术方法。

3. 十二指肠溃疡手术后并发症表现及处理方法。

4. 胃溃疡和十二指肠溃疡疼痛的规律。

5. 胃大部分切除术后饮食指导。

6. 胃癌的病因、病理、健康教育。

7.胃癌最好发的部位,进展期胃癌最早期的临床表现。

8.诊断早期胃癌的最有效方法。

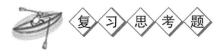 复习思考题

【A₁型题】

1.溃疡病急性穿孔非手术治疗的最重要措施为
( )
　　A.抗生素治疗　　　　　B.禁食
　　C.补液、输血　　　　　D.胃肠减压
　　E.中医中药治疗

2.瘢痕性幽门梗阻的最主要的治疗方法( )
　　A.抗酸治疗　　　　　B.禁食、胃肠减压
　　C.补液、输血　　　　　D.胃大部切除术
　　E.胃-空肠吻合术

3.幽门梗阻呕吐的特点不包括( )
　　A.呕吐量大　　　　　B.有宿食残渣
　　C.呕吐物有酸臭味　　　D.吐后患者感舒适
　　E.呕吐物含大量胆汁

4.胃溃疡合并幽门梗阻患者的术前准备,下列哪项
可减轻胃黏膜水肿( )
　　A.术前每晚用温等渗盐水洗胃
　　B.纠正脱水
　　C.纠正酸中毒
　　D.术前给予流质饮食
　　E.术前晚灌肠

5.胃大部切除术后第一天应注意观察的并发症是
( )
　　A.吻合口破裂　　　　　B.吻合口出血
　　C.吻合口梗阻　　　　　D.十二指肠残端瘘
　　E.倾倒综合征

6.诊断早期胃癌最有效的方法是( )
　　A.B超　　　　　　　　B.CT
　　C.X线钡餐造影　　　　D.胃液分析
　　E.纤维胃镜

7.胃癌的主要治疗手段是( )
　　A.手术　　　　　　　　B.化疗
　　C.放疗　　　　　　　　D.免疫治疗
　　E.中医药治疗

8."皮革胃"多见于( )
　　A.早期胃癌　　　　　B.溃疡局限性胃癌
　　C.结节型胃癌　　　　D.溃疡浸润型胃癌
　　E.弥漫浸润型胃癌

9.胃癌的好发部位是( )
　　A.贲门部　　　　　　　B.幽门部

　　C.胃大弯　　　　　　　D.胃小弯
　　E.胃窦部

【A₂型题】

10.患者,女,50岁。胃大部切除术后2周,患者进
食10~20分钟后出现上腹饱胀、恶心、呕吐、头
晕、心悸、出汗、腹泻等,应考虑并发为( )
　　A.吻合口炎症　　　　　B.吻合口梗阻
　　C.倾倒综合征　　　　　D.低钾血症
　　E.代谢性酸中毒

11.患者,男,24岁,胃穿孔并发弥漫性腹膜炎术后
第6天,出现发热、寒战,右上腹疼痛,伴有呃
逆,首先考虑( )
　　A.膈下脓肿　　　　　B.切口感染
　　C.门静脉炎　　　　　D.肝脓肿
　　E.肠粘连

12.患者,男,52岁。既往无胃溃疡病史,近期感上
腹部疼痛,食欲差、乏力。查体:血压120/
76mmHg,脉搏80次/分,巩膜无黄染。上腹胀
满,隐约可触及肿块,肝脾未触及。大便潜血试
验阳性。最可能的诊断是( )
　　A.慢性胃炎　　　　　B.急性胃炎
　　C.胃溃疡　　　　　　D.胃癌
　　E.十二指肠溃疡

【A₃型题】

(13~15题共用题干)

患者,男,43岁。因胃溃疡穿孔,在全麻下行毕Ⅰ
式胃大部切除术、腹腔引流术。术后返回病室,患
者已清醒,生命体征稳定,切口敷料干燥,胃肠减压
吸出暗红色血性液体50ml。

13.全麻已完全清醒的依据是( )
　　A.睫毛反射恢复　　　B.呼之能睁眼看人
　　C.能正确回答问题　　D.四肢有主动活动
　　E.针刺有痛苦表情

14.该患者术后拔除胃管的指征是( )
　　A.术后2~3天　　　　B.生命体征稳定
　　C.无腹胀　　　　　　D.肛门排气
　　E.有饥饿感

15.该患者术后容易发生的并发症是( )
　　A.胃肠吻合口出血　　B.十二指肠残端瘘
　　C.输入段肠襻梗阻　　D.输出段肠襻梗阻

E. 倾倒综合征

(16～20 题共用题干)

患者,男,46 岁。1 个月前觉上腹部不适,疼痛,食欲减退,并有反酸、嗳气,服制酸剂未见疼痛缓解,3 天前出现黑便。近 1 个月体重下降 4kg。

16. 初步考虑最可能的诊断是（　）
    A. 胃溃疡　　　　　B. 胃癌
    C. 急性胃炎　　　　D. 胃出血
    E. 胃息肉

17. 为明确诊断,首选哪项检查（　）
    A. 胃酸测定　　　　B. 胃镜检查
    C. X 线钡餐　　　　D. B 超检查
    E. 粪便隐血试验

18. 该病的发生可能与下列哪项因素无关（　）
    A. 进食腌制食物　　B. 胃溃疡
    C. 遗传　　　　　　D. 内分泌紊乱
    E. 幽门螺杆菌感染

19. 若发生血行转移,最常见的转移部位是（　）
    A. 肝　　　　　　　B. 肺
    C. 胰　　　　　　　D. 肾
    E. 骨骼

20. 若行手术治疗,术前准备不包括（　）
    A. 备皮　　　　　　B. 配血
    C. 洗胃　　　　　　D. 肠道清洁
    E. 口服肠道不吸收抗生素

（祝健红）

第 5 节　肠梗阻患者的护理

案例 14-6

患者,男,25 岁,因腹痛 2 天急诊入院。患者于 48 小时前无明显诱因突然出现全腹痛,为阵发性绞痛,以右下腹为甚,伴有肠鸣音,多次呕吐,开始为褐色胃内容物,以后呕吐物有粪臭味。2 天来未进食,亦未排气排便,尿少。3 年前曾行“阑尾切除术”。查体:急性病容,神志清楚,血压 100/60mmHg,脉搏 132 次/分,体温 37.5℃。腹部膨隆,偶见肠型,全腹软,广泛轻压痛,无反跳痛,右下腹可触及一质韧肿块,大小约 5cm×6cm,肠鸣音亢进,有气过水声。辅助检查:血白细胞计数 $10.6×10^9$/L,血红蛋白 120g/L。腹部 X 线透视可见广泛小肠胀气及多个气液平面。

问题:1. 该患者最可能的诊断是什么?
2. 诊断此病的依据有哪些?
3. 对于该患者主要应采取哪些治疗方法?
4. 该患者存在的护理问题及相应的护理措施有哪些?
5. 对该患者应如何进行健康教育?

肠梗阻(intestinal obstruction)是指肠内容物由于各种原因不能正常、顺利通过肠道,是外科常见的急腹症之一。

一、小肠的解剖生理概要

小肠包括十二指肠、空肠和回肠。成人小肠全长 3～5m。十二指肠约 25cm,小肠始于十二指肠空肠悬韧带,上段 2/5 为空肠,下段 3/5 为回肠。空肠大部分位于上腹部,回肠主要位于左下腹部和盆腔。其肠壁由外向内依次分为浆膜层、肌层、黏膜下层和黏膜层。小肠受交感和副交感神经支配,交感神经兴奋可使小肠蠕动减慢,血管收缩;迷走神经兴奋可使肠蠕动增强和肠腺分泌增加。

小肠是食物消化和吸收的主要部位。小肠黏膜能分泌含有多种酶的碱性肠液,使食糜分解为葡萄糖、氨基酸、脂肪酸、短肽等,经其黏膜吸收,还可吸收包括水、电解质、各种维生素及胃肠液等在内的内源性物质,成人每天约为 8000ml。

二、病因及分类

(一)按肠梗阻的病因分类

1. 机械性肠梗阻　是由于各种机械性原因引起的肠腔阻塞、肠腔受压和肠腔狭窄,使肠内容物通过发生障碍,为临床上最常见的类型。其主要原因包括:①肠腔堵塞:如寄生虫、粪石、结石及异物等;②肠管受压:如粘连带压迫、肿瘤压迫、肠扭转及嵌顿性疝等;③肠壁病变:如先天性肠道闭锁、炎症性狭窄、肿瘤等。

2. 动力性肠梗阻　是由于神经反射或毒素刺激引起肠壁肌功能紊乱,使肠内容物不能正常运行,但无器质性的肠腔狭窄。可分为麻痹性肠梗阻和痉挛性肠梗阻,前者是由于急性弥漫性腹膜炎、腹膜后血肿或感染、腹部大手术、低钾血症等引起的肠管蠕动功能减退所致,较为常见,后者是由于肠道功能紊乱或慢性铅中毒引起肠壁肌肉异常收缩所致,比较少见。

3. 血运性肠梗阻　是由于肠系膜血管受压、栓塞或血栓形成,使得肠管血运障碍,发生肠麻痹继而使肠内容物不能运行。

(二)按肠壁有无血运障碍分类

1. 单纯性肠梗阻　只是肠内容物通过受阻,而无肠管血运障碍。

2. 绞窄性肠梗阻　是指梗阻并伴有肠管血运障碍。如肠扭转、肠套叠等。

(三)按肠梗阻的部位分类

可分为高位(如空肠上段)肠梗阻和低位(如回肠末段和结肠)肠梗阻。

(四)按肠梗阻的程度分类

可分为完全性和不完全性肠梗阻。

(五)按肠梗阻的病程分类

可分为急性和慢性肠梗阻。

三、病 理 生 理

(一)局部改变

1. 肠蠕动增强　急性肠梗阻时,梗阻以上肠管蠕动频率和强度增加,以克服肠内容物通过障碍。

2. 肠腔积气、积液　梗阻以上肠腔内因气体和液体的积聚而扩张、膨胀。梗阻部位低,时间越长,症状越明显。梗阻以下肠管则瘪陷或仅存积少量粪便。

3. 肠壁血运障碍　随着肠腔内压力不断升高,肠壁变薄并压迫肠管,肠壁血运逐渐发生障碍。最初为静脉回流受阻,肠壁淤血、水肿、增厚,呈暗红色,并有血性渗出液渗入肠腔和腹腔。若肠腔内压力继续增高,可出现动脉血运受阻,肠壁缺血坏死呈紫黑色。由于肠壁通透性增加,腹腔内出现粪臭的渗出液,肠管可出现缺血坏死而破溃穿孔。

(二)全身变化

1. 体液丧失　肠梗阻患者,尤其高位肠梗阻时,由于不能进食及频繁呕吐,胃肠液大量丢失,导致水分及电解质大量丢失。低位肠梗阻时,肠内液体不能吸收而潴留在肠腔内,肠管过度膨胀,肠壁血管通透性增强使血浆外渗,从而造成严重的脱水、电解质紊乱及代谢性酸中毒。

2. 细菌繁殖和毒素吸收　由于梗阻以上的肠腔内细菌大量繁殖,并产生大量毒素以及肠壁血运障碍致血管通透性增加,细菌和毒素渗入腹腔,引起严重的腹膜炎和全身性感染中毒。

3. 呼吸和循环功能障碍　肠腔内大量积气积液引起腹内压升高,膈肌上抬,腹式呼吸减弱,影响肺的通气和换气功能。同时腹内压的增高阻碍下腔静脉血液回流,导致多系统器官功能衰竭。

四、临 床 表 现

(一)症状

1. 腹痛 单纯机械性肠梗阻由于梗阻部位以上肠管强烈蠕动,常表现为阵发性剧烈腹部绞痛,伴有高调肠鸣音;绞窄性肠梗阻,腹痛间歇期不断缩短,呈持续性剧烈腹痛伴阵发性加重;麻痹性肠梗阻为全腹持续性胀痛,肠鸣音消失。

2. 呕吐 呕吐特性与肠梗阻的部位、类型等有关。高位肠梗阻呕吐出现早而频繁,呕吐物主要为胃及十二指肠内容物;低位肠梗阻呕吐出现晚而少,呕吐物为带臭味粪样物;绞窄性肠梗阻呕吐物常为血性或棕褐色;麻痹性肠梗阻呕吐呈溢出性。

3. 腹胀 高位肠梗阻腹胀不明显,有时可见胃型;低位肠梗阻及麻痹性肠梗阻腹胀明显,遍及全腹;若出现腹部不对称或不均匀的膨隆,多考虑肠扭转等闭襻性肠梗阻的发生。

4. 肛门停止排气排便 完全性肠梗阻患者多停止排气排便,但梗阻部位以下肠腔内残存的气体和粪便仍可自行或灌肠后排出,故不能因此而否定肠梗阻的存在;绞窄性肠梗阻如肠套叠、肠系膜血管栓塞或血栓形成,可排出血性黏液样粪便。

(二)体征

1. 腹部体征

(1)视诊:机械性肠梗阻时腹部膨隆,可见肠型及蠕动波;麻痹性肠梗阻可见均匀性全腹胀;肠扭转时腹胀呈不对称性。

(2)触诊:单纯性肠梗阻时腹壁软,可有轻度压痛但无腹膜刺激征;绞窄性肠梗阻有固定性压痛且不断加重,伴有腹膜刺激征。

(3)叩诊:绞窄性肠梗阻时因坏死渗出液增多,可有移动性浊音。

(4)听诊:机械性肠梗阻时肠鸣音亢进,有气过水声或金属音;麻痹性或绞窄性肠梗阻时出现肠鸣音减弱或消失。

2. 全身体征 单纯性肠梗阻早期多无明显全身症状;梗阻晚期或绞窄性肠梗阻时可出现体温升高、脉搏细速、血压下降、四肢发冷等休克和中毒征象。

五、辅 助 检 查

(一)实验室检查

1. 血常规 肠梗阻患者因体液不足、血液浓缩,可出现血红蛋白、血细胞比容及尿比重增高;绞窄性肠梗阻时可有白细胞计数及中性粒细胞比例升高。

2. 血气分析及血生化检查 用于了解是否合并有电解质及酸碱失衡等体液失衡。

(二)X 线检查

肠梗阻发生4～6小时后,腹部立位X线检查可见多个气液平面及胀气肠襻。空肠胀气时平片可呈"鱼肋骨刺",结肠胀气时可显示结肠袋形;麻痹性肠梗阻时X线示小肠、结肠均扩张;绞窄性肠梗阻可见孤立、突出胀大的肠襻,不因时间而改变位置。

六、处 理 原 则

纠正因梗阻引起的全身性生理功能紊乱,并及时解除梗阻。

(一)非手术治疗

主要适用于单纯性肠梗阻、痉挛性或麻痹性肠梗阻、蛔虫或粪块引起的肠梗阻、炎症性肠梗阻及肠套叠早期等。最重要的措施是胃肠减压,吸出胃肠道内的气体和液体,可减轻腹胀,降低肠腔内的压力,减少肠腔内细菌和毒素的吸收,改善肠壁的血运循环,有利于改善局部和全身情况;同时给予支持疗法。

(二)手术治疗

适用于绞窄性肠梗阻、先天性肠道畸形或肿瘤引起的肠梗阻及非手术治疗无效的肠梗阻。常见的手术方式有:肠粘连松解术、肠段切除吻合术、肠造口或肠外置术等。

七、常见的机械性肠梗阻

临床上常见机械性肠梗阻(图14-5-1)除有肠梗阻共同的症状外,又有各自的临床特征。

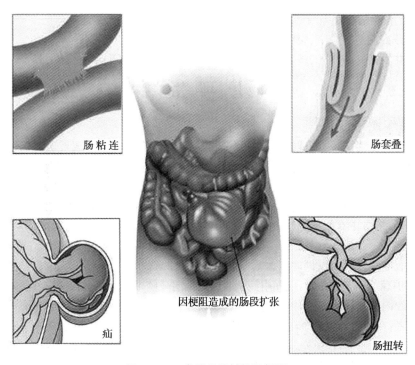

图 14-5-1　常见的机械性肠梗阻

(一)粘连性肠梗阻

粘连性肠梗阻是指肠管间或与周围组织粘连所致肠管成角或腹腔内粘连带压迫肠管引起的肠梗阻,多因腹部手术、炎症、创伤等所致,临床上以腹部手术最为多见。粘连性肠梗阻主要表现为单纯性机械性不完全性肠梗阻,一般采用非手术治疗(如胃肠减压、纠正体液失衡及防治感染)的方法。若出现腹痛不断加重并伴有腹膜刺激征,考虑绞窄性肠梗阻的发生,应立即手术治疗。

(二)肠扭转

肠扭转是指一段肠管沿其系膜长轴旋转而形成的闭襻性肠梗阻。根据肠扭转发生的部位而分为小肠扭转和乙状结肠扭转。前者多见于青壮年,多有饱餐后剧烈活动史,表现为起病突然,脐周持续性疼痛并牵涉至腰背部,呕吐频繁,腹胀不对称,严重者可有腹膜刺激征,移动性浊音阳性;后者多见于老年男性,常有习惯性便秘史,多有腹部绞痛,腹胀明显,但呕吐一般不明显,低压灌肠灌入量往往不超过 500ml,腹部 X 线检查可见巨大马蹄状的充气肠襻;钡剂灌肠 X 线检查时可见"鸟嘴"状阴影。手法复位失败者,应及早手术治疗。

(三)肠套叠

肠套叠是指部分肠管及其肠系膜套入邻近肠腔所致的一种绞窄性肠梗阻,是婴幼儿常见的急腹症之一,多发生在 2 岁以内,以回盲部最为多见。其典型的症状为阵发性腹痛、腊肠样腹部包块、果酱样黏液血便,空气或钡剂灌肠 X 线检查可见"杯口"或"弹簧状"阴影。若肠套叠患者病程在 48 小时以内、全身状况良好、无腹胀等,应首选空气灌肠;若灌肠不能复位,或病程超过 48~72 小时、怀疑肠坏死或穿孔者,应需手术治疗。

八、护 理 问 题

1. 体液不足　与频繁呕吐、禁食、肠腔积液及胃肠减压等有关。

2. 疼痛　与肠蠕动增强或肠壁缺血有关。

3. 体温升高　与肠绞窄、腹膜炎有关。

4. 潜在并发症　肠坏死、腹膜炎、体液失衡、感染性休克、MODS 等。

九、护 理 措 施

(一)非手术治疗护理

1. 合理体位　当病情允许时可取半卧位,可使膈肌下降,有利于改善呼吸和循环功能。

2. 饮食管理　肠梗阻患者应常规禁饮食。若梗阻症状缓解后可进少量流质饮食,以后依据病情逐渐过渡到普通饮食。但应忌食产气的食物,如豆制品、奶制品、碳酸饮料、啤酒等。

3. 胃肠减压　应及早使用。胃肠减压期间应观察和记录引流液的颜色、量和性状,如发现引流液为血性,应考虑有绞窄性肠梗阻的可能。

4. 支持疗法　严密观察并记录 24 小时出入量,结合患者的各项辅助检查结果,调整输液速度和量,及时纠正体液失衡;同时遵医嘱给予患者充分的营养支持。

5. 对症护理　患者呕吐时,应嘱咐其坐起或头偏向一侧,以免误吸引起吸入性肺炎或窒息,并及时清除口腔内呕吐物,漱口,保持口腔清洁,观察并记录呕吐物的颜色、性状和量。对于腹部绞痛明显的患者,在确无肠绞窄时,可用阿托品类抗胆碱能药物解除胃肠道平滑肌痉挛,缓解腹痛。但应慎用吗啡类止痛剂,以免掩盖患者病情。亦可采用腹部理疗、针灸等方法来缓解腹痛。

6. 病情观察　非手术治疗期间应密切观察患者的生命体征、腹部症状、体征,及辅助检查的变化。若出现以下征象,应考虑有绞窄性肠梗阻发生的可能。①病情发展快,早期可出现休克,经抗休克治疗后改善不显著;②腹痛发作急骤,腹痛为持续性剧烈疼痛且位置固定,呕吐出现早、剧烈而频繁,肠鸣音可不亢进;③腹胀不对称,腹部可触及压痛性包块;④有明显的腹膜刺激征,体温升高、脉搏加快、血白细胞计数及中性粒细胞比例升高;⑤移动性浊音阳性或存在气腹征象;⑥呕吐物、胃肠减压抽出液、腹腔穿刺物或肛门排泄物为血性液体;⑦腹部 X 线检查显示孤立、胀大肠襻,不因时间而发生位置的改变,或有假肿瘤阴影。

(二)术后的护理

其护理要点同急性腹膜炎手术后护理,但以下几点应注意。

1. 胃肠减压　在肠蠕动恢复前,应继续保持胃肠减压,注意引流液的颜色、量及性质。

2. 饮食　在胃肠功能恢复前应禁食,禁食期间应维持体液平衡,静脉补充营养。待胃肠功能恢复、肛门恢复排气后,可开始进少量流质,逐步过渡到普食。

3. 活动管理　术后应鼓励患者早期活动,促进肠蠕动恢复,可防止肠粘连。

4. 并发症的观察与护理　手术后若患者出现局限性或弥漫性腹膜炎的表现,同时腹壁切口红肿或腹腔引流管流出带粪臭味的液体时,应警惕腹腔内感染或肠瘘的可能。

十、健 康 教 育

1. 不宜食用刺激性食物,宜进食高营养、易消化的食物,不宜暴饮暴食,避免饭后剧烈运动。

2. 便秘者应多食富含纤维素的水果、蔬菜等食物,亦可采用腹部按摩等方法,保持大便通畅,必要时可服用缓泻剂。

3. 加强自我监测,若出现腹痛、腹胀、停止排气排便等不适,应及时就诊。

4. 腹部手术后(如阑尾炎、疝气等空腔脏器术后)应尽早下床活动,可行针刺、服中药等,以促进肠功能的恢复。

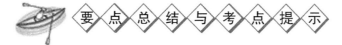

要 点 总 结 与 考 点 提 示

1. 肠梗阻的主要病因、分类及临床表现。
2. 肠梗阻的处理原则及护理要点。
3. 肠梗阻的健康教育。

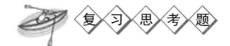

复 习 思 考 题

【A₁型题】

1. 单纯性肠梗阻与绞窄性肠梗阻的主要区别是（　　）
　　A. 梗阻部位　　　　　　B. 梗阻的严重程度
　　C. 梗阻的原因　　　　　D. 梗阻的时间
　　E. 肠壁有无血运障碍

2. 粘连性肠梗阻最常见的原因是（　　）
　　A. 先天性肠管发育异常　B. 胎粪性腹膜炎
　　C. 腹部损伤　　　　　　D. 腹腔手术
　　E. 腹腔内肿瘤

3. 腹膜炎引起的肠梗阻属于（　　）
　　A. 机械性肠梗阻　　　　B. 动力性肠梗阻
　　C. 血运性肠梗阻　　　　D. 绞窄性肠梗阻
　　E. 痉挛性肠梗阻

【A₂型题】

4. 患儿,女,2岁。因阵发性哭闹,呕吐8小时伴有酱样大便3次入院。查体:右中上腹扪及腊肠样肿块。首先考虑为（　　）
　　A. 蛔虫性肠梗阻　　　　B. 肠扭转
　　C. 肠套叠　　　　　　　D. 肠道畸形
　　E. 急性胃肠炎

5. 患者,男,79岁。近1周来未曾排便,自感腹胀、轻度腹痛,用"开塞露"后无效,遂来院就诊。既往有便秘史约25年。查体:腹部膨隆,有肠型和

蠕动波,全腹无明显压痛,左下腹可扪及条块状物,质硬,可推动,无移动性浊音,肠鸣音亢进。最可能的诊断是（　　）
　　A. 乙状结肠扭转　　　　B. 肠蛔虫堵塞
　　C. 肠粪块堵塞　　　　　D. 乙状结肠癌
　　E. 肠套叠

6. 患儿,男,10个月。阵发性哭闹24小时,伴进乳后呕吐。查体:右上腹扪及4cm×6cm压痛性肿块,考虑为"原发性肠套叠"。住院后行X线空气灌肠检查与复位,下列护理措施哪项错误（　　）
　　A. 复位前遵医嘱使用镇静催眠药,避免躁动
　　B. 应用解痉剂,解除肠痉挛
　　C. 复位时协助医师将气囊肛管插入直肠内
　　D. 复位后密切注意观察病儿情况
　　E. 复位后仍有腹痛及时使用吗啡止痛

【A₃型题】

(7~8题共用题干)

患者,男,48岁。2日来阵发性腹痛,曾呕吐3次,为胃内容物。十多小时前排少量稀便1次,但腹痛未缓解。1年前曾行胆囊切除术。查体:T 36.8℃,P 95次/分,R 22次/分,BP 142/86mmHg。巩膜无黄染,心肺未见异常。腹稍膨隆,腹部广泛深压痛,肠鸣音亢进,有气过水音。腹部X线检查见小肠胀气及多个气液平面。

7. 该患者病情可能是(　　)
　　A. 急性胃肠炎　　　　　B. 急性阑尾炎
　　C. 肠蛔虫病　　　　　　D. 急性肠梗阻
　　E. 胆道感染

8. 你认为下列医嘱中不妥的是(　　)
　　A. 持续胃肠减压
　　B. 0.9%氯化钠溶液 1000ml 静脉滴注
　　C. 氨卡西林 6g 静脉滴注
　　D. 阿托品 0.5mg 肌内注射
　　E. 观察 2 小时无好转,通知手术

(9～11 题共用题干)

患者,男,36 岁。5 小时前午餐后重体力劳动时突感脐周剧烈绞痛,并延及腰部,伴恶心、呕吐。T 38.2℃,P 112 次/分,R 29 次/分,BP 92/72mmHg。急性痛苦病容,腹部膨隆,全腹有压痛、反跳痛、肌紧张,移动性浊音阳性,肠鸣音减弱。

9. 请估计该患者病情可能是(　　)
　　A. 急性胃炎　　　　　　B. 小肠扭转
　　C. 乙状结肠扭转　　　　D. 肠套叠
　　E. 急性阑尾炎

10. 为完善诊断,该患者首先应行(　　)
　　A. 肝、肾功检查　　　　B. 血电解质检查
　　C. 腹部 X 线检查　　　 D. B 超检查
　　E. CT 检查

11. 此时最主要的护理工作是(　　)
　　A. 密切观察病情　　　　B. 胃肠减压
　　C. 手术前准备　　　　　D. 输液、输血
　　E. 静脉滴注抗生素

(戴　月)

第 6 节　急性阑尾炎患者的护理

案例 14-7

患者,女,26 岁,早餐后出现脐周疼痛,10 小时后转移为右下腹持续性疼痛。查体:T 38.8℃,P 102 次/分,右下腹部有压痛和腹肌紧张,肠鸣音弱。直肠指检:直肠右侧有局限性触痛。血白细胞计数 $13×10^9$/L,中性粒细胞 0.89。

问题:1. 该患者最可能的诊断是什么?
　　　2. 诊断此病的依据有哪些?
　　　3. 若该患者进行手术治疗,术后并发症以及相应的护理措施有哪些?
　　　4. 如何预防该病的发生?

急性阑尾炎(acute appendicitis)是指阑尾的急性化脓性感染,是外科最常见的急腹症,多发生于青壮年。

一、阑尾的解剖生理概要

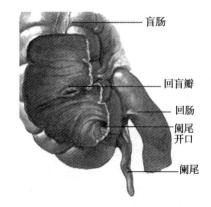

图 14-6-1　阑尾解剖图

阑尾是从盲肠下端后内侧壁向外延伸的一条细管状器官(图 14-6-1),一般长 5～7cm,成人阑尾的直径多在 0.5～1cm。阑尾与盲肠一起位于右髂窝内,其位置主要取决于盲肠的位置,但阑尾根部的体表投影点,通常在脐部与右髂前上棘连线的中、外 1/3 交界处,该点称为麦氏点(McBurney 点)。阑尾动脉是肠系膜上动脉所属的分支,属无侧支的终末动脉,当其血运发生障碍时,易致阑尾坏死。阑尾静脉血流经回结肠静脉、肠系膜上静脉及门静脉而入肝,当阑尾炎症时,菌栓脱落可引起门静脉炎和细菌性肝脓肿。

阑尾是一个淋巴器官,其内的淋巴组织在出生后就开始

出现,12~20 岁时达到高峰,60 岁后完全消失。阑尾的神经由交感神经纤维经腹腔丛和内脏神经传入,由于其传入在第 10、11 胸节的脊髓阶段,故当急性阑尾炎发病初期,常有该脊神经所分布的脐周牵涉痛。

二、病　因

1. 阑尾管腔梗阻　为急性阑尾炎最常见的病因。引起阑尾管腔阻塞的原因为:①淋巴滤泡明显增生,为最常见的原因,约占 60%,青少年多见;②粪石阻塞,约占 35%;③食物残渣、异物、寄生虫、炎性狭窄、肿瘤等阻塞,较少见;④阑尾管腔细、开口狭小,且系膜短,易使阑尾弯曲。

2. 细菌入侵　由于阑尾管腔阻塞,细菌繁殖产生大量毒素,损伤黏膜上皮并形成溃疡,细菌经溃疡面进入肌层引起感染。当胃肠功能紊乱时,阑尾管壁痉挛造成管腔阻塞以及管壁缺血,也易致细菌侵入而发生感染。

三、病　理

根据急性阑尾炎的发病过程和病理改变,可分为 4 种类型。

1. 急性单纯性阑尾炎　为阑尾病变的早期,病变多限于黏膜层和黏膜下层。阑尾轻度肿胀,浆膜充血并失去正常光泽,表面有少量纤维素性渗出物。

2. 急性化脓性阑尾炎　阑尾明显肿胀,浆膜高度充血,表面覆盖脓苔。阑尾周围腹腔内有脓性渗出物,发炎的阑尾常被邻近肠管和大网膜包裹,可形成局限性腹膜炎。

3. 坏疽性或穿孔性阑尾炎　阑尾管壁坏死或部分坏死,呈紫黑色。由于阑尾管腔梗阻或积脓,管内压力升高,阑尾管壁血运障碍,严重者易发生穿孔。穿孔后如未被包裹,感染继续扩散,可引起弥漫性腹膜炎。

4. 阑尾周围脓肿　急性阑尾炎化脓坏疽时,若病变进展较慢,大网膜可移至右下腹部,及时将阑尾包裹并形成粘连,形成炎性肿块或阑尾周围脓肿。

急性阑尾炎的转归:①炎症消散:急性单纯性阑尾炎经非手术治疗可使炎症消退,但大多数可迁徙成慢性阑尾炎;②炎症局限:部分化脓、坏疽或穿孔性阑尾炎被大网膜包裹并导致粘连,易形成炎性包块或阑尾周围脓肿;③炎症扩散:因未得到及时的药物治疗或手术切除,导致阑尾坏疽穿孔形成弥漫性腹膜炎。细菌扩散进入门静脉,引起化脓性门静脉炎,严重者可致感染性休克。

四、临 床 表 现

(一)症状

1. 腹痛　是急性阑尾炎最主要的表现。腹痛常始于上腹部或脐周,呈持续性,数小时(6~8小时)后,疼痛逐渐转移并固定于右下腹部。约 80% 的患者具有这种典型的转移性右下腹痛的特点。单纯性阑尾炎仅为轻度的隐痛,化脓性阑尾炎可表现为持续性剧痛,当阑尾坏疽穿孔后,可因阑尾腔内压力骤降,腹痛可暂时减轻,但随后逐渐出现的腹膜炎可使腹痛再次出现或加重。

2. 消化道症状　发病早期多有反射性恶心、呕吐。有些患者因肠道功能紊乱而发生腹泻或便秘。如阑尾炎并发盆腔脓肿时,可出现大便次数增多、里急后重、便意不尽感等直肠刺激征,或尿频、尿急等膀胱刺激症状。若合并弥漫性腹膜炎时,可出现腹胀、停止肛门排气排便等麻痹性肠梗阻的症状。

3. 全身表现　单纯性阑尾炎,患者仅有乏力、低热;如炎症加重,出现寒战、高热、脉快、烦躁不安等全身中毒症状者,提示阑尾发生化脓、坏疽或穿孔;若发生寒战、高热伴有黄疸时,应考虑化脓性门静脉炎。

(二)体征

1.右下腹固定压痛 是急性阑尾炎最重要的体征。压痛点通常位于麦氏点,亦可随阑尾位置的变化而改变,但始终会在一个固定的位置上。若阑尾炎症扩散,压痛范围有所扩大,但压痛仍以右下腹最为明显。

2.腹膜刺激征 化脓性、坏疽性或穿孔性阑尾炎可出现局限性或弥漫性腹部压痛、反跳痛和腹肌紧张的表现。但小儿、老年人、孕妇、肥胖者以及盲肠后位阑尾炎引起腹膜炎时,腹膜刺激征常不明显。

3.右下腹包块 若在右下腹触摸到边界不清,不能活动伴有压痛和反跳痛的包块,应考虑有阑尾周围脓肿。

4.特殊体征 ①结肠充气试验:患者仰卧位,检查者用一手按压左下腹部降结肠区,再用另一手反复压迫左外侧区的近侧结肠部,结肠积气即可传至盲肠和阑尾根部,若引起右下腹痛或疼痛加重者为阳性。②腰大肌试验:患者左侧卧位,右下肢向后过伸时,若引起右下腹疼痛或疼痛加重者为阳性,提示阑尾位于盲肠后或腹膜后靠近腰大肌处。③闭孔内肌试验:患者仰卧位,将右髋和右膝均屈曲90°,并将右股向内旋转,如引起右下腹疼痛或疼痛加重者为阳性,提示阑尾炎症已波及闭孔内肌。④直肠指诊:当阑尾位于盆腔或炎症波及盆腔时,直肠右前方和前壁有触痛。若发生盆腔脓肿,可触及痛性肿块。

五、辅 助 检 查

1.实验室检查 血常规检查可见血白细胞计数、中性粒细胞比例增高。

2.影像学检查 腹部 X 线平片可见阑尾区周围肠管胀气等肠麻痹征象。B超检查可显示阑尾肿大或周围脓肿。

六、处 理 原 则

1.非手术治疗 主要适于急性单纯性阑尾炎、有局限倾向的阑尾周围脓肿的患者。主要措施包括卧床休息、控制感染及对症处理等。

2.手术治疗 绝大多数急性阑尾炎一经诊断,应及早行阑尾切除术。对于有局限倾向的阑尾周围脓肿则不宜早期手术,应先采用抗感染等非手术治疗3个月后,方行阑尾切除术。

七、护 理 问 题

1.疼痛 与阑尾炎症刺激腹膜有关。

2.体温过高 与阑尾炎症有关。

3.潜在并发症 术后内出血、切口感染、腹腔脓肿、肠瘘等。

八、护 理 措 施

(一)非手术护理及术前护理

原则上同急性腹膜炎的护理。

1.病情观察 观察患者的神志、生命体征、腹部症状和体征。如患者体温增高,脉搏、呼吸加快,血白细胞计数及中性粒细胞比例升高,腹痛加剧,出现腹膜刺激征,说明病情加重。如患者腹痛突然减轻,可能是阑尾管腔梗阻解除;如出现腹痛缓解后数小时,再次加剧,并迅速出现全身中毒症状时,考虑阑尾坏疽穿孔的发生。

2.饮食护理 急性单纯性阑尾炎患者可进少量流质,病情严重者或可能手术者应禁饮食,可行静脉补液维持能量及保持水、电解质平衡。

3.控制感染　遵医嘱使用有效的抗菌药物,用药期间注意观察药物的不良反应的发生。

4.对症护理　患者应卧床休息,取半卧位。有明显发热者,可给予物理降温。腹痛剧烈者给予针刺或按医嘱应用解痉剂缓解症状,但禁用吗啡或哌替啶,以免掩盖病情。便秘者可用开塞露,禁服泻药及灌肠,以免肠蠕动加快,导致阑尾穿孔或炎症扩散。

(二)术后护理

1.合理体位　患者回病房后,按不同的麻醉方式给予适当体位。待血压平稳后,采取半卧位。

2.饮食护理　手术后待胃肠功能恢复,肛门排气后方可经口饮食,由流质→半流质→软食,逐步过渡到普食。勿进食过多甜食、牛奶或豆制品,以免引起腹胀。同时1周内禁忌灌肠和使用泻剂。

3.早期活动　鼓励患者早期下床活动,以促进肠道蠕动,防止肠粘连的发生。轻症患者可于手术当日下床活动;重症者应在床上多翻身,加强四肢活动,待病情稳定后及早下床活动。

4.术后并发症的护理

(1)腹腔内出血:常发生在术后24小时内。如出现面色苍白、脉搏细速、血压下降等内出血症状,或腹腔引流管有血性液体流出,应立即将患者取平卧位,快速静脉输液输血,并做好急诊手术的准备。

(2)切口感染:是术后最常见的并发症。多发生在术后3~5天,表现为体温升高,切口疼痛且局部有红、肿,有脓性渗出液。应立即拆除缝线、充分引流,给予换药等治疗。

(3)腹腔脓肿:阑尾手术后,炎症渗液吸收不完全,可积聚于腹腔不同的部位,其中以盆腔脓肿最为常见。常表现为术后5~7天体温升高,或下降后又上升,并伴有腹痛、腹胀以及出现直肠、膀胱刺激征等。应告知医生,及时处理。

(4)粪瘘:多因阑尾残端结扎线松脱或术中误伤所致。表现为伤口感染久治不愈,并有粪便和气体溢出。一般经非手术治疗,粪瘘可闭合自愈。

九、健 康 教 育

1.保持良好的饮食卫生及生活习惯,避免餐后剧烈运动、暴饮暴食、生活不规律、过度劳累等因素。

2.指导术后患者摄入营养丰富、易消化的食物,避免腹部受凉。

3.鼓励患者术后早期活动,以促进肠蠕动恢复,防止肠粘连。

4.阑尾周围脓肿者,告知患者3个月后应再次住院行阑尾切除术。

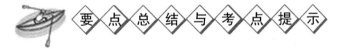

要 点 总 结 与 考 点 提 示

1.急性阑尾炎的主要病因、病理分类及临床表现。

2.急性阑尾炎的处理原则及护理要点。

3.急性阑尾炎的健康教育。

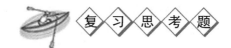

【A₁型题】

1. 急性阑尾炎的典型症状是( )
   - A. 转移性右下腹痛
   - B. 恶心、呕吐
   - C. 腹泻或便秘
   - D. 里急后重
   - E. 发热

2. 急性阑尾炎患者出现寒战、高热、黄疸时,应警惕( )
   - A. 脓毒血症
   - B. 膈下脓肿
   - C. 盆腔脓肿
   - D. 门静脉炎
   - E. 急性化脓性胆管炎

3. 急性阑尾炎最重要的体征是( )
   - A. 右下腹固定性压痛
   - B. 腹部反跳痛和腹肌紧张
   - C. 腰大肌试验阳性
   - D. 闭孔内肌试验阳性
   - E. 直肠指检有触痛

【A₂型题】

4. 患者,男,33 岁。转移性右下腹痛 8 小时。查体:体温 38℃,血压正常,右下腹固定性压痛,无腹肌紧张,临床诊断为"急性阑尾炎"。该患者的阑尾病变属于( )
   - A. 单纯性阑尾炎
   - B. 化脓性阑尾炎
   - C. 坏疽性阑尾炎
   - D. 阑尾周围脓肿
   - E. 慢性阑尾炎

5. 患者,女,27 岁。诊断为阑尾周围脓肿,患者行阑尾切除术的时间应在体温正常后( )
   - A. 1 个月
   - B. 2 个月
   - C. 3 个月
   - D. 4 个月
   - E. 6 个月

6. 患者,女,28 岁。昨日以"右下腹痛 2 天",拟诊断为"急性单纯性阑尾炎",给予抗生素等非手术治疗。今晨(3 小时前)腹痛逐渐加重,现急诊住院。查体:体温 39.5℃,右下腹明显腹膜刺激征。估计该患者是( )
   - A. 急性阑尾炎合并局限性腹膜炎
   - B. 急性阑尾炎合并弥漫性腹膜炎
   - C. 化脓性门静脉炎
   - D. 盆腔脓肿
   - E. 阑尾周围脓肿

(戴 月)

第 7 节 结肠、直肠和肛管疾病患者的护理

案例 14-8

患者,女,45 岁。因间断少量便血 3 个月,肛门异物感 1 周就诊。患者 3 个月前每当便秘或大便干燥期间,排便时粪便外常带血,有时便后滴鲜血,量不多,并伴有肛门异物脱出,平卧时可自行回纳。查体:发育、营养良好,心肺腹未见异常,血红蛋白 148g/L。肛门直肠检查:肛周皮肤正常,未见肛裂或前哨痔,仅于截石位 7 点处可见团块样物突出。直肠指诊:直肠黏膜光滑,未触及肿物,无触压痛。肛门镜检查:于齿状线上方可见静脉样团块,其中 7 点处团块大而松弛,11 点处团块表面黏膜有破损、出血。

问题: 1. 该患者最有可能的诊断是什么?需要与哪些疾病鉴别?
　　　2. 该患者的主要护理措施有哪些?
　　　3. 如何对该患者进行健康教育?

一、结肠、直肠和肛管解剖生理概要

(一)结肠的解剖和生理

结肠分为升结肠、横结肠、降结肠和乙状结肠四部分,结肠的直径自起端的 6cm 逐渐递减为乙状结肠末端的 2.5cm。其中,横结肠和乙状结肠为腹膜内位器官,有其各自的肠系膜,而升结

肠和降结肠为腹膜间位器官。升结肠和降结肠的血液供应有所不同：升结肠由肠系膜上动脉供血，分出回结肠动脉、中结肠动脉和右结肠动脉；降结肠血供来自肠系膜下动脉，分出左结肠动脉、乙状结肠动脉和直肠上动脉。结肠的静脉分布与动脉相似，可经肠系膜上、下静脉汇入门静脉。

结肠的主要生理功能是吸收水分、无机盐及维生素，具有储存和转运大便的功能。同时结肠还能分泌碱性的黏液，以润滑黏膜。

(二)直肠和肛管的解剖和生理

直肠位于盆腔的后部，上接乙状结肠，下连肛门，长12～15cm。以腹膜反折为界，上段直肠的前面和两侧均有腹膜覆盖，前面的腹膜反折形成直肠膀胱凹或直肠子宫凹。下段直肠则全部位于腹膜外。

直肠、肛管与盆腔壁之间的软组织间隙内充满脂肪结缔组织，易发生感染，是形成脓肿的常见部位。①骨盆直肠间隙：位于直肠两侧，肛提肌以上，盆腔腹膜以外；②坐骨肛管间隙：位于肛提肌以下，坐骨肛管横膈以上；③直肠后间隙：位于直肠与骶骨之间，肛提肌以上；④肛门周围间隙：在坐骨肛管横膈和肛门周围皮肤之间，左右两侧于肛管后相通。

直肠的主要功能是排便，也可吸收少量水、葡萄糖、电解质和部分药物，同时能分泌黏液以促进排便。直肠下段是排便反射的主要部位，在排便过程中起重要作用。

二、大　肠　癌

案例14-9

患者，女，62岁。排便次数增多，大便带血2个月。患者2个月前无明显诱因大便次数增多，4～6次/日，暗红色稀糊便，时有右侧腹痛，无放射痛，能忍受，伴肠鸣，与进食无关，排气后缓解。近来感到头晕、乏力，无呕吐，腹稍胀。发病来无发热，进食尚可。无尿急、尿频。2个月来体重减轻2kg。既往体健，无特殊家族史。查体：T 37.4℃，P 78次/分，R 19次/分，BP 128/90mmHg。慢性病容，神志清，皮肤无黄染，浅表淋巴结未及肿大，心肺无异常。右腹部稍膨隆，未见肠型及蠕动波，无压痛，无肌紧张，肝脾未触及。右侧腹部可触及一大小约3cm×3cm肿块，活动度差，质硬，边界不清，腹部无移动性浊音，肠鸣音稍亢进，直肠指检未触及明显肿物。辅助检查：大便隐血(＋＋)，血常规：WBC 6.4×10⁹/L，Hb 106g/L。尿常规未见异常。

问题：1. 该患者的临床诊断是什么？需要与哪些疾病鉴别？

2. 该患者的主要治疗措施有哪些？

3. 若患者进行手术，术后主要的护理问题及相应的护理措施有哪些？

大肠癌包括结肠癌(colon cancer)和直肠癌(carcinoma of rectum)，是消化道常见的恶性肿瘤，好发于40～60岁。在我国以直肠癌最为多见，乙状结肠癌次之。

(一)病因

1. 饮食与生活习惯　长期摄入高脂肪、高动物蛋白食物使粪便中致癌物不饱和多环羟和甲基胆蒽增多。少纤维食物易引起便秘，可使致癌物质与肠黏膜接触时间延长，增加致癌作用。

2. 大肠慢性炎症性疾病　慢性炎症可使肠道黏膜反复破坏和修复而易发生癌变。如溃疡性结肠炎、结肠克罗恩病(Crohn's disease)为大肠癌常见的癌前病变。由于血吸虫病使大肠黏膜可出现腺瘤状增生，也易发生癌变。

3. 其他因素　遗传因素、肥胖、吸烟、放射损伤等因素与大肠癌的发病有关。

(二)病理

1. 组织学分型

(1)腺癌:占大肠癌大多数,恶性程度偏低,预后较好。

(2)黏液癌:癌细胞分泌黏液,恶性程度高,预后较差。

(3)未分化癌:占极少数,早期易发生远处转移,预后最差。

2. 形态学分型

(1)肿块型:肿瘤可向肠腔生长呈菜花状,表面易溃烂,生长较慢,向周围浸润较少,恶性程度较低,转移较晚。好发于右侧结肠,尤其是盲肠。

(2)浸润型:肿瘤沿肠壁呈环状浸润,易引起肠腔狭窄及肠梗阻,分化程度低,转移较早而预后较差。好发于左侧结肠,尤其是乙状结肠和直肠乙状结肠的交界处。

(3)溃疡型:肿瘤肠壁深层生长并向周围浸润,早期可有溃疡,表面糜烂,易出血,转移较早,恶性程度高,是大肠癌最常见的类型。

3. 临床病理分期(Dukes 分期)

(1)A 期:癌肿浸润深度限于肠壁内,未超出浆肌层,无淋巴结转移。可分为三个亚期:A_1 期癌肿局限于黏膜及黏膜下层;A_2 期癌肿侵及肠壁浅肌层;A_3 期癌肿侵及肠壁深肌层。

(2)B 期:癌肿穿透浆肌层或侵及肠壁外组织,但尚能整块切除,无淋巴结转移。

(3)C 期:癌肿侵及肠壁全层,伴有淋巴结转移。

(4)D 期:癌肿伴有远处转移,或局部广泛浸润或淋巴结广泛转移不能根治切除者。

4. 转移途径

(1)直接浸润:癌肿沿肠壁呈浸润性生长,浸润肠壁一圈需 1.5~2 年。直接浸润可穿透浆膜层侵及邻近脏器,如乙状结肠癌常侵犯子宫、膀胱、左侧输尿管;直肠癌可侵及膀胱、子宫、前列腺、输尿管、精索等;横结肠癌可侵犯胃壁,形成内瘘。病理研究发现只有不到 3% 的直肠癌向远端浸润超过 2cm,这为决定手术切除范围提供了重要的理论依据。

(2)淋巴转移:是大肠癌的最主要转移途径。大肠癌首先转移至结肠壁和结肠旁淋巴结,再到肠系膜血管周围和血管根部淋巴结。

(3)血行转移:当癌肿侵入静脉后可沿门静脉转移至肝,少数个体可由髂静脉转移至肺、骨和脑等。

(4)种植转移:当癌肿穿透肠壁后,脱落的癌细胞可在腹腔内种植转移。

(三)临床表现

1. 结肠癌 由于癌肿的病理类型和部位不同,临床症状也有区别:右侧结肠癌以全身中毒症状、贫血、腹部肿块为主要表现,左侧结肠癌则以慢性肠梗阻、腹泻、便秘、血便等症状较为显著。

(1)排便习惯和粪便性状改变:为最早出现的症状,多表现为排便次数增多、便秘、腹泻、血便或黏液便等。

(2)腹痛:常为定位不确切的持续性隐痛,或仅有腹部不适或腹胀感。若晚期合并肠梗阻则出现腹痛加重或呈阵发性绞痛。

(3)腹部肿块:多为肿瘤本身,也可为梗阻近段肠腔内的粪便。腹部可扪及质地坚硬,呈结节状的肿块。若癌肿穿透肠壁并发感染,肿块固定,且伴有明显的压痛。

(4)全身症状:因慢性失血、癌肿溃烂、感染、毒素吸收等,患者可出现贫血、消瘦乏力、低热等,晚期出现肝大、黄疸、腹水、水肿、直肠前凹肿块、锁骨上淋巴结肿大及恶病质表现。

2. 直肠癌

(1)直肠刺激症状:频繁便意及排便习惯改变,肛门有坠胀感、里急后重、排便不尽感等;晚期可有下腹痛。

(2)黏液血便:当癌肿溃烂可出现粪便表面带血及黏液,感染时则有脓血便。血便是直肠癌最常见的症状。

(3)肠腔狭窄症状:随着肿瘤增大,肠腔变窄,粪便逐渐变细。当肠腔部分梗阻时,可出现腹痛、腹胀或阵发性绞痛,肠鸣音亢进等不完全性肠梗阻症状。

(4)相关症状:癌肿侵及前列腺、膀胱时,出现尿频、尿急、尿痛及血尿。晚期出现肝转移时,可有腹水、黄疸、贫血、水肿、恶病质等表现。

(四)辅助检查

1. 直肠指检　是直肠癌的首选检查方法。直肠指检可检查癌肿的部位、质地、大小、范围、距肛缘的距离、固定程度及与周围组织的关系。

2. 实验室检查

(1)大便潜血试验:可作为大规模普查或高危人群的初筛手段,阳性者需再作进一步检查。

(2)血清癌胚抗原(CEA)测定:主要用于判断大肠癌的预后及监测复发。

3. 影像学检查

(1)灌肠钡剂 X 线检查或气钡双重对比造影检查:可判断大肠癌的位置,并能了解有无多发性癌及大肠内的其他形态变化。

(2)B 超和 CT:可显示腹部肿块、淋巴转移或肝转移等情况。

4. 内镜检查　是确诊大肠癌最有效、最可靠的方法。检查方法包括乙状结肠镜、纤维结肠镜和直肠镜等。内镜检查可在直视下发现早期病变并取活组织作病理学检查。

(五)治疗原则

大肠癌的治疗是以手术治疗为主的综合治疗。

1. 手术治疗

(1)结肠癌根治性手术:切除范围包括癌肿所在的肠襻及其系膜和区域淋巴结。①右半结肠切除术:适用于盲肠、升结肠、结肠肝曲的癌肿;②横结肠切除术:适用于横结肠肿瘤;③左半结肠切除术:适用于横结肠脾曲、降结肠、乙状结肠癌肿。④乙状结肠根治术:适用于乙状结肠癌(图 14-7-1)。

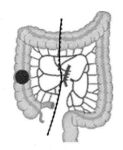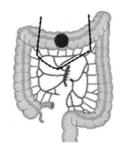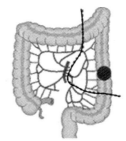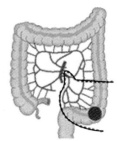

右半结肠切除术　　横结肠切除术　　左半结肠切除术　　乙状结肠切除术

图 14-7-1　结肠癌根治示意图

(2)直肠癌根治性手术:切除范围包括癌肿、足够的两端肠段、已侵犯的邻近器官的部分或全部、可能被浸润的组织及全直肠系膜和淋巴结。①局部切除术:适用于早期瘤体小,仅局限于黏膜及黏膜下层,分化程度高的直肠癌。②腹会阴部联合直肠癌根治术(Miles 手术):主要适用于腹膜返折以下的直肠癌。切除范围包括乙状结肠远端、全部直肠、肠系膜下动脉及其区域淋巴结、全直肠系膜、肛提肌、坐骨直肠窝内脂肪、肛管及肛门周围约 5cm 直径的皮肤、皮下组织及全部肛门括约肌,于左下腹行永久性乙状结肠单腔造口。③经腹直肠癌切除术(Dixon 手术):适用于直肠癌肿下缘距离肛缘 5cm 以上的直肠癌,切除乙状结肠和直肠大部分,并作乙状结肠和直肠端端吻合,以保留肛门。④经腹直肠癌切除术、近段造口、远端封闭手术(Hartmann 手术):适用于身体状况差,不能耐受 Miles 手术或因急性肠梗阻不宜行 Dixon 手术。

2. 化学疗法　作为根治性手术的辅助治疗,可提高 5 年生存率。给药途径包括口服、门静脉给药、动脉灌注、静脉给药,术后腹腔置管灌注给药及温热灌注化疗。

3. 放射疗法　放疗作为直肠癌手术切除的辅助疗法,有提高疗效的作用。

4. 其他疗法　中医药治疗、基因治疗、免疫治疗、导向治疗等。

(六)护理问题

1. 焦虑　与对癌症、手术的畏惧及术后影响生活、工作的忧虑有关。

2. 营养失调:低于机体的需要量　与癌症的消耗、手术创伤及饮食控制等因素有关。

3. 知识缺乏　与缺乏疾病和手术的相关知识有关。

4. 自我形象紊乱　与结肠造口、排便方式改变有关。

5. 社交障碍　与排便方式改变、存在异味和担心亲戚朋友反感有关。

6. 有皮肤完整性受损的危险　与粪便刺激造瘘口周围皮肤有关。

7. 术后潜在的并发症　切口感染、尿潴留及泌尿系感染、肠吻合口瘘,造瘘口出血、坏死或狭窄,排便失禁等。

(七)护理措施

1. 手术前护理

(1)心理护理:指导亲属对患者应多关心、多鼓励。根据患者病情,合理地回答患者的问题,解释治疗方法和效果。必要时可安排成功的同类疾病手术成功的患者与其交谈,以增加战胜疾病的信心,提高适应能力。

(2)加强营养支持:术前应多给予患者高蛋白、高热量、富含维生素及易消化的少渣饮食。对有贫血、低蛋白血症的患者,应少量多次输血。若患者出现明显脱水,应及时纠正水、电解质、酸碱平衡紊乱,以增加机体的手术耐受力。

(3)肠道准备:目的是为了减少手术中的污染,防止术后腹胀和切口裂开,有利于吻合口愈合,是大肠癌术前护理的重点。

1)传统肠道准备法:①控制饮食:手术前 3 日进少渣半流质饮食,术前 2 日起进流质饮食。②清洁肠道:手术前 3 日用番泻叶 6g 代茶饮用或术前 2 日口服缓泻剂如液状石蜡、蓖麻油 20~30ml 或硫酸镁 15~20g,每日上午服用。术前 2 日用 1%~2% 肥皂水灌肠 1 次,手术前 1 日晚及手术日晨清洁灌肠,但禁忌高压灌肠。③药物使用:手术前 3 日口服抗生素药物,抑制肠道细菌,如卡那霉素、链霉素、新霉素及甲硝唑等。由于控制饮食和服用肠道抗菌药物,使得维生素 K 的合成及吸收减少,故应术前 3 日开始肌内注射维生素 K。

2)全肠道灌洗法:为避免灌肠可造成癌细胞扩散,可选用全肠道灌洗法。术前 12~14 小时开始口服 37℃等渗平衡盐溶液(用氯化钠、氯化钾、碳酸氢钠配制),引起容量性腹泻,以达到彻底清洁肠道的效果。一般灌洗过程需要 3~4 小时,灌洗量不少于 6000ml,对年老体弱、肠梗阻及心、肾器官功能障碍者不宜选用。

(4)坐浴及阴道冲洗:直肠癌患者术前 2 日每晚用 1:5000 高锰酸钾溶液坐浴;女性直肠癌患者遵医嘱于术前 3 日起每晚冲洗阴道,以备术中切除子宫和阴道。

（5）术晨准备：手术前常规放置胃管，有肠梗阻者应及时放置胃管，以减轻腹胀；留置导尿管可排空膀胱，预防术中损伤膀胱，同时可预防术后尿潴留。

2. 手术后护理

（1）严密观察病情：严密观察患者的意识及监测患者的生命体征；观察腹部及会阴部切口敷料，若渗血，应及时更换并做好记录。

（2）体位：待病情平稳取半卧位，有利于呼吸和引流。

（3）饮食：禁饮食、持续胃肠减压，并通过静脉补充水、电解质和营养。准确记录 24 小时出入量。手术后 2～3 天待肠蠕动恢复、肛门或人工肛门排气后方可拔除胃管，停止胃肠减压，可进流质饮食。若无不良反应，逐渐改为半流质饮食。术后 2 周可进普食，应以高蛋白、高热量、富含维生素及少渣饮食。

（4）引流管的护理：保持引流管通畅，避免扭曲、受压、堵塞及脱落；观察引流液的量、颜色、性状。及时更换引流管周围渗湿和污染的敷料。一般骶前引流管放置 5～7 天，当引流量少，色清时，方可拔管；留置导尿管 2 周左右，拔管前试行夹管，每 4～6 小时或患者自觉有尿意时开放，以训练膀胱舒缩功能。

（5）结肠造瘘的护理

1）造瘘口局部护理：用凡士林或生理盐水纱布外敷结肠造口，外层敷料渗湿后应及时更换，防止感染。注意造口肠管有无因缝合不严、张力过大、血运障碍等因素，造成出血、回缩、坏死。术后 1 周或造口伤口愈合后，每日扩张造瘘口 1 次，防止造口狭窄。若患者进食 3～4 天后未排便，可用液状石蜡或肥皂水经造瘘口作低压灌肠，注意橡胶管插入造口不能超过 10cm，以防止肠穿孔。

2）保护腹壁切口：结肠造口一般手术后 2～3 天，肠蠕动恢复后开放。开放后取造口侧卧位，用塑料薄膜隔开造口与腹壁切口，以防止造口流出物污染腹部切口敷料。

3）正确使用造口袋：①选择合适的造口袋，袋口应对准造口并与皮肤贴紧，袋囊朝下，用弹性腰带固定造口袋。②造口袋内充满 1/3 排泄物，应及时更换造口袋。患者一般可备 3～4 个造口袋用于更换之用。使用过的造口袋可用清水和中性洗涤液洗净，用 0.1% 氯己定溶液浸泡 30 分钟，可擦干、晾干后备用，也可使用一次性造口袋。③每次更换新袋前用中性皂液或洗必泰溶液清洁造口周围皮肤，再涂氧化锌软膏，并注意造口周围皮肤有无红肿、破溃等现象。

4）饮食指导：注意饮食卫生，避免食物中毒等原因引起的腹泻；避免食用产气性、有刺激性食物或易引起便秘的食物；并鼓励患者多食新鲜的水果、蔬菜。

（6）并发症的护理

1）切口感染及裂开：监测体温变化和局部切口情况；保持切口敷料清洁、干燥，及时更换切口敷料；术后常规使用抗生素预防感染。

2）吻合口瘘：常发生在手术后 1 周，多因术前肠道准备不充分、手术造成局部供血差及低蛋白血症等所致。应注意观察患者有无腹腔内或盆腔内脓肿，有无腹膜炎表现，有无从切口渗出或引流管引流出稀粪样肠内容物等。对有肠吻合的患者，手术后 7～10 日内严禁灌肠，以免影响吻合口的愈合。

（八）健康教育

1. 防癌教育　告知人们合理搭配膳食营养，避免高脂肪、高动物蛋白饮食，多食新鲜蔬菜与水果。积极预防和治疗血吸虫病及大肠癌的癌前期疾病；积极参加防癌普查工作，40 岁以上成人每年应作 1 次直肠指检；若出现腹泻、便秘或腹泻与便秘交替，持续性腹部隐痛或腹胀不适，粪便带脓血或黏液，原因不明的贫血、乏力或体重下降以及腹部扪及肿块等，应及时到医院做有关检查。

2. 手术前教育　术前应向患者说明肠道准备的目的，解释肠道准备的方法，以取得患者的配合；对术前留置胃管、导尿管以及其他诊疗和护理措施的重要性亦应向患者及亲属解释清楚以取得合作。

3. 手术后教育

(1)教会患者人工肛门的护理,介绍结肠造口的护理方法和护理用品。目前自然排便法采用的造口袋可分为一件式和两件式。一件式造口袋的背面有胶质贴面,可直接贴在皮肤上,其优点是用法简单,缺点是容易刺激皮肤,可使用造口护养胶片保护皮肤;两件式造口袋是在养护胶片上配有凸面胶环,与便袋上的凹面小胶环吻合,不漏气,不漏液,容易更换。指导患者用适量温水(500~1000ml)经导管灌入造口内,定时结肠造口灌洗以训练有规律的肠道蠕动,从而养成类似于正常人的排便习惯。当患者的粪便成形或养成排便规律后,可不带造口袋,用清洁敷料覆盖结肠造口即可。

(2)出院后每1~2周扩张造口1次,持续2~3个月。若发现造口狭窄,排便困难时,应及时到医院检查处理。

(3)合理安排饮食,应进产气少、易消化的少渣食物,忌辛辣、生冷等刺激性食物,避免饮用碳酸饮料;饮食须清洁卫生,需预防腹泻或便秘。

(4)参加适量活动,保持心情舒畅。造口患者出院后组织或参与造口患者协会,相互学习,交流彼此的经验和学习新的控制排便方式,获得自信。

(5)定期随访,一般在术后每3~6个月复查1次。继续化疗的患者要定期检查血常规,尤其是血小板和白细胞计数。

三、直肠肛管良性疾病

痔

痔是指直肠下段黏膜下和肛管皮肤下的静脉丛扩张和迂曲所形成的静脉团块,是一种常见的肛肠疾病。

(一)病因

1. 解剖因素 直肠上静脉丛属于门静脉系统,无静脉瓣膜,又位于门静脉系的最低处,静脉血液回流困难。直肠上、下静脉丛壁薄、位置表浅,缺乏周围组织支持,易于发生扩张。

2. 腹内压增高 任何使腹内压增高的因素,如习惯性便秘、久坐久站、前列腺增生、妊娠和盆腔肿瘤等,均可使直肠静脉回流受阻,从而导致静脉丛扩张、充血。

3. 既往史 患者常有肛门瘙痒、疼痛、有分泌物等慢性感染的病史,其易致直肠下端黏膜下静脉丛周围发生炎症,静脉失去弹性而扩张。

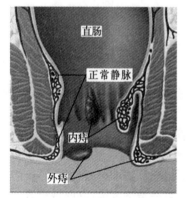

图 14-7-2 痔的分类

4. 其他因素 年老体弱、营养不良可使局部组织萎缩,易于发生静脉扩张。长期饮酒及进食辛辣食物等,均可使直肠黏膜充血,引起静脉充血、扩张、屈曲。

(二)分类

根据痔发生的部位不同分为内痔、外痔和混合痔(图 14-7-2)。

1. 内痔 位于齿状线以上,由直肠上静脉丛扩张、迂曲而成,表面被覆直肠黏膜。好发于截石位 3、7、11 点处。

2. 外痔 位于齿状线以下,是直肠下静脉丛扩张迂曲而成,表面覆盖肛管皮肤。

3 混合痔 由齿状线上、下静脉丛相互吻合、扩张屈曲而成,表面为直肠黏膜和肛管皮肤所覆盖。

(三)临床表现

1. 内痔　主要表现为排便时无痛性间歇性出血和痔块脱出,可分为4期。①Ⅰ期:排便时无痛性出血或便后滴血,无痔核脱出和疼痛;②Ⅱ期:便时出血量大,严重时呈喷射状,排便时痔核脱出,但便后能自行回纳;③Ⅲ期:便血量常减少,便时痔核脱出不能自行回纳,需用手托回;④Ⅳ期:肛门括约肌松弛,痔核易于脱出于肛门外或还纳后又随即脱出。

2. 外痔　主要表现肛管皮下的局限性突起。若形成血栓性外痔时,肛门表面可见暗紫色圆形肿块,肛门部剧烈疼痛、咳嗽、排便时加重。

3. 混合痔　同时兼有内、外痔的临床表现。

(四)辅助检查

通过肛门镜检查,内痔可见肛管齿状线附近突出曲张的静脉团;外痔可见肛缘皮赘;若发生血栓性外痔,可见局部红色或暗红色的硬结。

(五)处理原则

1. 一般治疗　适用于痔初期,通过饮食调节,保持大便通畅,温水坐浴,消炎止痛药物纳肛等。

2. 注射疗法　适应于Ⅰ、Ⅱ期内痔。将硬化剂注射于黏膜下层的痔血管周围,产生无菌性炎症反应,组织纤维化使痔核萎缩而愈。

3. 胶圈套扎法　适用于Ⅰ、Ⅱ、Ⅲ期内痔。利用橡胶圈套入内痔的根部,使其缺血、坏死、脱落而治愈。对于痔核较多者,可分次套扎。

4. 手术治疗　主要适用于Ⅱ、Ⅲ期内痔和混合痔。对疼痛剧烈的血栓性外痔,可行血栓性外痔剥离术。

(六)护理问题

1. 疼痛　与血栓形成、痔核嵌顿等有关。

2. 便秘　与不良饮食、排便习惯等有关。

3. 潜在并发症　贫血、尿潴留、肛门狭窄等。

(七)护理措施

1. 有效缓解疼痛

(1)局部热敷或温水坐浴:排便后应保持局部清洁,用1:5000高锰酸钾溶液温水坐浴,水温43~46℃,每日2~3次,每次20~30分钟。

(2)遵医嘱用药:对剧痛者,给予止痛剂或肛管内纳入消炎止痛栓。血栓性外痔者局部应用抗菌药。

(3)及时回纳痔块:对于嵌顿性痔应及早手法复位,避免损伤。

2. 保持大便通畅

(1)术前:①合理安排饮食结构:嘱咐患者多饮水,多吃新鲜的水果蔬菜和粗纤维性食物。忌食辛辣刺激性食物,不饮酒。如有便秘者,多食纤维食物,服用适量植物油或蜂蜜,防止便秘。②定时排便:养成每日定时排便习惯,纠正排便时看书报等不良习惯。③活动:适当增加运动量,以促进肠蠕动;避免久站、久坐、久蹲。

(2)术后:术后1~2天需以无渣或少渣流质、半流质饮食为主,以避免粪便形成和排便,促进伤口愈合。但不控制排便,并应保持大便通畅,防止用力排便;若有便秘,可口服液体石蜡或其他缓泻剂,但禁止灌肠。

3. 并发症的预防和护理

(1)切口出血:术后 24 小时内,患者应卧床活动,不宜过早下床,以免伤口疼痛和出血。24 小时后应当下床适量活动,并逐渐延长活动时间。

(2)尿潴留:因术后肛门疼痛,反射性引起膀胱括约肌痉挛;同时麻醉作用使膀胱逼尿肌松弛,易发生急性尿潴留。若发生尿潴留,可依据病情给予止痛剂,亦可采用局部理疗、热敷的方法,必要时给予导尿。

(3)切口感染:保持肛门周围皮肤清洁,术后 2~3 天可口服阿片酊减少肠蠕动,术后 3 日内尽量不排大便,以保持手术切口良好愈合。每次排便后应温水坐浴,再给予换药。

(4)肛门狭窄:术后应观察患者有无大便变细及排便困难。术后依据病情应及早行扩肛术。肛门括约肌松弛者,术后 3 日可指导患者进行肛门括约肌舒缩锻炼。

(八)健康教育

1.保持大便通畅,养成每日排便的好习惯;避免久蹲、久坐的时间;鼓励患者多饮水,多吃新鲜的水果蔬菜及粗纤维食物;避免辛辣刺激性食物,不饮酒;大便干结时应口服缓泻剂。

2.鼓励年老体弱患者进行适当活动,每日晨起或晚睡前做 10 分钟腹部按摩,即用手掌轻柔自右下－右上－左上－左下反复按摩腹壁,并鼓励患者进行肛门括约肌舒缩运动。

3.保持肛门清洁,常作肛门坐浴。

直肠肛管周围脓肿

案例 14-10

患者,男,39 岁。肛周疼痛 5 天,加重 2 天。患者 5 天前开始,肛门右侧部疼痛,排便时明显,近 2 天来加重,为持续性跳痛,行动不便,坐卧不安。查体:T 37.2℃,发育、营养良好,心肺腹未见异常。肛门直肠检查:肛门右侧边缘皮肤红肿,范围约 6cm,触之稍热,可触及硬结和压痛,中心部位似有波动感。

问题:1.该患者最可能的临床诊断是什么?需要与哪些疾病鉴别?

2.主要护理措施有哪些?

直肠肛管周围脓肿是指直肠肛管周围软组织或其间隙发生的急性化脓性感染,并形成脓肿。好发于青壮年。

(一)病因病理

多继发于肛窦炎,少数可因肛管直肠损伤后肛腺感染所引起。肛腺开口于肛窦,肛窦开口向上。当便秘、腹泻时,肛窦易被粪便擦伤而发生感染并累及肛腺。由于直肠、肛管周围间隙为疏松的脂肪结缔组织,感染极易向上、下、外蔓延扩散,形成不同部位的脓肿。按其发生部位的深浅可分为肛周皮下脓肿、坐骨肛管间隙脓肿和骨盆直肠间隙脓肿(图 14-7-3)。

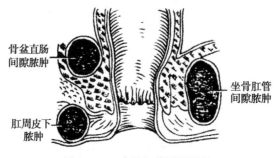

图 14-7-3 直肠肛管周围脓肿

(二)临床表现

1. 肛周皮下脓肿　最常见,主要症状是肛周持续性跳痛,排便、受压或咳嗽时加重,全身中毒症状不明显。局部可见肛周皮肤红肿,有硬结和触痛,可有波动感。

2. 坐骨肛管间隙脓肿　较常见,脓肿位于肛提肌以下的坐骨、肛管之间的软组织间隙内。初期表现为局部疼痛,炎症较重时局部红肿热痛明显,排便时加重。当炎症波及直肠和膀胱时,患者出现直肠刺激症状和膀胱刺激症状。直肠检查时患侧可摸到有触痛性隆起或波动感。

3. 骨盆直肠间隙脓肿　又称骨盆直肠窝脓肿,较少见。脓肿位于肛提肌以上的坐骨、直肠间隙内。由于脓肿位置较深,全身症状出现早而严重,早期即有寒战高热、头痛、乏力、食欲不振等全身感染中毒症状。局部体征不明显,常表现为直肠刺激征和膀胱刺激征,有明显的排便痛和排尿困难。

(三)辅助检查

1. 直肠指检　病变位置表浅可触及压痛性肿块,甚至波动感;深部脓肿则可有患侧深压痛,有时可扪及局部隆起。

2. 诊断性穿刺　在肿痛最明显处消毒后行穿刺术,抽出脓液即可确诊。

(四)治疗原则

直肠肛管周围脓肿早期应抗感染治疗,局部热敷,温水坐浴,保持大便通畅等;重症患者应给予降温、全身支持和抗休克治疗。脓肿形成应后及时切开引流。

(五)护理问题

1. 疼痛　与肛周脓肿及手术后感染有关。

2. 便秘　与因疼痛而惧怕排便有关。

3. 体温升高　与全身感染有关。

(六)护理措施

1. 有效缓解疼痛

(1)体位:指导患者采取舒适的卧位,避免局部受压而加重疼痛。

(2)温水坐浴:用 1:5000 高锰酸钾溶液坐浴,温度为 43～46℃,每日 2～3 次,每次 20～30 分钟。

2. 保持大便通畅

(1)饮食管理:嘱咐患者多饮水、多进食新鲜蔬菜和水果。

(2)鼓励患者定时排便。

(3)给予缓解剂:遵医嘱可适当给予麻仁丸或液状石蜡等口服。

3. 控制感染

(1)抗生素应用:根据药敏试验结果,选择敏感的抗菌药物。

(2)脓肿切开引流护理:对脓肿切开引流的患者,应密切观察引流液的量、颜色、性状并记录。应定时冲洗脓腔,保持引流通畅。

(七)健康教育

保持大便通畅,防止便秘;腹泻时应使用抗生素控制感染。若出现肛门疼痛、不适,应及时就诊。

肛　瘘

案例 14-11

　　患者,男,37岁。反复发作肛旁红肿痛,流脓血半年。患者半年前出现肛门右侧红、肿、痛,约1周后,在门诊以"肛周脓肿"行"切开引流术",术后症状缓解,伤口愈合,未再就诊。约术后1个月,手术区再次肿痛并破溃,流出少量脓血而症状减轻,自行服药和坐浴。近半年来上述情况共发生5次,遂来就诊。查体:发育、营养良好,心肺腹未见异常。肛门直肠检查:肛门右侧可见切口瘢痕,距肛缘约3cm瘢痕处有一红色乳头状小结节,挤压时有少量脓性分泌物溢出。直肠指诊:右侧齿状线处可触及一质硬结节,轻度触压痛,尚可扪及一条索样物。因患者疼痛,未作肛门镜检查。

问题:1.该患者最可能的临床诊断是什么?需要与哪些疾病鉴别?

　　　2.主要护理措施有哪些?

　　肛瘘是指直肠下端、肛管与肛门周围皮肤之间形成的慢性感染性通道,由内口、瘘管、外口三部分组成。内口常位于直肠下部或肛管,多为一个;外口在肛周皮肤上,可为一个或多个,经久不愈或间歇性发作。多见于青壮年男性。

(一)病因病理

　　多数肛瘘为直肠肛管周围脓肿未经及时正确治疗而引起,少数因结核杆菌感染或损伤引起。临床上可根据瘘管瘘口的数量分为单纯性和复杂性肛瘘,仅有一个瘘管者为单纯性肛瘘,有多个瘘管和瘘口者为复杂性肛瘘;依据瘘管和外括约肌深部的关系分为高位和低位肛瘘,瘘管位于肛门外括约肌深部以上者为高位肛瘘,瘘管位于肛门外括约肌深部以下者称为低位肛瘘。

(二)临床表现

　　典型症状是肛周外口不断有少量脓性、血性分泌物溢出,甚至有气体和粪便残渣排出,可刺激周围皮肤引起湿疹和瘙痒。当外口假性愈合时,即可出现直肠肛管周围脓肿的表现,当外口再次破溃或切开引流后,症状缓解,如此反复形成脓肿是肛瘘最主要的特点。

(三)辅助检查

1. 直肠指检　在肛瘘内口处有轻压痛,可触及硬结样内口及条索样瘘管。

2. 内镜检查　肛门镜检查时可见单个或多个内口,呈红色结节状突起。

3. 特殊检查　为判断内口位置,可将白色纱布条填入肛管及直肠下端,并从外口注入亚甲蓝溶液,根据染色部位确定内口位置;经外口注入碘油做造影检查可明确肛瘘分支和走向。

(四)治疗原则

1. 肛瘘瘘管切开术或瘘管切除术　适用于低位肛瘘。

2. 挂线疗法　适用于低位肛瘘和高位肛瘘的治疗,尤其适用于高位肛瘘。

(五)护理问题

1. 便秘　与肛周疼痛而惧怕排便有关。

2. 皮肤完整性受损　与肛周皮肤瘙痒、湿疹有关。

3. 潜在并发症　伤口感染、肛门失禁、肛门狭窄等。

(六)护理措施

1. 保持大便通畅

(1)饮食:饮食宜清淡,禁忌辛辣刺激性食物,多饮水,多进食新鲜果蔬。

(2)养成良好的排便习惯:有便意时应及时排便。

2. 加强肛周皮肤护理

(1)保持肛周皮肤清洁、干燥,勤换内裤;嘱患者局部皮肤瘙痒时勿用指甲搔抓,局部涂氧化锌软膏保护,避免皮肤损伤和感染。

(2)温水坐浴:术后第 2 天开始,每日早晚及便后用 1∶5000 高锰酸钾溶液坐浴。

(3)挂线后护理:嘱患者每 5~7 天收紧结扎橡皮筋,直到其脱落。

3. 术后并发症的预防与护理 定期行直肠指诊,注意观察敷料渗湿及出血情况。为防止肛门狭窄,术后第 3 天开始作肛门舒缩运动,术后 5~10 天内每日扩肛。

肛 裂

案例 14—12

患者,男,33 岁,便秘、肛门疼痛伴出血 2 个月。患者 2 个月前开始,当大便干燥期间,排便时及排便后肛门部剧痛,同时在手纸上有血迹。患者每 2 日大便 1 次,病后不敢排便,近 1 周来便秘、疼痛症状加重。查体:发育、营养良好,心肺腹未见异常,血红蛋白 150g/L。肛门直肠区检查:肛门括约肌松弛,截石位肛管区 6 点处可见纵形小裂口,长约 0.8cm,基底污秽;其下方(外侧)可见袋状皮赘。因患者疼痛未作直肠指诊。

问题:1. 该患者最可能的临床诊断是什么?诊断依据有哪些?
2. 对于该患者主要应采取哪些治疗方法?
3. 该患者存在的护理问题及相应的护理措施有哪些?

肛裂是肛管皮肤全层裂开形成的溃疡(图 14-7-4)。好发于肛管后正中线,以青中年人多见。

(一)病因病理

长期便秘、粪便干结引起排便时肛管皮肤的机械性损伤是肛裂形成的主要原因。由于肛管与直肠成角相接,用力排便时肛管后正中线承受冲击最大,故后正中线处最易裂伤。急性肛裂时裂口边缘整齐,基底潮红,无瘢痕形成。慢性肛裂因感染的发生,致裂口边缘纤维化,基底肉芽呈灰白色或被污秽脓苔覆盖。

(二)临床表现

1. 疼痛 患者表现为规律性的便时痛和便后痛。排便时由于干结粪便摩擦溃疡面,且溃疡面被扩张,产生剧烈的疼痛如烧灼样或刀割样;便后因肛门括约肌痉挛性收缩压迫创面而再度出现剧痛,可持续约 30 分钟至数小时,直至下次排便再次出现。

2. 便秘 患者因惧怕排便而不敢排便,排便次数减少导致便秘,而便秘又使肛裂加重,从而形成恶性循环。

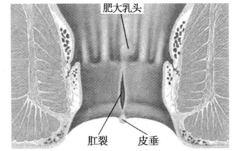

图 14-7-4 肛裂

3. 血便 排便时溃疡创面因摩擦或扩张牵扯而出血,可见粪便表面带血或手纸染血。

(三)辅助检查

肛裂患者严禁做直肠指检。肛门视诊可见肛管后正中线处有溃疡裂隙;溃疡裂隙上端的肛瓣、肛乳头水肿形成肥大乳头;裂隙下端皮肤因炎症水肿及淋巴、静脉回流受阻,形成突出肛门外的袋状赘生物,称为"前哨痔"。溃疡裂隙、肥大肛乳头和前哨痔,合称为肛裂"三联征",常见于慢性肛裂。

(四)处理原则

1. 非手术治疗　适用于急性肛裂。原则上是解除肛门括约肌痉挛、软便通便和有效止痛。

(1)保持大便通畅,缓解便秘。

(2)温水坐浴:坐浴可改善局部血液循环,促进炎症吸收;清洁局部,减轻创面感染;可解除括约肌痉挛,缓解疼痛。

(3)扩肛疗法:局部麻醉下,用示指、中指缓慢地扩张两侧肛门括约肌,保持 5 分钟,以解除括约肌痉挛,缓解疼痛。

2. 手术治疗　适用于非手术治疗无效或经久不愈的陈旧性肛裂。手术方式:①肛裂切除术,疗效较好,但愈合较慢。②肛门内括约肌切断术,缓解疼痛效果较好,治愈率高,但若手术操作不当,可有肛门失禁的危险。

(五)护理问题

1. 疼痛　与肛管裂伤及感染有关。

2. 便秘　与肛门疼痛惧怕排便有关。

3. 潜在并发症　感染、肛瘘、尿潴留等。

(六)护理措施

1. 非手术治疗患者的护理

(1)保持大便通畅:鼓励患者多饮水,多进食新鲜的水果蔬菜、高纤维食物及蜂蜜,养成良好的排便习惯。便秘者可口服缓泻剂如番泻叶、液状石蜡、蓖麻油等。

(2)坐浴:每次排便后用 1:5000 的高锰酸钾溶液温水坐浴。

(3)疼痛护理:遵医嘱使用止痛剂,如消炎止痛栓纳肛、肌注吗啡等。

2. 手术治疗患者的护理

(1)肠道准备:术前 3 日少渣饮食,术前 1 日给予流质饮食,术前日晚灌肠,术后 3 日内避免排便,以利于伤口愈合。

(2)术后观察:如出现有出血、脓肿、血肿、肛瘘和尿潴留等并发症,及时报告医师并处理。

(七)健康教育

保持大便通畅,鼓励患者养成定时排便的好习惯;肛门括约肌手术后的患者,术后 3 日后作肛门收缩舒张运动,术后 5～10 日内行扩肛治疗,可防止肛门狭窄或大便变细。

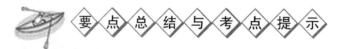

要 点 总 结 与 考 点 提 示

1.结肠、直肠和肛管疾病(痔、直肠肛管周围脓肿、肛瘘、肛裂、结肠癌、直肠癌)的主要病因、分类及临床表现。

2.结肠、直肠和肛管疾病(痔、直肠肛管周围脓肿、肛瘘、肛裂、结肠癌、直肠癌)的处理原则及护理要点。

3.结肠、直肠和肛管疾病的健康教育。

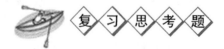

复 习 思 考 题

【A₁ 型题】

1.肛裂的发生主要与下列哪项因素有关(　　)

　A. 长期饮酒　　　　　B. 进食辛辣食物

C. 长期排尿困难　　　　D. 大便干硬

E. 肛管慢性感染

2.挂线疗法适用于(　　)

A. 肛裂　　　　　　　　B. 内痔

C. 肛瘘　　　　　　　　D. 外痔

E. 直肠息肉

3. 肛门周围脓肿的主要症状是(　　)

A. 腹泻　　　　　　　　B. 排便困难

C. 里急后重　　　　　　D. 肛周持续性跳痛

E. 肛门口有较多脓性分泌物

4. 坐骨肛门窝脓肿的主要表现为(　　)

A. 局部疼痛和红肿、压痛

B. 肛门口有较多脓性分泌物

C. 腹泻或排便失禁

D. 初期膀胱刺激征明显

E. 初期直肠刺激征明显

5. 患者大便变细,便意频繁,首先应行(　　)

A. 直肠指检

B. 粪便培养加药敏试验

C. X 线钡剂灌肠检查

D. 纤维结肠镜检查

E. 乙状结肠镜检查

【A₂型题】

6. 肛门内脱出一个 0.8cm 大小的暗紫色圆形肿物,表面光滑,触痛明显。首先考虑的疾病是(　　)

A. 血栓性外痔　　　　　B. 肛裂

C. 直肠脱垂　　　　　　D. 内痔脱出

E. 肛门周围脓肿

7. 患者,男,37 岁。肛门附近皮肤反复破溃、溢脓 2 年余。局部检查:肛周右侧距肛门约 4cm 处有一乳头状隆起,挤压后有少许脓液溢出。首先考虑的疾病是(　　)

A. 内痔　　　　　　　　B. 外痔

C. 盆腔脓肿　　　　　　D. 肛瘘

E. 肛门周围脓肿

8. 患者,男,62 岁。大便后常有肛门滴血,无疼痛,用力排便后有肿块从肛门脱出,不能自行回纳。最可能是(　　)

A. Ⅰ期内痔　　　　　　B. Ⅱ期内痔

C. Ⅲ期内痔　　　　　　D. 外痔

E. 混合痔

【A₃型题】

(9~10 题共用题干)

患者,男,60 岁。近 3 个月来排便次数增加,每天 4~5 次,伴里急后重,大便表面带血及黏液。

9. 该患者可能患(　　)

A. 肠梗阻　　　　　　　B. 肠扭转

C. 结肠癌　　　　　　　D. 直肠癌

E. 肛门周围脓肿

10. 有助于确诊上述疾病的方法(　　)

A. 直肠指检　　　　　B. X 线钡剂灌肠

C. CEA 测定　　　　　D. 直肠镜

E. 大便潜血试验

(戴　月)

第8节　门静脉高压症患者的护理

案例 14-13

患者,男,46岁。自觉上腹部不适,恶心,1小时前突然呕吐大量鲜血,内含少量残渣。既往有乙型肝炎病史。查体:一般情况较差,贫血貌,巩膜无黄染,血压80/60mmHg,脉搏116次/分。心肺无异常,腹平软,无压痛,肝肋下未触及,脾肋下可触及,无移动性浊音。血白细胞计数3.1×10^9/L,血小板计数56×10^9/L,血红蛋白70g/L,胆红素34.2mmol/L,尿常规无异常。

问题:1.该患者最可能的医疗诊断是什么?

2.引起该病的病因是什么?

3.该患者最重要的护理问题有哪些? 现在应采取的护理措施有哪些?

门静脉的血流受阻、血液淤滞,则引起门静脉系统压力的增高,临床上表现有脾大和脾功能亢进、食管胃底静脉曲张和呕血、腹水等,称为门静脉高压症(portal hypertension)。门静脉正常压力为$13\sim24$cmH$_2$O,平均值为18cmH$_2$O。门静脉高压时,压力可增至$30\sim50$cmH$_2$O。

一、解　剖　概　要

门静脉主干是由肠系膜上、下静脉和脾静脉汇合而成,其中20%的血液来自脾。门静脉的左、右两干分别进入左、右半肝后逐渐分支,其小分支和肝动脉小分支的血液汇合于肝小叶内的肝窦,然后汇入肝小叶的中央静脉,再汇入小叶下静脉、肝静脉,最后汇入下腔静脉。所以,门静脉系位于两个毛细血管网之间,一端是胃、肠、脾、胰的毛细血管网,另一端是肝小叶内的肝窦。

门静脉系与腔静脉系之间存在四个交通支(图14-8-1)。

1. 胃底、食管下段交通支　门静脉血液经胃冠状静脉、胃短静脉,通过食管胃底静脉与奇静脉、半奇静脉的分支吻合,流入上腔静脉。

2. 直肠下端、肛管交通支　门静脉血流经肠系膜下静脉、直肠上静脉与直肠下静脉、肛管静脉吻合,流入下腔静脉。

3. 前腹壁交通支　门静脉(左支)的血流经脐旁静脉与腹上深静脉、腹下深静脉吻合,分别流入上、下腔静脉。

4. 腹膜后交通支　在腹膜后有许多肠系膜上、下静脉分支与下腔静脉分支相互吻合。

这些交通支在正常情况下都很细小,血流量都很少。在这四个交通支中,最主要的是胃底、食管下段交通支。

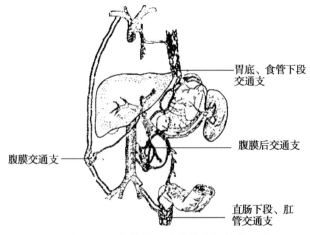

图 14-8-1　门静脉和腔静脉之间的交通支

二、病 因 病 理

门静脉无瓣膜,其压力通过流入的血量和流出阻力形成并维持。门静脉血流阻力增加,常是门静脉高压的始动因素。按阻力增加的部位,可将门静脉高压分为肝前、肝内和肝后三型。

肝内型门静脉高压又可分为窦前、窦后和窦型。在我国,肝炎后肝硬化是引起肝窦和窦后阻塞性门静脉高压的常见病因。由于增生的纤维束和再生的肝细胞结节挤压肝小叶内的肝窦,使其变窄或闭塞,导致门静脉血流受阻,门静脉压力也就随之增高。其次是由于位于肝小叶间汇管区的肝动脉小分支和门静脉小分支之间的许多动静脉交通支,平时不开放,而在肝窦受压和阻塞时即大量开放,以致压力高的肝动脉血流直接反注入压力较低的门静脉小分支,使门静脉压力更加增加。常见的肝内窦前型阻塞的病因是血吸虫病。

肝前型门静脉高压的常见病因是肝外门静脉血栓形成(脐炎、腹腔内感染如急性阑尾炎和胰腺炎、创伤等)、先天性畸形(闭锁、狭窄或海绵样变等)和外在压迫(转移癌、胰腺炎等)。这种肝外门静脉阻塞的患者,肝功能多正常或轻度损害,预后较肝内型好。肝后型门静脉高压的常见病因包括缩窄性心包炎、严重右心衰竭等。

门静脉高压形成后,可以发生下列病理变化:

1. 脾大、脾功能亢进 门静脉血流受阻后,首先出现充血性脾大。门静脉高压时可见脾窦扩张,脾内纤维组织增生,单核-吞噬细胞增生和吞噬红细胞现象。临床上除有脾大外,还有外周血细胞减少,最常见的是白细胞和血小板减少,称为脾功能亢进。

2. 交通支扩张 由于正常的肝内门静脉通路受阻,门静脉又无静脉瓣,上述的四个交通支大量开放,并扩张、扭曲形成静脉曲张。在扩张的交通支中最有临床意义的是在食管下段、胃底形成的曲张静脉。它离门静脉主干和腔静脉最近,压力差最大,因而经受门静脉高压的影响也最早、最显著。肝硬化患者常有胃酸反流,腐蚀食管下段黏膜引起反流性食管炎,或因坚硬粗糙食物的机械性损伤,以及咳嗽、呕吐、用力排便、重负等使腹腔内压突然升高,可引起曲张静脉的破裂,导致致命性的大出血。其他交通支也可以发生扩张,如直肠上、下静脉丛扩张可引发继发性痔,脐旁静脉与腹上、下深静脉交通支扩张,可以引起前腹壁静脉曲张,腹膜后的小静脉也明显扩张、充血。

3. 腹水 门静脉压力升高,使门静脉系统毛细血管床的滤过压增加,同时肝硬化引起的低蛋白血症,血浆胶体渗透压下降及淋巴液生成增加,促使液体从肝表面、肠浆膜面漏入腹腔而形成腹水。门静脉高压时虽然静脉内血流量增加,但中心血流量却是降低的,继发刺激醛固酮分泌过多,导致水、钠潴留而加剧腹水形成。

三、临 床 表 现

1. 上消化道出血 食管下段及胃底静脉曲张最危险的并发症是破裂大出血,主要表现为呕血和黑便。呕血多为咖啡色,当出血严重时为鲜血,大便为柏油样便。出血较多时,可出现失血性休克表现。由于肝功能障碍而引起凝血功能障碍,又因脾功能亢进引起血小板减少,所以出血不易自止。由于大出血引起肝组织严重缺氧,容易导致肝性脑病。

2. 脾大,脾功能亢进 脾大的程度大小不一,以血吸虫性肝硬化引起的脾大更为突出。伴有脾功能亢进症,出现白细胞计数减少、血小板降低、贫血和出血倾向。

3. 腹水 腹水是肝功能受损的表现,常为顽固性腹水,甚难消退,腹部移动性浊音阳性。常伴有低蛋白血症,出现下肢水肿。

4. 其他表现 有黄疸、腹水和前腹壁静脉曲张、蜘蛛痣、肝掌、男性乳房发育、睾丸萎缩等。

四、辅 助 检 查

1. 实验室检查

(1)血常规检查:脾功能亢进时,血细胞计数减少,以白细胞计数降至 $3×10^9$/L 以下和血小板计数减少至 $70×10^9$/L 以下最为明显。出血、营养不良、溶血或骨髓抑制都可以引起贫血。

(2)肝功能检查:常反映在血浆白蛋白降低而球蛋白增高,白蛋白、球蛋白比例倒置。由于许多凝血因子在肝合成,加上慢性肝性脑病患者有原发性纤维蛋白溶解,所以凝血酶原时间可以延长。

2. 影像学检查

(1)腹部超声:可以显示腹水、肝质地异常、门静脉扩张。多普勒超声可以显示血管开放情况、血流动力学测定,但对于肠系膜上静脉和脾静脉的诊断精确性稍差。

(2)食管吞钡 X 线检查:在食管为钡剂充盈时,曲张的静脉使食管的轮廓呈虫蚀状改变,排空时,曲张的静脉表现为蚯蚓样或串珠状影。

(3)血管造影:腹腔动脉造影的静脉相或直接肝静脉造影,可以使门静脉系统和肝静脉系统显影,确定静脉受阻部位及侧支回流情况,亦可为手术方式提供参考资料。

五、处 理 原 则

1. 食管胃底曲张静脉破裂出血 为了提高治疗效果,应根据患者的具体情况,采用药物、内镜、介入放射学和外科手术的综合性治疗措施。其中手术治疗应强调有效性、合理性和安全性,并应正确掌握手术适应证和手术时机。在抢救治疗中必须分别对待下列两类不同的大出血患者。

(1)对于有黄疸、大量腹水、肝功能严重受损的患者发生大出血,如果进行外科手术,死亡率高达 $60\%\sim70\%$。对这类患者应尽量采用非手术疗法,重点是输血、注射垂体加压素和应用三腔管压迫止血。

(2)对于没有黄疸和明显腹水的患者发生大出血,应争取即时或经短时间准备后急诊手术。食管胃底曲张静脉一旦破裂出血,就会有很大可能反复出血,而每次出血必将给肝脏带来损害,故积极采取手术治疗,不但可以防止再出血,而且是预防发生肝性脑病的有效措施。手术治疗主要分为两类:一类是通过各种不同的分流手术,来降低门静脉压力;另一类是通过断流手术以阻断门奇静脉间的反常血流,达到止血的目的。

2. 严重脾大,合并明显的脾功能亢进 单纯行脾切除术效果良好。

3. 肝硬化引起的顽固性腹水 最有效的方法是肝移植,但存在供肝短缺、终身服用免疫抑制剂、手术风险大、费用昂贵等问题,限制了肝移植的临床推广。

六、护 理 问 题

1. 知识缺乏 缺乏预防上消化道出血的有关知识。

2. 体液不足 与上消化道大量出血有关。

3. 营养失调:低于机体需要量 与肝功能损害、营养素摄入不足、消化吸收障碍有关。

4. 潜在并发症 上消化道大出血、术后出血、肝性脑病、静脉血栓形成。

七、护 理 措 施

1. 心理护理 门静脉高压症患者因长期患病对战胜疾病的信心不足,一旦并发急性大出血,会极度焦虑、恐惧。因此在积极治疗的同时,应做好患者的心理护理,减轻患者的焦虑,稳定其情绪,使之能配合各项治疗和护理工作。

2. 预防上消化道出血

(1)活动管理:合理休息与适当活动,避免过于劳累,一旦出现头晕、心慌和出汗等不适,应立即卧床休息。

(2)饮食管理:禁烟酒,少喝咖啡和浓茶;避免进食粗糙、干硬、带骨、渣或鱼刺、油炸及辛辣食物;饮食不宜过热。

(3)舒缓腔压:避免引起胸膜腔内压、腹内压升高的因素,如剧烈咳嗽、打喷嚏、便秘、用力排便等。

(4)服药片时应研成碎末服用。

(5)手术前一般不放置胃管,必要时选用细软胃管,并充分涂抹液状石蜡后,以轻巧手法协助患者徐徐吞下。

3. 减少腹水形成或积聚

(1)合理体位:尽量取平卧位,以增加肝、肾血流灌注。若有下肢水肿,可抬高患肢减轻水肿。

(2)限制液体和钠的摄入:每日钠摄入量限制在 $500 \sim 800mg$(氯化钠 $1.2 \sim 2g$)内,进液量约为1000ml。少食含钠高的食物,如咸肉、酱菜、酱油、罐头和含钠味精等。

(3)测量腹围和体重:每天测腹围一次,每周测体重一次。标记腹围测量部位,每次在同一时间、同一体位和同一部位测量。

(4)按医嘱使用利尿剂:如氨苯蝶啶,同时记录每日出入液量,并观察有无低钾、低钠血症。

4. 改善营养状况,保护肝脏

(1)营养支持:肝功能尚好者,宜给高蛋白、高热量、高维生素、低脂饮食;肝功能严重受损者,补充支链氨基酸,限制芳香族氨基酸的摄入,血浆白蛋白低下者,可静脉输入人体白蛋白等。

(2)纠正贫血、改善凝血功能:贫血严重或凝血功能障碍者可输注新鲜血和肌内注射维生素K,改善凝血功能。

(3)保护肝脏:遵医嘱给予肌苷、乙酰辅酶 A 等保肝药物,避免使用红霉素、巴比妥类、盐酸氯丙嗪等对肝脏有损害的药物。

5. 急性出血期的护理

(1)一般护理:①绝对卧床休息;②心理护理;③口腔护理。

(2)恢复血容量:迅速建立静脉通路,输血、输液,恢复血容量,保证心、脑、肝、肾等重要器官的血流灌注,避免不可逆性损伤。宜输新鲜血,因其含氨量低、凝血因子多,有利于止血及预防肝性脑病。

(3)止血:①局部灌洗,用冰盐水或冰盐水加血管收缩剂,如肾上腺素,作胃内灌洗。因低温可使胃黏膜血管收缩,减少血流量,从而达到止血目的。②药物止血,遵医嘱应用止血药,并观察其效果。③严密观察病情,监测血压、脉搏、每小时尿量及中心静脉压的变化,注意有无水电解质及酸碱平衡失调。

(4)三腔双囊管压迫疗法的护理:①患者宜取平卧、头偏向一侧的体位或侧卧位,利于及时清除口腔、鼻咽腔分泌物,利于三腔管的牵拉固定。②用液体石蜡滑润鼻腔,保持黏膜湿润;观察调整牵引绳松紧度,防止鼻黏膜及口部长期受压发生糜烂、坏死;三腔管压迫期间应每12小时放气20～30分钟,避免黏膜因长期受压而糜烂、坏死。③观察、记录胃肠减压引流液的量、色泽,判断出血是否停止,这是决定紧急手术与否的关键。④床边备剪刀,若气囊破裂或漏气,气囊可上升阻塞呼吸道,引起呼吸困难甚至窒息,应立即用剪刀将三腔管剪断。⑤拔管:三腔管放置时间不宜超过3日,以免食管、胃底黏膜长时间受压而缺血、坏死。先放松牵引,彻底抽出气囊内气体(先抽出食管囊内气体,在抽出胃囊内气体),继续观察24小时,若无出血,让患者吞服液状石蜡30～50ml后,缓慢、轻巧地拔出三腔管;若气囊压迫48小时后,胃管内仍有新鲜血液抽出,说明压迫止血无效,应做好紧急手术止血的准备。

6.预防肝性脑病 肝性脑病的发生与血氨升高、脑组织中化学递质异常及氨基酸不平衡等有关,此外全身感染和低钾血症亦可促进肝性脑病的发生。为将血氨转化为无毒的成分排出体外,直接降低血氨,可静滴谷氨酸钠注射液或精氨酸注射液;给予静滴支链氨基酸纠正氨基酸代谢异常;为减少肠道细菌量,避免胃肠道残血被分解产生氨,诱发肝性脑病,可服用新霉素或链霉素等肠道不吸收的抗生素,口服乳果糖;生理盐水和食用醋、乳果糖的混合液灌肠。

7.分流术前准备 除以上护理措施外,术前2~3日口服肠道不吸收的抗生素,以减少肠道氨的产生,预防术后肝性脑病;术前1日晚作清洁灌肠,避免术后因肠胀气而致血管吻合口受压;脾—肾分流术前要明确肾功能是否正常。

8.分流术后护理

(1)病情观察:①密切观察患者神志、血压、脉搏变化;②胃肠减压引流和腹腔引流液的性状与量,若引流出新鲜血液量较多,应考虑是否发生内出血。

(2)保护肝脏:缺氧可加重肝功能损害,因此术后应予吸氧;禁用或少用吗啡、巴比妥类、盐酸氯丙嗪等有损肝脏的药物。

(3)卧位与活动:分流术后48小时内,患者取平卧位或15°低坡卧位,2~3日后改半卧位;避免过多活动,翻身时动作要轻柔;手术后不宜过早下床活动,一般需卧床1周,以防血管吻合口破裂出血。

(4)饮食管理:指导患者从流质开始逐步过渡到正常饮食,保证热量供给。分流术后患者应限制蛋白质摄入,忌食粗糙和过热食物;禁烟、酒。

(5)观察和预防并发症

1)肝性脑病:分流术后部分门静脉血未流经肝脏解毒而直接进入体循环,因其血氨含量高,加之术前肝功能已有不同程度受损及手术对肝功能的损害等,术后易诱发肝性脑病。若发现患者有神志淡漠、嗜睡、谵妄,应立即通知医师;遵医嘱测定血氨浓度,对症使用谷氨酸钾、钠,降低血氨水平;限制蛋白质的摄入,减少血氨的产生;忌用肥皂水灌肠,以免增加血氨的吸收。

2)静脉血栓形成:脾切除后血小板迅速增高,有诱发静脉血栓形成的危险。术后2周内每日或隔日复查一次血小板,若超过$600×10^9$/L,立即通知医师,协助抗凝治疗。应注意用抗凝药物前后的凝血时间变化。脾切除术后不用维生素K和其他止血药物,以防血栓形成。

八、健 康 教 育

1.向患者说明休息、饮食与门静脉高压症的发病有密切的关系,避免劳累和较重的体力活动。

2.禁烟、酒,少喝咖啡、浓茶,避免粗糙、干硬、过热、辛辣食物,以免损伤食管和胃黏膜,诱发出血。

3.注意自我保护,用软牙刷刷牙,避免牙龈出血;加强保护,防止外伤。

4.按医嘱服用保肝药物,定期复查肝功能。

5.保持心情舒畅,避免情绪波动。

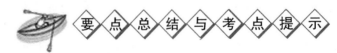

要 点 总 结 与 考 点 提 示

1.门静脉高压症的常见病因。

2.门静脉高压症的典型临床表现及发病机制。

3.门静脉和腔静脉之间的四大交通吻合支。

4.预防门静脉高压症患者上消化道出血的护理措施。

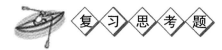

复 习 思 考 题

【A₁／A₂ 型题】

1.在我国引起门静脉高压的主要原因是(　　)

A. 酒精性肝硬化

B. 血吸虫病性肝硬化

C. 肝炎后肝硬化

D. Budd-Chiari 征

E. 肝外门静脉血栓形成

2.肝硬化导致门静脉高压的表现有(　　)

A. 腹水　　　　　B. 上腹饱胀

C. 蜘蛛痣　　　　D. 大隐静脉曲张

E. 颈静脉怒张

3.门静脉交通支中最重要的是(　　)

A. 胃底、食管下端交通支

B. 直肠下端交通支

C. 腹壁交通支

D. 肠系膜血管交通支

E. 腹膜后交通支

4.肝性脑病患者暂停蛋白质饮食是为了(　　)

A. 减少氨的产生

B. 减少氨的吸收

C. 促使氨的转化

D. 降低血尿素氮

E. 降低肠道内 pH

5.三腔二囊管用于治疗(　　)

A. 胃癌出血

B. 消化性溃疡出血

C. 应激性溃疡出血

D. 食管胃底静脉曲张破裂出血

E. 急性糜烂出血性胃炎

6.关于门静脉高压分流术后护理,不正确的是

(　　)

A. 早期起床活动

B. 低蛋白饮食

C. 使用抗生素

D. 忌食过烫食物

E. 术后平卧 48 小时

7.有关门静脉高压的手术前准备错误的是(　　)

A. 保肝治疗

B. 无渣高糖饮食

C. 输新鲜血液

D. 肌内注射维生素 K

E. 手术当天放置胃管

8.门静脉高压引起的肛管疾病是(　　)

A. 痔　　　　　　B. 肛裂

C. 肛瘘　　　　　D. 直肠脱垂

E. 直肠息肉

9.门静脉高压肝性脑病饮食的护理措施中错误的是(　　)

A. 高糖类　　　　B. 高蛋白质

C. 高维生素　　　D. 低脂肪

E. 有食管静脉曲张者,避免过热、干硬食物

10.患者,男,50 岁。患乙型肝炎 5 年,2 年来发现肝硬化并食管静脉曲张,曾大呕血 1 次,经非手术治疗后行肠系膜上静脉和下腔静脉吻合术,术后 48 小时的护理应注意(　　)

A. 每 15 分钟测血压、脉搏、呼吸一次

B. 取平卧位,避免过多活动以防止出血

C. 预防肝性脑病

D. 血小板计数

E. 预防感染

(陈宝玲)

第9节 肝疾病患者的护理

一、肝解剖生理概要

肝脏是人体内最大的实质性脏器,重1200~1500g,呈楔形。大部分隐匿在右侧膈下和季肋深面,小部分横过腹中线达左上腹。有前、后、左、右4个缘和上、下2个面,并由镰状韧带分为左、右两叶。上面光滑而隆起,与膈肌相邻(膈面),下面较凹陷(脏面),其上有2个纵沟和1个横沟,呈H形。左纵沟的前部有脐静脉萎缩后形成的肝圆韧带。后部为静脉导管萎缩形成的静脉韧带。右纵沟的前部为胆囊窝,后部为腔静脉窝(图14-9-1)。肝右叶上方以膈肌为界与右胸膜和右肺底相邻;肝左叶上方以膈肌为界与心脏相连,小部分与腹前壁相邻;肝右叶前部与结肠相邻,后叶与右肾上腺和右肾相邻;肝左叶下方与胃相邻。

肝脏的总血流量约占心排出量的1/4。其血液供应25%~30%来自肝动脉,70%~75%来自门静脉。但由于肝动脉压力大,其血液的含氧量高,所以它供给肝所需氧量的40%~60%。门静脉汇集来自肠道的血液,供给肝营养。

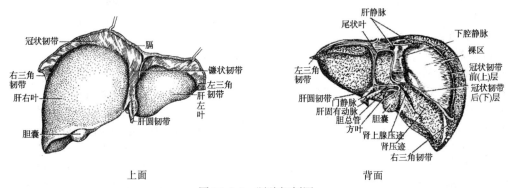

图14-9-1 肝脏解剖图

肝脏具有重要而复杂的生理功能。

1. 分泌胆汁 每日分泌胆汁600~1000ml,协助脂肪消化以及脂溶性维生素A、维生素D、维生素E、维生素K的吸收。

2. 代谢功能 食物消化后由肠道吸收的营养物质经门静脉系统进入肝。肝能将碳水化合物、蛋白质和脂肪转化为糖原,储存于肝内,当血糖减少时,又将糖原分解为葡萄糖,释放入血。另外,肝在蛋白质、脂肪、维生素、激素的代谢中都起重要的作用。

3. 凝血功能 肝脏除合成纤维蛋白原、凝血酶原外,还产生凝血因子Ⅴ、Ⅶ、Ⅷ、Ⅸ、Ⅹ、Ⅺ和Ⅻ。另外,储存在肝脏内的维生素K对凝血酶原和凝血因子Ⅶ、Ⅸ、Ⅹ的合成是不可缺少的。

4. 解毒作用 代谢过程中产生的毒物或外来的毒物,在肝脏内主要通过单核-吞噬细胞系统进行吞噬和通过分解、氧化和结合等方式而成为无毒物质。

5. 吞噬或免疫作用 肝通过单核-吞噬细胞系统的Kupffer细胞的吞噬作用,将细菌、抗原抗体复合物、色素和其他碎屑从血液中清除。

另外,肝内有铁、铜、维生素B_{12}、叶酸等,间接参与造血。肝又储存大量血液,当急性失血时,有一定调节血液循环的作用。

肝脏的再生能力很大,动物实验证明将正常肝切除70%~80%,仍可维持正常生理功能,且能在约6周后修复生长到将近原来的重量。但在人体,一般认为约需1年的时间。

二、细菌性肝脓肿

案例 14-14

　　患者,男,30 岁。寒战、高热,右上腹痛 7 天。曾有胆道感染病史。B 超检查提示肝脏右叶有 2 个直径为 2～3cm 的液性暗区。查体:右上腹轻度压痛,肝脾肋缘下未触及,移动性浊音阴性,肠鸣音正常。

问题:1. 该患者的医疗诊断可能是什么?
　　　2. 该病需与哪些疾病相鉴别? 鉴别要点是什么?
　　　3. 为了明确诊断,还需进行什么检查?
　　　4. 该病治疗原则是什么? 主要护理措施包括哪些?

　　细菌性肝脓肿多为继发性感染,可继发于胆道感染和肠道感染。若不及时治疗,可发展为脓毒血症或感染性休克。

(一)病因病理

　　全身细菌性感染,特别是腹腔内感染时,细菌可通过胆道、血液、淋巴途径或直接侵入肝脏,如患者抵抗力较弱,即可发生肝脓肿。其中,经胆道侵入是引起细菌性肝脓肿的主要途径。致病菌多为大肠埃希菌、金黄色葡萄球菌、厌氧链球菌、类杆菌属等。

(二)临床表现

　　起病较急,主要症状是寒战、高热、肝区疼痛和肝大。体温可达 39～40℃,伴恶心、呕吐、食欲不振、黄疸和全身乏力。肝区呈持续性胀痛或钝痛,如脓肿在表浅部位,可伴右上腹肌紧张和局部明显触痛。

(三)辅助检查

1. 实验室检查

(1)血常规:白细胞计数增高,可达 $10×10^9$～$20×10^9$/L,中性粒细胞占 90% 以上,可出现核左移。

(2)肝功能:可有不同程度的异常。

2. 影像学检查

(1)B 超:可明确其部位和大小,阳性诊断率可达 90% 以上,为首选的检查方法。

(2)X 线:肝阴影增大或有局限性隆起,右肝脓肿有时出现右侧反应性胸膜炎或胸腔积液。左肝脓肿 X 线钡餐检查有时可见胃小弯受压、推移现象。

(四)处理原则

　　早期感染应采取全身支持疗法,如输液、输血等,并全身应用有效的抗生素。脓肿形成后,可在 B 超引导下行经皮肝穿刺脓肿置管引流术或手术切开引流。

(五)护理问题

1. 体温过高　与细菌性肝脓肿急性感染有关。

2. 疼痛　与脓液刺激腹膜有关。

3. 营养失调:低于机体需要量　与高代谢消耗或慢性消耗有关。

4. 潜在并发症　脓毒血症、感染性休克、胸腔内感染等。

(六)护理措施

1. 一般护理

(1)饮食管理:给予高蛋白、高热量、高维生素饮食。

(2)体温过高的护理:鼓励患者多饮水,勤换衣裤,注意保暖,体温超过 38.5℃,可进行适当的物理降温。

(3)疼痛的护理:指导其采取舒适的体位,听音乐、看报纸等转移注意力,并鼓励安慰患者,消除紧张心理。

2. 病情观察 密切观察神志、生命体征、局部症状和体征、实验室检查结果等变化,并警惕脓毒血症和感染性休克的出现。

3. 抗感染 及时选用敏感的抗生素。

4. 引流管的护理 保持引流管的固定和通畅,避免脱出、受压或扭曲等。每日用等渗生理盐水(或加抗菌药物)经脓腔引流管缓慢冲洗脓腔,待冲洗液体变清澈,B超检查脓腔直径小于2cm,患者全身情况好转,可考虑拔管。

(七)健康教育

1. 指导患者选择高蛋白、高维生素、易消化的饮食,忌刺激性食物,避免劳累及精神高度紧张。

2. 出院后按期复诊,有明显不适者及时来院就诊。

三、原发性肝癌

原发性肝癌是最常见的消化系统恶性肿瘤之一,严重威胁人民群众的生命及健康。发病年龄多在 40~60 岁,男性发病率高于女性,全世界每年新发肝癌患者约六十多万,居恶性肿瘤的第五位,东亚及环太平洋地区是肝癌高发地区,我国新发肝癌人数占全球人数一半以上。

(一)病因病理

原发性肝癌的病因和发病机制尚未确定。目前认为与肝硬化、病毒性肝炎、黄曲霉素等化学物质、水土环境因素和遗传有关。

原发性肝癌的大体病理形态可分三型:结节型、巨块型和弥漫型(图 14-9-2)。按肿瘤大小,可分为微小肝癌(直径≤2cm)、小肝癌(2cm<直径≤5cm)、大肝癌(5cm<直径≤10cm)和巨大肝癌(直径>10cm)。

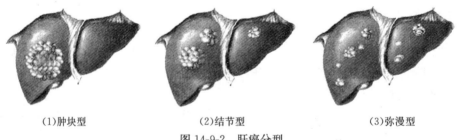

| (1)肿块型 | (2)结节型 | (3)弥漫型 |

图 14-9-2 肝癌分型

从病理组织上分为三类:肝细胞型、胆管细胞型和二者同时出现的混合型。我国绝大多数是肝细胞型。

原发性肝癌极易侵犯门静脉分支,癌栓经门静脉系统形成肝内播散,甚至阻塞门静脉主干引起门静脉高压的临床表现。肝外血行转移最多见于肺,其次为骨和脑等。淋巴转移至肝门淋巴结最多,其次为胰周、腹膜后、主动脉旁和锁骨上淋巴结,亦可向横膈及附近脏器直接蔓延和腹腔种植转移。

案例 14-15

患者,男,36 岁。患肝硬化 10 年,近半月来出现持续肝区疼痛不能忍受入院。查体:明显消瘦,腹部膨隆,移动性浊音(+),肝大,质硬。

问题:1.该患者最有可能的医疗诊断是什么? 有何诊断依据?

2.为明确诊断,该患者应进行哪些检查?

3.该病治疗原则是什么?

4.该患者的首要护理诊断及其护理措施有哪些?

(二)临床表现

1. 肝区疼痛　疼痛多为持续性隐痛、胀痛或刺痛,以夜间或劳累后加重。如肝病患者的肝区疼痛转变为持续性痛,且逐渐加重,虽经休息或治疗,仍不见好转时,应提高警惕。疼痛系因癌肿迅速生长使肝包膜张力增加所致。

2. 消化道症状　如食欲减退、腹胀、恶心、呕吐、腹泻等,由于这些症状缺乏特征性,易被忽视。

3. 乏力、消瘦　早期常不明显,随着病情发展而日益加重,体重也日渐下降。晚期患者则呈恶病质。

4. 发热　多为 37.5~38℃,个别可高达 39℃以上。发热呈弛张型,其特点是用抗生素往往无效,而内服消炎痛常可退热。发热的原理尚不清楚,可能与癌旁组织出血坏死毒素吸收或癌肿压迫胆管发生胆管炎有关。

(三)辅助检查

1. 实验室检查　血清 AFP 检测是当前普查、诊断、随访原发性肝癌常用而重要的方法。诊断标准为:AFP≥400ng/ml,排除慢性肝炎、肝硬化、睾丸或卵巢胚胎性肿瘤以及怀孕等。继发性肝癌此指标多不升高。

2. 影像学诊断

(1)B超:已广泛用于诊断肝癌,它可显示肿瘤的大小、形态、所在的部位以及肝静脉或门静脉有无癌栓等,诊断符合率可达 80%。

(2)CT:具有较高的分辨率,对肝癌的诊断价值是肯定的,诊断符合率达 90%以上,可检出 1.0cm 左右的微小肝癌。CT 能明确显示肿瘤的位置、数目、大小及与周围脏器和重要血管的关系,对判断是否手术切除很有价值。

(3)磁共振成像(MRI):对良、恶性肿瘤,尤其是血管瘤的鉴别可能优于 CT,MRI 可作门静脉、下腔静脉、肝静脉及胆道重建成像,有利于发现这些管道内有无癌栓。

(4)肝动脉造影:此方法诊断肝癌的准确率最高,达 95%左右,但属于有创检查,仅在上述各项检查均不能确诊时才考虑采用。

(四)处理原则

根据肿瘤大小、部位及全身情况进行综合治疗。早期发现、早期诊断、早期治疗是提高疗效的关键,而早期施行手术切除仍是目前首选的、最有效的治疗方法。

1. 手术治疗　癌肿局限于一个肝叶内,可作肝叶切除;已累及一叶或波及邻近肝叶者,可作半肝切除;若已累及半肝,但无肝硬化者,可考虑作三叶切除;位于肝边缘的肿瘤,亦可作肝段或次肝段切除或局部切除;对伴有肝硬化的小肝癌,采用距肿瘤 2cm 以外切肝的根治性局部肝切除术。肝切除手术一般至少要保留 30%的正常肝组织,对有肝硬化者,肝切除量不应超过 50%。

2. 非手术治疗

(1)局部治疗:由于肝硬化、受肝功能的限制,一些小肝癌不能采取手术治疗,可在肿瘤局部注入药物或用加热和冷冻的方法杀灭癌细胞,对全身及肝功能影响小,多数患者可耐受。现采用较多的是 B 超引导下经皮穿刺肿瘤内注射无水酒精、微波加热、射频治疗等。

(2)肝动脉栓塞化疗(transcatheter arterial chemoembolization,TACE):原则上肝癌不做全身化疗。TACE 为不能手术切除肝癌者的首选治疗方法;经肝动脉插管化疗,同时做肝动脉栓塞,可提高疗效。抗癌药物常选用氟尿嘧啶、丝裂霉素、阿霉素、表柔比星、顺铂、卡铂等,栓塞剂常用碘油。经栓塞化疗后,癌组织坏死较明显,有些中晚期肝癌经治疗后肿瘤缩小,为二期手术创造了条件。但重复多次的肝动脉栓塞化疗能加重肝功能损害、食管静脉曲张出血及消化性溃疡。对有顽固性腹水、黄疸及门静脉癌栓的患者则不适宜。

(3)免疫治疗:常用有卡介苗、自体或异体瘤苗,胎儿胸腺埋藏、胸腺素、转移因子、免疫核糖核酸、左旋咪唑和白细胞介素 2(IL-2)等。

(4)中医中药治疗:多根据患者病情采取辨证施治、攻补兼施的方法,常与其他治疗配合应用,以改善患者全身情况,提高机体抗病能力。

(5)基因治疗:最近国内已见采用基因转染的瘤苗治疗原发性肝癌的报道,其临床试验阶段已获成功并显示出较好的应用前景。

(五)护理问题

1. 焦虑或恐惧　与担心疾病预后有关。

2. 疼痛　与肿瘤迅速生长导致肝包膜张力增加或手术、放疗、化疗后的不适有关。

3. 营养失调:低于机体需要量　与消化吸收障碍及肿瘤消耗等有关。

4. 潜在并发症　癌肿破裂出血、肝性脑病、膈下积液等。

(六)护理措施

1. 心理护理　与患者及家属进行交流和沟通,告知患者手术切除可使早期肝癌患者获得根治的机会。尊重患者,表示同情和理解,耐心倾听患者及家属的诉说,与家属共同讨论并计划照顾患者的措施,允许家属参与患者的照顾工作,鼓励家属与患者多作沟通交流。因人制宜,树立患者战胜病魔的信心。

2. 非手术治疗及手术前护理

(1)一般护理:指导患者进食高热量、高蛋白和高维生素的食物和新鲜蔬菜、水果。食物以清淡、易消化为宜。若有腹水,应控制食盐的摄入量。

(2)疼痛的护理:协助患者转移注意力、安排舒适的环境,必要时给予适当的止痛剂。

(3)并发症的预防和护理

1)肿瘤破裂出血。①改善凝血功能:肝硬化患者肝合成的凝血因子减少及因脾功能亢进而致血小板减少,因此,需了解患者的出凝血时间、凝血酶原时间和血小板数等,术前 3 天维生素 K_1 肌内注射,以改善凝血功能,预防术中、术后出血。②告诫患者尽量避免肿瘤破裂的诱因,如剧烈咳嗽、用力排便等致腹内压骤升的动作。加强腹部体征的观察,若患

> **案例 14-16**
>
> 患者,男,42 岁。乙肝病史 12 年,近几天来感右上腹疼痛,夜间尤甚。体检发现肝大,有触痛,B 超检查肝内有一 5cm×9cm 肿块。AFP 400μg/L。
>
> 问题:1. 该患者所患疾病最危险的并发症是什么?
>
> 　　　2. 如何预防此并发症?

者突然主诉腹痛,伴腹膜刺激征,应高度怀疑肿瘤破裂出血,及时通知医师,积极配合抢救。少数出血可自行停止;多数患者需手术止血,故需做好急诊手术的各项准备。对不能手术的晚期

患者,可采用补液、输血、应用止血剂、支持治疗等综合性方法处理,但预后较差。

2)肝性脑病:①避免肝性脑病的诱因,如上消化道出血、高蛋白饮食、感染、便秘、应用麻醉剂、镇静催眠药等。②禁用肥皂水灌肠,可用生理盐水或弱酸性溶液(如食醋 1～2ml 加入生理盐水 100ml),使肠道 pH 保持为酸性。③口服新霉素或卡那霉素,以抑制肠道细菌繁殖,有效减少氨的产生。④使用降血氨药

案例 14-17

患者,男,65 岁。因原发性肝癌在全麻下行左肝叶切除术,术后第 1 天,患者感腹痛、心慌、气促、出冷汗,血压 90/60mmHg。

问题:1.该患者术后出现了什么情况?

2.该患者的护理措施有哪些?

物,如谷氨酸钾或谷氨酸钠静脉滴注。⑤给予富含支链氨基酸的制剂或溶液,以纠正支链/芳香族氨基酸的比例失调。⑥肝性脑病者限制蛋白质摄入,以减少血氨的来源。⑦便秘者可口服乳果糖,促使肠道内氨的排出。

3. 手术后护理

(1)严密观察病情变化:术后 48 小时内应有专人护理,动态观察患者生命体征的变化。

(2)体位与活动:手术后患者血压平稳,可给予半卧位,为防止术后肝断面出血,一般不鼓励患者早期活动。术后 24 小时内卧床休息,避免剧烈咳嗽,以免引起术后出血。

(3)引流液的观察:肝叶切除术后,肝断面和手术创面有少量渗出,常放置引流管,应加强对引流液的观察。一般情况下,手术后当日可从肝旁引流管引流出血性液体 100～300ml,若血性液体增多,应警惕腹腔内出血。若明确为凝血机制障碍性出血,可遵医嘱给予凝血酶原复合物、纤维蛋白原、输新鲜血、纠正低蛋白症。若短期内或持续引流较大量的血液,或经输血、输液,患者血压、脉搏仍不稳定时,应做好再次手术止血的准备。

(4)加强营养:术后注重给予营养支持,必要时输入白蛋白、新鲜血浆等。

4. 介入治疗的护理

(1)介入治疗前准备:向患者解释介入治疗的目的、方法及治疗的重要性和优点,帮助患者消除紧张、恐惧的心理,争取主动配合。向患者解释肝动脉插管化疗的目的及注意事项。注意出凝血时间、血象、肝肾功能、心电图等检查结果,判断有无禁忌证。穿刺处皮肤准备,术前禁食 4h,备好一切所需物品及药品。检查导管的质量,防止术中出现断裂、脱落或漏液等。

(2)预防出血:术后嘱患者平卧位,穿刺处沙袋加压 1 小时,穿刺侧肢体制动 6h。注意观察穿刺侧肢体皮肤的颜色、温度及足背动脉搏动,注意穿刺点有无出血现象。

(3)导管护理:①妥善固定导管;②严格遵守无菌原则,每次注药前消毒导管,注药后用无菌纱布包扎,防止细菌沿导管发生逆行性感染;③为防止导管堵塞,注药后用肝素稀释液 2～3ml (25U/ml)冲洗导管。

(4)栓塞后综合征的护理:肝动脉栓塞化疗后多数患者可出现发热、肝区疼痛、恶心、呕吐、心悸、白细胞下降等,称为栓塞后综合征。①发热是由于被栓塞的肿瘤细胞坏死吸收引起,一般为低热,若体温高于 38.5℃,可予物理、药物降温。②肝区疼痛多因栓塞部位缺血坏死、肝体积增大、包膜紧张所致,必要时可适当给予止痛剂。③恶心、呕吐为化疗药物的反应,可给予胃复安、氯丙嗪等止吐剂。④当白细胞计数$<4\times10^9$/L 时,应暂停化疗,并应用升白细胞药物。⑤介入治疗后嘱患者大量饮水,减轻化疗药物对肾的毒副作用,观察排尿情况。

(5)并发症防治:密切观察生命体征和腹部体征,若因胃动脉、胆动脉、胰动脉、脾动脉栓塞而出现上消化道出血及胆囊坏死等并发症时,及时通知医师并协助处理。肝动脉栓塞化疗可造成肝细胞坏死,加重肝功能损害,应注意观察患者的意识状态、黄疸程度,注意补充高糖、高能量营养素,积极给予保肝治疗,防止肝功能衰竭。

(6)拔管护理:拔管后局部加压 15 分钟,卧床 24 小时,防止局部出血。

(七)健康教育

1.注意防治肝炎,不吃霉变食物。有肝炎肝硬化病史者和肝癌高发区人群应定期体格检查,作 AFP 测定、B 超检查,早期发现,及时诊断。

2.坚持后续治疗。患者和家属应了解肝癌虽然是严重疾病,但不是无法治疗的疾病,目前已有不少患者治愈,应树立战胜疾病的信心,根据医嘱坚持化疗或其他治疗。

3.注意营养,多吃含能量、蛋白质和维生素丰富的食物和新鲜蔬菜、水果。食物以清淡、易消化为宜。若有腹水、水肿,应控制食盐的摄入量。

4.保持大便通畅,防止便秘,可适当应用缓泻剂,预防血氨升高。

5.患者应注意休息,如体力许可,可作适当活动或参加部分工作。

6.自我观察和定期复查。嘱患者和家属注意有无水肿、体重减轻、出血倾向、黄疸和疲倦等症状,必要时及时就诊。定期随访,每2~3个月复查 AFP、胸片和 B 超检查。若发现临床复发或转移迹象,且患者情况良好,可再次手术治疗。

7.给予晚期患者精神上的支持,鼓励患者和家属共同面对疾病,互相扶持,尽可能平静舒适地度过生命的最后历程。

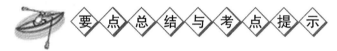

要 点 总 结 与 考 点 提 示

1.肝脏的解剖和生理。
2.细菌性肝脓肿的临床表现、与阿米巴性肝脓肿的鉴别要点。
3.原发性肝癌的病因预防。
4.原发性肝癌的临床表现。
5.原发性肝癌的特异性检查。
6.原发性肝癌临床常用的治疗方法和护理。

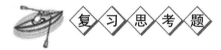

复 习 思 考 题

【A₂ 型题】

1.患者,男,60 岁。诊断为原发性肝癌,行肝叶切除术后第 3 天,出现嗜睡、烦躁不安、黄疸、少尿等,应考虑(　　)
A.胆汁性腹膜炎
B.膈下脓肿
C.肝性脑病
D.内出血
E.休克

2.患者,男,36 岁。右上腹隐痛、腹胀、消瘦、低热 4 个月。有慢性乙型肝炎病史 11 年。查体:巩膜无黄染,肝肋下 4cm 触及,表面有结节感、质地硬。诊断是(　　)
A.慢性乙型肝炎,活动期
B.肝炎后肝硬化
C.原发性肝癌
D.肝脓肿
E.肝结核

3.患者,女,46 岁,体检 B 超发现右肝 4cm×3cm 占位性病变,下列哪项有助于原发性肝癌诊断(　　)
A. AFP 阳性
B. CT 检查
C. MRI 检查
D. 肝动脉造影
E. 腹腔镜检查

4.患者,女,37 岁。乏力、纳差、右上腹部隐痛半年,既往 HBsAg 阳性 12 年。4 个月前查 AFP 120μg/L,ALT 420U/L。治疗 2 个月后,症状有所好转,复查 AFP 8μg/L,ALT 37U/L。可能的诊断是(　　)
A.慢性乙型肝炎,活动期
B.肝炎后肝硬化
C.原发性肝癌
D.肝脓肿
E.转移性肝癌

5.患者,男,39 岁。B 超和 CT 检查发现右肝 3cm×5cm 占位性病变,性质不明,AFP 阴性。

哪项检查对明确诊断最有帮助(　　)

 A. MRI

 B. 肝动脉造影

 C. 肝动脉造影＋CT 检查

 D. 动态观察 AFP 变化

 E. 肝脏穿刺＋病理学检查

6. 患者,女,36 岁。体检发现右肝后叶 3cm×5cm 肝癌,一般状况良好。首选的治疗措施是(　　)

 A. 以手术为主的综合治疗

 B. 化疗

 C. 肝动脉插管介入治疗

 D. 生物和免疫治疗

 E. 中医中药治疗

7. 患者,男,42 岁。食欲不振,尿色深 2 周,来院就诊。查体:皮肤、巩膜均黄染,肝大,肋下 2cm,轻度触痛,脾肋下未及;实验室检查:总胆红素 120μmol/L,直接胆红素 60μmol/L,ALT 200U/L,ALP 100U/L,GGT 100U/L,尿胆红素及尿胆原均呈阳性,彩超检查未见胆囊肿大及胆总管扩张。考虑其黄疸属于(　　)

 A. 肝细胞性黄疸

 B. 溶血性黄疸

 C. 多吃胡萝卜引起

 D. 胰头癌肝外胆管受压所致

 E. 肝总管结石所致

8. 患者,男,30 岁。寒战、高热,右上腹痛 7 天。曾有胆道感染病史。B超和 CT 检查提示肝脓肿,引起该疾病的最可能原因是(　　)

 A. 胆道化脓性感染 B. 坏疽性阑尾炎

 C. 开放性肝损伤 D. 右侧膈下脓肿

 E. 肝包虫病

9. 患者,女,45 岁。因胆道蛔虫病并发细菌性肝脓肿。细菌性肝脓肿的主要临床表现是(　　)

 A. 恶心、呕吐

 B. 寒战、高热,肝大伴疼痛

 C. 局部皮肤凹陷性水肿

 D. 出现黄疸

 E. 可见右膈升高,运动受限

10. 患者,男,60 岁。细菌性肝脓肿引流术后,拔除引流管的主要指征是(　　)

 A. 体温正常

 B. 肝区疼痛消失

 C. 血象正常

 D. 引流管无脓液流出

 E. B 超显示脓腔消失

【A₃／A₄ 型题】

(11～14 题共用题干)

患者,男,43 岁,体检发现 AFP>500μg/L,肝、肾功能正常。有 HBsAg 阳性 6 年。

11. 最可能的诊断是(　　)

 A. 慢性乙型肝炎,活动期

 B. HBsAg 携带者

 C. 乙肝病毒感染者

 D. 原发性肝癌

 E. 转移性肝癌

12. 对确诊最有帮助的检查是(　　)

 A. 肝动脉造影   B. MRI 或 CT 检查

 C. 腹部 X 线检查 D. 同位素肝脏扫描

 E. 肝组织活检

13. 应为该患者提供的饮食为(　　)

 A. 高蛋白、高脂肪、高维生素

 B. 高蛋白、高糖、高脂肪

 C. 高脂肪、高糖、低维生素

 D. 高蛋白、低维生素、高糖

 E. 高蛋白、高维生素、高糖

14. 该患者术前护理不正确的是(　　)

 A. 给予维生素 K₁

 B. 适量输血和白蛋白

 C. 术前一晚用肥皂水灌肠

 D. 全面检查肝功能和凝血功能

 E. 术前 3 天口服肠道不吸收抗菌药

(陈宝玲)

第 10 节　胆道疾病患者的护理

一、胆道解剖生理概要

(一)胆道解剖

胆道系统分肝内和肝外两大系统,包括肝内、肝外胆管、胆囊以及 Oddi 括约肌等。胆道系统起于肝内毛细胆管,开口于十二指肠乳头(图 14-10-1)。

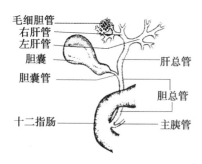

图 14-10-1　胆道解剖

1. 肝内胆管　起自肝内毛细胆管,逐级汇合成小叶间胆管、肝段、肝叶胆管和肝内左、右肝管。其行径与肝内动脉、门静脉分支基本一致,三者同由一结缔组织鞘包裹。

2. 肝外胆管　由肝外左、右肝管及肝总管、胆囊管、胆总管等组成。

(1)肝管和肝总管:左右肝管在肝门稍下方汇合成肝总管,沿肝十二指肠韧带右前缘下行,与胆囊管汇合。成人肝总管长 2～4cm,直径 0.5cm。肝管常有变异,易引起手术误伤。

(2)胆囊和胆囊管:胆囊贴附于肝的脏面,呈梨形,约 8cm×3cm 大小,可储存胆汁 40～60ml。胆囊分底、体、颈三部分。胆囊三角(Calot 三角)是胆囊管、肝总管和肝下缘构成的三角区,胆囊动脉、肝右动脉和副右肝管在此区穿行,是胆道手术极易发生误伤的危险区域。

(3)胆总管:肝总管与胆囊管汇合成胆总管,长 7～9cm,直径 0.6～0.8cm。80%～90%人的胆总管与主胰管在十二指肠壁内汇合形成共同通道,并膨大形成胆胰壶腹,周围有 Oddi 括约肌包绕,开口于十二指肠乳头。另有 15%～20%个体的胆总管与主胰管分别开口于十二指肠。Oddi 括约肌具有控制,调节胆汁及胰液排放,以及防止十二指肠内容物反流。

(二)胆道生理

胆道系统具有分泌、储存、浓缩和输送胆汁的功能。

1. 胆汁的成分和生理功能

(1)胆汁的生成和成分:胆汁由肝细胞和毛细胆管分泌,成人肝每日分泌胆汁 800～1200ml。胆汁是一种复合溶液,97%是水,其他主要成分有胆汁酸盐、胆固醇、卵磷脂、胆色素、脂肪酸和无机盐等。

(2)胆汁的生理功能:①乳化脂肪;②协助脂溶性维生素 A、维生素 D、维生素 E、维生素 K 的吸收;③抑制肠内致病菌生长和内毒素形成;④刺激小肠和结肠蠕动;⑤中和胃酸等。

2. 胆囊的生理功能

(1)浓缩和储存胆汁:由肝细胞和胆管分泌的胆汁绝大部分进入胆囊,部分直接进入肠道。胆囊黏膜有很强的选择性吸收胆汁中水和电解质的功能,胆汁中 90%的水分被胆囊吸收后,能使胆汁浓缩 5～10 倍并储存于胆囊。

(2)排出胆汁:随进食而持续进行,每次排胆汁的时间长短和量与进食的食物种类和量有关,并受体液因素和神经系统的调节。餐后 90～120 分钟胆囊排空最大。

(3)分泌功能:胆囊黏膜可分泌黏液性物质,约 20ml/h。主要作用是保护胆囊黏膜不受胆汁侵蚀;润滑胆囊黏膜,以利胆汁的排出。

二、胆道疾病的特殊检查及护理

案例 14-18

患者,女,32岁,参加同学聚会后出现右上腹疼痛,呈阵发性剧烈绞痛,向右肩背部放射。查体:生命体征正常,右上腹压痛,无反跳痛,Murphy征(+)。肠鸣音正常。

问题: 1.为明确诊断,应首选什么检查?

2.此检查的护理要点有哪些?

(一)影像学检查

1. B型超声波检查 在胆囊结石、胆囊炎、胆道肿瘤、胆道蛔虫、胆道畸形及黄疸的鉴别诊断中有重要的价值,是诊断胆道疾病的首选方法。

患者准备:检查胆囊时,需空腹8小时以上,前一天晚餐宜进清淡素食。超声检查应在钡餐造影和内镜检查之前或钡餐检查3日之后进行,以免影响检查效果。肠道气体过多者,事先可服缓泻剂或灌肠排便后再检查以减少气体干扰。小儿或不合作者可给予安眠药后在睡眠状态下检查。检查时常规取仰卧位。左侧卧位有利于显示胆囊颈及肝外胆管;半坐位用于胆囊位置较高者。

2. 放射学检查

(1)腹部X线平片:仅少数(15%~20%)患者的胆囊结石可在腹部平片上显影。因其显示率较低,一般不作为常规检查手段。

(2)口服法胆囊造影(oral cholecystography,OC):口服碘番酸经肠道吸收后进入肝并随胆汁排入胆囊,含有造影剂的胆汁浓缩后使胆囊在X线下显影;脂肪餐后可观察胆囊的收缩情况。由于该检查结果受多种因素影响,故近年来已逐渐被超声波检查所替代。

(3)静脉法胆道造影(intravenous cholangiography,IVC):造影剂经静脉输入体内后随肝脏分泌的胆汁排入胆道,可使胆道在X线下显影。该方法可受多种因素影响而显影率较低,故现已基本被核素胆道造影、内镜逆行胰胆管造影、经皮肝穿刺胆管造影等方法所取代。

(4)经皮肝穿刺胆管造影(percutaneous transhepatic cholangiography,PTC):在X线透视或B超引导下,利用特制穿刺针经皮肤经肝穿刺将造影剂直接注入肝内胆管,显示整个胆道系统,该法为有创检查,有发生胆汁漏、出血、胆道感染等并发症的可能,故术前应做充分的检查和准备,术后注意观察并发症的发生。

1)目的:了解胆道梗阻情况及病变部位,必要时可行置管引流。

2)适应证:①原因不明的梗阻性黄疸而ERCP失败者。②术后黄疸,疑有残余结石或胆管狭窄者。③B超提示有肝内胆管扩张者。

3)患者准备:①术前检查出凝血时间、血小板计数、凝血酶原时间。②有出血倾向者,注射维生素K₁,待出血倾向纠正后再检查。③30%泛影葡胺1ml做碘过敏试验。④做普鲁卡因过敏试验。⑤检查前3天全身应用抗生素。⑥术前晚服缓泻剂,术晨禁食。

4)注意事项:①经肋间穿刺时患者取仰卧位,经腹膜外肝穿刺时取俯卧位。②嘱患者在穿刺过程中平稳呼吸,避免憋气或做深呼吸。③术后平卧4~6小时,每小时测血压、脉搏1次,共6次,或至平稳为止。密切观察腹部情况,注意有无出血。有引流者注意观察引流是否通畅,有无胆道出血,必要时用生理盐水冲洗。遵医嘱应用抗生素及止血药。出凝血时间异常、碘过敏、心功能不全、急性胆道感染者禁忌做此检查。

(5)内镜逆行胰胆管造影(ERCP)

1)目的:诊断胆道及胰腺疾病,取活体组织、收集十二指肠液、胆汁和胰液做理化及细胞学检查、取出胆道结石。

2)适应证:①胆道疾病伴有黄疸。②疑为胆源性胰腺炎、胆胰或壶腹部肿瘤。③胆胰先天性异常。④可经内镜治疗的胆管及胰腺疾病,如 Oddi 括约肌切开术等。

3)患者准备:基本同其他纤维内镜检查前的准备,包括检查前 15 分钟常规注射安定 5～10mg,东莨菪碱 20mg。

4)注意事项:急性胰腺炎、碘过敏者禁忌做此检查。患者于造影后 2 小时方可进食。造影过程中发现特殊情况者,应留观并做相应处理。由于该方法可能诱发急性胰腺炎和胆管炎等并发症,故造影后 1～3 小时及第二日晨各测血淀粉酶 1 次,并观察体温,白细胞计数和分类,若有异常应及时处理。可遵医嘱预防性应用抗生素。

(6)术中及术后胆管造影:胆道手术时,可经胆囊管插管至胆总管做胆道造影。术后拔除 T 管前,应常规行 T 管造影。

1)目的:检查胆道有无残余结石、狭窄、异物,了解胆总管下端或胆肠吻合口通畅与否。

2)适应证:疑有胆道残余结石、狭窄或异物;胆总管切开留置 T 管者。

3)患者准备:向患者解释检查的必要性,以取得合作。一般术后造影检查在术后 2 周左右进行。嘱患者检查前排便,必要时灌肠排便,检查前禁食一餐。

4)操作及配合:术后造影患者取仰卧位,左侧抬高约 15°。腹壁 T 形管局部常规消毒。经 T 形管抽出一定量胆汁,以排出空气,将事先抽好 20ml 造影剂(泛影葡胺)的注射器接上 T 形管,任其自行流入胆道。注入造影剂后立即摄片。造影完毕,尽量抽出造影剂,T 形管接引流袋,以引流剩余造影剂。

5)注意事项:造影时切忌注入空气,以免将气泡误诊为阴性结石。因造影剂刺激胆道或逆流,可加重胆道感染,造影后出现高热、黄疸时,除注意保持引流通畅外,可遵医嘱给予抗生素治疗。

(7)电子计算机体层扫描(computed tomography,CT)、磁共振成像(magnetic resonance imaging,MRI):能清晰地显示肝、胆、胰的形态和结构,及其内结石、肿瘤或梗阻的情况。属于无创伤、准确性较高的检查。但对某些胆道疾病的诊断准确率并不比 B 超高,故不作为常规的检查手段,而主要用于 B 超诊断不清,疑有肿瘤的患者。

检查前向患者解释检查的目的及注意事项,以取得合作。CT 检查前 2 天开始进少渣、产气少的食物以减少肠道内气体的产生。检查前一日做碘过敏试验,4 小时内禁食。近期内曾行钡剂检查者,应在钡剂排尽后再做 CT 检查,以防高密度钡剂形成大量伪影。训练患者在平静呼吸下屏气。如做腹部检查,于检查前 30 分钟口服 1.5%～3%泛影葡胺溶液 500～800ml,临检查前再口服 200ml,使造影剂充盈胃及中上段小肠。备好急救器械及药品,以防注射造影剂引起的反应及休克。MRI 检查前应预先向患者解释检查过程中的一些现象,使患者有心理准备。询问患者是否有心脏起搏器、神经刺激器、人工心脏瓣膜、眼球异物、动脉瘤夹及金属节育环等,伴有此类物品者不可做此检查。检查前取下患者身上的一切金属物品,以免造成金属伪影,影响成像质量。信用卡、磁盘、磁带也应取除,否则可发生去磁损坏。幼儿、烦躁不安及幽闭恐惧症患者在检查前可给予镇静剂,如水合氯醛、安定等。

(8)核素扫描检查:为无创检查,辐射剂量小,对患者无损害。系将示踪剂^{99m}锝标记的二乙基亚氨二醋酸(^{99m}Tc-EHIDA)经静脉注射,示踪迹经肝脏分泌、随胆汁进入胆道,用 γ 相机或单光子束发射计算机断层扫描仪连续摄影,做动态观察。适用于肝内外胆管及肝脏病变的检查,如肝内胆管结石、急慢性胆囊炎、胆道畸形、胆道术后观察以及黄疸的鉴别诊断。注意检查胆囊时,无需完全禁食,可进少量素食早餐,但不宜进高脂肪餐。必要时检查前做清洁灌肠。正常情况下,胆道和胆囊多在 15~30 分钟内显影,最长不应超过 60 分钟。胆道梗阻时显像时间延迟和延长。胆囊不显像者,不再行脂肪餐试验。

(二)其他检查

纤维胆道镜检查(fibro-choledochoscope examination)用于协助诊断和治疗胆道结石,了解胆道有无狭窄、畸形、肿瘤、蛔虫等。

1. 术中胆道镜(intraoperative choledochoscopy,IOC) 术中经胆总管切口直接放入胆道镜进行检查和治疗。适应证:①术前胆道疾病诊断不明。②术中发现与术前诊断不符。③胆囊造瘘取石术后及腹腔镜取石术后。操作中应随时注意吸引溢出的胆汁及腹腔内渗出液。检查顺序为先肝内胆管,后肝外胆管。

2. 术后胆道镜(postoperative choledochoscopy,POC) 适用于:①胆道术后疑有残余结石、胆道蛔虫、狭窄、肿瘤等;②胆道出血。术后单纯胆道镜检查应于术后 4 周、胆道镜取石于术后 6 周方可开始。患者取仰卧位,拔除 T 管后立即从窦道插入胆道镜。边进边观察,检查顺序为先肝外胆管后肝内胆管。检查后应注意观察患者有无发热、恶心呕吐、腹泻、窦道穿孔、胆管出血等并发症。严重心功能不全、严重胆道感染、有出血倾向者禁忌做此检查。

三、常见胆道疾病患者的护理

(一)护理评估

胆石病和胆道感染是临床上最常见的胆道疾病。胆石病(cholelithiasis)指发生在胆囊和胆管的结石。是我国的常见病、多发病。自然人群中的发病率达 10% 左右。女性比男性高 1 倍左右。胆囊结石发病率较胆管结石高。其病因主要有胆道感染和代谢异常。按结石的组成成分不同分为三类。

1. 胆固醇结石 占结石总数的 50%,其中 80% 发生于胆囊。

2. 胆色素结石 占结石总数的 37%,其中 75% 发生于胆管。

3. 混合性结石 占结石总数的 6%,其中 60% 发生于胆囊,其余在胆管。根据结石和感染部位不同,在临床上常见的有急性胆囊炎和胆囊结石、急性胆管炎和胆管结石、急性梗阻性化脓性胆管炎。

胆道蛔虫病多发生在青少年和儿童,农村发病率高。与卫生条件差有密切联系。发病前常有便虫史或驱虫不当史。

案例 14-19

患者,女,50 岁。阵发性右上腹痛 1 天。患者 1 天前进油腻食物后,出现右上腹部疼痛,阵发加剧,疼痛向右肩背部放射。继而出现发热,伴恶心、呕吐胃内容物。无呕血、黑便。发病以来,大、小便正常。既往体健,否认心、肝、肾病史,无药物过敏史。查体:T 38.8℃,P 110 次/分,R 24 次/分,BP 110/60mmHg,急性面容,结膜无苍白,巩膜无黄染。心肺未见异常,腹稍胀,未见胃肠型和蠕动波。右上腹部压痛、轻度反跳痛和肌紧张,Murphy 征(+)。腹部叩诊鼓音,无移动性浊音,肠鸣音正常。实验室及辅助检查:Hb 130g/L,WBC 13×10^9/L。B 超显示:胆囊增大,壁增厚,腔内可见多个强回声光团伴声影。肝、胰、脾、肾未见异常。

问题:1. 该疾病的临床诊断有哪些?

2. 需要与哪些疾病鉴别?鉴别要点是什么?

3. 首选的检查方法是什么?

4. 该患者的护理诊断有哪些?

5. 主要护理措施有哪些?

急性胆囊炎和胆囊结石

胆囊结石(cholecystolithiasis)常与急性胆囊炎(acute cholecystitis)并存,是临床常见病、多发病。主要见于成年人,以女性多见。

1. 病因 急性胆囊炎的致病因素主要包括:①胆囊管梗阻;②致病菌入侵;③创伤、化学性刺激,如较大的手术、创伤,胰液反流入胆囊等。

2. 病理

(1)急性单纯性胆囊炎:急性胆囊炎起始时胆囊管梗阻,囊内压升高,胆囊黏膜层充血、水肿、渗出,此时为急性单纯性胆囊炎。

(2)急性化脓性胆囊炎:炎症累及胆囊壁全层,水肿增厚和血管扩张,浆膜面也有纤维性和脓性渗出物时为急性化脓性胆囊炎。

(3)急性坏疽性胆囊炎:如胆囊内压继续升高,压迫囊壁致血循障碍,引起组织坏疽,即为急性坏疽性胆囊炎。如囊壁坏死穿孔,会导致胆汁性腹膜炎。胆囊穿孔的部位常在颈部和底部。急性胆囊炎时胆囊内脓液可波及胆管和胰管,导致胆管炎和胰腺炎。

若病变过程中,梗阻解除、炎症渐消退,组织结构恢复。如反复发作,胆囊壁纤维组织增生、瘢痕化、黏膜消失,呈慢性胆囊炎改变。

结石压迫、炎症浸润,可穿破至周围器官形成胆囊胃肠道内瘘。

3. 临床表现 可因结石的大小、部位、性质,有无梗阻、感染等而不同。仅在体检、手术时发现有结石存在,无明显临床表现者,称为静止性胆囊结石。当结石并发嵌顿时,可出现下列症状和体征。

(1)腹痛:常发生于进油腻饮食后,胆囊收缩,结石嵌顿于胆囊颈部,致使胆汁排空受阻,胆囊内压力增高,胆囊强力收缩而出现右上腹部突发剧烈绞痛。疼痛为阵发性,可向右肩胛部或背部放射,伴有恶心、呕吐和发热。患者右上腹部有压痛和肌紧张。有时可在右上腹部触及肿大而有触痛的胆囊。若胆囊穿孔,疼痛程度加重,右上腹部肌紧张范围扩大、有明显压痛、反跳痛。

(2)消化道症状:常伴恶心、呕吐、食欲不振、腹胀、腹部不适等非特异性消化道症状。

(3)Mirizzi综合征:较大结石长时间嵌顿和压迫胆囊壶腹部或颈部,尤其胆囊管与肝总管平行时,可引起肝总管狭窄或胆囊胆管瘘,表现为反复发作的胆囊炎、胆管炎及梗阻性黄疸。

(4)感染中毒症状:随胆囊炎症反应程度,患者表现出不同程度的体温升高、脉搏加速等感染征象,严重者可出现感染性中毒症状。

(5)Murphy征阳性:即用左手拇指压于右上腹肋缘下胆囊区,嘱患者腹式呼吸,如出现吸气暂停,称为Murphy征阳性。

(6)并发症:急性化脓性和坏疽性胆囊炎可致局限性或弥漫性腹膜炎。

4. 处理原则

(1)手术治疗:常采用胆囊切除术,适用范围如下。①发病在48~72小时以内者;②经非手术治疗无效且病情发展者;③伴急性并发症,如胆囊坏疽或穿孔、弥漫性腹膜炎、急性化脓性胆管炎、急性坏死性胰腺炎等。

(2)非手术治疗:病情较轻的急性胆囊炎、胆石症患者,可予以禁食、胃肠减压、补液、记出入水量;控制感染,解痉止痛。伴严重心血管疾病不能耐受手术、麻醉者,可在上述治疗基础上加强全身支持治疗,待病情缓解后可考虑溶石疗法,但效果不肯定。

急性胆管炎和胆管结石

1. 病因 急性胆管炎(acute cholangitis)的发病原因是在梗阻基础上继发感染,致病菌多为大肠杆菌等革兰阴性杆菌。胆管结石和胆道蛔虫是最常见的梗阻原因。

2. 病理　胆管结石(choledocholithiasis)根据结石所在部位,分为肝外胆管结石和肝内胆管结石。其病理生理变化因结石部位不同而异。

(1)肝外胆管结石:多位于胆总管下端,其病理改变主要有以下几个方面:

1)胆管梗阻:多为不完全性,梗阻近侧的胆管有不同程度的扩张,管壁增厚,胆汁淤积。

2)继发性感染:胆管梗阻后,胆管壁充血、水肿,炎性渗出,加重梗阻,继发化脓性感染。

3)肝细胞损害:胆道化脓性炎症可致肝细胞坏死或肝脓肿形成。

4)胆源性胰腺炎:胆石嵌顿于胆总管壶腹部时,致胰液排出受阻甚或逆流,可引起胰腺炎。

(2)肝内胆管结石:可局限于一叶肝内胆管,也可广泛分布于两叶,以肝左叶居多。肝内胆管结石者多合并肝外胆管结石,除具备肝外胆管结石的病理改变外,还可具有肝内胆管狭窄、胆管炎或肝胆管癌的病理变化。

3. 临床表现　患者常伴非特异性消化道症状,如上腹隐胀不适、呃逆、嗳气等或无任何症状。当结石阻塞胆管并继发感染时可致典型的胆管炎症状:即腹痛、寒战高热和黄疸,称为Charcot(查科)三联征。

(1)腹痛:位于剑突下或右上腹部,呈阵发性、刀割样绞痛,或持续性疼痛伴阵发性加剧。疼痛可向右后肩背部放射,伴有恶心、呕吐。

(2)寒战、高热:于剧烈腹痛后,出现寒战、高热。体温可高达 39～40℃,呈弛张热。系梗阻胆管继发感染后,脓性胆汁和细菌逆流随肝静脉扩散所致。

(3)黄疸:结石堵塞胆管后,胆红素逆流入血,患者出现黄疸。由于黄疸的轻重程度与梗阻的程度、是否继发感染及阻塞的结石是否松动有关,故临床上,黄疸多呈间歇性和波动性变化。

(4)单纯性肝内胆管结石:可无症状或有肝区和患侧胸背部持续性胀痛,合并感染时除有Charcot 三联征外,还易并发胆源性肝脓肿、胆管支气管瘘;感染反复发作可导致胆汁性肝硬化、门静脉高压等,甚至并发肝胆管癌。

4. 处理原则

(1)手术治疗:以手术治疗为主。常用手术方法:①胆总管探查或切开取石、T 管引流术;②胆总管空肠 Roux-en-Y 吻合术;③Oddi 括约肌成形术;④经内镜 Oddi 括约肌切开取石术:适用于胆石嵌顿于壶腹部和胆总管下端良性狭窄者。

(2)非手术治疗

1)一般治疗:胆管结石并发感染症状较轻时,禁食、胃肠减压、补液、记出入水量;抗生素控制感染,解痉止痛。待症状控制后再择期手术治疗。

2)取石、溶石:术后胆管内残留结石者,可经 T 管窦道插入纤维胆道镜直视下取石。对于难以取净的结石,可经 T 管灌注溶石药物溶石。

3)中西医结合疗法:应用消炎利胆类中药、针灸等治疗。

急性梗阻性化脓性胆管炎

案例 14-20

患者,男,43 岁。反复右上腹痛、寒战发热、黄疸 8 年,此次症状加重 3 天入院。查体:体温39.8℃,脉搏 120 次/分,血压 80/60mmHg,神志淡漠,右上腹压痛伴肌紧张。血常规检查:WBC 27×10^9/L,中性粒细胞0.9。B超提示肝外胆管扩张,内有强光团声影。

问题:1. 该患者的医疗诊断是什么?

2. 该患者最重要的护理问题有哪些?

3. 该患者的护理措施有哪些?

急性梗阻性化脓性胆管炎（acute obstructive suppurative cholangitis，AOSC）是在胆道梗阻的基础上，并发胆道系统的急性化脓性细菌感染，亦称急性重症型胆管炎（acute cholangitis of severe type，ACST）。

1. 病因　常见原因是胆道结石，其次为蛔虫、胆管狭窄或胆管、壶腹部的肿瘤等。引起胆道感染的致病菌有大肠埃希菌、变形杆菌、克雷伯菌、假单胞菌、厌氧菌等；可为单一细菌感染，也可为两种以上细菌混合性感染。

2. 病理　胆管完全梗阻后引起梗阻以上胆管扩张，胆管壁充血、水肿、增厚；黏膜糜烂，形成溃疡；肝充血、肿大、肝细胞肿胀、变性，肝内胆小管内胆汁淤积。继发感染后，胆管腔内充满脓性胆汁；胆道内压力升高，当升至 1.96kPa（20cmH$_2$O）时，胆管内细菌和毒素可渗出至腹腔淋巴管；超过 3.92kPa（40cmH$_2$O）时，胆管内细菌和毒素即可逆行入肝窦，造成肝急性化脓性感染、肝细胞坏死，并发多发性胆源性细菌性肝脓肿。胆小管破裂可与门静脉形成瘘，引起胆道出血。少数患者的脓性胆汁穿越破碎的肝细胞进入肝静脉，再进入肺内，导致肺内发生胆砂性血栓。大量细菌、毒素进入胸导管、血循环，可导致脓毒症和感染性休克，甚至发生多脏器功能障碍或衰竭。

3. 临床表现　患者多有胆道疾病史或胆道手术史。起病急骤，病情进展快，并发症凶险。临床表现除具有一般胆道感染的 Charcot 三联征外，还有休克、中枢神经受抑制的表现，称为 Reynolds（雷诺）五联征。

4. 处理原则　紧急手术抢救患者生命。迅速解除胆道梗阻并置管引流，积极给予抗感染治疗。通常采用胆总管切开减压、取石、T 形管引流术。亦可经非手术置管减压引流，方法包括：胆囊穿刺置管术、PTCD 和经内镜鼻胆管引流术（endoscopic nasobiliary drainage，ENAD）等。

胆道蛔虫病

案例 14-21

患者，男，12 岁。突发剑突下剧烈绞痛 4 小时入院，腹痛呈阵发性，发作时患儿辗转哭闹，伴恶心、呕吐"苦水"，疼痛可突然停止，间歇期无不适。发病后未排便，无发热。查体：T 37℃，无黄疸，剑突下轻压痛。

问题：1. 该患者的医疗诊断是什么？诊断依据是什么？

2. 为明确诊断，应首选哪项检查？

3. 该患儿应采取的治疗方案有哪些？

---

1. 病因　蛔虫是肠道内的寄生虫，常寄生在小肠的中下段内。遇宿主饥饿、腹泻、发热或驱虫不当等情况，蛔虫的生活环境有所改变时，有着喜欢钻孔习性的蛔虫可向上到达十二指肠，经 Oddi 括约肌进入胆道引起症状。

2. 病理　钻入胆道的蛔虫多为一条，也有报告十余条甚至百余条者。进入胆道的蛔虫多停留在胆管系统中，也有进入胆囊者，但很少。

在蛔虫通过 Oddi 括约肌的过程中引起括约肌痉挛，产生剧烈的疼痛。蛔虫退出胆道或完全进入胆道后，对括约肌的刺激消失，痉挛引起的疼痛得以缓解。蛔虫在胆道内的活动也可引起阵发性疼痛。由于虫体在胆道内有活动，胆汁的通道不致被完全阻断，因而一般不出现黄疸。随虫体进入胆道的细菌常引起感染，继发急性胆管炎，以致肝脓肿、胆道出血、感染性休克和败血症等轻重不等的并发症。

3. 临床表现　突然发生剑突下阵发性钻顶样剧烈绞痛，可向右肩背部放射。疼痛发作时辗转不安，呻吟不止，大汗淋漓，可伴有恶心、呕吐或呕吐蛔虫。疼痛可突然缓解，又可突然再发，持续时间不一，无一定规律。合并胆道感染时，可出现寒战、高热。体征较少或轻微，当患者胆绞痛发作时，除剑突下有深压痛外，并无其他阳性体征，故症状重而体征轻是本病的特点。体温多不升高,因蛔虫致胆管梗阻多不完全,故黄疸少见或较轻。

4. 治疗原则　解痉止痛、利胆驱虫、防治感染。大多数患者经非手术治疗可治愈或缓解症状,仅在出现严重并发症时才考虑手术治疗。解痉止痛可口服或注射阿托品等,必要时可用哌替啶止痛;利胆驱虫可口服食醋、驱虫药、利胆驱虫中药和33％硫酸镁等,也可用氧气驱虫;控制胆道感染可选择合适的抗生素。有时采用纤维十二指肠镜、取石钳或网篮取出钻入胆道的蛔虫。

(二)护理问题

1. 焦虑/恐惧　与胆道疾病反复发作,担心预后等有关。

2. 疼痛　与胆道结石、胆道梗阻所致胆汁流出不畅及 Oddi 括约肌痉挛、胆道感染等有关。

3. 体温过高　与胆道感染、炎症反应有关。

4. 体液不足　与 T 管引流、感染性休克有关。

5. 营养失调:低于机体需要量　与发热、恶心、呕吐、食欲不振、感染、手术创伤等有关。

6. 皮肤完整性受损　与皮肤瘙痒、引流液刺激等有关。

7. 潜在并发症　黄疸、胆道出血、胆瘘。

(三)护理措施

1. 非手术治疗及术前护理

(1)心理护理:观察了解患者有无烦躁不安、焦虑、恐惧的心理,耐心倾听患者及家属的诉说,根据具体情况给予心理护理。详细解释说明手术的重要性,疾病的转归,以消除其顾虑,取得患者及家属的理解与合作。

(2)病情观察:密切观察患者病情变化,若出现寒战、高热、腹痛加重、腹痛范围扩大等,应考虑病情加重,要及时报告医师,积极进行处理。

(3)缓解疼痛

1)针对患者疼痛的部位、性质、程度、诱因、缓解和加重的因素,有针对性地采取措施以缓解疼痛。先用非药物缓解疼痛的方法止痛,必要时遵医嘱应用镇痛药物,并评估其效果。

2)指导患者卧床休息,采取舒适卧位。

(4)改善和维持营养状态

1)入院后即准备手术者,禁食、休息,并积极补充液体和电解质,以维持水、电解质、酸碱平衡。非手术治疗者根据病情再决定饮食种类。

2)营养不良会影响术后伤口愈合,应给予高蛋白、高碳水化合物、高维生素、低脂的普通饮食或半流质饮食。不能经口饮食或进食不足者,可经胃肠外营养途径补充足够的热量、氨基酸、维生素、电解质,以维持患者的营养状态。

(5)并发症的预防

1)拟行胆肠吻合术者,术前 3 日口服卡那霉素、甲硝唑等,术前 1 日晚行清洁灌肠。观察药物疗效及副作用。

2)肌注维生素 K_1 10mg,每日 2 次。纠正凝血功能障碍,应观察其疗效及有无副作用出现。

2. 术后护理

(1)病情观察

1)生命体征:尤其是心率和心律变化。术后患者意识恢复慢时,注意有无因肝功能损害、低血糖、脑缺氧、休克等所致的意识障碍。

2)观察、记录有无出血和胆汁渗出:包括量、速度、有无休克征象。胆道手术后易发生出血,量小时,表现为柏油样便或大便隐血;量大时,可导致出血性休克。若有发热和严重腹痛,可能为胆汁渗漏引起的胆汁性腹膜炎,需立即报告医师处理。

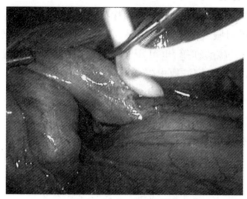
图 14-10-2 T 管引流术

3)黄疸程度、消退情况:观察和记录大便的颜色,检测胆红素的含量,了解胆汁是否流入十二指肠。若黄疸加重,可能有胆汁引流不畅。

(2)T 管引流的护理:胆总管探查或切开取石术后,在胆总管切开处放置 T 形管引流,一端通向肝管,一端通向十二指肠(图 14-10-2),由腹壁戳口穿出体外,接引流袋。主要目的是引流胆汁、引流残余结石和支撑胆道。护理中应做到:

1)妥善固定:T 管由皮肤戳口穿出后用缝线固定于腹壁,一般还应在皮肤上加胶布固定。回病房后将无菌袋固定于床缘。连接管不宜太短,尽量不固定在床上,严防因翻身、搬动、起床活动时牵拉而脱落。

2)保持有效引流:病情允许时鼓励患者下床,活动时引流袋可悬吊于衣服上,位置应低于腹部切口高度。随时检查 T 形管是否通畅,避免受压、折叠、扭曲,应经常向远端挤捏。术后 5~7 天内禁止加压冲洗引流管,此时引流管与周围组织及腹壁间尚未形成粘连,有可能导致脓液或胆汁随冲洗液流入腹腔,引发腹腔感染。如有堵塞,且允许冲洗时,可以少量无菌盐水缓慢冲洗,切勿用力。

3)观察并记录引流液的颜色、量和性状:观察有无鲜血或结石、蛔虫及沉淀物,必要时送检查和细菌培养。正常胆汁呈深绿色或棕黄色,较清晰无沉淀物。颜色过淡或过于稀薄(表示肝功能不佳)、混浊(感染)或有泥沙样沉淀(结石)均不正常。胆汁引流量一般每天 300~700ml,量少可能是 T 形管阻塞或肝功能衰竭所致,量多可能是胆总管下端不够通畅。

4)观察患者全身状况:如患者体温下降,大便颜色加深,黄疸消退,说明胆道炎症消退,部分胆汁已经进入肠道。否则表示胆管下端尚不通畅,如有发热或腹痛,考虑胆汁漏致胆汁性腹膜炎可能,应及时报告医生处理。

5)拔管:T 形管一般放置 2 周左右,如无特殊情况即可拔管。拔管前必须先试行夹管 1~2天,夹管时观察患者腹痛、发热、黄疸是否再出现。有条件拔管前仍应行造影检查,将造影剂注入 T 形管,如显示胆道通畅无残余结石,开放 T 形管引流胆汁 1 天,再行拔管;有残余结石则不能拔除,嘱患者带管出院。

(3)并发症的观察和护理

1)黄疸:密切观察血清胆红素浓度,发现问题及时报告医师,并遵医嘱肌注维生素 K_1。将患者指甲剪短,防止因黄疸所致皮肤瘙痒时抓破皮肤。以温水擦洗皮肤,保持清洁。

2)出血:观察患者出血量,若每小时出血大于 100ml,持续 3 小时以上,或患者有血压下降、脉细速、面色苍白等休克征象,应立即与医师联系,并立即配合医师进行抢救。

3)胆漏:若患者切口处有黄绿色胆汁样引流物,每小时 50ml 以上者,应疑有胆漏,立即与医师联系协助处理。长期大量胆漏者,遵医嘱及时补充水和电解质,以维持平衡。长时期胆汁丢失将影响脂肪消化、吸收,可引起营养障碍和脂溶性维生素缺乏,应补充热量和维生素。能进食者,鼓励进低脂、高蛋白、高维生素饮食,少量多餐。

(四)健康教育

1.指导患者选择低脂、高糖、高蛋白、高维生素易消化的饮食,忌油腻食物及饱餐。

2.非手术治疗的患者,应遵医嘱坚持治疗,按时服药,定期复查。若出现腹痛、黄疸、发热、厌油腻等症状时,应立即到医院就诊。

3.向带 T 形管出院的患者解释 T 管的重要性,告知出院后的注意事项。

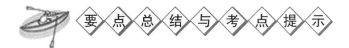

要 点 总 结 与 考 点 提 示

1.胆道常用的各项检查方法和护理。

2.临床上常见哪几种胆道疾病。

3.急性胆囊炎合并胆囊结石的典型症状和体征。

4.Charcot 三联征和 Reynolds 五联征。

5.胆道蛔虫病的典型表现和特点、治疗原则。

6.T 形管引流的护理。

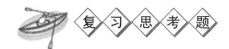

复 习 思 考 题

【A₂型题】

1.患者,男,40 岁。因肝外胆管结石导致梗阻性黄疸,伴皮肤瘙痒难忍,对其皮肤瘙痒的护理不正确的是(　　)

A.用手抓挠止痒　　　　B.温水擦洗皮肤

C.外用止痒药物　　　　D.告知患者相关知识

E.应用炉甘石洗剂

2.患者,女,37 岁。因上腹饱胀不适及厌食油腻多年,怀疑慢性胆囊炎,拟行胆囊 B 超检查,检查前常规禁食的时间是(　　)

A.2 小时　　　　　　　B.4 小时

C.6 小时　　　　　　　D.8 小时

E.12 小时

3.患者,男,46 岁。因胆囊结石行胆囊切除术,出院时指导患者饮食宜(　　)

A.低盐、低糖、低脂肪饮食

B.高蛋白、低脂肪饮食

C.低蛋白、低脂肪饮食

D.低糖、低盐、低脂肪饮食

E.高蛋白、高维生素、低盐饮食

4.患者,女,58 岁。反复出现剑突下疼痛、寒战高热、黄疸近 10 年,根据 Charcot 三联征的典型表现,应考虑的疾病是(　　)

A.胆囊结石　　　　　　B.胆总管结石

C.肝内胆管结石　　　　D.慢性胆囊炎

E.慢性胰腺炎

5.患者,女,42 岁。皮肤、巩膜出现明显黄染,粪便呈陶土色,尿液黄褐色,B 超检查肝内外胆管无明显扩张,进一步检查应选择(　　)

A.腹部 X 线平片

B.口服胆囊造影

C.静脉胆道造影

D.内镜逆行胰胆管造影

E.经皮肝穿刺胆道造影

6.患者,男,49 岁。饮酒后突然出现右上腹剧烈疼痛,伴呕吐,无畏寒、发热,查体:Murphy 征阳性,应首先考虑的疾病是(　　)

A.急性胃肠炎　　　　　B.急性胰腺炎

C.急性胆囊炎　　　　　D.急性胆管炎

E.上消化道急性穿孔

7.患者,女,30 岁。2 天前因突发上腹部疼痛入院,初步诊断为急性胆囊炎、胆囊结石。给予禁食、补液、抗感染等治疗无缓解,此时最佳治疗是(　　)

A.胃肠减压

B.加大抗生素用量

C.调整抗菌药物

D.作术前准备,行常规胆囊切除

E.作术前准备,行腹腔镜胆囊切除

【A₃/A₄型题】

(8~11 题共用题干)

患者,女,46 岁。因胆囊结石继发胆总管结石 3 年入院,已行胆囊切除、胆总管切开取石、T 形管引流手术。现术后 10 天,每日 T 形管引流量约 200ml,患者无腹痛、发热,黄疸已消退,大便颜色正常。

8.此时对 T 形管的处理为(　　)

A.拔管　　　　　　　　B.继续引流

C.夹管试验　　　　　　D.经 T 形管造影检查

E.将 T 形管放低以利引流

9.术后 T 形管拔除的指征(　　)

A.术后 1 周,疼痛消失,体温正常

B.术后 1 周,引流量减少

C.术后 10 天,黄疸消退

D.术后 2 周,引流量增多

E.术后 2 周,胆道造影通畅

10.T 管拔除前试行夹管的时间为(　　)

A.12 小时　　　　　　　B.1~2 天

C.3~4 天　　　　　　　D.5~6 天

E.1 周

11.试行夹管期间护士重点观察的内容是(　　)

A. 血压、脉搏

B. 饮食、睡眠

C. 引流口周围有无胆汁渗漏

D. 大便的颜色

E. 腹痛、发热及黄疸

（12～14 题共用题干）

患者，女，37 岁。因突发右上腹疼痛 1 小时入院，患者晚餐进食较多油腻食物，1 小时后出现右上腹阵发性绞痛，可放射到右肩背，伴恶心、呕吐。查体：体温 37.8℃。神志清楚，急性痛苦面容，右上腹压痛伴轻度肌紧张。

12. 依据病史应考虑的临床诊断是（ ）

A. 急性胆囊炎

B. 急性胰腺炎

C. 急性重症胆管炎

D. 胃十二指肠溃疡急性穿孔

E. 胆道蛔虫病

13. 该患者具有的临床特征中应排除的一项是（ ）

A. 明显黄疸

B. 右上腹触及肿大胆囊

C. Murphy 征阳性

D. 白细胞计数升高

E. B 超显示胆囊壁增厚

14. 该患者最佳治疗方案是（ ）

A. 服消炎利胆药 　　B. 应用抗菌药物

C. 禁食、胃肠减压 　　D. 胆囊切除术

E. 补充体液和营养物质

（15～18 题共用题干）

患者，女，33 岁。上腹疼痛伴畏寒、发热 3 天入院。3 天前突然出现上腹部偏右持续性刀割样疼痛，阵发性加剧，向右肩背部放射，伴恶心呕吐，厌食。1 天后相继出现畏寒、发热，粪便呈淡黄色，尿少呈黄褐色。查体：体温 39.2℃，脉搏 110 次/分，血压 120/80mmHg，神志清楚，皮肤、巩膜黄染，右上腹压痛，肌紧张。实验室检查：WBC $2.0 \times 10^9/L$，N 0.85。血清总胆红素 152μmol/L。B 超提示：肝外胆管扩张，内有强光团声影。

15. 入院当晚，患者腹痛剧烈，护士执行用药医嘱时，忌用的药物是（ ）

A. 阿托品 　　　　　　B. 吗啡

C. 654-2 　　　　　　D. 33% 硫酸镁

E. 抗生素

16. 导致该患者腹痛的原因是（ ）

A. 结石直接损伤胆总管

B. 胆囊剧烈收缩

C. 结石损伤十二指肠

D. 结石梗阻致括约肌痉挛和继发胆管炎

E. 结石梗阻引起急性胰腺炎

17. 护士对该患者应重点观察的项目是（ ）

A. 尿量、尿色 　　　　B. 腹部症状、体征

C. 血压、精神 　　　　D. 恶心、呕吐

E. 体温变化

18. 患者术后 1 周，每天从 T 形管引流出胆汁量约 800ml，此现象应考虑（ ）

A. 胆汁分泌量正常 　　B. 胆总管通畅

C. 胆总管上端梗阻 　　D. 胆总管下端梗阻

E. 肝功能差

（陈宝玲）

第 11 节　胰腺疾病患者的护理

一、胰腺解剖生理概要

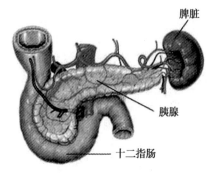

图 14-11-1　胰腺解剖图

胰腺为扁长略呈三角形的实质性器官，质地柔软，长 15～20cm，宽 3～4cm，厚 1.5～2.5cm，重 75～125g。分为头、颈、体、尾四部分，胰头部右侧被十二指肠包绕，尾部与脾门相邻，胰腺前上方被胃窦、体部及胃结肠韧带覆盖，其下方为横结肠及其系膜。胰腺分泌的胰液经胰管排泄，主胰管从尾部经体部到达头部，其直径为 2～3mm，约 85% 的人主胰管与胆总管汇合而成 Vater 壶腹，形成共同通道，然后开口于十二指肠乳头，乳头内有 Oddi 括约肌，这种共同通道，是胆道疾病与胰腺疾病相互关联的局部解剖基础（图 14-11-1）。

胰腺是具有外分泌和内分泌功能的腺体,是人体内参与同化作用的主要器官之一。胰腺的外分泌:外分泌物称胰液,主要成分是碳酸氢钠和消化液,正常人每日分泌胰液量750~1500ml,是一种无色、无臭、低稠度的碱性液体。消化液的主要成分是胰消化酶。胰腺的内分泌:内分泌来源于胰岛,胰岛内含有多种细胞,其中以 B 细胞最多,占 50% 以上,分泌胰岛素,A 细胞分泌胰高血糖素,占 20% 左右。

二、急性胰腺炎

> **案例 14-22**
>
> 　　患者,男,56 岁。中午饮酒后突然出现上腹中部剧烈刀割样疼痛,向腰背部呈带状放射。继而呕出胆汁,伴高热。急诊入院体检:急性痛苦面容,全腹疼痛,腹肌紧张。
>
> **问题**:1. 根据现有资料,该患者最可能的医疗诊断是什么?
>
> 　　　2. 为进一步确诊,首选的检查是什么?
>
> 　　　3. 该患者的首要护理诊断是什么? 主要护理措施有哪些?

　　急性胰腺炎(acute pancreatitis,AP)是指多种原因引起的胰酶激活,继以胰腺局部炎症反应为主要特征,伴或不伴有其他器官功能改变的疾病,是临床上常见的急腹症之一。临床上可分为轻症急性胰腺炎(MAP)和重症急性胰腺炎(SAP);按病理变化可分为急性水肿性胰腺炎和急性出血坏死性胰腺炎。

(一)病因

　　1. 胆道疾病　胆道结石、急性和慢性胆囊炎或胆管炎、胆道蛔虫病等均可引起急性胰腺炎,又称胆源性急性胰腺炎(biliary acute pancreatitis)。

　　2. 酒精中毒和饮食不当　酒精和高蛋白、高脂肪食物可刺激胃酸分泌,进而使促胰液素和胰液、胰酶分泌增多,并引起十二指肠乳头水肿和 Oddi 括约肌痉挛,导致胰管内压增高,胰液引流受阻,导致胰腺炎的发生。

　　3. 代谢异常

　　(1)高脂血症:5%~20% 的急性胰腺炎患者存在高脂血症。

　　(2)高钙血症:甲状旁腺功能亢进或其他原因可致高钙血症。后者可以刺激胰酶分泌和活化、引起胰管内钙盐沉积、胰管钙化和形成结石、堵塞胰管。

　　4. 其他　包括壶腹乳头括约肌功能不良;药物和毒物;逆行性胰胆管造影术(ERCP)后;十二指肠乳头旁憩室;外伤性;腹部手术后;胰腺分裂、壶腹周围癌;胰腺癌;血管炎;感染性;自身免疫性等。经临床与影像、生化等检查不能确定病因者称为特发性急性胰腺炎。

(二)病理

　　包括局部和全身性病理改变。胆汁、胰液反流或胰管内压增高,使胰腺导管破裂、上皮受损,胰液中的胰酶被激活而起自身消化作用,出现胰腺充血、水肿及急性炎症反应,重症急性胰腺炎(SAP)者胰腺及其周围组织有出血和坏死,并导致多器官功能受损。

(三)临床表现

　　1. 腹痛　是急性胰腺炎的主要症状,位于上腹部,有时呈束带状,常向背部放射,多为急性发作,呈持续性、刀割样剧痛。

　　2. 腹胀　多数患者腹胀伴随腹痛出现,且多较严重。腹胀的程度通常反映了病情的严重程度。

3. 恶心、呕吐 发病初期即可出现。

4. 发热 常源于急性炎症、坏死胰腺组织继发感染或继发真菌感染。

5. 黄疸 胆道结石、感染等胆系疾病和胰头水肿压迫胆总管可引起黄疸。病程较长者,可因肝中毒性损伤导致黄疸。

6. 低血压及休克 临床常见于重症急性胰腺炎。极少数患者休克可突然发生,甚至猝死。

7. 其他全身并发症 包括肺不张、胸腔积液、呼吸衰竭;少尿和急性肾衰竭;消化道出血;胰性脑病等。

8. 体征 轻症者中上腹仅为轻压痛。出血坏死性胰腺炎者腹膜刺激征明显,上腹部广泛压痛,叩诊可有移动性浊音;肠鸣音减弱或消失,出现 Grey-Turner 征和 Cullen 征。

(四)辅助检查

1. 实验室检查

(1)血清淀粉酶:在发病1～2小时即开始升高。升高若超过500U/dl(正常值40～180U/dl,Somogyi 法),即提示本病。但其高低与病变的严重程度不一定成正比。

(2)尿淀粉酶:尿淀粉酶若超过300U/dl(正常值80～300U/dl,Somogyi 法),具有诊断意义。可测定24小时尿中的淀粉酶排出量和尿淀粉酶与肌酐排出的比例,以提高正确率。

(3)血清钙:能反映病情的严重性和预后。当血钙低于2.0mmol/L(8mg/dl),常预示病情严重。

(4)血糖:早期升高系肾上腺皮质激素的应激反应,胰高血糖素代偿性分泌增多所致,后期则为胰岛破坏、胰岛素分泌不足所为。

2. 影像学检查

(1)B超:在发病初期可初步判断胰腺组织形态学变化,同时有助于判断有无胆道疾病。

(2)腹部 X 线平片:可见横结肠、胃十二指肠明显充气扩张,网膜囊内渗出液积聚,左侧膈肌升高,左胸腔积液等。

(3)腹部 CT 检查:有助明确坏死部位、胰外侵犯程度和诊断。

3. 腹腔穿刺 对有腹膜炎体征而诊断困难者可行腹腔穿刺。穿刺液行淀粉酶测定可见升高。

(五)处理原则

按照病因、临床表现和分型选择恰当的治疗方法。

1. 非手术治疗 尽量减少胰腺分泌。轻症急性胰腺炎一般采用非手术治疗。

(1)禁食与胃肠减压:一般为期2～3周。

(2)纠正体液失衡和微循环障碍:根据病情,快速经静脉输入晶体液、血浆、人体白蛋白等。

(3)抑制胰腺分泌及抗胰酶疗法:可应用抑制胰腺分泌或胰酶活性的药物。如抑肽酶、生长抑素及其类似物(奥曲肽)等。

(4)镇痛解痉:对诊断明确、腹痛较重的患者酌情给予盐酸哌替啶(度冷丁)。

(5)预防和治疗感染:确诊后应立即使用抗生素预防和治疗。

(6)营养支持:临床实际应用中,应根据对患者营养状况的评价结果、病情的严重程度和患者的耐受程度等合理、科学地制订个体化的营养支持方案。

(7)腹腔灌洗:对腹腔内有大量渗出液者可作腹腔灌洗。

(8)中医中药:中药制剂可降低血管通透性、抑制巨噬细胞和中性粒细胞活化,清除内毒素。

2. 内镜治疗 作为胆道紧急减压引流及去除嵌顿胆石的非手术治疗方法,可去除胆源性急性胰腺炎的病因,降低病死率。

3. 手术治疗 坏死胰腺组织继发感染者在严密观察下考虑外科手术,清除坏死组织及渗出液或处理胆道病变,去除原发病灶。对于重症病例,主张在重症监护和强化保守治疗的基础上,经过72小时,患者的病情仍未稳定或进一步恶化,是进行手术治疗或腹腔冲洗的指征。具体手术方式根据病情确定。

4. 常见并发症的处理 ARDS的处理包括机械通气和大剂量短程糖皮质激素的应用,必要时行气管镜下肺泡灌洗术;急性肾衰竭主要是支持治疗,必要时透析;弥散性血管内凝血时应使用肝素;有胰液积聚者,部分会发展为假性囊肿,必要时行穿刺引流或外科手术引流;上消化道出血可应用制酸剂。

(六)护理问题

1. 疼痛 与胰腺及其周围组织炎症有关。

2. 有体液不足的危险 与炎性渗出、出血、呕吐、禁食等有关。

3. 营养失调:低于机体需要量 与恶心、呕吐、禁食和应激消耗有关。

4. 知识缺乏 缺乏相关疾病防治及康复的知识。

5. 潜在并发症 休克、MODS、感染、出血、胰瘘或肠瘘。

(七)护理措施

1. 疼痛护理 禁食、胃肠减压、绝对卧床。遵医嘱给予抗胰酶和解痉止痛药物。协助患者变换体位、按摩背部等。

2. 维持水、电解质平衡 密切观察患者各项相关指标、判断有无失水并根据病情遵医嘱及时予以纠正。

3. 防治休克 定时测量生命体征,预防休克的发生。如已出现休克,配合医生进行积极抢救如备好抢救物品、维持有效呼吸型态、保持静脉通路通畅等。

4. 维持营养需要量 根据病情予以相应饮食或肠内外营养支持。

5. 引流管护理 分清每根导管的名称、放置部位及其作用,防止引流管扭曲、堵塞和受压。定时更换并对引流液的色、质、量进行观察记录。

6. 控制感染,降低体温 监测体温和血白细胞计数变化,根据医嘱给予抗生素,并评估效果。协助并鼓励患者多翻身、深呼吸、有效咳嗽及排痰;加强口腔和尿道口护理。患者体温高于38.5℃时,应补充适量液体,调节室温,给予物理、药物降温措施。

7. 并发症的观察与护理

(1)急性肾衰竭:详细记录尿量、尿比重和出入水量。遵医嘱进行相应处理。

(2)术后出血:按医嘱给予止血药物,定时监测血压、脉搏,观察患者的排泄物、呕吐物色泽。如有需要,立即作好急诊手术准备。

(3)观察有无胰腺或腹腔脓肿的发生。

(4)胰瘘:注意保持负压引流通畅,对创口周围皮肤进行护理。

(5)肠瘘:①保持局部引流通畅;②保持水、电解质平衡;③加强营养支持。

(八)健康教育

1.帮助患者及家属正确认识胰腺炎易复发的特性,强调预防复发的重要性。

2.积极治疗胆道结石,消除诱发胰腺炎的因素。

3.告知患者饮酒与胰腺炎的关系,强调戒酒的重要性。

4.告诉患者维持低脂肪饮食和少量多餐进食方式的意义。

5.告知患者及家属易引发胰腺炎的药物,指导患者遵医嘱服药及服药须知,如药名、作用、剂量、途径、副作用及注意事项。

6. 指导并发糖尿病的患者进行饮食控制,并遵医嘱用药。

7. 注意腹部体征,若出现左上腹剧烈疼痛应及时就诊。

8. 出院后 4~6 周,避免举重物和过度疲劳。

9. 避免情绪激动,保持良好的精神状态

三、胰腺癌患者的护理

胰腺癌是一种较常见的恶性肿瘤,其发病率有明显增高的趋势,40 岁以上男性好发。90% 的患者在明确诊断后 1 年内死亡,5 年生存率仅 1%~3%。

案例 14-23

患者,男,42 岁,因上腹部饱胀不适,皮肤、巩膜轻度黄染就诊,B 超显示胰腺有 2.5cm×2.5cm 肿块。

问题:1. 该患者的医疗诊断可能是什么?诊断依据有哪些?

2. 首选的治疗方法是什么?

3. 主要护理措施有哪些?

(一)病因病理

关于胰腺癌的致病因素尚不明确,慢性胰腺炎、糖尿病的人群中发生胰腺癌的比例比正常人群高。烟民患胰腺癌的风险是不吸烟者的 3 倍以上。"三高"饮食,即高蛋白、高脂肪、高热量饮食会对胰腺癌的发生起到一些不好的影响。胰腺癌可发生于胰腺的头、体、尾部或累及整个胰腺,但以胰头部最多,约占胰腺癌的 60%~70%。发生于胰体者次之,尾部最少见。肉眼观肿瘤呈圆形或卵圆形。边界有的分明,有的弥漫浸润与邻近胰腺组织难以分辨。胰腺癌有以下几种类型:腺癌、未分化癌和鳞状细胞癌。

(二)临床表现

最常见的表现为腹痛、黄疸和消瘦。

1. 上腹部疼痛不适 是最常见的首发症状。早期因胰管梗阻致管腔内压力增高,出现上腹部不适,或隐痛、钝痛、胀痛。少数患者可无疼痛。通常因对早期症状的忽视,而延误诊断。中晚期肿瘤侵及腹腔神经丛,出现持续性剧烈疼痛,向腰背部放射,致不能平卧,常呈卷曲坐位,通宵达旦,影响睡眠和饮食。

2. 黄疸 是胰头癌最主要的临床表现,呈进行性加重。癌肿距胆总管越近,黄疸出现越早。胆道梗阻越完全,黄疸越深。多数患者出现黄疸时已属中晚期。伴皮肤瘙痒,久之可有出血倾向。小便深黄,大便陶土色。体格检查可见巩膜及皮肤黄染,肝大,多数患者可触及肿大的胆囊。

3. 消化道症状 如食欲不振、腹胀、消化不良、腹泻或便秘。部分患者可有恶心、呕吐。晚期癌肿侵及十二指肠可出现上消化道梗阻或出血。

4. 消瘦和乏力 患者因饮食减少、消化不良、睡眠不足和癌肿消耗等造成消瘦、乏力、体重下降,晚期可出现恶病质。

5. 其他 胰头癌致胆道梗阻一般无胆道感染,若合并胆道感染易与胆石症相混淆。少数患者可有轻度糖尿病表现。晚期偶可扪及上腹部肿块,质硬,固定,腹水征阳性。少数患者可发现左锁骨上淋巴结转移和直肠指诊扪及盆腔转移。

(三)辅助检查

1. 实验室检查

(1)生化学检查:可有血、尿淀粉酶一过性升高,空腹或餐后血糖升高。胆道梗阻时,血清总胆红素和直接胆红素升高。碱性磷酸酶、转氨酶也可轻度升高,尿胆红素阳性。

(2)免疫学检查:目前未找到有特异性的胰腺癌标记物。CA19-9 最常用于胰腺癌的辅助诊断和术后随访。

2. 影像学检查

(1)B超:可显示肝内、外胆管扩张、胆囊胀大、胰管扩张,胰头部占位病变,同时可观察有无肝脏转移和淋巴结转移。

(2)CT:可优于B超的效果,且不受肠道气体的影响,对判定肿瘤可否切除具有重要意义。

(3)ERCP:可显示胆管和胰管扩张影像,也可同时在胆管内置入内支撑架,达到术前减轻黄疸的目的。

(4)经皮细针穿刺细胞学检查:在B超或CT引导下穿刺肿瘤做细胞学检查阳性率可达80%左右,吸出的肿瘤细胞可做基因检测。

(四)处理原则

1. 手术切除　是胰头癌有效的治疗方法。尚无远处转移的胰头癌,均应争取手术切除以延长生存时间和改善生存质量。常用的手术方式有:

(1)胰头十二指肠切除术:切除范围包括胰头、远端胃、十二指肠、上段空肠、胆囊和胆总管。尚需清除相关的淋巴结。切除后再将胰、胆管和胃与空肠重建。

(2)保留幽门的胰头十二指肠切除术:该术式近年来在国外较多采用。

(3)姑息性手术:适用于高龄、已有肝转移、肿瘤已不能切除或合并明显心肺功能障碍不能耐受较大手术的患者。

2. 放疗、化疗　胰腺癌对放化疗不是很敏感,通常是作为手术前后的辅助治疗,术前放化疗对癌细胞的杀伤作用可减少术中手术操作导致的肿瘤种植;可增加手术切缘阴性的可能性;可加快术后恢复;增加肿瘤切除的可能性。术后放化疗:提高治疗效果,减少复发转移。介入治疗:局部可达到高浓度的药物细胞作用,克服肿瘤的耐药性。但是放化疗有一些副作用,最好是配合中药治疗。

3. 中医药治疗　对胰腺癌晚期和老年患者,中医从整体辨证,提高患者的免疫力,提高身体功能,改善患者的生活质量,还有一些中药,服用后可以改善患者的症状,放化疗期间的联合使用可起到增效减毒的作用。

4. 免疫治疗　胰腺癌患者血清提取物分次注射可明显增强树突状细胞的免疫调节功能,对胰腺癌的预后有一定帮助。

5. 基因治疗　采用的靶基因有可分为自杀基因、反义基因、抑癌基因和免疫基因。基因转入肿瘤细胞的方法包括病毒介导和物理介导的基因转移方法,病毒转移方法因有高的转导效率而被更广泛地应用。

(五)护理问题

1. 焦虑　与癌症的诊断、治疗过程及预后的担忧有关。

2. 疼痛　与胰管、胆管梗阻,癌肿侵犯腹膜后神经丛;手术创伤有关。

3. 营养失调:低于机体需要量　与食欲下降、消化不良、恶心、呕吐和消耗增加有关。

4. 有感染、体温升高的可能　与肿瘤坏死、胆道梗阻、手术损伤、患者抵抗力下降、感染等因素有关。

5. 潜在并发症　出血、感染、胰瘘、胆瘘、血糖失调。

(六)护理措施

1. 手术前护理

(1)饮食护理:供给高蛋白高糖高维生素饮食,口服胰酶制剂和胆盐,必要时采取鼻饲营养或肠外营养支持。

(2)积极采取保肝措施:术前1周补充维生素K,以维持正常的凝血酶原时间。

(3)控制糖尿病:遵医嘱用胰岛素控制血糖在7.2~8.9mmol/L,尿糖(＋)~(－)。

(4)预防感染:遵医嘱手术前1天开始使用抗生素,必要时手术前3天开始口服肠道抗生素,手术前1天清洁灌肠。

2. 手术后护理

(1)密切观察生命体征2~3天,监测尿量、血常规、肝肾功能等,注意意识和黄疸的变化,对全胰切除或胰大部分切除者,需监测血糖、尿糖和酮体变化。

(2)静脉输液,维持水、电解质和酸碱平衡。继续保肝和营养支持。充分补给热量、氨基酸、维生素等营养素。

(3)遵医嘱继续使用抗生素。

(4)做好各引流管的护理:首先明确各部位引流管,如胃肠引流管、胆道引流管、胰管引流管、腹腔引流管等。观察并记录每日各引流管的引流量和引流液的色泽、气味、性质,警惕胰瘘和胆瘘的发生。腹腔引流管一般放置5~7天,胃肠减压管要留置到胃肠功能恢复,胆管引流管要放置2周左右,胰管引流管在2~3周后可拔出。

(5)手术后可能出现各种并发症,如消化道出血、腹腔内出血、切口感染或裂开、腹腔感染、胰瘘或胆瘘、继发性糖尿病等。一旦出现,应配合治疗工作,拟定相应护理计划。

(七)健康教育

1.40岁以上中老年男性,近期出现持续性上腹痛、食欲减退、消瘦等,应及时去医院就诊。

2.鼓励患者吃高蛋白、高糖、高维生素、低脂饮食。

3.嘱患者定期监测血糖、尿糖,出现异常及时药物治疗。

4.术后定期复查。

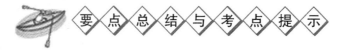

要 点 总 结 与 考 点 提 示

1.急性胰腺炎的病因和诱因。

2.急性胰腺炎的临床表现和非手术治疗的护理。

3.胰腺癌的临床表现。

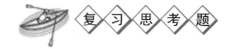

复 习 思 考 题

【A₂型题】

1.患者,男,41岁。在ERCP检查后出现腹部持续性疼痛,血清淀粉酶检查超过正常值,应考虑(　　)

A.急性胆管炎　　　　B.急性胃炎

C.急性肠炎　　　　　D.急性胰腺炎

E.急性胆管梗阻

2.患者,女,43岁。中午饱餐后出现上腹部绞痛,同时向腰背部呈带状放射,已持续6小时。怀疑为急性胰腺炎,此时最具诊断意义的实验室检查为(　　)

A.白细胞计数　　　　B.血清淀粉酶测定

C.尿液淀粉酶测定　　D.血清脂肪酶测定

E.血清谷丙转氨酶

3.患者,男,35岁。既往有胆结石,今日晚餐后突然出现中上腹痛,阵发性加剧,频繁呕吐,呕吐物含胆汁,呕吐后腹痛未减轻,血淀粉酶为2500索氏单位。鉴于目前该患者情况,治疗原则应是(　　)

A.胃肠减压

B.流食

C.应用吗啡止痛

D.禁用生长抑素类药物

E.禁用抑肽酶

4.患者,男,47岁。因急腹痛2天,诊断为急性胰腺炎。血淀粉酶2500U索氏单位,血钙

1.6mmol/L,主要症状表现为(　　)

A. 腹部持续性疼痛,阵发性剧痛,放射至左肩部

B. 腹胀痛伴呕吐、腹泻

C. 间歇性"心窝部"剧痛伴嗳气

D. 上腹中间或稍偏左疼痛伴脂肪泻

E. 进食后上腹胀痛并反酸、嗳气

5. 患者,女,61岁。胰腺癌术后第1天,表情痛苦,心率加快,血压升高,多次询问后患者诉伤口疼痛严重。此时应首先给予的措施是(　　)

A. 鼓励患者忍受疼痛　　　B. 立即给予止痛药

C. 给予止痛指导　　　　　D. 继续观察

E. 分散患者注意力

6. 患者,男,42岁。因上腹饱胀不适,皮肤、巩膜轻度黄疸就诊。B超显示胰腺有2.5cm×2.5cm肿块。初步诊断胰头癌。关于胰头癌的临床特点哪项正确(　　)

A. 黄疸　　　　　　　　　B. 肝大

C. 胆囊肿大　　　　　　　D. 上腹部隐痛

E. 厌食、消瘦、乏力

【A₃型题】

(7~8题共用题干)

患者,男,42岁。饮酒后突发性中上腹剧烈疼痛,伴恶心、呕吐,有胆汁吐出。体检示:上腹部压痛,腹肌紧张。血清淀粉酶明显增高。

7. 对该患者的首先处理是(　　)

A. 禁食、胃肠减压　　　　B. 补钾

C. 准备手术　　　　　　　D. 平卧位

E. 应用抗生素

8. 如果患者诊断为水肿性胰腺炎,患者不可能出现的症状是(　　)

A. 腹痛　　　　　　　　　B. 腹胀

C. 休克　　　　　　　　　D. 呕吐

E. 发热

(陈宝玲)

第15章

周围血管疾病患者的护理

案例 15-1

　　患者,男,35岁。因"右下肢麻木、发凉2年,加重1个月"入院。患者2年前无明显诱因出现右下肢麻木,以足趾症状为重,伴有右小腿发凉、怕冷,每行走约1km需停下休息,休息后症状可缓解,再行走后症状又出现。近1个月来症状加重,休息时右小腿亦有麻木、疼痛感。查体:右下肢皮温较对侧低,右小腿和足部皮肤色泽苍白,右趾甲增厚变形,右足背动脉搏动摸不到。肢体抬高试验阳性。

问题: 1. 该患者最可能的诊断是什么?

　　　　2. 为了明确诊断,还应该做哪些检查?

　　　　3. 对于该患者主要应采取哪些治疗方法?

　　　　4. 该患者的主要护理问题有哪些?

　　　　5. 如果该患者进行手术治疗,主要护理措施有哪些?

　　　　6. 对该患者应怎样进行健康教育?

　　周围血管疾病的病种繁多,可分为静脉性和动脉性两类,主要有狭窄、扩张、闭塞和破裂等。本章主要介绍原发性下肢静脉曲张和血管闭塞性脉管炎两种周围血管疾病。

第1节　原发性下肢静脉曲张患者的护理

　　下肢静脉曲张(lower extremity varicose veins)是指下肢浅静脉扩长、迂曲为主要表现的一种疾病,是周围血管外科中最常见的疾病。分为原发性(单纯性)和继发性(代偿性)两种,以原发性下肢静脉曲张最多见,病变主要发生在大隐静脉。

一、解剖生理概要

　　下肢静脉有深浅两组。深静脉位于肌中间与同名动脉伴行,受其周围肌筋膜的包绕,一般不会发生静脉曲张。下肢浅静脉系统是由大隐静脉、小隐静脉及其属支组成,大隐静脉自足背静脉弓的内侧开始直向上行,经内踝前方、小腿内侧、大腿内侧,再向上外行,于卵圆窝处注入股静脉。小隐静脉起自足背静脉弓的外侧,在跟腱和外踝后缘之间上行,经小腿后侧进入腘窝注入腘静脉。下肢浅、深静脉之间和大、小隐静脉之间,有许多交通支互相沟通。

　　下肢静脉血由下向上,由浅入深地向心单向回流,主要依赖于:静脉瓣膜向心单向开放功能;肌关节泵的动力功能;心脏的搏动和胸腔内负压对周围静脉血的向心吸引作用。

二、病　　因

　　原发性下肢静脉曲张的发病原因,主要为静脉瓣膜缺陷、静脉壁薄弱和浅静脉内压力持续升高。前两者与遗传因素有关,后者与血柱重力增加有关,如长久站立、重体力劳动、妊娠、慢性咳嗽或习惯性便秘等,都可使静脉瓣膜承受过度压力,逐渐松弛而关闭不全。

三、病 理 生 理

下肢浅静脉扩张后,皮肤毛细血管压力升高,通透性增加,血液中的大分子物质大量渗入组织间隙,沉积在毛细血管周围,从而阻碍皮肤和皮下组织细胞摄取氧气和营养,导致皮肤色素沉着、纤维化、皮下脂质硬化和皮肤萎缩,最后形成溃疡。

大隐静脉瓣膜受损后会影响到其远端属支、交通静脉甚至小隐静脉的瓣膜。下肢静脉瓣膜和静脉壁距离心脏越远其强度越差,但静脉压力却是离心脏越远越高。因此下肢静脉曲张后期进展要比开始阶段迅速,而且小腿部位的病变远比大腿部位的明显。

案例 15-2

患者,男,60 岁。右小腿静脉显露、曲张,伴酸胀感 10 年,站立时明显,卧位消失,检查见右小腿前内侧有曲张、团状静脉可见,足靴区有色素沉着,皮肤增厚、脱屑,内踝处有 2cm 溃疡,周围有湿疹样炎症。

问题: 1. 请问该患者可能的疾病诊断是什么?
　　　2. 出现此病的主要诱因有哪些?
　　　3. 若行手术治疗应做哪些相关检查?
　　　4. 存在的护理问题及相应的护理措施有哪些?
　　　5. 健康教育的内容有哪些?

四、临 床 表 现

早期仅在久站后患肢感觉沉重、乏力、酸胀不适和疼痛,平卧明显减轻。后期见曲张静脉明显隆起、蜿蜒扩张、迂曲成团,久病者在足靴区出现皮肤营养障碍,表现为皮肤萎缩、脱屑、色素沉着、皮炎、皮肤和皮下组织硬结等(图 15-1-1)。

随着病情进展,患者可能发生一些并发症:①血栓性浅静脉炎:曲张静脉内血流缓慢,血栓形成后出现静脉炎症,表现为患肢红肿、发热,静脉呈条索状,触之疼痛。②小腿慢性溃疡:多发生在患肢足靴区,患者皮肤常有瘙痒和湿疹,破溃后引起经久不愈的静脉性溃疡。③曲张静脉破裂出血:多在足靴区及踝部,表现为轻微外伤或站立时因不能耐受静脉高压而出血,不易自行停止。

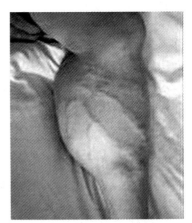

图 15-1-1　下肢静脉曲张

五、辅 助 检 查

1. 特殊检查

(1)大隐静脉瓣膜功能试验(Trendelenburg test):患者平卧,抬高下肢排空静脉,在大腿根部绑扎止血带以阻断大隐静脉血液,然后让患者站立,观察大隐静脉充盈情况。①如在 30 秒内不充盈,放松止血带后 10 秒内出现自上而下静脉逆向充盈,表示交通支瓣膜功能良好而大隐静脉入股静脉处瓣膜功能不全;②而在未放开止血带前,止血带下方的静脉 30 秒内已充盈,释放止血带后充盈更明显,则提示大隐静脉入股静脉处瓣膜和交通支瓣膜均功能不全;③如在未放开止血带前,止血带下方的静脉 30 秒内已充盈,当放开止血带后静脉充盈曲张并未加重,则表明交通静脉瓣膜关闭不全。

(2)深静脉畅通试验(Perthes test):患者站立,在大腿根部绑扎压迫大隐静脉。曲张的静脉充盈后,嘱患者连续用力踢腿或下蹲动作 10～20 次后,此时由于小腿肌泵收缩迫使下肢浅静脉血液向深静脉回流。如充盈的曲张静脉迅速消失或明显减轻,表示深静脉畅通且交通静脉完好;反之,浅静脉曲张更明显,甚至有胀痛,则表明深静脉阻塞。

2. 影像学检查

(1)下肢静脉造影:可观察下肢静脉是否通畅,瓣膜功能情况以及病变程度。

(2)血管超声检查:超声多普勒血流仪能观察静脉反流的部位和程度,超声多普勒显像仪可以观察瓣膜关闭活动及有无逆向血流。

六、处 理 原 则

1. 非手术治疗 仅能改善症状,适用于病情轻微、妊娠期发病或症状虽然明显但不能耐受手术者。主要包括穿弹力袜或缠绕弹力绷带,并适当休息、多抬高患肢,避免久站、久坐。

2. 硬化剂注射 适用于病变局限、手术后残留或复发的静脉曲张。将硬化剂注入曲张静脉内,使曲张静脉产生化学性炎症,进而使曲张静脉闭塞。常用的硬化剂有鱼肝油酸钠、酚甘油液等。

3. 手术治疗 是最根本有效的治疗方法,适用于症状较重、深静脉通畅、无手术禁忌者。手术方式为大隐静脉或小隐静脉高位结扎加曲张静脉剥脱术。

4. 并发症处理 血栓性浅静脉炎患者应抬高患肢,卧床休息,给予抗生素及局部热敷。对小腿慢性溃疡者做创面湿敷和换药,应用抗生素,抬高患肢。曲张静脉破裂出血时应抬高患肢并局部加压包扎,必要时予以缝扎止血。以上并发症在病情控制后均应手术治疗。

七、护 理 问 题

1. 活动无耐力 与下肢静脉回流障碍有关。

2. 皮肤完整性受损 与皮肤营养障碍有关。

3. 潜在并发症 术前小腿慢性溃疡、血栓性静脉炎、出血,术后出血、感染、下肢深静脉血栓形成。

八、护 理 措 施

(一)非手术治疗护理及术前护理

1. 休息和抬高患肢 注意休息,经常变换体位,抬高患肢 30°～40°,以利静脉回流,减轻症状。

2. 穿弹力袜或使用弹力绷带 指导患者坚持正确穿弹力袜或使用弹力绷带,阻止病情发展。

3. 硬化剂治疗的护理 硬化剂注射后,以无菌敷料覆盖针眼处,用弹性绷带包扎完毕后再让患者起床。告知患者弹性绷带须包扎 1 周。

4. 皮肤护理 保护患肢皮肤,避免搔抓或其他损伤,以免引起感染或出血。有血栓性浅静脉炎或慢性溃疡需用抗生素和局部外敷消炎药,即使炎症已经基本控制,术前仍需每日局部换药。为避免手术后发生感染,对整个下肢、腹股沟部和会阴部应认真清洁和备皮。需要植皮者做好供皮区皮肤准备。

(二)术后护理

1. 一般护理 卧床休息,抬高患肢 30°,指导患者做足背伸屈活动;如无异常情况,术后 24 小时后鼓励患者下床活动,以促进下肢静脉回流、避免深静脉血栓形成。应用弹性绷带加压包扎患肢,防止静脉剥脱部位出血。弹性绷带一般需维持 2 周方可拆除。

2. 病情观察及护理 注意弹性绷带包扎表面有无出血、渗血等;患肢远端皮肤的温度、色泽情况,是否触及足背和胫后动脉搏动。发现有局部出血、感染或血栓性静脉炎等并发症的征象时,应及时报告医生,并协助妥善处理。

九、健 康 教 育

1. 指导患者进行适当的体育锻炼,增强血管壁弹性。

2. 消除导致下肢静脉压力增高的因素,避免长时间站立和保持同一姿势,坐时避免双膝交叉过久,肥胖者有计划减肥,避免用过紧的腰带和紧身衣物,保持大便通畅,治疗慢性咳嗽。

3. 保护患肢皮肤,避免搔抓或其他损伤,以防造成感染或曲张静脉破裂出血。

4. 指导患者正确使用弹力袜或弹力绷带。手术患者出院后宜继续使用1～3个月;非手术治疗患者应坚持长期使用。穿弹力袜时应抬高患肢,排空曲张静脉内的血液后再穿,注意弹力袜的薄厚、压力及长短应符合患者的腿部情况。弹力绷带自下而上包扎,不要妨碍关节活动,松紧度适宜,松紧度以能将一个手指伸入缠绕的圈内并能扪及足背动脉搏动、保持足部正常皮温为宜。

第 2 节　血栓闭塞性脉管炎患者的护理

血栓闭塞性脉管炎(thromboangitis obliterans,TAO)又称 Buerger 病,是一种累及血管的炎症性、节段性和周期性发作的慢性闭塞性疾病。本病好发于男性青壮年,病变多发生于下肢血管。

一、病 因

病因尚未明确,与多种因素有关。外因主要包括吸烟、寒冷和潮湿的生活环境以及慢性损伤等。内因主要有性激素、自身免疫功能紊乱、血液高凝状态及遗传因素。其中吸烟被认为是最重要的发病因素,多数患者有吸烟史,戒烟可使病情缓解,再度吸烟常使病情复发。

二、病 理 生 理

本病主要侵犯下肢的中小动静脉,以动脉为主。病变呈阶段性分布,两段之间血管比较正常。早期为血管全层非化脓性炎症、血管内皮细胞和成纤维细胞增生、淋巴细胞浸润、管腔狭窄和血栓形成;后期,炎症消退,血栓机化,新生毛细血管形成,动脉周围有广泛纤维组织形成,常包埋静脉和神经组织,闭塞血管远端的组织可出现缺血性改变甚至坏死。静脉受累时的病理改变与病变动脉相似。

三、临 床 表 现

本病起病隐匿,病程缓慢,常呈周期性发作,经过较长时间症状逐渐明显和加重。临床上可分为 3 期。

1. 局部缺血期　以间歇性跛行为突出症状。由于动脉痉挛和狭窄而供血不足,出现肢端发凉、怕冷、麻木感及间歇性跛行。间歇性跛行是指患者行走一段距离后患肢出现疼痛被迫停下,休息后疼痛缓解,可继续行走,之后又出现疼痛。患肢足背或胫后动脉搏动减弱或消失,皮肤温度降低,色泽苍白。

2. 营养障碍期　以静息痛为主要症状。随着病情加重,动脉完全闭塞,仅靠侧支循环维持肢体的血供,间歇性跛行越来越明显,发展为静息痛,患肢在静息状态下也有持续性疼痛、尤以夜间为甚。剧痛常迫使患者屈膝抱足而坐,或将患肢垂于床沿,以增加血供缓解疼痛。患肢足背和胫后动脉搏动消失,皮肤温度显著降低,明显苍白或出现紫斑,皮肤干燥、无汗,趾甲增厚变形,小腿肌肉萎缩。

3. 组织坏死期 以出现趾(指)端发黑、干瘪、坏疽和溃疡为主要症状。动脉完全闭塞,侧支循环不足以代偿下肢血供,临床症状继续加重,疼痛剧烈,患肢趾(指)端发黑、干瘪,出现坏疽。坏死组织可自行脱落,残端留下经久不愈的溃疡创面。若继发感染时,可转为湿性坏疽,患者可伴有高热、烦躁等全身感染中毒症状。

案例 15-3

患者,男,42 岁。因左下肢发凉、疼痛 5 年,足趾发黑、破溃半年就诊。5 年前因下肢受冷水浸泡后发病,初期感左足、小腿发凉,乏力,足部感麻木,蹈趾与第二趾刺痛,遇冷和劳累后加重。行走约 500m 后感小腿疼痛,休息后可缓解,以后行走距离逐渐缩短。1 年前出现持续性疼痛,夜间加重,半年前蹈趾与第二趾前端变黑。有吸烟史 20 年。查体:一般情况可,心肺正常,左小腿、足部皮温低,肤色苍白,趾端变黑,破溃口有血性液体,左足背动脉搏动消失。

问题:患者可能为何病?应做哪些检查?

四、辅 助 检 查

1. 特殊检查

(1)跛行距离和跛行时间测定:了解动脉血供情况。

(2)测定皮肤温度:若双侧肢体对应部位皮肤温度相差 2℃以上,提示皮温降低侧肢体动脉血流减少。

(3)肢体抬高试验(Buerger test):患者平卧,患肢抬高 45°,持续 3 分钟,若出现麻木、疼痛、苍白或蜡黄色者为阳性,提示动脉供血不足。再让患者下肢自然下垂于床缘以下,正常人皮肤色泽可在 10 秒内恢复正常。若恢复时间超过 45 秒且皮肤色泽不均匀,进一步提示患肢存在动脉供血障碍。

2. 影像学检查

(1)肢体血流图:有助了解肢体血流通畅情况。

(2)超声多普勒检查:可显示动脉的形态、直径和流速、血流波形等。

(3)动脉造影:可明确动脉阻塞的部位、程度、范围及侧支循环建立的情况。

五、处 理 原 则

可采用多种方法综合治疗,目的在于控制病情发展。不管用什么方法治疗,首要是戒烟,以消除烟碱刺激血管而引起的血管收缩。

(一)非手术治疗

1. 一般治疗 患肢注意保暖,防止受寒和外伤,局部不做热疗,以免组织需氧量增加而加重症状。疼痛严重者,可用止痛和镇静剂。保持局部清洁干燥,预防感染。对干性坏疽创面,应在消毒后行包扎,预防继发感染。早期患者患肢进行适度锻炼,可促使侧支循环建立。

2. 药物治疗 应用扩血管药物可缓解血管痉挛,促进侧支循环形成,改善患肢血供;抑制血小板聚集药物可降低血液黏稠度,防止血栓的发展和蔓延;并发感染者选用有效抗生素;还可选用活血化瘀中药行中医药治疗。

3. 高压氧疗法 可提高血氧含量,促进肢体的血氧弥散,改善组织的缺氧程度。

(二)手术治疗

主要目的是增加肢体血供和重建动脉血流通道,改善缺血引起的不良后果。手术治疗方法有动脉内膜剥脱术、自体或人工血管搭桥术、大网膜皮下移植术和腰交感神经切除术等。肢体坏疽者应行截趾或截肢术。

六、护 理 问 题

1. 疼痛 与患肢缺血、组织坏死有关。

2. 焦虑 与患肢剧烈疼痛、经久不愈有关。

3. 活动无耐力 与患肢远端供血不足有关。

4. 组织完整性受损 与肢端坏疽、脱落有关。

七、护 理 措 施

(一)非手术及手术前护理

1. 心理护理 应同情和体贴患者,给患者以心理支持,帮助患者消除悲观情绪,减轻其焦虑和恐惧心理,树立战胜疾病信心,使之能积极配合治疗与护理。

2. 一般护理 向患者详细讲述吸烟的危害性,告知患者绝对戒烟;告知患者注意肢体保暖,避免受寒,但不能局部加温,预防损伤及感染;告知患者当皮肤有溃疡或感染时应及时就诊,不可自行处理,以免感染蔓延;鼓励患者步行锻炼,以疼痛的出现作为活动量的指标,同时指导患者进行 Buerger 运动,促进侧支循环的建立。

3. 疼痛的护理 对早期轻症患者,可遵医嘱用血管扩张剂、中医中药缓解疼痛。对疼痛剧烈的中、晚期患者可使用麻醉性镇痛药,但应避免成瘾。若疼痛难以缓解,可采用连续硬膜外阻滞方法止痛。

4. 手术前准备 做好手术前常规准备,严格认真备皮,如需植皮,注意供皮区准备。

(二)手术后护理

1. 体位和活动 血管重建术后应平置患肢,静脉血管重建术后卧床制动1周,动脉血管重建术后卧床制动2周。患肢制动的患者,应鼓励其在床上作足背伸屈活动,以利小腿深静脉血液回流。

2. 病情观察 手术后密切观察血压、脉搏及切口渗血情况;定时用测温计测量皮肤温度,两侧对照并做好记录,以观察疗效;血管重建术后密切观察患肢远端的皮肤温度、色泽、感觉和脉搏强度以判断血管通畅度。若出现肢端疼痛、麻木、苍白、皮肤温度下降、动脉搏动减弱或消失,应怀疑有患肢动脉供血不足,立即报告医生及时处理。

八、健 康 教 育

1. 告诫患者绝对戒烟 让患者知晓能否坚持戒烟,将直接关系到本病的预后。

2. 保护患肢 注意患肢保暖、避免外伤;不要赤脚走路,鞋子必须合适,并勤更换;注意足癣者应及时治疗,皮肤避免搔抓,防止感染。

3. 指导患者进行 Buerger 运动 患者平卧,抬高双下肢45°,维持1～2分钟。然后坐起,患肢下垂床边2～5分钟,并做足部旋转、伸屈运动10次。最后将患肢放平休息2分钟。每次重复练习5回,每日数次。腿部发生溃疡或坏疽时不能运动,以免加重组织缺氧。

4. 指导用药 出院后遵医嘱继续服用抗凝剂及扩血管药,合理使用止痛剂,注意用药副作用。

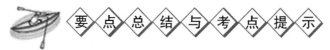
要 点 总 结 与 考 点 提 示

1. 下肢静脉曲张的主要病因、临床表现及并发症。

2. 下肢静脉瓣膜功能及深静脉通畅情况的常用检查方法与最有效确诊方法。

3. 下肢静脉曲张处理原则及护理。

4. 弹力袜与弹力绷带的正确使用方法。

5.血栓闭塞性脉管炎的主要病因、临床分期及症状。

6.血栓闭塞性脉管炎的处理原则及护理。

7.下肢静脉曲张及血栓闭塞性脉管炎患者的健康教育。

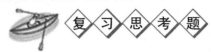

【A₁型题】

1.下肢静脉曲张术后早期活动是为了防止（　　）

　　A.患肢肿胀　　　　　B.患肢僵直

　　C.血管痉挛　　　　　D.术后复发

　　E.深静脉血栓形成

2.下肢静脉曲张的主要原因是（　　）

　　A.心脏功能不全　　　B.静脉瓣膜破坏

　　C.下肢肌肉收缩减退　D.皮下脂肪减少

　　E.胸腔负压作用减低

3.血栓闭塞性脉管炎的护理,下列哪项不正确
（　　）

　　A.止痛,禁烟　　　　B.指导抬腿运动

　　C.患肢用热水袋加温　D.保持患肢干燥

　　E.测皮温、观察疗效

【A₂型题】

4.患者,男,58岁。因下肢静脉曲张行高位结扎及
剥脱术后4小时,因站立排尿,小腿部伤口处突
然出血不止。紧急处理方法是（　　）

　　A.用止血带　　　　　B.于站立位包扎

　　C.钳夹结扎止血　　　D.指压止血

　　E.平卧抬高患肢,加压包扎

5.患者,男,42岁。下肢静脉曲张术后第2天,错
误的护理措施是（　　）

　　A.弹力绷带包扎2周后拆除

　　B.鼓励患者下地行走

　　C.卧床时抬高患肢以利静脉回流

　　D.绝对卧床1周

　　E.卧床期间指导患者作足部伸屈和旋转运动

6.患者,男,35岁。右下肢麻木、发凉、怕冷2年,
每行走约1km需停下休息。查体:右下肢皮温
较对侧低,色泽苍白,右足背动脉搏动减弱。诊
断考虑为（　　）

　　A. Buerger病

　　B. Raynaud's syndrome

　　C.右下肢动脉硬化性闭塞

　　D.右下肢深静脉血栓形成

　　E.右下肢血栓性静脉炎

7.患者,男,38岁,右小腿持续剧烈疼痛,不能行
走,到医院就诊。查体:右小腿皮肤苍白,肌萎
缩,足背动脉搏动消失,诊断为血栓闭塞性脉管
炎,目前患者最主要的护理诊断是（　　）

　　A.组织灌注量改变　　B.潜在皮肤完整性受损

　　C.有外伤出血的危险　D.疼痛

　　E.知识缺乏

8.患者,女,50岁,右下肢静脉迂曲扩张10年,伴
下肢酸胀水肿,近年右足靴区色素沉着,检查见
右下肢大腿内侧小腿后侧静脉曲张,为明确诊断
应行哪项检查（　　）

　　A.右下肢静脉造影

　　B.深静脉瓣膜功能试验

　　C.下肢多普勒血流检查

　　D.下肢皮温测试

　　E.下肢静脉压测定

【A₃型题】

(9～10题共用题干)

一大隐静脉曲张患者,检查时先让患者站立,待患
肢浅静脉充分充盈的情况下,于大腿根部扎一弹力
止血带以阻断浅静脉血流,然后让患者连续作下
蹲、起立运动20次,浅静脉充盈更加严重。

9.以上实验说明患者存在哪种情况（　　）

　　A.深静脉通畅　　　　B.交通支瓣膜正常

　　C.大隐静脉瓣膜健全　D.下肢深静脉阻塞

　　E.下肢深静脉瓣膜正常

10.上例患者正确的治疗是（　　）

　　A.注射硬化剂

　　B.大隐静脉高位结扎

　　C.交通支结扎

　　D.大隐静脉剥脱

　　E.治疗深静脉病变

　　　　　　　　　　　　　　　　　　（胡颖辉）

第16章
泌尿、男性生殖系统疾病患者的护理

第1节 常见症状及检查

一、常见症状

(一)排尿异常

1.尿频 每日排尿次数增多(超过10次)而每次尿量减少。常见泌尿、生殖系炎症等。

2.尿急 一有尿意即急不可待且不能自制。多见下尿路急性炎症或膀胱容量缩小等。

3.尿痛 排尿时伴有会阴或下腹部疼痛。多由于膀胱颈或三角区受到炎症或理化因素刺激发生膀胱痉挛所致。

4.排尿困难 是指排尿费力、排尿时间延长、尿线变细甚至呈点滴状,尿液不能顺畅排出。多由于下尿路梗阻所致。

5.尿潴留 尿液潴留于膀胱而不能自行排出,分为急性与慢性两类。急性尿潴留常见于膀胱颈部以下尿路严重梗阻、腹部或会阴部手术后引起,突然不能排尿,尿液滞留于膀胱内,膀胱过度充盈后逼尿肌发生弹性疲劳,暂时失去逼尿功能。慢性尿潴留常由于膀胱颈部以下尿路不完全性梗阻,或神经源性膀胱功能障碍所致,起病缓慢,表现为膀胱充盈、排尿困难,可不引起疼痛或仅感轻微不适,可出现充溢性尿失禁。

6.尿失禁 膀胱内尿液不能控制而自行流出称尿失禁。可分为四种类型。

(1)真性尿失禁:尿液不能随意控制而流出,膀胱空虚无尿,是尿道括约肌功能受损或障碍所致。

(2)充溢性尿失禁:又称假性尿失禁,指膀胱内潴留大量尿液,超过尿道括约肌控制能力时,尿液不断溢出。

(3)压力性尿失禁:尿道括约肌功能减退,当腹压突然增加,如咳嗽、喷嚏、大笑、突然起立、抬重物时,尿液不随意地流出。多见于经产妇。

(4)急迫性尿失禁:患者突然感到强烈尿意并迫不及待排出尿液。可见于急性膀胱炎、间质性膀胱炎、前列腺摘除术后近期等。精神紧张、焦虑、惊吓亦可引起急迫性尿失禁。

(二)尿液异常

1.血尿 尿液中含有血液。根据尿液含血量的多少可分为镜下血尿和肉眼血尿。

(1)镜下血尿:离心后每高倍镜视野红细胞计数超过3个称为镜下血尿。常为泌尿系慢性感染、结石、急性或慢性肾炎所致。

(2)肉眼血尿:肉眼能见到尿中有血色和血块者,称为肉眼血尿。1000ml尿中含1ml血液可呈肉眼血尿。常见于泌尿系肿瘤、急性膀胱炎、急性前列腺炎、膀胱结石或创伤等。血尿程度与疾病严重性不成正比。根据出血部位与血尿出现阶段的不同,肉眼血尿可分为:①初始血尿,排尿开始时有血尿,后为正常尿液,提示病变在前尿道;②终末血尿,排尿到终末时才有血尿,提示病变在膀胱颈和三角区或后尿道;③全程血尿,排尿的全过程都是血尿,提示病变部位在膀胱或膀胱以上部位。

2. 脓尿 尿液中白细胞和脓球增多,离心尿沉渣每高倍视野白细胞超过 5 个以上为脓尿,提示泌尿系统有感染。

3. 乳糜尿 尿中含有乳糜或淋巴液。尿呈乳白色,含有脂肪、蛋白质、红白细胞及纤维蛋白原。若红细胞多,尿呈红褐色,称为乳糜血尿。常为丝虫病的后遗症。

4. 晶体尿 在各种因素影响下,尿中有机或无机物质沉淀、结晶,形成晶体尿。常见于尿液中盐类呈过饱和状态时,有时呈石灰水样,静置后有白色沉淀物。

5. 多尿、少尿或无尿 正常人 24 小时尿量为 1000～2000ml。24 小时尿量超过 2500ml 为多尿,少于 400ml 为少尿,不足 100ml 为无尿。无尿应与尿潴留区别:无尿是肾脏不能分泌尿液,膀胱是空虚的,尿潴留是膀胱内有尿而不能排出。

(三)尿道分泌物

尿道有分泌物时可自行排出。黄色、黏稠脓性分泌物多系急性淋菌性尿道炎引起。血性分泌物提示尿道癌。

(四)疼痛

疼痛为常见症状。泌尿、男生殖器官病变引起疼痛,常在该器官所在部位,但也可沿神经放射至其他相应部位。

二、常见检查及护理

(一)尿液检查

1. 尿常规检查 以新鲜晨尿为宜,盛在清洁容器内。正常尿液淡黄、透明、呈弱酸性、中性或碱性,比重 1.005～1.03,尿糖阴性,含极微量蛋白。

2. 尿三杯试验 将患者一次排尿的前段、中段、末段尿分别装在三个容器中,通过分析尿液成分,以明确病变部位。方法:清洗尿道外口后,将最初 5～10ml 尿液留于第一杯中,中段尿液留在第二杯中,终末 5～10ml 留在第三杯中。①排尿开始出现血尿,后两杯清晰,称初始血尿,提示病变在前尿道。②第一、二杯尿清晰,第三杯尿出现血尿,称终末血尿,提示病变在膀胱颈和三角区或后尿道等。③三杯皆出现血尿,称全程血尿,则提示病变部位在膀胱或膀胱以上部位。

3. 尿细菌学检查 可以判断细菌的种类。

4. 尿细胞学检查 取新鲜尿沉渣涂片检查,阳性结果提示可能有泌尿系移行细胞肿瘤。用作肿瘤的初步筛查或术后随访。

(二)影像学检查

1. B超检查 对泌尿生殖系疾病有重要诊断价值,如肾上腺肿瘤、肾占位性病变、肾积水、肾囊肿、尿路结石、膀胱肿瘤,前列腺、睾丸疾患等。B超对病变的分辨率较 CT 为低,但其探查方向灵活,操作简易,价廉,可多次重复检查,临床应用极为广泛。彩色多普勒 B超显像以清楚地显示肾血管灌注情况,可以监测肾移植术后移植肾的血液灌注情况。

2. 尿路平片(KUB) 主要用于诊断尿路结石。常规的泌尿系统 X 线平片应包括两侧肾脏、输尿管、膀胱及后尿道。能显示肾轮廓、大小、位置,脊柱、骨盆,钙化及尿路结石等。

护理要点:①摄片前 1～2 天禁食不透 X 线的药物,如铁剂、铋剂、钡剂;②摄片前 1 天进少渣饮食并服缓泻剂;③摄片当日晨禁食并排便。

3. 排泄性尿路造影(IVP) 是诊断上尿路疾病的基本检查。腹部加压下常规静脉注射有机碘造影剂 20ml(儿童 0.5～1ml/kg),分别于注射后 5、15、30、45 分钟摄片。

护理要点:①造影前按尿路平片肠道准备;②造影前应做碘过敏试验,并准备抢救药物;③限制饮水 6～12 小时,检查前排空膀胱,以使尿液浓缩,增加尿路造影剂浓度,使显影更加满意;④注射造影剂后,严密观察患者的反应,如出现异常,立即配合医生抢救;⑤摄片后鼓励患者多饮水,促进造影剂排泄,并注意休息。

4. 逆行肾盂造影(RP) 通过膀胱镜逆行插入输尿管导管,经插管注入 15% 有机碘造影剂,能清晰显示肾盂、输尿管形态。适用于禁忌作排泄性尿路造影或显影不清晰时。禁忌证为急性尿路感染及严重尿道狭窄。

护理要点:造影前常规肠道准备,不必严格限制饮食。因泌尿道黏膜对碘不吸收,除非过敏体质者,一般不强调做碘过敏试验。

5. 肾动脉造影 经股动脉穿刺插管行肾动脉造影可显示双肾(肾上腺)动脉、腹腔动脉及其分支。行选择性肾动脉造影,能更清晰显示肾血管形态。

护理要点:造影前常规肠道准备和碘过敏试验,检查后应注意观察生命体征、肢体温度和动脉搏动情况。

6. CT 扫描 通过 CT 平扫或对比增强扫描,可确定肾损伤范围和程度,对肾上腺、肾、膀胱、前列腺等部位肿瘤的诊断与分期提供可靠依据,可鉴别肾实质性和囊性疾病,能显示腹部和盆腔转移而肿大的淋巴结、静脉内癌栓。

7. MRI 扫描 对泌尿男性生殖系肿瘤的诊断和分期、肾囊肿内容性质鉴别、肾上腺肿瘤、隐睾症等诊断,能提供较 CT 更为可靠的依据。不用造影剂可以显示血管结构,不受骨和空气人工伪影的影响。其缺点是成像时间长,对钙化不灵敏。目前价格较昂贵,不能普遍应用,也不能替代基本的诊断手段。

8. 同位素肾图 通过静脉注入同位素示踪剂,通过仪器监测示踪剂在肾脏的分布来检查肾功能,可以直观地显示出肾功能受损及尿路梗阻的程度。

(三)内窥镜检查

1. 膀胱镜检查 在表面麻醉或骶麻下进行。可直接窥查尿道及膀胱内有无病变,通过膀胱镜可取活体组织做病理检查、钳取异物、破碎结石。亦可放置输尿管支架管作内引流或进行输尿管套石术。尿道狭窄、急性膀胱炎或膀胱容量小于 50ml 者为禁忌证。

膀胱镜检查的护理要点:①检查前,向患者解释和说明此项检查的必要性,消除恐惧心理,主动配合诊治;患者会阴部做好清洗,检查前嘱患者排空膀胱;准备好器械、膀胱冲洗液及其他用品。②检查时,将患者安置于膀胱截石位,协助医生消毒、铺巾,检查者应刷手并戴无菌手套;需镜下行膀胱、尿道手术或输尿管插管者,术者应穿无菌手术衣,护士做好准备;在检查过程中,护士应保证电源、膀胱冲洗液不能中断,并保证其他物品的供应,做好配合。③检查后,根据不同的麻醉方法给予相应的护理;患者常有血尿情况,嘱患者适当卧床休息,多饮水,使患者尿量增加;如感到尿道疼痛,可及时给予止痛处理;遵医嘱给予止血药和抗生素。如损伤严重,应留置尿管,注意观察。

2. 尿道镜检查 对尿道疾患有重要的诊断治疗价值。可以确定尿道炎症、溃疡、新生物等疾患,还可同时进行电灼、切割及取活检等。

3. 前列腺电切镜 是在膀胱镜和尿道镜基础上发展的新型经尿道电切除镜,主要用于经尿道切除前列腺(TURP),治疗前列腺增生症。还可用于膀胱内肿瘤电切(TURBT),尿道电灼及膀胱颈尿道内瘢痕切除等。

4. 输尿管肾盂镜 经尿道、膀胱插入输尿管以至肾盂来进行观察、取石、碎石、活检、电灼肿瘤等。需在 X 线荧屏监视下操作。

5. 经皮肾镜 经皮穿刺、扩张,将肾镜插入肾盂或肾盏,进行取石、碎石、活检及肾造瘘等,也需在 X 线荧屏监视下操作。

(四)膀胱冲洗护理

膀胱冲洗是通过膀胱造瘘管或留置尿管,用无菌溶液进行反复适量冲洗膀胱的方法。多用于前列腺摘除或膀胱术后患者。通过膀胱冲洗可使膀胱内分泌物、血液及脓液及时排出,防止膀胱内感染。

1. 常用冲洗液 0.02%呋喃西林、0.02%乳酸依沙吖啶、3%硼酸溶液、等渗盐水等。

2. 膀胱冲洗方法 密闭式及开放式膀胱冲洗。

3. 膀胱冲洗注意事项

(1)每次冲洗时严格掌握注入量,并记录每日次数。一般每日冲洗 2~3 次,液体温度保持在 35~37℃,每次注入量一般 50~100ml,膀胱术后冲洗量每次不超过 50ml。冲洗次数及液量应根据患者具体情况而定。

(2)严格执行无菌操作,冲洗液不要污染。

(3)如果操作中发现患者出血、剧痛、回流量减少等情况,立即停止冲洗,并报医生处理。

(4)膀胱术后内出血,应用冷溶液冲洗。

(5)密闭式冲洗:液体袋要悬吊距骨盆 1m。

第 2 节　泌尿系统损伤患者的护理

案例 16-1

患者,男,40 岁。因右侧腰背部被车撞击后 2 小时,肉眼血尿,右侧腰痛,被人扶持就诊。入院查体:神志清醒,面色苍白,血压 90/60mmHg,心率 120 次/分,呼吸 24 次/分,右侧腰部明显肿胀,局部表面皮肤瘀血,右侧肾区饱满,明显压痛、叩击痛,腹部尚软,未叩出移动性浊音。

问题:1. 该患者最可能的诊断是什么?

2. 为了明确诊断,进一步应做哪些检查?

3. 对于该患者主要应采取什么治疗方法?

4. 该患者主要护理问题有哪些?

5. 如果该患者进行手术治疗,主要护理措施有哪些?

6. 对该患者应怎样进行健康教育?

一、肾　损　伤

泌尿系损伤多是复合伤,常伴发胸、腹、腰部或骨盆等严重损伤。泌尿系损伤包括肾损伤、输尿管损伤、膀胱损伤、尿道损伤。以男性尿道损伤最常见,输尿管损伤较少见。

(一)病因

1. 开放性损伤 因弹片、刀刃等锐器可造成开放性损伤。

2. 闭合性损伤 肾在受到暴力、挤压及较强的间接外力作用下发生的损伤。临床上以闭合性肾损伤多见。

(二)病理

根据损伤的程度不同可分以下 4 种类型(图 16-2-1)。临床上以肾挫伤、肾部分裂伤多见。

1. 肾挫伤 肾组织损伤,但肾被膜和肾盂黏膜均完整,血尿轻。

2. 肾部分裂伤　除肾实质损伤外,还伴有肾盂黏膜或肾被膜破裂,前者血尿明显,后者则易形成肾周围血肿和尿外渗。

3. 肾全层裂伤　肾被膜、实质和肾盂黏膜均破裂,血尿严重,可伴有大量血、尿外渗。

4. 肾蒂伤　肾蒂血管完全断裂是严重的情况,大量出血来不及抢救;如救治不及时,可立即致命。

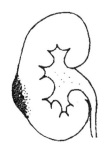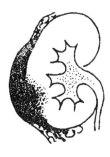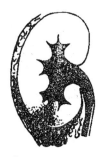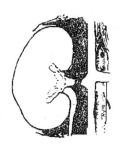

(1)肾挫伤　　　　(2)肾部分裂伤　　　(3)肾实质全层裂伤　　　(4)肾蒂血管断裂

图 16-2-1　肾损伤的类型

(三)临床表现

肾损伤典型的临床表现是休克、血尿、伤侧肾区疼痛、腰腹部肿块、发热。

1. 血尿　发生率约为 98%,是肾损伤最重要的症状,表现为排尿全过程均为血尿。值得注意的是血尿的程度并不一定与创伤严重程度相一致,肾蒂血管断裂、损伤性肾动脉血栓形成、肾盂广泛裂伤、输尿管断裂或被血块阻塞时,血尿不明显甚至无血尿。

2. 伤侧肾区疼痛　局部软组织挫伤、肾包膜内压增高及血和尿外渗均可引起腰部或上腹部疼痛。血块阻塞输尿管可产生绞痛。外渗的血和尿流入腹腔时引起典型腹膜刺激症状。疼痛部位有肌紧张及压痛。

3. 腰腹部肿块　血和尿外渗至肾周围组织,可在上腹部深处扪及肿块。

4. 休克　由于创伤和(或)出血导致休克。伴有合并伤尤其腹内实质脏器损伤时更易出现。故治疗期间严密观测生命体征甚为重要。

5. 发热　肾损伤后吸收热;尿外渗继发感染形成肾周脓肿或化脓性腹膜炎,并有全身中毒症状。

(四)辅助检查

尿中有大量红细胞,白细胞数增多提示并发感染;X 线平片常提示肾区阴影增大,提示肾周血肿可能;排泄性尿路造影,可了解肾功能及型态,肾损伤的范围和程度;B 超检查,可了解肾损伤程度,包膜下和肾周血肿及尿外渗情况。

(五)处理原则

轻微肾挫伤经休息即可康复,多数肾挫裂伤经绝对卧床 2～4 周,止血、抗感染药物治疗即可恢复。严重的肾裂伤、肾蒂损伤及开放性肾损伤要及早手术。

(六)护理问题

1. 疼痛　与损伤后肾包膜紧张、出血和尿外渗刺激腹膜、血块堵塞输尿管有关。

2. 组织灌注量改变　与创伤、肾裂伤引起大出血、尿外渗或腹膜炎有关。

3. 恐惧/焦虑　与外伤打击、害怕手术和担心预后不良有关。

4. 排尿型态异常　与尿路感染、创伤有关。

5. 有感染的危险　与血肿、组织坏死、尿外渗和引流无效有关。

(七)护理措施

1. 非手术治疗护理

(1)一般护理:肾挫伤患者需绝对卧床休息2~4周,待病情稳定、血尿消失7天后才可离床活动,以防再度出血。

(2)病情观察:定时监测生命体征,特别是伤后24小时内;定时检查排尿情况,动态观察尿色的变化;定时遵医嘱检查血常规,动态检测血红蛋白和血细胞比容,了解失血程度和趋势;观察腰部肿胀程度及腹部情况,了解肾损伤渗血、渗尿发展趋势及有无腹腔内其他器官损伤;定期观测体温和白细胞计数,以判断有无继发感染。

(3)治疗配合:迅速建立静脉输液通路,及时有效地采取防治休克的措施;遵医嘱给予止血药、抗生素,必要时使用镇静、止痛药物,但诊断未明确的患者不宜用止痛药。

2. 手术治疗护理

(1)一般护理:肾切除术后2~3日卧床休息;为防止术后出血,肾修补或肾部分切除术后须卧床休息2周。

(2)病情观察:手术后要密切观察24~48小时的生命体征变化,及时判断有无术后内出血;注意切口有无渗血、渗尿情况及感染;注意肾周围引流液体的量和性质;注意尿量及性质的变化;监测血、尿常规及肾功能。

(3)治疗配合:禁食期间,应通过静脉补液来维持体液平衡,但肾切除术后的患者不宜快速输液。使用抗生素防治术后感染。

3. 心理护理 对恐惧不安的患者,给予安慰、体贴和关怀;护士应理解患者焦虑和恐惧的情绪,给予鼓励、支持,让患者说出内心的感受,增强患者对治愈的信心。

(八)健康教育

1.长期卧床的患者,应适时改变体位和翻身,预防压疮。

2.解释各引流管的意义和注意事项,对长期带管者,教会自我护理。

3.大部分肾挫裂伤患者经非手术疗法可痊愈,绝对卧床休息是因为肾组织较脆弱,损伤后4~6周肾挫裂伤才趋于愈合,过早活动易发生继发性出血。恢复后2~3个月内不宜参加体力劳动或竞技运动。

4.一侧肾脏切除后,应注意保护对侧肾脏,尽量不服用对肾脏有损害的药物。

5.加强营养,提高机体抵抗力,多饮水,增加尿量,以防泌尿系统感染及结石的形成。

6.定期到医院复诊,以了解肾功能的情况和及时发现肾功能减退等并发症。

二、膀 胱 损 伤

案例 16-2

患者,女,32岁,下腹部受撞击1小时入院。查体:血压130/70mmHg,心率70次/分,呼吸22次/分,下腹压痛,导尿见少量血尿,3小时后尿量仅90ml,患者下腹部疼痛加重并波及全腹,腹部移动性浊音存在。

问题:1.该患者最可能的诊断是什么?

2.为了明确诊断,应进一步做哪些检查?

3.对于该患者主要应采取什么治疗方法?

4.该患者主要护理问题有哪些?

5.如果该患者进行手术治疗,主要护理措施有哪些?

6.对该患者应怎样进行健康教育?

(一)病因病理

膀胱损伤大多发生于膀胱充盈时,受到外力撞击容易受损伤,少数由医源性引起。根据膀胱损伤的程度,分为开放性和闭合性损伤,以闭合性损伤为多见。闭合性膀胱损伤有挫伤和裂伤之分,以膀胱破裂最为严重。膀胱破裂有腹膜内型和腹膜外型:腹膜内型多发生于膀胱顶部,大量尿液进入腹腔可引起尿性腹膜炎;腹膜外型多发生于膀胱前壁的下方,尿液渗至耻骨后间隙,沿筋膜浸润腹壁或蔓延至腹后壁,如不及时引流,可发生组织坏死、感染。

(二)临床表现

典型的临床表现为休克、腹痛、血尿和排尿困难。

1. 腹痛及腹膜刺激征　腹膜内型膀胱破裂出现下腹部疼痛,常伴有恶心、呕吐、腹胀等。下腹部有较广泛的肌紧张,压痛和移动性浊音。腹膜外型膀胱破裂因尿外渗于膀胱周围,发生下腹部疼痛并放射至会阴部,下腹部有肌紧张和压痛。

2. 休克　可因创伤或出血导致休克,尤在骨盆骨折时,出血量较多常易发生失血性休克。

3. 排尿困难和血尿　伤后有频繁的排尿感,但无尿排出或仅有少量鲜血排出。

4. 尿瘘　贯穿性膀胱损伤时,有体表伤口、直肠或阴道漏尿;闭合性膀胱损伤时,可因尿外渗继发感染后破溃形成尿瘘。

(三)辅助检查

1. 导尿试验　导尿管可以顺利插入膀胱,但不能导出尿液或仅导出少量血性尿液,此时注入生理盐水 300ml,停留 5 分钟,如抽出量与注入量不相符,则说明膀胱有破裂。

2. 腹腔穿刺　腹膜内膀胱破裂时,尿液流入腹腔,引起腹膜炎,可出现移动性浊音,行腹腔穿刺术有助于诊断。

3. 膀胱造影　是诊断膀胱破裂最可靠的方法。自尿管注入造影剂,根据造影剂外溢情况,确切地判别有无膀胱破裂及破裂部位。

(四)处理原则

严重损伤、出血导致休克者应紧急处理,积极防治休克。膀胱挫伤或早期较小的膀胱破裂,采用非手术治疗;大多数膀胱裂隙伤患者应尽快手术,行膀胱修补术及耻骨上膀胱造瘘术。

(五)护理问题

1. 排尿型态异常　与尿路感染、创伤有关。

2. 恐惧/焦虑　与外伤打击、害怕手术和担心预后不良有关。

3. 有体液不足危险　与创伤、骨盆骨折损伤血管引起大出血、尿外渗或腹膜炎有关。

4. 有感染的危险　与血肿、组织坏死、尿外渗等有关。

(六)护理措施

1. 非手术治疗护理

(1)一般护理:鼓励患者多饮水,以稀释尿液,增加尿液的排出,防止膀胱内凝血块形成。

(2)病情观察:定时监测生命体征,定时检查排尿情况,动态观察尿色的变化;定时遵医嘱检查血常规,动态检测血红蛋白和血细胞比容,了解失血程度和趋势;观察了解膀胱损伤渗血、渗尿发展趋势及有无腹腔内其他器官损伤。

(3)治疗配合:及时建立静脉通路补液、输血,迅速恢复循环血容量;早期使用抗生素防治感染。

2. 手术治疗护理

(1)有休克者术前积极纠正,并留置尿管导尿,避免尿液继续外渗,做好术前准备。

（2）术后严密观察生命体征和腹部症状，重点做好耻骨上膀胱造瘘管护理。

1）妥善固定造瘘管和引流袋。

2）引流管保持通畅，减轻膀胱壁张力，使修补的裂口尽早愈合，如有堵塞，用无菌等渗盐水冲洗。

3）用氧化锌软膏保护造瘘口周围皮肤，及时更换浸湿的敷料。

4）遵医嘱定时冲洗膀胱，每次注入量为20～50ml，反复低压冲洗至冲出液澄清为止，常用液体为1∶5000呋喃西林、3％硼酸溶液等。

5）观察尿液的变化，嘱患者多饮水。

6）造瘘管一般留置7～14日，拔管前先夹管，观察能否自行排尿。如排尿困难或切口处漏尿，则需延期拔除。拔管后，造瘘口有少许漏尿为暂时现象，给患者取仰卧位，局部换药，即可自愈。

3. 心理护理 对恐惧不安的患者，给予安慰、体贴和关怀，鼓励其配合治疗。应理解患者焦虑和恐惧的情绪，给予鼓励、支持，让患者说出内心的感受，增强患者对治愈的信心。

（七）健康教育

1. 解释各引流管的意义和注意事项，对长期带管者，教会自我护理。

2. 加强营养，提高机体抵抗力，多饮水，增加尿量，以防泌尿系统感染及结石的形成。

3. 部分骨盆骨折合并膀胱破裂患者，可能发生阴茎勃起功能障碍，要指导患者进行心理性勃起训练及采取辅助性治疗。

三、尿 道 损 伤

（一）病因病理

尿道损伤多见于青壮年男性，好发于尿道球部和膜部，球部损伤多见于骑跨伤，膜部损伤多见于骨盆挤压伤，极少数患者属医源性损伤。尿道损伤按病理程度分为尿道挫伤、尿道部分裂伤及尿道断裂。

（二）临床表现

典型临床表现为尿道出血，尿道挫伤仅有局部水肿和少量出血，尿道部分裂伤和断裂会导致尿道周围血肿及尿外渗。

1. 休克 球部尿道损伤一般不伴有休克。膜部尿道创伤因伴有骨盆骨折，出血量较多，约半数伤员出现休克。

2. 尿道流血 伤后由尿道外口流出鲜血，与排尿无关。膜部尿道损伤或完全断裂的创伤经尿道外口出血机会少。

3. 疼痛 尿道球部损伤，会阴部肿胀，疼痛，排尿时加重。后尿道损伤伴骨盆骨折，下腹部疼痛。

4. 排尿障碍 由于疼痛和括约肌痉挛，出现膀胱胀感和欲尿感，不能排出尿液。接诊时不可强令伤员排尿，以免导致或加重尿外渗。

5. 血肿与瘀斑 球部尿道损伤，会阴部肿胀，皮下血肿、瘀斑，严重者尿道周围血肿，阴囊、阴茎肿大呈青紫色。

6. 尿外渗 球部尿道创伤其血肿和外渗尿的部位均在会阴部，可漫延至阴囊及阴茎或下腹壁，但不向股部延伸；膜部尿道创伤则其范围均在尿生殖膈以上膀胱周围（图16-2-2）。

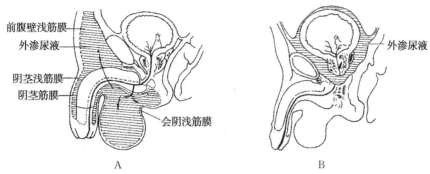

图 16-2-2　尿道损伤及尿外渗
A. 尿道球部损伤的尿外渗；B. 后尿道损伤的尿外渗

(三)辅助检查

1. 直肠指诊　直肠指诊前列腺向上移位,有浮动感,可将其向上推动,提示后尿道断裂。

2. 诊断性导尿　在严格无菌操作下试插导尿管。如试插成功,提示尿道损伤不重,可保留导尿管作为治疗措施,不要随意拔除;如插入失败,不得再插;忌用金属导尿管,防止加重局部损伤,加重出血或继发感染。

3. X线检查　疑有骨盆骨折时,应行骨盆正侧位平片检查;尿道造影:低压逆行尿道造影,以确定尿道损伤程度。尿道显影良好且无造影剂外溢者,提示挫伤或部分裂伤;有造影剂外溢者,提示部分破裂;如造影剂未进入近端尿道而大量外溢,提示严重破裂或断裂。

(四)处理原则

全身治疗包括防治休克、感染、积极预防并发症。局部治疗包括恢复尿道的连续性、引流膀胱内尿液和引流尿外渗。前尿道破裂或断裂者,行尿道修补或断端吻合术,骨盆骨折致后尿道损伤者,经抗休克病情平稳后,行耻骨上膀胱造瘘术。术后预防尿道狭窄。

(五)护理问题

1. 恐惧/焦虑　与排尿障碍、担心后期发生尿道狭窄等预后不良有关。

2. 排尿型态异常　与尿路感染、创伤、尿瘘或尿道狭窄有关。

3. 有感染的危险　与血肿、组织坏死、尿外渗和引流无效有关。

4. 知识缺乏　缺乏关于尿道损伤后治疗及预后的相关知识。

(六)护理措施

1. 一般护理　无休克发生,一般取半卧位,鼓励多饮水。

2. 病情观察　生命体征变化,注意有无术后内出血的发生;伤口情况,应注意其渗血、渗尿,有无感染的发生;定时检查排尿情况,动态观察尿色的变化;定时遵医嘱检查血常规,动态检测血红蛋白和血细胞比容,了解失血程度和趋势;观察损伤后渗血、渗尿发展趋势。

3. 治疗配合

(1)适当使用镇静、止痛药物,采取合适体位,以缓解疼痛与不适。

(2)迅速建立静脉输液通路,及时有效地采取防治休克的措施。

(3)配合医生做好排泄性尿路造影等影像学检查前的准备工作。

(4)做好必要的术前常规准备工作,以便随时改为手术治疗。

(5)留置尿管者,定时冲洗膀胱,每日用消毒棉球擦洗尿道外口及尿道外口处的尿管2次。尿道修补或吻合术后,导尿管留置2～3周;尿道会师术后,导尿管维持牵引2周,解除牵引后继续留置1～2周。

(6)做好膀胱造瘘管引流的护理:妥善固定,定时挤压,保持通畅;定时清洁,消毒尿道外口,防止逆行感染;遵医嘱10～12天后拔管,拔管前先夹管观察自我排尿顺畅情况。

(7)有尿外渗多处切开引流的患者,应观察引流液的量和性状,敷料渗湿或污染应及时更换。

(8)有尿道狭窄时配合医生行尿道扩张术,多饮水。

4. 心理护理 对恐惧不安的患者,给予安慰、体贴和关怀,耐心解答有关尿道损伤的知识,介绍治疗护理的目的,鼓励其配合治疗。护士应理解患者焦虑和恐惧的情绪,给予鼓励、支持,增强患者对治愈的信心。

(七)健康教育

1.解释各引流管的意义和注意事项,对长期带管者,教会自我护理。

2.加强营养,提高身体抵抗力,多饮水,增加尿量,以防泌尿系统感染及结石的形成。

3.告知尿道狭窄的患者,出院后仍应坚持定期行尿道扩张术意义。开始每周1次,持续1个月后逐渐延长间隔时间。虽然尿道扩张有痛苦,却是防止尿道狭窄、解除排尿困难的有效措施,应积极配合。

4.部分患者可能发生阴茎勃起功能障碍,要指导患者进行心理性勃起训练及采取辅助性治疗。

第3节 尿石症患者的护理

案例16-3

患者,男,46岁。因运动后突发右下腹剧痛1小时来院急诊。患者伴恶心、呕吐,既往有"慢性阑尾炎"史,未作特殊处理。体温正常,心率90次/分,血压100/70mmHg,心肺无异常,腹软,右下腹轻度深压痛。

问题:1.初步诊断是什么? 应排除什么疾病?

2.为明确诊断首先应做哪些辅助检查?

3.如确诊为右侧输尿管结石,应立即采取的护理措施是什么?

4.对该患者应怎样进行健康教育?

泌尿系统结石又称尿石症,是泌尿外科常见疾病,按结石所在的部位分为上尿路结石(肾结石、输尿管结石)和下尿路结石(膀胱结石、尿道结石)。其发病率有地区性,我国长江以南多见,上尿路结石多于下尿路结石,发病的男女比例为3:1,好发于20～50岁人群。

一、肾与输尿管结石

(一)病因病理

绝大部分泌尿系结石起源于肾脏。肾结石多发生在青壮年。90%以上的输尿管结石是肾结石随尿流进入输尿管内,在输尿管3个狭窄部位处易梗阻。

目前认为结石的病因并非单一的因素,而是许多因素综合作用的结果。如尿钙增加、营养和维生素缺乏、尿路感染、尿路异物、畸形、pH变化。肾结石引起肾脏主要病理改变有:结石对肾脏直接损伤;结石引起尿流梗阻;继发感染;结石随尿流移至输尿管、膀胱、尿道,引起相应损害。

(二)临床表现

典型临床表现:活动后肾区疼痛伴血尿。

1.疼痛　较大的结石,在肾盂或肾盏内压迫、摩擦或引起积水,多为患侧腰部钝痛或隐痛,常在活动后加重;较小的结石,在肾盂或输尿管内移动,引起平滑肌痉挛而出现肾绞痛,常突然发生,疼痛剧烈,向下腹部、会阴部和大腿内侧放射。

2.血尿　由于结石直接损伤肾和输尿管的黏膜,常在剧痛后出现镜下血尿或肉眼血尿。

3.脓尿　肾和输尿管结石并发感染时尿中出现脓细胞,临床可出现高热、腰痛,有的患者被诊断为肾盂肾炎,作尿路 X 线检查时才发现结石。

4.其他　结石梗阻可引起肾积水,检查时能触到肿大的肾脏。结石同时堵塞两侧上尿路或孤立肾时,常发生肾功能不全,甚至无尿,有的患者尚可出现胃肠道症状,贫血等。

(三)辅助检查

腹部 X 线平片可显示 90％以上泌尿系结石;静脉肾盂造影可以了解肾盂肾盏形态,有无畸形及病理改变,还可见到阴性结石;B 超检查可用做上尿路结石普查及疑有结石患者初步筛选,另外对无症状的阴性结石及因结石梗阻引起的肾积水有辅助诊断意义。CT 检查对 X 线平片不显影的阴性结石可以确诊。

(四)处理原则

主要采取解痉止痛。对于结石直径<0.6cm、结石光滑、无尿路狭窄和梗阻及感染患者,应采取大量饮水、调节饮食、解痉止痛、中药排石、控制感染、改变体位等排石方法。对于一些较大的结石、非手术治疗无效或合并梗阻、感染、肾功能不全的患者,应及早手术。对于结石直径<2.5cm、结石以下输尿管通畅、肾功能正常、未发生感染的肾和输尿管结石的患者,采用体外冲击波碎石(ESWL),将冲击波聚焦后作用于结石,使之粉碎,然后随尿液排出,但结石以下部位尿路梗阻、血液病、严重心、肾功能不全、体型过度肥胖定位困难、怀孕妇女等禁用此方法。

(五)护理问题

1.疼痛　与结石刺激引起的炎症、损伤及平滑肌痉挛有关。

2.知识缺乏　缺乏有关病因和预防复发的知识。

3.排尿异常　与下尿路结石梗阻有关。

4.有感染危险　与尿路梗阻、黏膜损伤、术后伤口、尿液淤积、侵入性诊疗及各种引流管污染等有关。

(六)护理措施

1.非手术治疗护理

(1)促进排石的护理:①鼓励患者多饮水,保持每天尿量在 2000ml 以上,可减少尿路成石的机会,促进小结石排出,也利于感染的引流;②指导患者适当运动,促进输尿管蠕动和结石下移。③遵医嘱使用利尿药、排石中草药和溶石药物等;④观察排石效果,患者每次尿液留于玻璃瓶内,仔细观察结石排出情况,必要时用数层纱布过滤尿液。

(2)肾绞痛发作时,遵医嘱用阿托品 0.5mg 和哌替啶 50～100mg 等药物肌内注射。也可配合应用局部热敷、针刺等措施。

2.体外冲击波碎石术护理

(1)向患者介绍碎石过程,碎石时多伴较响噪声,事先对患者讲明不必紧张;说明定位的重要性,争取患者的主动配合,避免治疗中随意移动体位。对于碎石后出现的一过性血尿等症状,告知患者不必担忧。

（2）碎石术前准备主要包括：①测定出、凝血时间；②术前3天禁食肉、蛋及麦乳精等易产气的食物；③术前晚服缓泻剂或灌肠；④术晨禁食禁饮水。

（3）碎石术后护理

1）鼓励患者多饮水，每天3000ml以上，必要时遵医嘱使用排石药物。

2）大多数患者碎石后即可下床活动；少数有并发症的患者需卧床休息。患者卧床期间应经常变换体位，病情许可时可加强活动，增加输尿管蠕动，促进碎石排出。

3）冲击波碎石后应遵医嘱常规给予患者口服抗生素2~3天；如果患者已有静脉补液，可遵医嘱静脉给予抗生素。

4）观察并记录初次排尿时间、间隔时间，评估尿路是否梗阻；仔细观察有无碎石排出，一般需4~6周才能排完碎石。

5）对碎石术后出现肾绞痛、血尿的患者，一般不需特殊处理，可自然消失，必要时遵医嘱给予解痉止痛药、止血药，并鼓励多饮水利尿，以防止血块梗阻；若"石街"形成后有梗阻体征，在注意预防感染的同时，可协助医生进行经直肠或阴道按摩，必要时配合医生做好再次冲击波碎石、经输尿管镜取石或开放性手术取石的有关护理。

3. 手术治疗护理

（1）肾结石行开放性肾手术后，其基本护理原则和措施同肾损伤手术后护理。

（2）经皮肾镜取石术和开放性肾切开取石术等术后常安置肾盂造瘘管，以引流尿液，促进伤口愈合。应做好肾盂造瘘管的护理，注意保持瘘口周围皮肤清洁干燥；一般不必常规冲洗，如遇引流不畅，则予以无菌、低压冲洗，每次冲洗液量不得超过5ml；如有出血发生，可用冷的冲洗液冲洗，减少出血和血块形成，防止尿流不畅；一般置管10天以上，在考虑拔管前应夹管观察，并经造瘘管做肾盂造影，证实尿路通畅后再拔管；拔管后造瘘口加盖无菌敷料，患者取健侧卧位，使手术侧向上，防止漏尿，约1周后可愈合。

（七）健康教育

1. 大量饮水　以增加尿量，稀释尿液，可减少尿中晶体沉积。成人保持每天尿量在2000ml以上，尤其是睡前及半夜饮水，效果更好。

2. 饮食指导　根据结石的成分指导防石饮食：①含钙结石的患者应限制牛奶、奶制品、豆制品等含钙高的食品，提倡食用含纤维素丰富的食物。②草酸结石的患者应少吃菠菜、红茶等食品。③尿酸结石的患者应避免高嘌呤饮食，如少食动物内脏等。④磷酸盐结石患者宜低钙、低磷饮食，少食蛋黄、牛奶等食物。

3. 药物预防　根据结石成分，血、尿钙磷、尿酸、胱氨酸和尿pH，采用药物降低有害成分、碱化或酸化尿液，预防结石复发。维生素B_6有助减少尿中草酸含量，氧化镁可增加尿中草酸溶解度。枸橼酸钾、碳酸氢钠等可保持尿pH在6.5~7以上，对尿酸和胱氨酸结石有预防意义。口服别嘌醇可减少尿酸形成，对含钙结石亦有抑制作用。口服氯化氨使尿液酸化，有利于磷酸盐的溶解，有利于防止感染性结石的形成。

4. 预防骨脱钙　伴甲状旁腺功能亢进者，必须摘除腺瘤或增生组织。鼓励长期卧床者加强功能锻炼，注意多做床上活动，防止骨脱钙，减少尿钙排出。

5. 复诊　告知患者出院后应定期门诊随访，治疗后定期行尿液化验、X线或B超检查，了解残余结石情况，观察有无并发症或结石复发。若出现腰痛、血尿等症状，及时就诊。

二、膀 胱 结 石

（一）病因病理

膀胱结石大多由肾结石移行到膀胱内所致，部分在膀胱内原发形成，常见于前列腺增生、异物、神经源性膀胱。

(二)临床表现

典型临床表现为排尿突然中断、尿痛、血尿。

1. 尿痛　多为下腹部钝性隐痛,可放射至阴茎和会阴部。当结石刺激膀胱底部时,可出现尿频及尿急。

2. 血尿　可为镜下及肉眼血尿,疼痛发生后多出现终末血尿。

3. 排尿突然中断　患者在排尿过程中尿流突然中断,改变体位或摇晃身体后可继续排尿,结石嵌顿于膀胱颈部,可发生急性尿潴留。

4. 脓尿　并发感染时可见脓尿,同时伴有尿急、尿频、尿痛等症状。

(三)辅助检查

X 线平片能显示大多数结石;B 超检查能显示强回声光团,有明显的声影,体位改变时,可见结石在膀胱内滚动,同时发现前列腺增生等;膀胱镜检查是诊断结石最可靠的方法,可直接观察结石的大小,表面特征以及有无其他病变,以便决定治疗方案。

(四)处理原则

除病因治疗外,大多数膀胱结石可在膀胱镜下经碎石器碎石;膀胱结石过大过硬时,则可行耻骨上膀胱切开取石术。

(五)护理问题

1. 知识缺乏　缺乏有关病因和预防复发的知识。

2. 排尿异常　与结石阻塞有关。

3. 有感染危险　与尿路梗阻、黏膜损伤、术后伤口、尿液淤积、侵入性诊疗及各种引流管污染等有关。

(六)护理措施

1. 一般护理　鼓励患者多饮水,保持每天尿量在 2000ml 以上,可促进结石排出,也利于感染的防治。排尿困难与疼痛时,指导患者变换体位,如侧卧排尿,可缓解病情。

2. 治疗配合　遵医嘱使用止血药和抗生素;做好切口及引流管的护理,观察并记录患者尿液颜色及性状,有异常及时处理。

(七)健康教育

同肾结石。

三、尿 道 结 石

(一)病因病理

尿道结石多来源于膀胱结石。

(二)临床表现

主要症状有尿痛和排尿困难。排尿时出现疼痛,前尿道结石疼痛局限在结石停留处,后尿道结石疼痛可放射至阴茎头或会阴部。尿道结石常阻塞尿道引起排尿困难,尿线变细、滴沥,甚至急性尿潴留。

(三)辅助检查

X 线平片、B 超检查、膀胱镜检查等。

(四)处理原则

对于前尿道结石,尽量不作尿道切开取石,可采取推挤、钩取和钳出结石,或应用腔内器械碎石;对于后尿道结石,推回膀胱按膀胱结石处理。

(五)护理问题

1. 排尿异常 与结石梗阻有关。

2. 有感染危险 与尿路梗阻、黏膜损伤、侵入性诊疗等有关。

(六)护理措施

1. 一般护理 鼓励患者多饮水,保持每天尿量在 2000ml 以上,可促进结石排出,也利于感染的防治。

2. 治疗配合 遵医嘱使用利尿药、排石中草药、溶石药物和抗生素;对结石嵌顿在尿道而不能排出尿液的患者,应协助医生尽可能及时排出结石,必要时在无菌操作下行耻骨上膀胱造瘘术。

(七)健康教育

同肾结石。

第4节 良性前列腺增生患者的护理

案例 16-4

患者,男,60 岁。因排尿困难、腹部疼痛,半天急诊入院。患者 3 年前出现尿频,近来因酗酒加重,尿潴留反复发作。查体:下腹部膨隆,叩诊浊音。

问题:1. 患者最可能的诊断是什么?

2. 应给患者采取处理措施是什么?

良性前列腺增生症是老年男性的常见病。

一、病因病理

病因尚未完全阐明,目前认为与体内睾酮、双氢睾酮及雌激素的改变与失衡有关。受凉、劳累、情绪变化、辛辣饮食及酗酒等,易诱发急性尿潴留。

二、临床表现

1. 尿频 患者最早出现的症状为尿频,尤其夜尿次数明显增多。

2. 排尿困难 前列腺增生症最典型的症状为进行性排尿困难,是由于增生的前列腺压迫尿道,使尿道延长、弯曲、变窄,尿道阻力增加,导致不同程度排尿困难,表现为排尿时间延长、尿线细而无力,尿滴沥不尽。

3. 尿潴留 梗阻达到一定程度时,膀胱出现残余尿,随着残余尿量增加,膀胱肌收缩无力,逐渐出现尿潴留。受凉、劳累、饮酒等原因可诱发急性尿潴留。

4. 其他症状 当并发尿路感染时,可有发热、腰痛等症状;合并有肾功能损害时,可出现食欲不振、贫血、血压增高等症状;并发膀胱结石时,则出现血尿;长期排尿困难,可并发腹股沟疝、脱肛及内痔等。

5. 心理状况 患者对出现的症状认识不清,往往早期不引起重视,出现夜间尿频,影响休息,其至出现尿潴留,排尿困难及尿路感染时,患者思想压力增大,感到非常痛苦。

三、辅 助 检 查

直肠指检是最简单、最直接有效的方法,可触及增大的前列腺,表面光滑,质地中等,边缘清楚,中间沟变浅或消失,一般无压痛;B超可显示增生的前列腺的体积大小、形态和内部结构,同时可测量残余尿,如达50ml以上,则提示膀胱逼尿肌已处于失代偿状态;尿流动力学测定可判定尿流梗阻的程度,最大尿流率小于15ml/s说明排尿不畅,小于10ml/s提示梗阻严重;膀胱镜检查可直接观察增大的前列腺,了解膀胱内的各种病变情况。

附:如何判断前列腺增大的程度

Ⅰ度增生:腺体为正常2倍,估重20～25g,中间沟变浅。

Ⅱ度增生:腺体为正常2～3倍,估重25～50g,中央沟可能消失。

Ⅲ度增生:腺体为正常3～4倍,估重50～75g,中央沟消失,检查时手指刚能触及前列腺底部。

Ⅳ度增生:腺体超过正常4倍,估重75g以上,手指不能触及前列腺底部,一侧或两侧侧沟消失。

四、处 理 原 则

未引起尿路梗阻者,一般不需特殊处理;梗阻较轻,症状不明显或不能耐受手术者,可采用非手术治疗或耻骨上膀胱造瘘;尿路梗阻严重、残余尿量超过50ml、药物治疗效果不佳、多次出现急性尿潴留或已并发膀胱结石、肾积水和肾功能损害者,应采用手术治疗。

五、护 理 问 题

1. 焦虑　与反复排尿困难、充溢性尿失禁、担忧手术及预后等有关。

2. 排尿型态异常　与膀胱出口梗阻、逼尿肌损害、留置导管和手术刺激有关。

3. 有感染的危险　与尿路梗阻或留置各种引流管有关。

4. 疼痛　与手术、导管刺激引起的膀胱痉挛有关。

六、护 理 措 施

(一)急症护理

对急性尿潴留的患者,应及时配合医生施行导尿或行耻骨上膀胱造瘘术。尿管或造瘘管保留期间,常规做好相应护理工作。

(二)非手术治疗及手术前护理

1. 一般护理

(1)休息与活动:指导患者适当起床活动或床上活动,练习深呼吸和咳嗽。

(2)饮食护理:嘱患者进食易消化、高营养食物,辅以粗纤维食品以防便秘。忌饮酒及辛辣食物。鼓励患者多饮水。

2. 治疗配合

(1)指导轻症患者坚持药物治疗与个人保健相结合;病情严重的患者应遵医嘱配合手术治疗。

(2)遵医嘱适时使用抗生素,以防治感染。

(3)前列腺增生一般为中老年人,常有不同程度的高血压、冠心病、慢性支气管炎、肺气肿等疾病。术前应配合有关功能检查,了解患者全身情况,以便进行充分的手术前准备,提高手术耐受力。

3. 心理护理 前列腺增生的病情有时长时间内变化不大,有时改善后又突然加重,病情反复,应做好心理护理,稳定情绪。

(三)手术后护理

1. 一般护理 术后患者生命体征平稳、无特殊不适时取半卧位,卧床期间指导患者适度活动,并做好患者基础护理工作,预防肺部感染、下肢静脉血栓形成和压疮;当病情恢复可下床活动时,应加强陪护,防止意外损伤的发生;胃肠功能恢复后,指导患者多饮水,进食易消化、高蛋白、高纤维食物;指导患者进行肛提肌舒缩运动,关注患者排尿情况。

2. 病情观察 注意患者意识和生命体征、重要器官功能状况、呼吸及泌尿等系统的感染征象、各引流管的引流情况。

3. 治疗配合

(1)压迫止血护理:术后适当牵引手术中留置的气囊尿管以压迫前列腺窝,达到压迫止血的作用。患者取平卧位,气囊尿管稍向外牵拉并用胶布固定在患者一侧大腿的内侧,告知患者不能自行松开。也可用无菌纱布,在尿道外口扎住稍牵引着的尿管,尿管未见回缩即可。一般牵引压迫时间为8~10小时。术后1周禁止肛管排气或灌肠,以免诱发止血。

(2)膀胱冲洗护理:术后立即将三腔气囊尿管连接于密闭式冲洗装置,进行持续的膀胱冲洗,可预防血块形成和感染。三腔气囊尿管兼有压迫止血、引流尿液和施行膀胱冲洗的作用。用无菌生理盐水持续膀胱冲洗,早期冲洗速度要快,一般100滴/分左右。当出血量减少时,可减慢冲洗速度,尿液澄清即可停止持续冲洗。冲洗过程中,如发现血块阻塞,应及时快速冲洗或用无菌注射器适当冲击和抽吸血块,保持冲洗通畅,在膀胱冲洗过程中较易出现膀胱痉挛,多为一过性,必要时遵医嘱给予解痉止痛等药物。气囊导尿管一般在手术后7~10天拔除,尿管拔除后,嘱患者多饮水、勤排尿。

(3)伤口和引流管护理:保持伤口外敷料清洁、干燥;膀胱冲洗系统的外连接管、引流袋须每天更换,每天2次清洁、消毒尿道外口。耻骨上膀胱造瘘管于术后2周拔出;耻骨后引流管于术后3~4天拔除。

七、健 康 教 育

1. 向患者解释各引流管的意义和注意事项。

2. 嘱患者出院后多饮水、勤排尿,忌烟酒、辛辣等不良刺激。加强营养,活动适度,避免感冒。

3. 指导患者进行肛提肌舒缩活动,以加快正常排尿功能的恢复。

4. 指导永久性膀胱造瘘患者学会造瘘管的家庭护理。

5. 注意排尿情况,定期门诊随访。

第 5 节　肾结核患者的护理

一、病 因 病 理

泌尿系结核是全身结核的一部分,原发病灶几乎都在肺。原发病灶的结核杆菌经血液侵入肾脏后,在肾皮质形成双侧性多发病灶。当机体抵抗力强时可自愈,不出现临床症状,但在尿中可查到结核杆菌,称为病理性肾结核。如机体抵抗力弱时,病灶逐渐扩大则形成肾髓质结核,可出现临床症状和影像学表现,称为临床肾结核,绝大多数为单侧病变。继续发展至肾盏、肾盂、输尿管和膀胱。输尿管结核使输尿管增粗、变硬,管腔狭窄、闭锁,结核杆菌尿不能进入膀胱,膀胱刺激症状反而好转,称为"肾自截"。膀胱结核可使膀胱壁失去伸展性,导致容量减少并形成挛缩膀胱,继而引起健侧肾及输尿管积水。尿道结核常导致尿道狭窄。肾结核的病灶在肾,而症状主要表现在膀胱:尿频、尿急及尿痛、血尿或脓尿、肾区疼痛和包块。

二、临床表现

1. 尿频、尿急及尿痛 尿频是最早出现的症状。起初是结核菌尿刺激膀胱引起,继之膀胱出现结核,膀胱刺激症状逐渐加重。晚期膀胱挛缩,尿频更加严重,甚至尿失禁。

2. 血尿或脓尿 为终末血尿,脓尿似淘米水样。来源于肾脏的病灶或膀胱的溃疡面。

3. 肾区疼痛和包块 肾结核一般不引起疼痛,当波及肾包膜或继发感染时出现腰部酸痛。较大的肾积脓或对侧肾积水时,腰部可出现包块。

4. 全身症状 常不明显,晚期或合并其他部位的活动性结核时可出现低热、盗汗、消瘦、贫血、食欲减退、乏力及血沉加快等典型的结核病全身症状。严重时可出现肾衰竭的表现。

5. 心理状况 患者患病后劳动力明显下降,容易产生自卑心理,加上泌尿系结核,病程长,需要长期服药及休息,增加经济负担,易使患者及家属产生焦虑、烦躁。

三、辅助检查

尿结核杆菌检查对诊断有决定性的意义;X 线检查最为重要,可见肾钙化阴影,造影可见典型肾盏虫蚀状破坏,肾盂肾盏变形甚至消失,输尿管呈僵直、节段性、狭窄;B 超、CT 等检查,可显示泌尿系器官形态及病情变化,对临床诊断、判断病情的严重程度、确定治疗方案非常重要;膀胱镜检查可见膀胱黏膜充血水肿、结核结节甚至溃疡,必要时还可取活组织病理检查明确诊断。

四、处理原则

非手术疗法适于病程早期,病变较轻的患者,正规抗结核治疗,配合营养支持疗法。凡正规药物治疗 6～9 个月无效、病灶破坏严重等患者,根据情况选择病灶清除、肾部分切除或患肾切除术,膀胱挛缩的患者可行膀胱扩大术或尿流改道术等。

五、护理问题

1. 营养失调:低于机体需要量 与病程长、疾病消耗,食欲差或供给不足有关。

2. 排尿型态异常 与脓尿对膀胱黏膜刺激、结核性膀胱炎、膀胱挛缩有关。

3. 执行治疗方案无效 与治疗方案时期长、药物副作用大、医疗费用困难等因素有关。

4. 焦虑 与病程迁延反复、担忧预后等因素有关。

5. 潜在并发症 肾功能不全、术后出血。

六、护理措施

(一)非手术治疗护理

1. 一般护理 加强营养,给予易消化的高蛋白、高热量、高维生素饮食;注意饮食的色、香、味,以增强患者食欲。避免劳累,充分休息,指导患者适当进行户外活动,以增强体质。

2. 病情观察 使用抗结核药物期间应加强观察,注意药物的毒副反应,发现异常及时告知医生并协助处理。

3. 治疗配合　早期肾结核患者可通过系统、规则地服用抗结核药物而治愈。由于服药时间较长等因素,患者常不能坚持按时、足量地服药,以致影响治疗结果,因此应指导、监督患者严格执行治疗方案的服药要求。

4. 心理护理　耐心说明结核病治疗的长期性,使患者能正视疾病的存在、树立治病信心、主动配合治疗。

(二)手术治疗护理

1. 一般护理　加强营养,提高患者的手术耐受力。肾结核手术后,应参照肾损伤手术后的护理内容进行,注意防止继发性出血。

2. 治疗配合　肾结核手术前需用抗结核药物准备,如全肾切除至少需药物准备2周以上,肾部分切除术需药物准备3~6个月。临近手术前做好术前常规护理工作。指导患者手术后继续服用抗结核药物3~6个月,以防结核病复发。

七、健 康 教 育

1. 介绍泌尿系结核康复知识,强调术后按医嘱坚持抗结核药物治疗的重要性,以免结核病灶复发与扩散。

2. 定期复查,复查尿常规和尿结核杆菌,复查肝、肾功能,测听力、视力等。

3. 加强营养,指导患者适当的活动或身体锻炼,增强机体抗病力。

4. 宣传结核病预防知识,教育患者养成良好的卫生习惯。

第6节　泌尿系统肿瘤患者的护理

案例 16-5

患者,男,67岁。因间歇性、无痛性、全程肉眼血尿1周,发作性腰腹部绞痛入院,排泄性尿路造影示右肾部分充盈缺损。

问题:1. 患者最可能的诊断是什么?

2. 为明确诊断,还应做哪些检查?

3. 应给患者采取的治疗方法与护理措施是什么?

泌尿系统肿瘤是泌尿外科常见的疾病之一,大多数为恶性。成人最常见的是膀胱癌,其次是肾癌。

一、肾　癌

(一)病因病理

肾癌亦称肾细胞癌,发生于肾小管上皮细胞,是最常见的肾脏恶性肿瘤。高发年龄为50~60岁,男女发病比例约为2:1。

肿瘤穿透假包膜后可经血液和淋巴转移。肿瘤可直接扩展至肾静脉、腔静脉形成癌栓;亦可转移至肺、脑、骨、肝等。淋巴转移的首站为肾蒂淋巴结。

(二)临床表现

典型临床表现肾癌三联征(无痛性肉眼血尿、肿块和疼痛),早期无明显症状。

1. 血尿　无痛性、间歇性全程肉眼血尿为最常见症状,但此时肿瘤往往已穿入肾盏、肾盂,并非早期症状。

2. 肿块　肿瘤较大时可在腹部或腰部触及肿块,质坚硬。

3. 疼痛　常为腰部钝痛或隐痛,系肿块增长、充胀肾包膜所致。

4. 肾外表现　常见的有低热、高血压、血沉加快、消瘦、贫血;左肾癌可出现左精索静脉曲张。

5. 心理状况　患者往往因为恶性肿瘤的确认、较差的预后、沉重的经济负担及治疗引起的毒副反应而产生焦虑、悲观,甚至绝望。

(三)辅助检查

1. B 超检查　简单易行,有些无症状的肾癌,往往在 B 超体检时被发现。

2. X 线平片　可见肾外形增大、不规则,偶有钙化影,造影可见肾盏、肾盂因受肿瘤挤压而有不规则变形、狭窄、拉长或充盈缺损。

3. CT、MRI、肾动脉造影　有助于早期诊断和鉴别肾实质内肿瘤的性质、肾囊肿等。

(四)处理原则

本病治疗要点为尽早实行根治性肾切除术。术前行肾动脉栓塞,可减少出血,使瘤体缩小。

(五)护理问题

1. 恐惧与焦虑　与癌症、手术治疗有关。

2. 自我形象紊乱　与尿流改道、不自主排尿有关。

3. 排尿形态改变　与术后留置尿管和手术刺激有关。

4. 疼痛　与手术、导尿管刺激及血块阻塞引起膀胱痉挛有关。

5. 潜在并发症　出血、感染。

(六)护理措施

1. 术前护理

(1)一般护理:进食易消化、营养丰富的食品,以纠正贫血、改善全身营养状况。多饮水可稀释尿液,以免血块形成,引起尿路堵塞。

(2)病情观察:病程长、体质差、晚期肿瘤出现明显血尿者,应卧床休息,每天观察和记录排尿情况和血尿程度。

(3)心理护理:对预后恐惧者,应耐心做好心理疏导,以消除其恐惧、焦虑、绝望的心理。

2. 术后护理

(1)一般护理

1)体位:肾癌根治、腹膜后淋巴清扫的患者,卧床 5~7 天,避免过早下床活动引起手术部位出血。

2)饮食:术后待肛门排气,进富含维生素及营养丰富的饮食。

(2)病情观察:应严密观察生命体征,保证输血、输液通畅。肾癌切除同时行腔静脉取瘤栓术后,需保留尿管,并监测 24 小时尿量、肾功能,防止肾衰竭。

(3)治疗配合

1)定时测体温及血白细胞变化,观察有无感染发生。保持造瘘口周围皮肤清洁,定时翻身、叩背咳痰,若痰液黏稠给予雾化吸入,适当活动,预防感染发生。

2)引流管的护理:①各种引流管,应贴标签分别记录引流情况,保持引流通畅;②拔管时间:肾癌术后伤口引流管若无引流物排出,2~3 天拔除。

(七)健康教育

1.加强营养,增强体质。

2. 加强劳动防护宣传,不吸烟,减少或避免接触致癌性物质和环境。

3. 及早治疗腺性膀胱炎、尿石症、慢性尿潴留等。

4. 发现小儿腰腹部肿大或肿块,成年人出现任何情况的血尿,应及时就医。

5. 定期复查,肾癌复发率高,如出现血尿、乏力,消瘦、疼痛及腹部包块,应及时就医。

二、膀 胱 癌

(一)病因病理

膀胱癌是泌尿系最常见的肿瘤。高发年龄为 50～70 岁,男女发病比例约为 4:1。

研究发现在染料、橡胶塑料、油漆等工业或生活中长期接触苯胺类化学物质,容易诱发膀胱癌。色氨酸和烟酸代谢异常可引起膀胱癌。吸烟也是膀胱癌重要致癌因素。其他如膀胱白斑、腺性膀胱炎、尿石等也可能是膀胱癌的诱因。上皮性肿瘤占 95% 以上,其中多数为移行细胞癌,鳞癌和腺癌各占 2%～3%。

(二)临床表现

临床特点为血尿、膀胱刺激症状、排尿困难和尿潴留。

1. 血尿 是最常见和最早出现的症状。常表现为无痛性、间歇性全程肉眼血尿;出血量多少不等,严重时有血块,但与肿瘤大小、数目、恶性程度并不一致;出血可自行停止,容易造成"治愈"或"好转"的错觉。

2. 膀胱刺激症状 常因肿瘤瘤体较大或侵入肌层较深所致,肿瘤坏死、溃疡和合并感染时更明显,属晚期症状。

3. 排尿困难和尿潴留 发生于肿瘤较大或堵塞膀胱出口时。

4. 心理状况 对改变尿流途径产生恐惧、悲伤、焦虑的心理反应。

5. 其他 肿瘤浸润输尿管口可引起肾积水。晚期可有腹部肿块、恶病质及肿瘤扩散等表现。

(三)辅助检查

1. 尿脱落细胞检查 可找到肿瘤细胞。

2. 膀胱镜检查 能直接观察肿瘤位置、大小、数目、形态、浸润范围等,并可取活组织检查,有助确定诊断和治疗方案。

3. 影像学检查 B超检查最简单,可发现直径 0.5cm 以上的膀胱肿瘤;X线检查,排泄性尿路造影可了解肾盂、输尿管有无肿瘤,肾积水或显影差提示肿瘤浸润输尿管口,膀胱造影可见充盈缺损;CT、MRI 检查,可了解肿瘤浸润深度及局部转移病灶。

(四)处理原则

本病治疗以手术为主,结合放疗、联合化疗和生物治疗等综合措施。手术方式有姑息术、经尿道膀胱癌的电切和激光治疗、膀胱部分切除术、膀胱全切术加尿流改道,尿流改道根据情况选用输尿管皮肤造口、输尿管乙状结肠吻合术等。

(五)护理问题

1. 营养失调:低于机体需要量 与长期血尿、癌肿消耗、手术创伤有关。

2. 恐惧/焦虑 与对癌症的恐惧、害怕手术、自理缺陷有关。

3. 自我形象紊乱 与膀胱全切尿流改道、造瘘口或引流装置的存在、不能主动排尿有关。

4. 有感染的危险 与手术切口、引流置管、肠代膀胱和腹壁存在瘘口有关。

5. 潜在并发症 出血、感染。

（六）护理措施

1. 术前护理

（1）一般护理:进食易消化、营养丰富的食品,以纠正贫血、改善全身营养状况。多饮水可稀释尿液,避免血块引起尿路堵塞。

（2）病情观察:病程长、体质差、晚期肿瘤出现明显血尿者,应卧床休息,每天观察和记录排尿情况和血尿程度。

（3）治疗配合:行膀胱全切除、肠道代膀胱术的患者,按肠切除术准备。拟做双侧输尿管皮肤造口术的患者,术前彻底清洁腹壁皮肤。

（4）心理护理:对预后恐惧及不接受尿流改道者,应耐心做好心理疏导,以消除其恐惧、焦虑、绝望的心理。膀胱癌根治术后虽然改变了正常的排尿生理,但目的是避免复发,延长寿命。

2. 术后护理

（1）一般护理:肛门排气后给予富含维生素及营养丰富的饮食。回肠膀胱术、可控膀胱术后按肠吻合术后饮食护理,禁食期间给予静脉营养支持。多饮水可起到内冲洗作用。

（2）病情观察:应严密观察生命体征,保证输血、输液通畅。

（3）治疗配合

1）膀胱癌全切除术后观察尿液的变化,分别记录双侧肾功能情况。

2）预防感染:定时测体温及血白细胞变化,观察有无感染发生。保持造瘘口周围皮肤清洁,定时翻身、叩背咳痰,若痰液黏稠给予雾化吸入,适当活动,预防感染发生。

3）引流管的护理:①各种引流管,应贴标签分别记录引流情况,保持引流通畅。回肠代膀胱或可控膀胱因肠黏膜分泌黏液,易堵塞引流管,注意及时挤压将黏液排出,有储尿囊可用生理盐水每 4 小时冲洗 1 次;②拔管时间:输尿管末端皮肤造口术后 2 周,皮瓣愈合后拔除输尿管引流管;回肠代膀胱术后 10～12 天拔除输尿管引流管和回肠膀胱引流管,改为佩带皮肤接尿器;可控膀胱术后 8～10 天拔除肾盂输尿管引流管,12～14 天拔除储尿囊引流管,12～14 天拔除输出道引流管,训练自行导尿。

（七）健康教育

1. 加强营养,增强体质。

2. 加强劳动防护宣传,不吸烟,减少或避免接触致癌性物质和环境。

3. 教会患者自我护理定时更换尿袋,保持清洁。可控膀胱术后,开始每 2～3 小时导尿一次,逐渐延长间隔时间至每 3～4 小时一次。定期用生理盐水冲洗储尿囊,清除黏液及沉淀物等。

4. 告知膀胱内灌注化疗的作用、疗程。保留膀胱术后患者能憋尿者,行膀胱灌注免疫抑制剂卡介苗或抗癌药,可预防或推迟肿瘤复发。每周灌注 1 次,共 6 次,以后每月 1 次,持续 2 年。灌注时插尿管排空膀胱,以蒸馏水或等渗盐水稀释的药液灌入膀胱后平躺,俯卧,左、右侧卧位,每 15 分钟轮换体位 1 次,共 2 小时。

5. 指导患者定期复查,膀胱癌不管采用哪种治疗方法均容易复发,如保留膀胱的各种手术,2 年内复发率在半数以上,故应定期到医院复查,尤其是手术后 1 年内应每 3 个月做 1 次膀胱镜检查。

第 7 节　男性节育患者的护理

我国已经将计划生育列为基本国策,提出"限制人口数量,提高人口素质",制定了计划生育法。计划生育工作的实施包括提倡晚婚、婚后采用节育,有计划地控制生育。

一、男性节育措施

(一)输精管结扎术(vasoligation)

目的是阻断精子输出的通道,使精子不能排出而达到不育,是一种男性永久性节育方法。输精管结扎后睾丸仍能继续产生精子,成熟的精子在附睾管内溶解、吸收,除不能生育外,对身体健康和性生活都无影响。性交时仍有正常的射精过程和排出精液,只是精液中无精子。

(二)输精管注射绝育法

用注射针头经囊皮肤穿刺输精管,然后注入快速医用胶508或苯酚504混合液,在短时间内药液凝固,达到堵塞输精管的目的。

(三)避孕套

避孕套用法简单,如能坚持正确使用,避孕效果可靠。该方法对男女双方身体健康无影响,且可预防性传播疾病。

(四)外用避孕药膜

外用避孕药膜是一种具有强力杀灭精子作用、对男女双方身体无影响的非离子表面活性剂,若使用得当,效果比较可靠。

二、输精管结扎术

(一)适应证

适用于已有孩子而要求永久性节育者。

(二)禁忌证

有出血倾向体质、严重神经官能症、精神病、其他器官有急性或严重慢性疾病,以及前列腺、睾丸、精囊有炎症者,应列为禁忌或暂缓手术。

(三)护理问题

1. 焦虑、恐惧 与知识缺乏、疼痛、担心性功能障碍有关。

2. 潜在并发症 有感染和出血的危险。

3. 性功能障碍 与绝育术后精神压抑有关。

(四)护理措施

1. 心理护理 输精管结扎术是一种安全可靠的男性节育手术。术前做好思想工作,向受术者介绍输精管结扎术的解剖生理知识,解除思想顾虑,纠正不正确认识,以增加对手术的信心。

2. 术前护理 ①询问有无药物过敏史,作普鲁卡因皮肤过敏试验。②用肥皂温水清洗外阴部、剃去阴毛,更换清洁内裤。③用1:1000温热的苯扎溴铵或0.75%吡咯烷酮碘溶液浸洗阴囊、阴茎5分钟。

3. 术后常规护理 ①术后留观1~2小时,若阴囊内无出血和血肿可离院。②术后注意休息,7日内不骑自行车,避免剧烈活动、洗澡和性交。③术中用0.01%醋酸苯汞3ml或1:3000苯扎溴铵5ml行精囊灌注者,术后不再需要采取避孕措施。④输精管结扎后精囊内的精子仍可能导致再孕,术中若未用杀精子药液灌注者,术后必须采取其他避孕措施2个月或排精10次以上,待精液检查无精子后,再停止避孕。

4. 并发症的护理

（1）血肿：主要是术中止血不彻底引起。轻者行加压包扎、冷敷，血肿大者应引流，并使用止血剂。

（2）感染：术后可并发阴囊脓肿、精索附睾炎及前列腺炎、精囊炎等。轻者应用抗生素，保持局部清洁干燥，重者切开引流。术前治愈生殖道炎症、保证阴囊清洁、严格无菌操作对预防感染有重要意义。

（3）输精管痛性结节：输精管结扎后局部多有小结节，一般无任何症状，若在手术1个月后结扎后结节仍然疼痛，触之有明显疼痛称为痛性结节，多由血肿、局部感染、线头异物、精索神经形成瘤样增生性结节或精子肉芽肿引起。可采用局部封闭（硫酸链霉素0.25g，加醋酸泼尼松龙12.5mg和1‰普鲁卡因1ml）或理疗等，治疗无效或疼痛严重者可考虑手术切除。

（4）附睾郁积：个别受术者因附睾分解吸收睾丸产生的精子和分泌物障碍，术后表现为附睾肿大，管腔扩张，阴囊肿痛并放射至精索及下腹部，劳累或性交后症状加重。可用药物、理疗等作对症治疗，无效者可考虑行输精管吻合或附睾切除术。

（5）性功能障碍：输精管结扎本身不会引起性功能障碍，部分受术者发生的原因为精神因素和术后由局部并发症或全身性疾病而诱发性功能障碍。术前术后细致地做好解释工作，使受术者了解输精管结扎的解剖生理知识，消除思想顾虑，配合药物和其他疗法进行治疗。

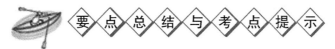

要点总结与考点提示

1. 泌尿、男性生殖系统疾病的常见症状。
2. 泌尿系统损伤的临床表现、处理原则和护理措施。
3. 尿石症的临床表现和护理措施。
4. 良性前列腺增生的早期症状与最典型症状。
5. 肾结核及泌尿系统肿瘤的典型的临床表现。

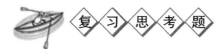

复习思考题

【A_1／A_2型题】

1. 无尿是指24h尿量少于（　　）
   A. 50ml　　　　　　　B. 100ml
   C. 200ml　　　　　　D. 400ml
   E. 500ml

2. 泌尿及男性生殖系统最常见的恶性肿瘤是（　　）
   A. 肾癌　　　　　　　B. 前列腺癌
   C. 膀胱癌　　　　　　D. 阴茎癌
   E. 肾母细胞瘤

3. 泌尿系何种检查需要行膀胱镜检查后方能进行（　　）
   A. 肾动脉造影　　　　B. 导尿
   C. 肾盂逆行造影　　　D. 静脉肾盂造影
   E. 放射性核素造影

4. 不需常规进行碘过敏试验的检查是（　　）
   A. 肾动脉造影　　　　B. 静脉胆道造影
   C. 肾盂逆行造影　　　D. 静脉肾盂造影
   E. 放射性核素造影

5. 尿潴留是指尿液停留在（　　）
   A. 肾盂　　　　　　　B. 输尿管
   C. 膀胱　　　　　　　D. 尿道
   E. 尿路

6. 中年经产妇女咳嗽时引起尿液外流称为（　　）
   A. 压力性尿失禁　　　B. 充盈性尿失禁
   C. 神经性尿失禁　　　D. 麻痹性尿失禁
   E. 痉挛性尿失禁

7. 会阴部骑跨伤容易损伤男性尿道的（　　）
   A. 球部　　　　　　　B. 阴茎体部
   C. 膜部　　　　　　　D. 前列腺部
   E. 球膜部交界处

8. 膀胱刺激征是指（　　）
   A. 尿失禁、尿多　　　　B. 排尿困难、尿滴沥
   C. 尿频、尿急　　　　　D. 夜尿多、尿痛
   E. 尿频、尿急、尿痛

9. 前列腺摘除后，用于前列腺窝压迫止血的导尿管是（　　）
   A. 前列腺导尿管　　　　B. 普通橡皮导尿管
   C. 金属导尿　　　　　　D. 蕈状导尿管
   E. 气囊导尿管

10. 前列腺增生最早出现的症状是（　　）
    A. 尿细流　　　　　　　B. 排尿困难
    C. 尿频　　　　　　　　D. 排尿无力
    E. 尿潴留

11. 膀胱镜检查后患者出现血尿和疼痛，处理不妥的是（　　）
    A. 给止痛药
    B. 给镇静、安定药
    C. 嘱少饮水，减少排尿
    D. 卧床休息
    E. 使用抗生素

12. 前列腺术后1周内护理，不妥的是（　　）
    A. 安置2根导尿管
    B. 膀胱冲洗液自气囊导尿管注入
    C. 冲洗液从耻骨上造口管流出
    D. 腹胀时应肛管排气
    E. 必要时冲洗液中加入止血剂

13. 肾盂切开取石术后，肾盂造瘘管护理不妥的是（　　）
    A. 导管低压冲洗，每次5ml
    B. 导管留置10天以上
    C. 拔管前做肾盂造影
    D. 拔管前1天应夹管观察
    E. 拔管后取患侧卧位

14. 输尿管结石的主要症状为（　　）
    A. 无痛性全程血尿
    B. 肾绞痛和镜下血尿
    C. 尿痛、尿频
    D. 排尿困难
    E. 尿失禁

15. 泌尿外科术后患者护理，错误的是（　　）
    A. 保持尿液引流通畅
    B. 使用留置尿管者要保持引流装置无菌
    C. 伤口敷料渗湿后应及时更换
    D. 手术切口留置的引流物一般于术后24～48小时拔除

E. 为减少尿液污染，应尽量少饮水

16. 泌尿系统疾病的诊断，错误的是（　　）
    A. 肾绞痛后出现血尿首先考虑上尿路结石
    B. 无痛性全程血尿，应注意肾脏肿瘤
    C. 进行性顽固性膀胱刺激征应考虑泌尿系结核
    D. 急性尿潴留伴急迫尿意感应考虑神经性损伤
    E. 骑跨性损伤出现尿道口滴鲜血应考虑前尿道损伤

17. 终末血尿提示病变部位在（　　）
    A. 前尿道
    B. 后尿道或膀胱基底部
    C. 肾
    D. 输尿管
    E. 肾盂

18. 患者排尿开始时有血尿，以后逐渐变清，表示病变位在（　　）
    A. 前尿道　　　　　　　B. 后尿道
    C. 膀胱基底部　　　　　D. 输尿管
    E. 肾脏

19. 静脉肾盂造影检查前的准备，错误的是（　　）
    A. 常规肠道准备
    B. 准备泛影葡胺造影剂
    C. 做碘过敏试验
    D. 鼓励患者多饮水
    E. 禁食、排空小便

20. 泌尿系结石首选的X线检查方法是（　　）
    A. X线平片　　　　　　B. 膀胱造影
    C. 逆行肾盂造影　　　　D. 静脉肾盂造影
    E. 肾血管造影

21. 前列腺手术后，预防前列腺窝出血的最主要措施是（　　）
    A. 做好气囊导尿管护理
    B. 不作肛管排气
    C. 使用止血剂
    D. 便秘时不灌肠
    E. 常规应用抗生素

22. 患者，男，71岁。前列腺摘除术后使用气囊导尿管压迫止血。护士进行膀胱冲洗时，错误的护理措施是（　　）
    A. 密闭式持续膀胱冲洗
    B. 冲洗液用无菌生理盐水
    C. 每次冲洗量200～300ml
    D. 注入止血药后要夹管30分钟
    E. 记录冲洗和排出量

23. 患者,男,65 岁。因前列腺增生造成排尿困难,尿潴留,已 15 小时未排尿。目前正确的护理措施是(　　)

　　A. 让患者坐起排尿

　　B. 让患者听流水

　　C. 用温水冲洗会阴部

　　D. 热敷下腹部

　　E. 行导尿术

24. 患者,男,28 岁。打完篮球后突发右下腹阵发性疼痛,镜下血尿(＋＋＋),应考虑(　　)

　　A. 急性阑尾炎　　　B. 右输尿管结石

　　C. 右侧腹膜炎　　　D. 急性胆囊炎

　　E. 右侧结肠梗阻

25. 膀胱造口术后护理,错误的是(　　)

　　A. 保持导尿管通畅

　　B. 每天按时做闭式膀胱冲洗

　　C. 造瘘口周围皮肤涂氧化锌油膏

　　D. 造口管留置 3～4 周拔管

　　E. 敷料渗液应及时更换

【A₃／A₄ 型题】

(26～28 题共用题干)

患者,男,50 岁。进行性排尿困难 2 年,夜尿 3～5 次/天,前列腺肛门指检约 6cm×5cm 大小,中央沟消失,无压痛。

26. 可能的诊断是(　　)

　　A. 神经源性膀胱　　　B. 尿道狭窄

　　C. 膀胱肿瘤　　　　　D. 前列腺增生

　　E. 膀胱结石

27. 患者有时夜间睡眠时有尿液从尿道流出,此应为(　　)

　　A. 真性尿失禁　　　B. 充溢性尿失禁

　　C. 压力性尿失禁　　　D. 急迫性尿失禁

　　E. 尿瘘

28. 若此患者发生急性尿潴留,最常用的解决方法是(　　)

　　A. 留置导尿

　　B. 耻骨上膀胱穿刺抽吸尿液

　　C. 诱导排尿

　　D. 膀胱造口

　　E. 开放手术

(29～30 题共用题干)

患者,男,30 岁。因左腰部被撞击后 1 小时,左腰痛,尿色红来院就诊。血压 120/70mmHg,心率 78 次/分,呼吸平稳,左腰稍肿伴明显压痛,腹软无压痛。初步诊断为肾部分裂伤。

29. 治疗时应强调(　　)

　　A. 常规保留尿管或膀胱造瘘管

　　B. 大量输入新鲜血液

　　C. 绝对卧床休息

　　D. 镇静止痛

　　E. 应用广谱抗生素

30. 当前的护理问题应除外(　　)

　　A. 生活自理缺陷

　　B. 焦虑或恐惧

　　C. 组织灌注量减少

　　D. 潜在并发症:休克

　　E. 知识缺乏

(31～32 题共用题干)

患者,女,35 岁。术中不慎损伤膀胱括约肌,导致尿失禁。

31. 此患者尿失禁属于(　　)

　　A. 真性尿失禁

　　B. 假性尿失禁

　　C. 压力性尿失禁

　　D. 充溢性尿失禁

　　E. 不完全性尿失禁

32. 针对该患者的尿失禁,适宜的护理措施是(　　)

　　A. 长期使用接尿装置

　　B. 鼓励患者睡前适当增加饮水量

　　C. 限制饮水量

　　D. 定时使用便器,开始时白天每隔 30 分钟送一次便器

　　E. 留置导尿管引流

(李　晖)

第17章

骨与关节疾病患者的护理

第1节 骨折患者的护理

一、概 述

骨折(fracture)是指骨的完整性或连续性中断。

(一)病因

1. 直接暴力 暴力直接作用的部位发生骨折,常合并软组织损伤或伴有开放性伤口。如车轮压过大腿引起股骨干骨折。

2. 间接暴力 暴力经传导、杠杆或旋转作用,使远离暴力作用点的骨组织发生骨折。如跌倒时手掌撑地,发生桡骨远端骨折或肱骨髁上骨折等。

3. 肌肉牵拉 肌肉突然强烈收缩使肌腱附着部位的骨质撕裂,称为撕脱性骨折。如骤然跪倒时,股四头肌剧烈收缩,可造成髌骨骨折。

4. 积累劳损 某些部位的骨骼长期、反复、持续地受力,积累到一定程度所造成的骨折,也称疲劳性骨折。如长途行走引起第二、三跖骨骨折。

5. 骨骼疾病 病变的骨骼在轻微外力作用下或正常活动中发生的骨折,为病理性骨折。例如骨肿瘤、骨质疏松症、骨髓炎等引起脊椎压缩性骨折。

(二)分类

1. 按骨折处是否与外界相通分类

(1)闭合性骨折(closed fracture):即骨折处皮肤或黏膜完整,骨折端与外界不相通。

(2)开放性骨折(open fracture):骨折处刺破皮肤、黏膜,骨质与外界相通,易并发感染。骨折处通过脏器与外界相通也为开放性骨折。如合并直肠破裂的尾骨骨折。

2. 按骨折的程度及形态分类(图 17-1-1)

(1)完全性骨折:骨的连续性或完整性全部中断,例如横形骨折、斜形骨折、螺旋形骨折、粉碎性骨折、嵌插骨折及压缩骨折等。

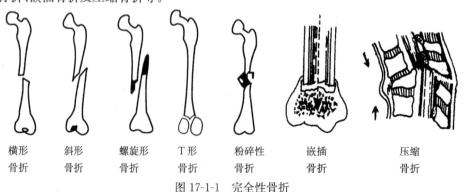

| 横形骨折 | 斜形骨折 | 螺旋形骨折 | T形骨折 | 粉碎性骨折 | 嵌插骨折 | 压缩骨折 |

图 17-1-1 完全性骨折

(2)不完全性骨折:骨的完整性或连续性仅有部分中断,例如裂缝骨折、青枝骨折等。

3. 根据骨折端的稳定程度分类

(1)稳定性骨折:骨折端不易移位或复位后不易移位,如嵌插性骨折、横形骨折、裂缝骨折等。

(2)不稳定性骨折:骨折端易移位或复位后易再移位,如斜形骨折、粉碎性骨折。完全性骨折常出现骨折端的移位,包括成角、重叠、分离、侧方、旋转移位五种形态(图17-1-2),其移位情况受暴力的性质及作用方向、肌肉牵拉、骨折远端肢体重量的牵拉、搬运或治疗不当等因素影响。

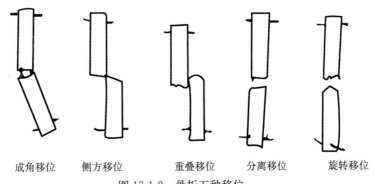

成角移位　　侧方移位　　重叠移位　　分离移位　　旋转移位

图 17-1-2　骨折五种移位

(三)病理生理

骨折后的病理生理变化主要涉及骨折的愈合过程。骨折后,机体立即开始修复,骨折的愈合是一个复杂而连续的过程。

1. 骨折愈合过程　骨折处形成的新骨(即骨痂)连接折断处,恢复骨的连接性叫做骨折愈合。骨折愈合分三个阶段,但愈合是逐渐演进而不能截然分开的修复过程。

(1)血肿机化期:骨折后局部形成血肿,伤后6～8小时,血肿机化,并逐渐形成纤维结缔组织,使骨折两端达到纤维连接。此外,骨内膜及骨外膜内的成骨细胞于骨折后开始活跃增生,逐渐形成骨样组织,骨样组织为骨痂的前身。此期需2～3周。

(2)原始骨痂形成期:骨样组织逐渐钙化形成内骨痂和外骨痂,称为膜内骨化。骨折断端间和髓腔内的纤维组织先转变为软骨,经增生、钙化形成环状骨痂和腔内骨痂,称为软骨内化骨(原始骨痂或桥梁骨痂)。内骨痂、外骨痂及桥梁骨痂三者汇集融合,成为骨断端的支架,达到骨折的临床愈合,此期需4～8周。

(3)骨痂改造塑形期:原始骨痂尚不牢固,而且呈梭形超出骨质边界,随着肢体的活动和负重,在应力轴线上的骨痂不断得到改造加强,其余骨痂逐渐被吸收,骨髓腔重新沟通,原始骨痂改造塑形为适应生理需要的永久骨痂,恢复骨的原形。此期约从伤后6～8周开始,需8～12周的时间。

2. 骨折临床愈合标准　临床愈合是骨折愈合的重要阶段,此时患者已可拆除外固定,通过功能锻炼,逐渐恢复患肢功能。其标准:①局部无压痛及纵向叩击痛;②局部无异常活动;③X线片显示骨折处有连续性骨痂,骨折线已模糊;④拆除外固定后,如为上肢能向前平举1kg重物持续达1分钟;如为下肢不扶拐杖能在平地连续步行3分钟,并不少于30步;连续观察2周骨折处不变形。

3. 影响骨折愈合的因素

(1)全身因素:骨折愈合与年龄及健康状况有关。儿童生长活跃,愈合较成人快;老年人骨折愈合慢;患营养不良、各种代谢障碍疾病及恶性肿瘤等影响愈合。

(2)局部因素:骨折局部的血液供应差,周围软组织损伤严重,骨折断端分离、严重错位、软组织嵌入,局部感染等均可引起骨折愈合延迟或不愈合。

(3)医源性因素:手术复位较手法复位时间长。反复手法复位、牵引过度、固定不确切、过早或不恰当的功能锻炼等都可影响骨折愈合。

(四)临床表现

1. 全身表现 多发骨折及骨折合并重要器官损伤时会导致全身病理改变,出现全身反应。开放性骨折可出现高热,严重骨折则可伴有休克等全身表现。

2. 局部表现 ①一般症状与体征:有疼痛、压痛、肿胀、瘀斑、肌力减退、功能障碍。这些可见于新鲜骨折,也可见于软组织损伤及炎症。但有些骨折仅有这些临床表现,此时必须用X线摄片检查才能确诊。②特有体征:畸形、反常活动、骨擦音(感)。具有三个特有体征之一,即可确诊骨折。但是裂缝骨折、嵌插骨折等不出现骨折特有体征。

3. 常见并发症

(1)早期并发症:主要有休克、感染、脂肪栓塞综合征、血管和神经损伤、骨筋膜室综合征等。

1)休克:创伤或出血性休克为某些骨折常见的并发症。

2)感染:开放性骨折易发生化脓性感染,导致骨髓炎或脓毒症等。

3)脂肪栓塞综合征:多发生于成年人,是由于骨折处髓腔内血肿张力过大,使骨髓腔中脂肪微粒进入破裂的静脉窦内,引起肺、脑脂肪栓塞。若为肺脂肪栓塞,患者表现发绀、呼吸困难、心率增快、血压下降等。若为脑脂肪栓塞,患者表现意识障碍、烦躁不安、谵妄、抽搐或导致猝死。

4)血管和神经损伤:多由于骨折直接伤害或石膏绷带过紧压迫所致。

5)骨筋膜室综合征:即由骨、骨间膜、肌间隔和深筋膜形成的骨筋膜室内的肌肉和神经因急缺血而产生的一系列症候群。好发生于前臂和小腿骨折,常由创伤骨折的血肿和组织水肿使其室内内容物体积增加或包扎过紧、局部压迫使骨筋膜室容积减少而导致骨筋膜室内压力增高所致。主要表现为患处剧烈疼痛、肿胀、皮色苍白或发绀、远端动脉搏动减弱或消失。严重者可出现坏疽,而导致休克,甚至死亡。一旦确诊应立即切开减压。

(2)晚期并发症:主要有坠积性肺炎、压疮、关节僵硬、损伤性骨化、创伤性关节炎、缺血性肌痉挛、缺血性骨坏死等。

1)坠积性肺炎:主要发生于骨折所致长期卧床的患者,年老体弱和伴有慢性病的患者更易发生。

2)压疮:截瘫和严重骨折患者,由于长期卧床致身体骨突处受压,局部软组织血循环障碍并因此坏死,继发感染后形成压疮。

3)关节僵硬:伤肢长期固定缺乏功能锻炼,静脉和淋巴回流不畅,关节周围组织中浆液纤维性渗出和纤维蛋白沉积,发生纤维粘连,并伴有关节囊和周围肌肉挛缩,造成关节活动受限。

4)损伤性骨化(又称骨化性肌炎):关节附近的骨折致骨膜剥离后,形成骨膜下血肿。若处理不当,血肿机化、钙化后可在关节附近的软组织内形成广泛骨化,造成严重的关节功能障碍。

5)创伤性关节炎:关节内骨折未达到解剖复位,畸形愈合后关节面不平整,长期磨损易引起创伤性关节炎,致使关节活动时出现疼痛。多见于髋、膝、踝等负重关节。

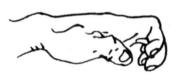

图 17-1-3 缺血性肌挛缩引起的爪形手

6)缺血性肌挛缩:是四肢的重要动脉损伤所造成、或骨筋膜室综合征处理不当的严重后果。缺血性肌群变性、坏死、机化而发生挛缩。如肱骨髁上骨折所造成的前臂缺血性肌挛缩形成特有的爪形手畸形(图 17-1-3)。

7)缺血性骨坏死(ischemic osteonecrosis):骨折后骨折端血液供应被切断,骨骼因缺血而坏死。如股骨颈骨折后的股骨头缺血性坏死。

(五)辅助检查

1. 影像学检查

(1)X线检查:骨折的确诊主要依靠X线检查,X线摄片必须取正侧位片,且包括邻近关节。

(2)CT和MRI检查:可清楚地显示小关节和脊椎的骨折及椎管的变化。

(3)骨扫描:有助于确定骨折的性质和并发症。

2. 实验室检查

(1)血常规:骨折致大出血患者可见红细胞比容和血红蛋白下降。

(2)血钙磷水平:骨折愈合阶段,血钙磷水平常升高。

(3)尿常规检查:脂肪栓塞综合征时,尿液中可出现脂肪球。

(六)治疗原则

复位、固定、功能锻炼是骨折治疗的基本原则。

1. 复位 是将移位的骨折端恢复正常或接近正常的解剖关系(图17-1-4),其目的为重新恢复骨骼的支架作用。复位的标准是用骨的对位(两骨折端接触面的对合关系)和对线(两骨折端在纵轴线上的关系)来衡量。骨折端经复位后对线对位良好,恢复正常解剖关系的称为解剖复位;复位后,两骨折端虽未恢复正常的解剖关系,但愈合后对功能无明显影响,称为功能复位。复位的方法有手法复位、持续牵引复位和手术切开复位。

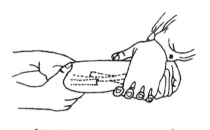

图 17-1-4 手法复位的牵引与对抗牵引

(1)手法复位(又称闭合复位):以功能复位为主。大多数骨折都可经手法复位。如肢体肿胀严重,甚至有张力性水疱或血运不佳时,可抬高患肢待消肿后再进行手法复位。

(2)牵引复位:常用于股骨和胫骨开放性骨折或已感染的开放性骨折、股骨闭合性骨折等。

(3)手术复位:通过手术,在直视的情况下将骨折复位,通常用于手法复位或牵引复位失败、骨折合并主要血管和神经损伤、多处或多段骨折等。

2. 固定 将骨折维持在复位后的位置,防止复位后的骨折再移位,直至骨折愈合。固定的方法分为外固定和内固定。

(1)外固定的常用方法

1)小夹板:我国中西医结合治疗骨折的外固定材料,利用有一定弹性的木板、竹板或塑料板制成大小合适的小夹板,绑在骨折端肢体的外面,外扎横带固定。小夹板固定适用于四肢管状骨闭合性骨折。

2)石膏绷带:是将无水硫酸钙(熟石灰)的细粉末撒在特制的稀孔绷带上,当无水硫酸钙遇到水分可重新结晶硬化从而达到固定骨折、制动肢体的目的。常用石膏绷带固定类型有石膏托、石膏管型(图17-1-5)、躯干石膏等。

3)牵引:是骨科常用的治疗方法之一,利用牵引力和反牵引力作用于骨折端,以达到复位或维持复位固定的目的,也可用于炎症肢体的制动和挛缩畸形肢体的矫正治疗,包括骨牵引、皮牵引、特殊牵引。骨牵引是在骨骼上穿过克氏针或

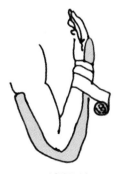

(1)石膏托固定

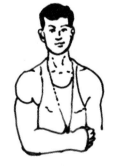

(2)石膏管型固定

图 17-1-5 常用石膏绷带固定类型

斯氏针,安置好牵引弓后,通过牵引绳及滑轮连接由秤砣组成的牵引装置(图 17-1-6);皮牵引是用贴敷于患肢皮肤上的胶布或牵引带包于患肢皮肤上,利用其与皮肤的摩擦力,通过滑轮装置,在肢体远端施加持续牵引力传递到骨骼上(图 17-1-6),皮牵引的种类一般不超过 5kg;特殊牵引如颌枕带,适用于轻度颈椎骨折或脱位、颈椎间盘突出症及神经根型颈椎病等。

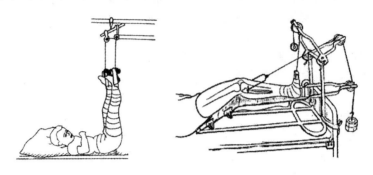

(1)小儿股骨骨折皮牵引 　　　　(2)股骨骨折持续骨牵引

图 17-1-6　持续牵引

　4)外固定器:骨折复位后,在远离骨折端经皮肤小切口将钢针穿过骨骼,利用夹头在钢管上的移动和旋转矫正骨折移位,然后用外金属架固定(图 17-1-7)。

　(2)内固定:采用金属或可降解材料,将手术切开复位的骨折在适当位置进行固定。常用的内固定物有螺丝钉、接骨板、髓内钉、加压钢板、钢针等(图 17-1-8)。有些内固定术后须加用外固定。

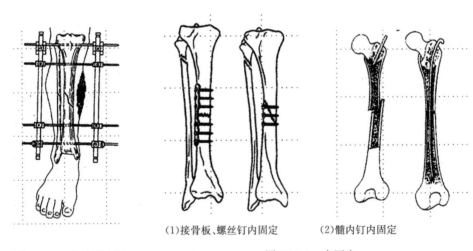

(1)接骨板、螺丝钉内固定　　　(2)髓内钉内固定

图 17-1-7　骨外固定器　　　　　　图 17-1-8　内固定

　3. 功能锻炼　功能锻炼可促进新陈代谢和血液循环,避免肌肉萎缩、关节僵硬,预防软组织粘连,尽可能保持或恢复关节的正常活动范围。

　(1)骨折早期:伤后 1～2 周内,主要进行肢体肌肉的等长舒缩,促进血液循环、预防肌肉萎缩。骨折端的上下关节暂时不活动。

　(2)骨折中期:骨折 2 周后,局部疼痛消失,骨痂逐渐形成,除继续进行患肢肌肉的等长舒缩外,活动骨折端上下关节,活动范围由小到大,活动幅度和力度逐渐加大。

　(3)骨折后期:骨折接近临床愈合,功能锻炼的目的是增强肌力、克服挛缩和恢复关节活动度。如上肢从提重物、下肢从踢沙袋开始,到各种机械性或物理治疗。

(七)护理问题

1. 有周围神经血管功能障碍的危险　与骨和软组织创伤、石膏固定不当有关。

2. 疼痛　与骨折、软组织损伤、肌痉挛和水肿有关。

3. 有感染的危险　与组织损伤、开放性骨折、牵引或应用外固定器有关。

4. 潜在并发症　肌萎缩、关节僵硬及深静脉血栓形成。

(八)护理措施

1. 促进神经循环功能恢复

(1)预防和纠正休克:遵医嘱输液、输血;及时处理出血,维持血压在正常范围。

(2)加强病情观察:观察患者的意识、体温、脉搏、血压、呼吸、尿量和末梢循环。

(3)保持合适体位,促进静脉回流:根据患者骨折的部位、程度、有无合并其他损伤及治疗方式为患者采取不同的体位。休克患者取平卧位;患肢肿胀时,遵医嘱用枕头或悬吊牵引抬高患肢,使之高于心脏水平,以促进静脉回流和减轻水肿。但若疑有骨筋膜室综合征时,则避免患肢高于心脏水平,以免局部血供受影响。患肢制动后,固定关节于功能位。

(4)保暖:调节室温和注意躯体保暖,以改善微循环。

2. 减轻疼痛

(1)药物镇痛:遵医嘱给予镇痛药物,注意观察药物疗效及有无不良反应。

(2)物理方法止痛:如局部冷敷、抬高患肢等减轻患肢水肿,热疗和按摩可减轻肌痉挛引起的疼痛。

3. 预防感染

(1)监测患者是否感染:定时测量患者的体温和脉搏。体温、脉搏明显增高时提示有感染发生。

(2)伤口护理:严格按无菌操作要求进行伤口清洁和敷料的更换,保持敷料干燥。

(3)合理使用抗菌药物:遵医嘱按时按量使用抗菌药物。

(4)体位:无禁忌者经常变换卧姿以免发生压疮和坠积性肺炎。

4. 指导功能锻炼

(1)肌肉等长舒缩练习和关节活动:与医生、患者一起制定适宜的功能锻炼计划。伤后 1～2 周内,除医嘱要求制动的患者外,术后 6 小时需开始股四头肌的等长舒缩联系。可采用 tens 法则,即收缩股四头肌 10 秒,休息 10 秒,舒缩 10 次为一组,重复 10 次,每天 3～4 次。身体其他部位的关节、肢体也应进行功能锻炼。鼓励下肢骨折患者每 3 小时用吊架锻炼一次。伤后 2 周,指导患者活动骨折部位上、下的关节。

(2)行走锻炼:做患肢外固定的患者,疼痛减轻后可借助拐杖、助行器、手杖等进行患肢的行走锻炼,先在平地,然后上下楼梯,行走时护士应提供安全保护。

(3)练习深呼吸:长时间卧床的患者需练习深呼吸以增加肺活量。

5. 牵引患者的护理

(1)对刚刚完成牵引的患者进行床头交接班。

(2)保持有效牵引:患者必须保持正确的体位,躯干要伸直、骨盆要放正。经常检查患者体位和牵引装置。牵引绳索长、短合适,保持悬空不受压,不脱离滑轮的滑槽;牵引铁砝码不可随意增减或有摇动现象,不能触地或中途受阻;不可随意放松牵引绳,避免被盖压住牵引绳;避免牵引的肢体远端抵住床栏,保持牵引绳与骨的长轴成一直线。

(3)避免牵引过度:每日测量肢体的长度,避免牵引过度,导致骨不愈合;或定期拍 X 线,以示效果。

(4)观察肢端血液循环:重视患者的主诉,密切注意肢体远端有无疼痛、肢麻伴皮肤发冷、动脉搏动减弱等症状。

(5)皮肤护理:保持骨牵引针孔清洁,每日用75％乙醇溶液消毒1次,如牵引针有滑动移位,应消毒后再予以调整。牵引针孔已形成的血痂,有防止细菌侵入的作用,应给予保护,皮牵引者粘贴胶布处出现有水疱应去除胶布,换用其他牵引方法。应在受压部位放置垫圈,定时按摩,定时床上沐浴以促进血液循环,并保持全身清洁卫生。

(6)预防并发症:患者长期处于被动体位、缺乏功能锻炼会发生肌肉萎缩、关节僵硬,应指导患者作有针对性的功能锻炼,利用床架上拉手练习上肢肌肉和起卧运动(图17-1-9)。患肢在疼痛和肿胀减轻后,可进行肌肉舒缩、关节活动等,辅以肌肉按摩和关节的被动活动,以促进血液循环,维持关节的正常活动度。如健肢全方位的运动。长期卧床的患者,还可发生肺部并发症、便秘、泌尿系感染等,均应采取有效预防措施。

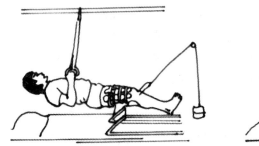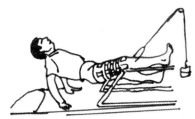

图 17-1-9　持续牵引患者的功能锻炼

6. 石膏绷带固定患者的护理

(1)对刚刚完成石膏绷带固定的患者进行床头交接班。

(2)保持石膏干燥、清洁:石膏绷带从浸湿到硬固定型,需10～20分钟。石膏包扎后到完全干固需24～72小时,水中加入少量食盐或提高水温,可缩短硬化时间。石膏干固的时间与空气中的湿度、温度及空气流通情况有关。环境寒冷、潮湿气候可使用烤灯促进石膏早干、快干,使用时需将烤灯与石膏保持45cm距离,并不断更换照射部位,避免过热灼伤石膏下皮肤。石膏干固后用彩色笔在石膏表面作好包扎日期等标记。会阴周围的石膏需预防排泄物污染,可用塑料薄膜衬在石膏内侧反折于石膏外面,以保护石膏表面。保持石膏清洁,弄脏时可用布沾洗涤剂擦拭,清洗后立即擦干,避免石膏受潮断裂。告诉患者避免石膏与硬物撞击,以免引起变形或裂开。

(3)皮肤护理:经常检查石膏边缘的皮肤,检查时可将皮肤向外拉紧,用镜子和手电筒来检查石膏内面的皮肤。如果患者有皮肤瘙痒现象,可在石膏下放入一条纱布绷带,轻拉绷带两端来抓痒,或用针筒向石膏内注入空气也可缓解瘙痒现象,嘱患者不可向石膏型内插入尖锐物品抓痒,以避免皮肤受损。寒冷季节要注意保暖,以免患肢远端受凉。

(4)观察肢体血液循环:如有肢端剧痛、发绀或苍白、皮肤温度降低、感觉减退,不能主动活动或被动活动时疼痛加重等,都是患肢缺血的表现,应及时报告医师。石膏型内局部疼痛,尤其是非骨折部位,应考虑石膏压迫所致,切勿随意在石膏绷带内填塞棉花或使用止痛剂,应开窗检查或更换石膏。

(5)石膏综合征的护理:石膏背心固定术的患者,由于上腹部包裹过紧,影响进食后胃的容纳和扩张,可导致腹痛、呕吐,呕吐物主要是胃内容物。胸部石膏包裹过紧,可出现呼吸窘迫、发绀。当石膏综合征发生时,可协助患者适当变换体位以减轻受压症状,持续胃肠减压和补液,保持呼吸道通畅,吸氧,若无效则需将石膏完全拆除。

(6)压疮的预防:肢体石膏固定后,可使用枕头及悬吊带、三角巾等方法抬高患肢,以减轻水肿。石膏固定时,须用手掌托起患肢,避免在局部石膏上留有凹陷,形成对患肢的压迫;石膏边缘应修剪光滑、整齐,避免持续皮肤受压或摩擦。注意观察石膏边缘及骨隆突部有无红肿、擦伤等,局部持续性疼痛是压疮的早期症状之一。护理时,注意观察露在石膏边缘外及石膏内手指可及的皮肤,每日应以手指蘸酒精按摩,促进血液循环。

(7)拆除石膏的护理:拆除石膏前向患者解释拆除石膏时的感觉,嘱患者在拆除石膏时应保持肢体不动。拆除石膏绷带后,用温水清洗患肢,并用凡士林涂擦皮肤,6~8小时后再用肥皂液清洗,每日按摩局部肌肉2~4次,并加强功能锻炼。

7. 心理护理　多与患者沟通,耐心倾听患者的主诉,关心安慰患者,稳定患者情绪。坦诚地与患者讨论有关骨折治疗、康复的问题,使患者以积极的态度对待疾病。指导并协助患者达到最大限度的生活自理,减少依赖性,保持患者自尊感,增强自信心。与患者家属、亲友进行交流,鼓励他们多与患者接触,关心照顾患者,并给予其心理上的支持。以通俗易懂的语言,将骨折愈合过程的医学术语解释清楚,帮助患者树立战胜疾病的信心和勇气。

(九)健康教育

1. 安全指导　指导患者及家属评估家庭环境的安全性,是否有影响患者活动的障碍物,如台阶、散放的家具等。

2. 长期坚持功能锻炼　告知患者出院后继续功能锻炼的方法和意义,向患者和家属详细说明有关夹板、石膏等的保护、清洁、使用的方法及可能发生的问题。指导患者使用轮椅、步行辅助器,提高患者自我照顾的能力,同时指导家属如何协助患者完成各项活动。

3. 定期复查　告之患者如何识别并发症,如患者肢体肿胀或疼痛明显加重,骨折远端肢体感觉麻木、肢端发凉,夹板、石膏或外固定器松动等,应立即到医院复查并评估功能恢复情况。

二、常 见 骨 折

案例17-1

患者,女,65岁。因在家中浴室滑倒后右下肢行走不便并髋部疼痛就诊。体检发现右下肢跛行、短缩、外展外旋畸形,髋部轻度压痛,大粗隆部叩击痛阳性。X线检查:左股骨颈骨折,Pauwels角25°。

问题:1. 该患者的病因是什么?

2. 该患者的主要护理问题是什么?

3. 应对该患者进行哪些健康教育?

肱骨髁上骨折

肱骨髁上骨折指肱骨干与肱骨内外髁交界处的骨折。

(一)病因

多由间接暴力所致,5~12岁儿童居多。分为伸直型和屈曲型,以伸直型骨折最多见,即跌倒时肘关节半屈或伸直位,手掌着地,间接暴力经前臂向上传递,致肱骨干与肱骨髁交界处发生骨折。

(二)临床表现

肘部明显肿胀、疼痛、肘关节向后突出,活动障碍,可有皮肤瘀斑及水疱。伸直型骨折时,肘部向后突出,并处于半屈曲位,肘后三角关系正常。合并神经损伤,则前臂出现相应神经支配区的感觉、运动功能障碍。肱动脉挫伤或受压者,加上损伤后的组织反应,局部肿胀严重,均可发生前臂骨筋膜室综合征,如早期未能诊治,可导致缺血性肌挛缩乃至爪形手或后遗肘内翻畸形。

(三)辅助检查

X线可确定骨折的类型、部位和移位方向。

(四)治疗原则

手法复位后,伸直型将肘关节固定于 90°～120° 屈曲位;屈曲型者肘关节固定于屈曲 40°～60°。如手法复位失败或合并有血管神经损伤,则需要手术复位。

(五)护理问题

1.有周围神经、血管功能障碍的危险 与骨折合并软组织损伤或骨折固定不当有关。

2.躯体活动障碍 与骨折及患肢固定有关。

(六)护理措施

1.加强病情观察和护理:注意观察患者患肢是否剧痛、皮肤苍白、发凉、麻木,被动伸指疼痛,桡动脉搏动减弱或消失等表现,一旦出现立即通知医生。

2.合理功能锻炼:伤后第一周,患侧肢体避免活动;1 周后逐渐开始握拳、伸指、腕关节屈伸及肩关节活动;4～5 周后在去除外固定后,进行肘关节屈伸功能锻炼。

(七)健康教育

1.指导患儿及其家属评估家庭环境的安全性。

2.长期坚持功能锻炼,告知患者出院后继续功能锻炼的方法和意义。

3.定期检查。

桡骨远端伸直型骨折(Colles 骨折)

指发生在桡骨下端 3cm 范围内的伸直型骨折,常见于有骨质疏松的成年或老年人。

(一)病因

跌倒时腕部背伸,以手掌撑地,间接暴力使骨折远端向背侧、桡侧移位。

(二)临床表现

伤后腕部明显肿胀,疼痛、压痛,功能障碍。手腕侧面观呈餐叉样畸形,正面观呈枪刺刀样畸形(图 17-1-10)。

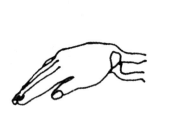
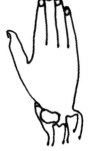

(1)"餐叉"畸形　　　　　　(2)枪刺刀样畸形

图 17-1-10　伸直型桡骨下端骨折畸形

(三)辅助检查

X线片检查可见骨折远折段向背侧及桡侧移位,近折段向掌侧移位,可同时合并尺桡关节脱位。

(四)治疗原则

在局部麻醉下行手法复位,用小夹板或石膏固定 6～8 周。

(五)护理问题

1. 有周围神经、血管功能障碍的危险　与骨折局部水肿或骨折固定不当有关。

2. 知识缺乏　缺乏骨折后功能锻炼的知识。

(六)护理措施

1. 体位　患肢腕关节维持旋前、屈腕、尺偏位并用吊带或三角巾适当抬高患肢,避免患肢下垂引起的静脉回流障碍。

2. 提供有效的功能锻炼知识　指导患者早期进行拇指及其他手指的主动运动、用力握拳、充分屈伸五指的练习,同时进行肩、肘关节功能锻炼,防止关节僵硬或肌萎缩;伤后 2 周进行腕关节背伸和桡侧偏斜练习,同时进行前臂旋转运动。

(七)健康教育

加强安全防范意识,积极进行康复锻炼,发现异常情况及时就诊。

股骨颈骨折

案例 17-2

患者,女,64 岁。摔倒后出现右髋部疼痛,不能站起行走。查体:右髋部压痛、肿胀、右髋关节活动障碍、右大粗隆上移、右上肢呈外旋位。

问题:1. 患者可能的诊断是什么?

2. 应给患者首要的检查是什么? 治疗原则是什么?

3. 患者可能的并发症是什么? 应采取怎样的护理措施?

多发生在中老年人,以女性为多。

(一)病因和分类

中老年人骨质疏松明显,股骨上端受到瞬间较小的扭转暴力就能引起骨折。常在跌倒时下肢突然扭转、臀部着地,暴力传导至股骨颈引起骨折。

1. 按骨折移位程度(garden)分类

(1)不完全骨折:骨完整性部分中断并出现裂纹。

(2)完全骨折:骨折线贯穿股骨颈,骨结构完全破坏。

2. 按 X 线片表现分类

(1)内收骨折:远端骨折线与两侧髂嵴连线的夹角(Pauwells 角)大于 50°,属于不稳定骨折。Pauwells 角越大,骨折端所承受的剪切力越大,骨折越不稳定。

(2)外展骨折:远端骨折线与两侧髂嵴连线的夹角小于 30°,属于稳定骨折。但若处理不当,如过度牵拉或过早负重等,也可发生移位,成为不稳定性骨折。

3. 按骨折线部位分类

(1)头下骨折:骨折线位于股骨头下,股骨头仅有小凹动脉很少量的供血,因此股骨头严重缺血,发生股骨头缺血坏死的概率很大。

(2)经颈骨折:骨折线位于股骨颈中部,股骨头同样有明显供血不足,易发生股骨头缺血坏死或骨折不愈合。

(3)基底骨折:骨折线位于股骨颈与大、小转子间连线处,由于两骨折端的血液循环良好而较易愈合。

(二)临床表现

主要表现为髋部疼痛、肿胀,不能站立或行走,患肢呈缩短、屈曲、内收、外旋等畸形。患髋有压痛和纵向叩击痛。外展型有嵌插者,伤后仍能行走,一旦错位后即不能站立。

(三)辅助检查

髋部 X 线摄片可确定骨折的部位、类型和移位方向。

(四)治疗原则

无明显移位的外展嵌插骨折,行持续皮牵引 8 周,3 个月后扶杖行走。有明显移位的骨折先行骨牵引复位,然后行骨折内固定术,内固定后能早期离床活动,减少并发症。65 岁以上老年人,可行人工股骨头置换和全髋关节置换。

(五)护理问题

1. 潜在并发症 骨折移位。

2. 躯体活动障碍 与骨折、牵引或石膏固定有关。

3. 有皮肤完整性受损的危险 与骨折、软组织损伤或长期卧床有关。

(六)护理措施

1. 体位 指导并协助患者维持患肢于外展中立位,忌外旋、内收;卧硬板床休息,经医生允许方可患侧卧位,更换体位及搬运患者时,平托髋部与肢体,防止关节脱位或骨折断端造成新的损伤。

2. 牵引患者护理 具体措施见骨折概述。

3. 指导患肢功能锻炼

(1)骨折复位后便可进行股四头肌的等长舒缩及距小腿关节屈伸等功能锻炼,每天多次,每次 5~20 分钟。

(2)人工全髋关节置换术 1 周后,协助患者坐在床边进行髋关节功能锻炼,活动范围由小到大,活动幅度和力量逐渐加大,指导患者借助吊架和床栏更换体位。

(3)评估患者是否需要辅助器械完成日常生活,对患者进行坐起、移到轮椅上和行走的指导。非手术治疗的患肢 8 周后可逐渐在床上坐起,坐起时双腿不能交叉盘腿,3 个月后可逐渐使用拐杖,患肢在不负重情况下练习行走,6 个月后可弃拐行走。行人工全髋关节置换术的患者,2~3 周允许下床后,指导患者在有人陪伴下正确使用拐杖或助行器行走;骨折完全愈合后患肢才能负重。

4. 压疮的预防和护理 患者卧床期间使用适宜的便器;保持患者床铺清洁、干燥和平整;定时更换体位、按摩受压部位和进行皮肤护理。

(七)健康教育

1. 加强安全宣传教育,去除环境中的危险因素。

2. 注意预防骨质疏松

(1)合理饮食:从年轻时就应多食富含钙和维生素 D 的食物如:牛奶、豆制品、肉骨头、虾皮、海带、花生、瓜子、核桃等。尽量减少富含磷质的食物:如肉类及可口可乐,戒除烟酒嗜好。

(2)体育锻炼:是预防骨质疏松的一个重要环节。从青少年时期就应积极参加体育锻炼,中老年人更应有意识地增加户外活动如:游泳、跑步、打太极拳、散步等。通过运动,产生对骨的应力,增加骨内的血流,升高成骨细胞的活性;长期的锻炼才能有效预防骨质疏松症,但应因人而异合理地制订运动方案,避免过量运动的不良影响。

(3)防止意外损伤:骨质疏松患者骨骼松脆,易发生骨折,必须防止跌跤。应避免老人在雨天雪天外出,浴室地面要有防滑措施,室内要有足够的照明,跨越台阶应小心,避免乘坐无扶手的汽车。下蹲时腰背要挺直,避免抬举重物、剧烈活动。

3. 告知患者出院后功能锻炼的方法和意义,并嘱其坚持长期进行功能锻炼。

股骨干骨折

股骨干骨折指股骨小转子以下、股骨髁部以上部位的骨折，常见于青壮年。

(一)病因

多由强大的直接或间接暴力造成，直接暴力引起股骨横断或粉碎，间接暴力引起股骨的斜形或螺旋形骨折。

(二)临床表现

局部剧烈疼痛、肿胀、活动障碍，股骨有异常活动及骨擦感，可有短缩、异常扭曲等畸形。创伤刺激大，出血多，有时可发生休克。股骨下 1/3 骨折时可损伤股动脉和坐骨神经，出现相应的表现。

(三)辅助检查

髋或膝关节正、侧位 X 线摄片可确定骨折的部位、类型和移位情况。

(四)治疗原则

1. 牵引治疗　3 岁以内儿童，一般用垂直悬吊皮牵引，将两下肢向上悬吊，牵引重量以能使臀部稍稍离床面为宜；骨牵引适用于成人各类型骨折的术前固定和复位(图 17-1-7)。

2. 手法复位　横断骨折待重叠畸形矫正后行手法复位，手法复位后行持续牵引复位。

3. 外固定术　对少数合并大范围软组织损伤者可采用外固定器固定。

4. 手术治疗　主要为切开复位内固定。适用于以上非手术治疗失败、伴有多发损伤或血管神经损伤、不宜长期卧床的老年患者或病理性骨折者。股骨中上 1/3 段横断骨折可用髓内针或钢板固定；下 1/3 骨折用角状钢板固定。

(五)护理问题

1. 潜在并发症　低血容量性休克。

2. 躯体活动障碍　与骨折、牵引或石膏固定有关。

(六)护理措施

1. 病情观察　随时监测生命体征和肢体血循环情况。一旦患肢出现异常，及时报告医生。

2. 脂肪栓塞的预防及护理　患肢取高坐位；给予高浓度吸氧以缓解局部缺氧和脂肪颗粒的表面张力，使用呼吸机以减轻和抑制肺水肿的发生；检测生命体征和动脉血气分析；保持呼吸道通畅，维持体液平衡。

3. 功能锻炼　伤后 1～2 周内进行患肢股四头肌舒缩练习，同时被动活动髌骨(左右推动髌骨)，同时练习小腿关节和足部其他小关节以及全身其他关节活动。第 3 周健足踩床，双手撑床或吊架抬臀练习髋、膝关节，防止股间肌和膝关节粘连。

(七)健康教育

1. 加强安全宣传教育，去除环境中的危险因素。

2. 告知患者出院后功能锻炼的方法和意义，并嘱其坚持长期进行功能锻炼。

胫腓骨干骨折

胫腓骨干骨折指发生于胫骨平台以下至踝以上部分的骨折，很常见，以青壮年和儿童居多。

(一)病因

常因直接暴力造成，因胫骨、腓骨均在皮下表浅部位，故多为开放式骨折。骨下端骨折时，可损伤营养动脉，易发生骨延迟愈合或不愈合。

(二)临床表现

局部疼痛、肿胀、畸形,可有异常活动,骨折端有骨擦感。易并发骨筋膜室综合征。腓骨颈骨折易发生腓总神经损伤,出现足下垂等表现。若合并胫前动脉损伤,则足背动脉搏动消失,肢端苍白、冰凉。

(三)辅助检查

踝或膝关节的正、侧位 X 线摄片可确定骨折的部位、类型和移位情况。

(四)治疗原则

对较稳定的骨折,采用手法复位小夹板固定或石膏固定;手法复位失败时可采用切开整复内固定,如不稳定的长斜形和螺旋形骨折采用髓内钉或钢板固定;骨外固定支架,适用于较为严重的开放性或粉碎性骨折。

(五)护理问题

1. 有周围神经血管功能障碍的危险 与骨折合并软组织损伤或骨折固定不当有关。

2. 潜在并发症 肌萎缩、关节僵硬。

(六)护理措施

1. 维持患肢正常血运,防止并发骨筋膜室综合征

(1)病情观察:加强观察患肢皮肤颜色、温度、有无肿胀及桡动脉搏动情况。一旦出现异常立即通知医生。

(2)定时检查夹板及石膏绷带等固定松紧是否合适,及时给予调整。

(3)支持并保护患肢,防止腕关节旋后或旋前。

2. 功能锻炼 伤后早期进行股四头肌的等长舒缩练习、髌骨的被动活动,同时练习足部及趾间关节活动;有夹板外固定的患肢可进行膝、距小腿关节活动,但禁止在膝关节伸直情况下旋转大腿,防止发生骨不连。

(七)健康教育

加强安全防范意识,积极进行康复锻炼,发现异常情况及时到医院就诊。

骨 盆 骨 折

多数是强大暴力挤压骨盆或直接撞击造成,如车祸、塌方、坠落伤等,常伴有盆腔脏器损伤及大出血,导致休克。

(一)病因

常见原因为交通事故、意外摔倒或高处坠落等。年轻人骨盆骨折主要有交通意外和高处坠落引起。老年人骨盆骨折主要由摔倒引起。

(二)临床表现

严重的骨盆骨折伴大量出血时,常合并休克。局部有广泛疼痛、肿胀,腹股沟、会阴部及腰部有皮下瘀血,双下肢活动受限。骶髂关节分离时,骨盆变形,患侧下肢短缩。合并直肠、膀胱或尿道损伤时,则出现腹痛、血尿或无尿及出现急性腹膜炎症状。

(三)辅助检查

X 线和 CT 检查能直接反映是否存在骨盆骨折及其类型。

(四)治疗原则

首先处理休克和各种危及生命的并发症,再处理骨折。单处骨折骨盆环完整者,无需特殊治疗,仅卧床休息3～4周即可;骨盆环破裂、分离者,可用骨盆兜悬吊牵引,对骨盆环多处骨折者,需手术切开复位后钢板内固定。

(五)护理问题

1. 组织灌注量不足 与骨盆损伤、出血等有关。

2. 排尿和排便形态异常 与膀胱、尿道、腹内脏器或直肠损伤有关。

3. 有皮肤完整性受损的危险 与骨盆骨折和活动障碍有关。

4. 躯体活动障碍 与骨盆骨折有关。

(六)护理措施

1. 补充血容量和维持正常的组织灌注

(1)病情观察:骨盆骨折常出现低血容量性休克,应注意观察患者的意识、脉搏、血压和尿量,及时发现和处理血容量不足。

(2)建立静脉输液通道:遵医嘱输入血液和液体,纠正血容量不足。

(3)及时止血和处理腹腔内脏器损伤。

2. 维持排尿、排便通畅

(1)观察:患者有无排尿困难,尿量,颜色,有无腹胀和便秘。

(2)导尿护理:加强导尿口和导尿管的护理,保持导尿管通畅。

(3)饮食:指导患者进食膳食纤维丰富的食物。

(4)通便:明显便秘的患者,遵医嘱给予通便剂通便。

3. 皮肤护理

(1)清洁卫生:保持卧床患者的皮肤清洁,床单平整干燥;按摩受压部位,以防发生压疮。

(2)体位:定时为患肢更换体位,骨折愈合后方可向患侧卧位。

4. 功能锻炼 行牵引患者需12周以后方可持重,部分患者术后几天内即可完全持重。长时间卧床患者须练习深呼吸,进行肢体肌肉的等长舒缩。协助患者活动上、下关节。允许下床后,可使用助行器或拐杖,以使上下肢体共同分担体重。

(七)健康教育

1.指导患者出院后卧床休息8～12周。

2.加强功能锻炼。骨盆悬吊牵引者吊带应平坦、完整无褶,吊带宽度要适宜,不能上下移动,大小便注意清洁,指导鼓励患者学会床上生活自理,指导患者做股四头肌收缩和踝关节的背屈、趾屈活动。石膏及小夹板固定请密切观察手指或足趾的末梢循环,如发现颜色青紫、苍白、明显肿胀及有发凉、发麻、剧痛等感觉需立即来院复查。

3.指导患者固定部位以外的关节要多活动。

4.石膏外固定后应防潮防水。

5.石膏未经医生许可不能截短、剖开或拆除。如固定时间内发现石膏松动、过紧或断裂应立即来院复查。

三、脊柱骨折与脊髓损伤

脊 柱 骨 折

脊柱骨折又称为脊椎骨折,占全身骨折的5%～6%,以胸、腰椎损伤多见。脊柱骨折可合并脊髓损伤,轻者可遗留腰背痛,重者可造成不同程度的截瘫甚至死亡。

(一)病因

主要原因是暴力,绝大多数有间接暴力引起,少数由直接暴力导致。如高处坠落时,头、肩、臀或足部着地,地面对身体的阻挡使身体猛烈屈曲,因此而产生的垂直分力可使椎体压缩性骨折;水平分力较大时则可同时发生脊椎脱位。直接暴力导致的脊椎骨折,多见于战伤、爆炸伤等。

(二)临床表现

局部疼痛和活动受限,损伤部位棘突明显压痛,胸椎、腰椎骨折时,有脊柱后突畸形。合并脊髓损伤时,损伤脊髓平面以下肢体感觉、运动、反射、括约肌功能障碍。颈椎骨折致高位截瘫时,肋间肌、膈肌麻痹,可出现呼吸困难。

(三)辅助检查

1. 影像学检查

(1)X线检查:有助于明确脊椎骨折的类型、部位和移位情况。

(2)CT检查:用于检查椎体的骨折情况、椎管内有无出血及碎骨片。

(3)MRI检查:用于观察及确定脊髓损伤的程度和范围。

2. 肌电图 测量肌的电传导情况,鉴别脊髓的完整性水平。

3. 实验室检查 除常规检查外,血气分析检查可判断有通气不足危险患者的呼吸状况。

(四)治疗原则

单纯性胸腰椎压缩性骨折,椎体压缩不到1/3或年老体弱不能耐受复位及固定者,可仰卧于硬板床上,骨折部位垫厚枕、使脊柱过伸,3日后开始锻炼腰背肌,第3个月开始可适当下地活动;椎体压缩超过1/3的青少年和中年受伤者,可采用两桌法或双踝悬吊法复位,复位后包石膏背心固定3个月。

稳定型颈椎骨折,轻者可用枕颌吊带卧位牵引复位,有明显压缩和脱位者,采用持续颅骨牵引复位,牵引重量3~5kg,复位牵引2~3周后用头颈胸石膏或颈托固定3个月。

不稳定骨折,尤其有脊髓或神经损伤者,应尽早手术。

(五)护理问题

1. 有皮肤完整性受损的危险 与活动障碍和长期卧床有关。

2. 潜在并发症 脊髓损伤、失用性肌萎缩、关节僵硬等。

(六)护理措施

1. 防止压疮发生

(1)轴线翻身:间歇性解除压迫是有效预防压疮的关键措施,因此在脊柱骨折早期应每2~3小时翻身一次,分别采用仰卧和左、右侧卧位。每2小时检查皮肤一次。有条件时可用特制的翻身床、充气床垫等,以减轻局部压迫。

(2)保持病床整洁干燥和舒适:保持个人清洁卫生和床单平整干燥。

(3)避免营养不良:保证足够的营养素摄入,提高机体免疫力。

2. 并发症的预防和护理

(1)脊髓损伤

1)观察患者皮肤颜色、温度和有无体温调节障碍。

2)搬运患者时避免脊髓损伤。

3)对已发生脊髓损伤的患者做好相应护理(详见脊髓损伤)。

(2)失用性肌萎缩和关节僵硬

1)保持适当体位,预防畸形:保持瘫痪肢体的关节于功能位,防止关节屈曲、过伸或过展。

2)全范围关节活动:定时进行全身所有关节的全范围被动活动和按摩,每日数次,以促进循环、预防关节挛缩和僵硬。

3)腰背肌功能锻炼:根据脊柱骨折的部位、程度和康复治疗计划选择和进行相应的腰背肌功能锻炼。

4)生活能力训练:鼓励患者进行日常生活活动能力的训练,以满足生活需要。

3. 心理护理　向患者和家属做好有关治疗、护理和康复的健康宣教,鼓励家属协助患者提高社会适应能力和自我照顾能力,维护自尊,提高生活质量。

脊 髓 损 伤

脊髓损伤是脊柱骨折脱位最严重的并发症,发生率高,多发生于颈椎下段和胸腰段。脊髓损伤的高危人群有赛车手、酗酒和吸毒者、跳水者和足球运动员、司机等。

(一)病因病理

脊髓损伤多见于车祸、高处坠落、砸伤、运动性损伤或弯腰劳动时背部砸伤,脊柱发生屈曲型骨折,脊髓可直接受到损伤,或因受到压迫而丧失功能。

1. 脊髓震荡　是最轻微的脊髓损伤。脊髓遭受强烈的震荡后,脊髓实质无损伤,只是暂时性功能抑制,发生传导障碍。伤后立即发生弛缓性瘫痪,损伤平面以下的感觉、运动、反射及括约肌功能部分或全部丧失,常在数分钟或数小时内即可完全恢复,这类损伤在临床上实属少见。

2. 脊髓休克　各种较严重的脊髓损伤后均可发生,损伤平面以下出现弛缓性瘫痪,是失去高级中枢控制的一种病理生理现象。2～4 周后这一现象可根据脊髓实质性损害程度的不同,出现损伤平面以下不同程度的痉挛性瘫痪。

3. 脊髓损伤　可以由椎体骨折后移位、小骨折片、突出的椎间盘向内挤入的黄韧带及硬膜外血肿等造成脊髓压迫;及时解除压迫后,脊髓功能可部分或完全恢复,但若压迫时间过久,脊髓可因血液循环障碍,发生软化和萎缩,瘫痪仍不能恢复。若脊髓部分挫伤或完全横断,损伤平面以下感觉、运动和反射部分或完全丧失,但脊髓内部可有出血、神经细胞破坏和神经纤维撕裂,脊髓裂伤可分为部分或完全。

4. 马尾神经损伤　第二腰椎以下椎体骨折脱位可引起马尾神经损伤。马尾完全断裂者少见,可导致损伤平面以下的感觉、运动、反射消失,膀胱无力。若马尾未完全断裂或断裂后经过神经再生,可完全或大部恢复功能。

(二)临床表现

1. 脊髓损伤　由于损伤部位、原因和程度不同,所以可出现不同的体征,主要为受伤平面以下,单侧或双侧的感觉、运动、反射的全部或部分丧失,常伴膀胱平滑肌麻痹和排尿反射消失,导致尿潴留、溢出性尿失禁。

2. 脊髓半切征(Brawn-Segurad 征)　指损伤平面以下同侧肢体的运动和深感觉消失,对侧肢体的痛觉和温觉消失。

3. 颈髓损伤　常出现四肢瘫痪,可因肋间肌瘫而出现腹式呼吸,呼吸道分泌物不易排出,易发生肺部感染。

4. 瘫痪早期为弛缓性瘫痪　胸髓及颈髓损伤常在伤后 3～6 周逐渐转变为痉挛性瘫痪。

(三)辅助检查

1. 影像学检查

(1)X 线检查:有助于明确脊椎骨折的类型、部位和移位情况。

(2)CT 检查:用于检查椎体的骨折情况、椎管内有无出血及碎骨片。

(3)MRI 检查:用于观察及确定脊髓损伤的程度和范围。

2. 肌电图　测量肌的电传导情况,鉴别脊髓的完整性水平。

3. 实验室检查　除常规检查外,血气分析检查可判断有通气不足危险患者的呼吸状况。

(四)治疗原则

1. 尽早解除脊髓压迫　这是保证脊髓功能尽可能恢复的首要问题。对椎体骨折或骨折脱位,应尽早施行手术复位,在复位的同时解除压迫因素。

2. 稳定脊柱 必要时行确切固定,避免再移位。

3. 加强功能锻炼,预防各种并发症 如褥疮、坠积性肺炎等。

(五)护理问题

1. 气体交换受损 与脊髓损伤、呼吸肌麻痹、清理呼吸道无效致分泌物存留有关。

2. 尿潴留 与脊髓损伤有关。

3. 便秘 与脊髓损伤、液体摄入不足、饮食及不活动有关。

4. 体温过高或过低 与脊髓损伤、自主神经系统功能紊乱有关。

5. 自身形象紊乱 与躯体移动和感觉障碍有关。

6. 有皮肤完整性受损的危险 与感觉及活动障碍有关。

(六)护理措施

1. 保持有效的气体交换,避免呼吸骤停。

(1)加强观察和保持气道通畅:脊髓损伤后 48 小时内可因脊髓水肿造成呼吸抑制,故需密切观察患者的呼吸情况,做好抢救准备。无自主呼吸或呼吸微弱的患者,应立即行气管插管或气管切开,用呼吸机维持呼吸。

(2)吸氧:患者给予吸氧,根据血气分析结果调整给氧浓度、量和持续时间,改善机体的缺氧状态。

(3)加强呼吸道护理:每 2 小时给患者翻身、叩背一次,促进痰液的松动与排出;指导并协助患者深呼吸和用力咳嗽;患者不能自行咳嗽或肺不张时,用导管插入气管吸出分泌物,必要时协助医生通过气管镜吸痰;给患者进行雾化吸入,遵医嘱给予抗菌药物、地塞米松或糜蛋白酶等药物,以稀释分泌物和有助分泌物的排出。

2. 尿潴留的护理

(1)留置或间歇导尿:患者排尿障碍,需留置导尿,持续引流尿液。2～3 周后,改为定时开放,每 4～6 小时开放 1 次,以训练膀胱反射或自律性收缩功能、预防泌尿系感染和膀胱萎缩。6～8 周后教患者进行自我间歇导尿。其优点是有效防止泌尿系感染;加快膀胱功能的恢复。护理上要注意:①环境要清洁,无污染源存在,严格无菌操作;②严格掌握导尿间歇时间,膀胱容量不得超过 500ml;导尿时要压迫膀胱尽量排空;③入量控制在 1500～2000ml/天,依个体差异导尿间隔时间 4～6h/次不等。

(2)预防泌尿道感染:鼓励患者多饮水,以增加尿量,或必要时每日冲洗膀胱 1～2 次,以冲出膀胱内积存的沉渣。定期尿培养,一般每周更换一次导尿管。一旦发生感染,留置的导尿管应持续开放引流,鼓励患者多饮水或遵医嘱大量输液,增加尿量,抬高床头,起到局部冲洗作用。

3. 便秘的护理

(1)调节饮食,多进纤维丰富食物,如新鲜蔬菜和水果,刺激肠蠕动,促进排便。

(2)顺着结肠走行环形按摩。

(3)服用缓泻药,如双醋酚酊、更衣丸、麻仁滋脾丸。必要时行肥皂水灌肠。

4. 体温异常的护理 颈脊髓损伤时,自主神经系统功能紊乱,体温调节中枢丧失正常的调节能力,患者常产生高热(达 40℃以上)或低温(35℃以下)。体温异常是病情危险的征兆,应加强体温异常的护理。

(1)降低体温:对高热患者,使用物理方法降温,如乙醇或温水拭浴、冰袋、冰水灌肠等,同时调节室温勿过高,在夏季采取通风和降温措施。

(2)保暖:对低温患者,采用物理升温的措施,注意保暖并避免烫伤。

5. 加强皮肤护理,预防压疮(详见脊柱骨折)。

6. 心理护理 需加强对患者的心理支持,主动关心患者,满足其生活需求,帮助其明确如何对待脊髓功能损伤,掌握正确的应对和自我护理方法。向患者和家属做好有关治疗、护理和康复的健康宣教;鼓励家属协助患者提高社会适应能力和自我照顾能力,维护自尊,提高生活质量。

第2节　关节脱位患者的护理

案例 17-3

　　患者,女,30岁。因跌倒时左上臂伸直,手掌着地后肘关节肿、痛、不能活动3小时而入院。评估时患者以右手托住左前臂,肘关节处于半伸直位,被动运动时伸不直肘部,肘后空虚感,可摸到凹陷处,肘部失去正常三点关系。

　　问题:1. 该患者可能的诊断是什么?

　　　　　2. 为明确诊断,该患者应做哪些检查?

　　　　　3. 该患者的治疗原则是什么?应采取怎样的护理措施?

　　关节脱位(articular dislocation)是构成关节各骨的关节面失去正常的对合关系,俗称脱臼;部分失去正常对合关系,称为半脱位。多见于青壮年和儿童。常见脱位关节是肩关节、肘关节及髋关节。创伤性脱位是最常见的原因。

一、概　　述

(一)关节脱位的病因及分类

1. 按发生脱位的原因分类

　　(1)创伤性脱位:暴力直接或间接作用于正常关节而引起的脱位,临床上最多见,常见于青壮年、儿童。

　　(2)先天性脱位:胚胎发育异常、胎位不正等导致关节发育不良,出生后即发生脱位,且逐渐加重。如由于髋臼和股骨头先天发育不良或异常引起的先天性髋关节脱位。

　　(3)病理性脱位:关节结构被病变破坏后发生的脱位。如骨关节结核、化脓性关节炎或类风湿性关节炎所致的脱位。

　　(4)习惯性脱位:创伤性脱位使关节囊、关节周围韧带松弛或撕脱,关节结构不稳定,轻微外力即导致再脱位,称为习惯性脱位。常见的有习惯性下颌关节脱位、习惯性肩关节脱位。

2. 按脱位后的时间分类

　　(1)新鲜脱位:脱位时间未满3周者。

　　(2)陈旧性脱位:脱位时间超过3周者。

3. 按脱位后关节腔是否与外界相通分类

　　(1)闭合性脱位:脱位处皮肤完整,关节腔不与外界相通。

　　(2)开放性脱位:脱位处皮肤破裂,关节腔与外界相通。

(二)病理生理

　　创伤性关节脱位后,主要表现为构成关节的骨端移位、关节囊破裂、关节腔周围积血。血肿机化后形成肉芽组织,继而发展为纤维组织,与关节周围组织粘连。脱位可伴关节附近韧带、肌和肌腱损伤,也可伴撕脱性骨折及周围血管、神经损伤。

(三)临床表现

1. 一般表现　患处疼痛、肿胀、关节功能丧失。若合并患处血管、神经损伤,可出现相应表现,如肘关节后脱位时,患者可出现正中神经损伤表现。

2. 特有体征

　　(1)畸形:脱位后关节处明显畸形,移位的骨端可在异常位置摸到,肢体可变长、变粗或缩短。如肩关节脱位后呈方肩畸形。

（2）弹性固定：由于脱位关节面失去正常的对合关系，关节周围韧带及肌肉的牵拉，使患肢固定于异常位置，被动活动时感到弹性抗力。

（3）关节盂空虚：触诊可摸到原关节盂所在部位的空虚感。

（四）辅助检查

X线检查能明确诊断脱位的类型、方向、部位、程度及是否合并骨折等，对陈旧性关节脱位，能明确有无骨化性肌炎或缺血性骨坏死。

（五）处理原则

1. 复位 以手法复位为主，其方法是使脱位的关节端，按受伤脱出的途径返回原位。脱位时间超过3周，关节周围组织粘连挛缩、血肿机化，关节腔被肉芽和瘢痕组织充填，手法复位很难成功。切开复位指征包括：合并关节内骨折、有软组织嵌入及陈旧性脱位等手法难以复位者。

2. 固定 复位后应将关节固定于稳定位置，以利于撕裂的关节囊、韧带、肌肉等软组织得以修复。一般固定关节2～3周，固定时间太长易发生关节僵硬，太短则损伤的关节囊尚未修复，易形成习惯性脱位。但陈旧性脱位应适当延长固定时间。

3. 功能锻炼 在固定期间，要经常进行关节周围肌肉的收缩活动和患肢邻近关节的主动活动。解除固定后逐渐加大受伤关节的活动范围，同时配合热敷、理疗和中药熏洗等，促使关节功能早日恢复。切忌粗暴扳拉肢体，以免增加新的损伤，继发骨化性肌炎。

（六）护理问题

1. 疼痛 与关节脱位引起局部组织损伤及神经受压有关。

2. 躯体活动障碍 与关节脱位、疼痛、制动有关。

3. 有血管、神经受损的危险 与关节移位压迫血管、神经有关。

4. 有皮肤完整性受损的危险 与外固定有关。

5. 知识缺乏 缺乏关节复位后继续治疗及正确功能锻炼的知识。

（七）护理措施

1. 妥善复位与固定

（1）复位：明确诊断后协助医生复位。对患者解释复位目的与方法，做好复位前的身心准备，取得患者合作。复位前，给予适当麻醉，复位成功的标志是被动活动恢复正常，骨性标志恢复，X线提示已复位。

（2）固定：采用适当固定物，防止关节活动，减轻疼痛。复位后固定2～3周，防止发生习惯性脱位。40岁以上患者或脱位合并骨折、陈旧性脱位及习惯性脱位固定时间应适当延长。

2. 病情观察 密切观察关节周围血肿和软组织肿胀程度，注意患肢末梢血液循环、肢体感觉、运动情况。复位后局部关节脱位的专有体征是否消失，有无发生再脱位。如出现血管、神经损伤受压症状，应及时报告医生并协助处理。

3. 生活护理 关节固定期间给患者的生活和工作造成许多不便，应给予患者生活上的照料，满足患者需要，及时解决患者的困难。并鼓励患者部分生活自理。

4. 缓解疼痛

（1）移动患者时，帮助患者托扶固定患肢，动作轻柔，避免因活动患肢加重疼痛。

（2）指导并协助患者及家属用心理暗示、转移注意力、松弛疗法等缓解疼痛。

（3）早期正确复位固定，可缓解疼痛。

（4）遵医嘱使用镇痛剂，以促进患者的舒适与睡眠。

5. 维护皮肤的完整性 对使用牵引或石膏固定的患者，应注意观察皮肤的色泽和温度；对髋关节脱位后较长时间卧床的患者，应注意预防压疮的产生。

6. 健康教育　为患者及家属讲解关节脱位后治疗和康复的相关知识,强调功能锻炼的重要性和必要性,指导并使患者能自觉地按计划进行正确的功能锻炼,以减少盲目性。解除固定后,逐渐加大关节的活动范围,以促进关节功能的恢复。教育患者日常生活中注意安全,避免关节脱位发生。对于可能出现的并发症,应交代清楚,让患者了解在什么情况下需要立即来医院检查。

二、常见关节脱位

肩关节脱位(dislocation of the shoulder joint)

(一)病因及分类

肩关节盂面积小而浅,肱骨头相对大而圆,关节囊和韧带薄而松弛,关节活动范围又大,故容易发生脱位。多由间接暴力引起。当身体侧位跌倒时,手掌撑地,肩关节呈外展外旋位,肱骨头在外力作用下突破关节囊前壁,滑出肩胛盂而致脱位;也可由于上臂过度外展外旋后伸时,肱骨颈或肱骨大结节抵触于肩峰构成杠杆的支点,使肱骨头向盂下滑出时发生脱位。可分为前脱位、后脱位;盂下脱位、盂上脱位等,但是由于肩关节前下方组织薄弱,绝大多数为前脱位。好发于20~50岁的青壮年,在全身关节脱位中居首位。

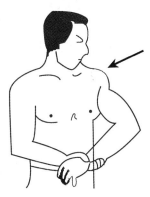

图 17-2-1　肩关节前
脱位方肩畸形

(二)临床表现

患侧三角肌塌陷,肩部失去正常轮廓成方肩畸形(图 17-2-1),由于肱骨头脱出,关节盂空虚,而在喙突下、锁骨下摸到移位的肱骨头。搭肩试验(Dugas征)阳性:即将患侧手掌搭于健侧肩部时,肘部不能紧贴胸壁,若将患侧肘部紧贴胸壁,则手掌又搭不到健侧肩部,是肩关节脱位患者的特有体征。

(三)辅助检查

X线检查可明确脱位的类型及有无合并肱骨大结节撕脱性及肱骨外科颈骨折。

(四)处理原则

1. 复位　一般在局麻下行手法复位。常用手法复位有手牵足蹬法(图 17-2-2)和悬垂法(图 17-2-3)。

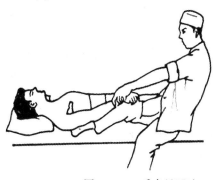

图 17-2-2　手牵足蹬法

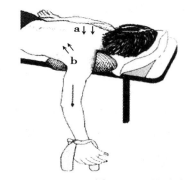

图 17-2-3　悬垂法

2. 固定　复位后使患肢内旋于胸前,屈肘90°,腋窝垫一薄垫,以三角巾悬吊或将上肢用绷带与胸壁固定3周,若合并肱骨大结节撕脱性骨折,适当延长固定时间。

3. 功能锻炼　复位后指导患者健侧缓慢推动患肢作外展与内收活动,以不引起患侧肩疼痛为限。3 周后,指导患者进行弯腰、垂臂、甩肩锻炼,方法为:弯腰 90°,患肢自然下垂,以肩为顶点作圆锥形环转,范围由小到大。4 周后,指导作肩关节全方位活动,如患肢外展爬墙、滑车带臂上举、举手摸顶锻炼等。

4. 护理问题 参见概述。

5. 护理措施 参见概述。

肘关节脱位

(一)病因及分类

肘关节脱位多由于传达暴力或杠杆作用等间接暴力所致。患者跌倒时,肘关节完全伸直,手掌着地,暴力传递至尺、桡骨上端,使尺骨、桡骨近端脱向肱骨下端后方,形成肘关节后脱位,此类最常见;若肘关节从后方受到直接暴力作用,可产生尺骨鹰嘴骨折和肘关节前脱位,此类相对少见。

(二)临床表现

患肘畸形,肘关节径增粗,前臂可缩短;肘关节弹性固定于半伸位;肘后可摸到凹陷,鹰嘴后突明显,肘后三角失去正常关系(图 17-2-4)。

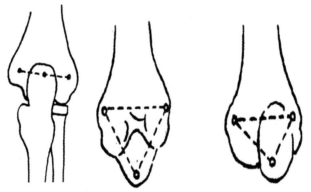

(1)正常伸直位　(2)正常屈曲位　(3)复位前伸直位三点不在一直线上

图 17-2-4　肘后三角关系

(三)辅助检查

X 线检查可明确脱位的类型、移位情况及有无合并骨折。对于陈旧性关节脱位,能明确有无骨化性肌炎或缺血性骨坏死。

(四)处理原则

1. 复位 骨折后尽快复位。大多采用手法复位。对于手法复位失败者,可切开复位。

2. 固定 复位后用超关节夹板或长臂石膏托固定于屈肘 90°,三角巾悬吊于胸前,一般固定 2～3 周。

3. 功能锻炼 固定期间,患肢可作伸掌、握拳、手指屈伸等活动,同时在外固定保护下作肩、腕关节、手指活动。去除外固定后,练习肘关节的屈伸、前臂旋转及锻炼肘关节周围肌力。

(五)护理问题

参见概述。

(六)护理措施

参见概述。

髋关节脱位

(一)病因及分类

髋关节是杵臼关节,髋臼深而大,周围有坚韧的韧带及强壮的肌群,结构十分稳固,一般不易脱位,只有强大暴力作用下才会引起。按股骨头脱位后的位置可分为后脱位、前脱位和中心脱位,以后脱位多见。当髋关节处于屈曲或内收内旋时,暴力从膝部向髋部冲击,使股骨头离开髋臼,或者在弯腰工作时,重物砸于腰骶部冲破后关节囊造成后脱位。

(二)临床表现

髋关节呈屈曲、内收、内旋畸形,患侧髋部疼痛,伤肢缩短,关节功能障碍,臀后隆起大转子上移,可触及脱位的股骨头。

(三)辅助检查

X 线检查能明确诊断脱位的类型及有无合并髋臼或股骨头骨折。

(四)处理原则

1. 复位 力争在 24 小时内全麻或腰麻下复位,24 小时后复位十分困难。常用的手法复位方法有提拉法(图 17-2-5)。手法复位失败者则采用手术复位。

2. 固定 复位后持续皮牵引或穿丁字鞋固定患肢,保持患肢于伸直、外展位,防止髋关节屈曲、内收、内旋,禁止患者坐起。固定时间通常为 3 周。

3. 功能锻炼 固定期间患肢作股四头肌的等长收缩锻炼及踝关节的活动,去除固定后指导患者扶双拐下地活动,注意活动程度。3 个月内患肢不负重,以免发生股骨头缺血性坏死或因受压而变形。3 个月后,经 X 线检查证实股骨头血液供应良好者,可尝试弃拐行走。

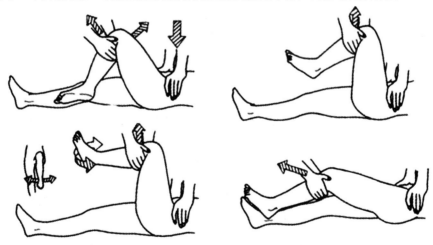

图 17-2-5 髋关节脱位提拉复位法

(五)护理问题

参见概述。

(六)护理措施

参见概述。

第3节 骨与关节化脓性感染患者的护理

案例 17-4

患儿，男，6岁。化脓性扁桃体炎15天，经治疗好转。近日寒战高热，伴左下肢疼痛3天入院。患儿3天前开始寒战高热，自觉左下肢疼痛并逐渐加重，不愿活动。查体：T 38.7℃，左下肢活动受限，股骨远端深部压痛阳性，触诊发现局部皮温较高。血常规检查：白细胞计数 $15×10^9/L$，中性粒细胞0.86。X线未见异常。

问题：1. 该患儿的主要病因是什么？
  2. 该患儿的主要护理问题是什么？
  3. 对该患儿的主要护理措施有哪些？

一、急性血源性化脓性骨髓炎

急性血源性化脓性骨髓炎是由身体其他部位的化脓性病灶中的细菌经血流传播引起骨膜、骨皮质、骨髓的急性炎症。好发于儿童和少年长骨的干骺端，如胫骨上端、肱骨、桡骨、脊椎骨及髂骨等。

(一)病因

多由身体其他部位的感染灶或外伤史引起。最常见的致病菌是金黄色葡萄球菌，其次是乙型链球菌和白色葡萄球菌，其他还有大肠埃希菌、肺炎双球菌等。

(二)病理

原发病灶处理不当或机体抵抗力下降，细菌进入血液循环发生菌血症诱发脓毒症。菌栓进入骨营养动脉后往往受阻于长骨干骺端的毛细血管网，该处血流缓慢，细菌易于滞留，产生炎症反应，阻塞小血管，迅速发生骨坏死，并有充血、渗出与白细胞浸润。脓液穿破骨膜流注形成软组织深部脓肿，如穿破皮肤排出体外即形成窦道；脓液也可在骨髓腔内蔓延，破坏骨髓组织、形成大量死骨。小片死骨可以吸收或经皮肤窦道排出，大块死骨长期留存体内，使窦道经久不愈，疾病进入慢性阶段。因骨骺板具有屏障作用，能阻止干骺端的感染向关节内扩散，仅有少数患者会继发化脓性关节炎。

本病早期的病理特点是骨质破坏、吸收、坏死为主，后期则以增生为主。若感染未及时控制，反复发作，迁延不愈，可演变为慢性骨髓炎，其特点是死骨增多，其周围有新生骨包壳及死腔形成。

(三)临床表现

1. 全身感染中毒症状 起病急，寒战、高热，体温39℃以上，脉搏加快，全身不适，食欲减退，儿童可表现为烦躁不安，嗜睡，重者出现昏迷。严重者可出现中毒性心肌炎、急性败血症及脓毒症的表现。

2. 局部表现 疼痛是突出的局部症状。患肢呈持续性、进行性加重的疼痛，肢体半屈曲状，周围肌痉挛，活动受限，呈"假性瘫痪状"。局部皮肤温度升高，有局限性深压痛，骨膜下脓肿形成时出现局部肿胀，疼痛加剧。当脓肿突破骨膜形成软组织脓肿时，局部出现红、肿、热、痛及波动感。脓肿穿破皮肤时，局部形成窦道疼痛可减轻。起病1～2周后，可能并发病理性骨折。

(四)辅助检查

1. 血液检查 急性期患者白细胞计数和中性粒细胞明显增高，血沉加快，血细菌培养阳性。

2. 细菌学检查　细针分层穿刺抽出脓液即可明确诊断,同时做细菌培养和药物敏感试验。

3. X线检查　急性骨髓炎早期X线检查无明显异常,发病2周后,X线片上出现干骨后端骨质破坏,周围有广泛骨质脱钙,有骨膜反应,出现虫蛀样改变,骨密质变薄,逐渐出现内层与外层不规则。用过抗生素的病例出现X线表现的时间可以延迟至1个月左右。慢性骨髓炎时,病骨增粗、骨质硬化、轮廓不规则。常伴有包壳、死骨和死腔。

4. CT检查　急性骨髓炎可早期发现骨膜下脓肿,慢性骨髓炎可显示脓腔及小型死骨。

5. 核素骨显像　病灶部位的血管扩张和增多,使^{99m}锝早期浓聚于干骺端的病变部位,一般于发病后48小时即可有阳性结果。

6. MRI检查　可以早期发现局限于骨内的炎性病灶,并能观察到病灶的范围,病灶内炎性水肿的程度和有无脓肿形成,具有早期诊断价值。

(五)处理原则

1. 非手术治疗

(1)抗感染治疗:早期可先大剂量用针对革兰阳性球菌的抗生素并联合应用广谱抗生素,待获得细菌培养和药敏试验结果后,再作调整。抗生素使用持续至症状消失后3周左右。

(2)支持治疗:高热时降温、补液、补充维生素;纠正水、电解质和酸碱失衡;必要时多次少量输新鲜血。

(3)局部制动:患肢用皮牵引或石膏托固定于功能位,以减轻疼痛、防止畸形和病理性骨折。

2. 手术治疗　若早期经非手术治疗2~3日仍不能控制炎症,应及早进行手术治疗。手术目的为引流脓液、减压和减轻毒血症症状。手术分为局部钻孔引流或开窗减压术。在干骺端钻孔或开窗减压后,应留置2根硅胶引流管作持续冲洗与吸引。近端放置较细的引流管做滴注管,连接用于冲洗的输液瓶;远端放置较粗的引流管做吸引,连接负压引流瓶。连续冲洗3周或体温持续正常,引流液清亮,连续3次细菌培养结果均为阴性即可拔管。

(六)护理问题

1. 体温过高　与化脓性感染有关。

2. 疼痛　与化脓性感染和手术有关。

3. 组织完整性受损　与化脓性感染和骨质破坏有关。

(七)护理措施

1. 高热护理　骨髓炎患者大多数出现体温增加,做好以物理降温为主的降温措施,必要时给予药物降温,应用降温措施后,应注意观察体温的变化。

2. 减轻疼痛　卧床休息,限制患肢活动,抬高患肢,尽量减少物理刺激,搬运肢体时支托上、下关节,动作轻柔,床上安置护架避免棉被直接压迫患处而加重疼痛。教会患者运用放松疗法缓解疼痛。

3. 患肢护理　急性期时,患者为减轻疼痛,患肢常长时间采取屈曲位,易造成肢体挛缩、关节僵硬畸形。可用石膏托、软枕等支托肢体,使其固定在功能位。移动或搬运患者时,患肢要给予适当支托,动作要轻柔,避免发生病理性骨折。慢性期时,护士应指导患者进行各种功能锻炼,以保持肢体的正常功能,预防畸形的发生,有窦道形成者,需加强局部皮肤的护理。

4. 控制感染　对疑有骨髓炎的病例应立即足量以抗生素治疗。抗生素应现配现用,以免降低疗效;注意药物配伍禁忌;按计划滴入,以保持血液中抗生素的浓度。注意观察有无药物过敏的反应及毒副作用。待获得细菌培养及药物敏感试验结果后作相应调整。

5. 手术护理

(1)术前准备:窦道口周围皮肤要保持清洁,手术部位备皮要彻底。手术前增加营养,以增强患者抵抗力,必要时给予输血。

(2)手术后骨髓腔冲洗和引流管的护理:①保持引流系统无菌、引流通畅、冲洗滴入管高出床面60～70cm,引流瓶应低于患肢50cm,防止引流液逆流;②术后早期(12～24小时)加快冲洗速度,渗血减少后减慢至50～60滴/分,避免血凝块堵塞引流管,冲洗液用生理盐水或加有效抗生素;③观察引流液的量和性质,记录每小时冲洗液量和流出量;④患者体温正常、流出液清晰,可以拔管。先拔滴注管,1～2天后再拔引流管;⑤检查伤口敷料,创面分泌物较多时,应及时更换敷料,保持床单位清洁。

6. 心理护理 应关心患者,耐心解释引流液的恶臭味是感染的常见症状,使用除臭剂维持清新空气,可减少患者的不安。倾听患者的倾诉,鼓励患者与病友接触,提供娱乐活动以分散其对疾病的过度注意力。

7. 健康教育

(1)向患者介绍疾病的治疗方法、出院后需继续遵医嘱应用抗生素等。

(2)患肢制动期间应加强功能锻炼,但需注意锻炼强度,防止发生病理性骨折。X线片提示包壳已坚固形成,被破坏的骨质已修复正常时,可逐渐进行负重锻炼。

(3)指导患者伤口的护理和饮食调节,注意高蛋白、高热量、高维生素、易消化食物的摄入。

二、慢性骨髓炎

(一)病因

大多继发于急性血源性化脓性骨髓炎;少数为低毒性细菌感染,在发病时即表现为慢性骨髓炎。

(二)病理

急性血源性化脓性骨髓炎感染期死骨形成的同时,周围形成死腔。死腔内的死骨、脓液、坏死组织和炎性肉芽组织,经窦道排出。由于炎症的反复刺激,窦道周围组织呈瘢痕增生,局部血液循环障碍导致窦道久治不愈。有时死骨排净后,窦道可暂时闭合;但如果慢性炎症未彻底控制,当机体抵抗力降低或局部受伤时,急性炎症又复发,如此反复。经久不愈的窦道周围皮肤组织可发生鳞状上皮癌。

(三)临床表现

多数有急性骨髓炎病史,呈慢性消耗性疾病表现,如面色苍白、消瘦等。患处窦道形成,窦道处反复流出脓液或偶可流出小块死骨,经久不愈。肢体增粗、变形,皮肤菲薄色素沉着,有多处瘢痕,稍有破损即引起经久不愈的溃疡。肌肉萎缩。急性发作时,可有发热、畏寒等症状,静止期无全身症状。病变破坏骺板可影响肢体发育,出现患肢变短。因肌痉挛出现邻近关节畸形,窦道口皮肤反复受到脓液的刺激会癌变。

(四)辅助检查

参见急性血源性化脓性骨髓炎。

(五)处理原则

手术治疗为主,清除死骨、炎性肉芽组织和消灭死腔。

1. 病灶清除术 在骨壳上开洞,吸出脓液,清除死骨、炎性肉芽组织,切除窦道。

2. 消灭死腔的方法

(1)蝶形手术:清除病灶后,凿除死腔边缘的硬化骨质,使其成口大底小的碟形,使周围软组织逐渐贴近而消灭死腔。若周围软组织少而不能缝合时,放入抗生素,用凡士林纱布填平创口,用管型石膏固定,开洞换药,直到伤口达二期愈合。

(2)带蒂肌瓣填塞:略修整骨腔边缘后,用附近肌肉作带蒂肌瓣填塞骨腔。

(3)闭式灌洗:小儿患者在清除病灶后,可在伤口内留置灌洗管和吸引管各一根,术后经灌注管连续滴入抗生素溶液 2～4 周,待引流液清亮即可拔管。

(4)庆大霉素－骨水泥珠链填塞术:用庆大霉素与骨水泥混合,制成直径 7mm 左右的圆珠,用不锈钢丝串连成珠链,放入骨腔内,留一粒小珠子于皮肤外。大型的骨腔可在拔除珠链后再次手术植骨。

(六)护理问题

参见急性血源性化脓性骨髓炎。

(七)护理措施

参见急性血源性化脓性骨髓炎。

三、化脓性关节炎

化脓性关节炎是一种由化脓性细菌直接感染,并引起关节破坏及功能丧失的关节炎,好发于髋关节和膝关节。任何年龄均可发病,但好发于儿童、老年体弱和慢性关节疾患者,男性居多。

(一)病因

多由身体其他部位或邻近关节部位的化脓性病灶内的细菌通过血液循环或直接蔓延至关节腔所致;此外,开放性关节损伤后继发感染也是致病因素之一。约 85% 的致病菌为金黄色葡萄球菌,其次分别为白色葡萄球菌、淋病双球菌、肺炎球菌和大肠埃希菌。

(二)病理

根据病变发展过程通常分为三个阶段。

1. 浆液性渗出期　滑膜炎性充血、水肿;关节腔内有白细胞浸润及含大量白细胞的浆液性渗出物。此期关节软骨尚未被破坏,若能及时、正确的治疗,关节功能可完全恢复。

2. 浆液纤维素性渗出期　炎症逐渐加重导致渗出物增多、混浊,含有白细胞及纤维蛋白。白细胞释放的溶酶体类物质破坏软骨基质;纤维蛋白沉积造成关节粘连和软骨破坏。此期可遗留不同程度的关节功能障碍。

3. 脓性渗出期　关节腔内的渗出液转为脓性,炎症侵入软骨下骨质,骨膜和关节软骨被破坏;关节周围发生蜂窝织炎。由于关节重度粘连,伸直呈纤维性或骨性强直,治愈后遗留重度关节功能障碍。

(三)临床表现

1. 症状　起病急骤,全身不适,乏力,食欲不振,寒战高热,体温可达 39℃ 以上;可出现谵妄与昏迷,小儿多见惊厥。病变关节处疼痛剧烈。

2. 体征　病变关节功能障碍。浅表关节病变者可见关节红、肿、热、局部压痛明显;浮髌试验可为阳性。关节处于半屈曲位可缓解疼痛。深部关节如髋关节病变者,由于周围肌肉、皮下组织较厚,局部红、肿、热不明显。由于疼痛,患者关节常处于屈曲、外展、外旋,并拒绝做相关关节的检查。

(四)辅助检查

1. X线表现　早期可见关节肿胀、积液,关节间隙增宽。随病程发展出现关节间隙变窄,软骨下骨质疏松破坏,晚期有增生和硬化。关节间隙消失,发生纤维性或骨性强直,有时尚可见骨骺滑脱或病理性关节脱位。

2. CT、MRI 及超声检查　可及早发现关节腔渗液,较 X 线片更为敏感。

3. 关节穿刺和关节液检查 是确定诊断和选择治疗方法的重要依据。依病变不同阶段,关节液可为浆液性、黏稠混浊或脓性,若涂片检查可发现大量白细胞、脓细胞和细菌即可确诊,细菌培养可鉴别菌种以便选择敏感的抗生素。

(五)处理原则

1. 非手术治疗

(1)全身治疗:早期、足量、全身性使用抗生素,可根据关节液细菌培养和药敏试验结果选择和调整敏感的抗生素;加强支持治疗,提高全身免疫能力。

(2)局部治疗:关节穿刺,抽出积液后注入抗生素,每日 1 次;对于表浅的大关节如膝关节可行关节腔灌洗,方法为在关节部位取两个不同点进行穿刺,经穿刺套管置入灌注管和引流管;每日经灌注管滴入含抗生素的溶液 2000～3000ml,直至引流液清澈,细菌培养阴性后停止灌流;再引流数天至无引流液吸出、局部症状和体征消退即可拔管。

2. 手术治疗

(1)关节切开引流:适用于难以行关节灌洗的较深大的关节化脓者。手术彻底清除腔内的坏死组织、纤维素性沉积物等,生理盐水冲洗后,在关节腔内置入硅胶管持续性灌洗。

(2)关节矫形术:适用于关节功能严重障碍者。常用手术为关节融合或截骨术。

(六)护理问题

1. 体温过高 与关节的化脓性感染有关。

2. 疼痛 与关节的化脓性感染有关。

3. 有废用综合征的危险 与活动受限有关。

(七)护理措施

1. 维持患者体温在正常范围 高热患者采取有效的物理或药物降温措施;遵医嘱应用抗菌药物控制关节腔感染;及时更换创面敷料,注意观察引流液的量、颜色、性质,避免因引流管阻塞致关节腔内脓液积聚、感染引起发热。

2. 缓解疼痛 急性期患者应适当抬高患肢,保持患肢于功能位以减轻疼痛;采取非药物措施如听音乐、聊天等,或药物措施如镇痛剂进行止痛。

3. 功能锻炼 为防止肌肉萎缩或减轻关节内的粘连,急性期患者的患肢可作等长舒缩运动,炎症消退后,关节未明显破坏者,可进行关节伸屈功能锻炼。

第 4 节　骨与关节结核患者的护理

> **案例 17-5**
>
> 　　患者,男,31 岁,右膝关节肿胀、疼痛,伴低热,盗汗,纳差 2 个半月。查体:患者消瘦、贫血面容,T 36.9℃,右膝关节梭形肿大,浮髌试验阳性。X 线示关节间隙增宽,骨质疏松,未见骨质破坏。实验室检查:红细胞沉降率 49mm/L。
>
> **问题:**1.该患者可能的诊断是什么?
>
> 　　　　2.该患者的主要护理问题是什么?
>
> 　　　　3.针对该患者的治疗要点以及健康教育内容是什么?

　　骨与关节结核(bone and joint tuberculosis)是结核杆菌侵入骨或关节内繁殖引起的感染性疾病,若不能早期诊断和治疗,常引起脊柱、四肢畸形,关节功能障碍或残废。

一、病　　因

骨与关节结核好发于青少年和儿童,以脊柱(发病率最高的是腰椎)结核最为多见,其次为膝、髋、肩、肘关节结核。大多继发于肺结核,主要通过血液或淋巴感染骨和关节;少数可从邻近病灶直接蔓延而来。在原发病灶活动期,结核杆菌经血循环到达骨或关节部位,不一定立即发病,可在骨关节内潜伏多年,在机体免疫能力下降时被诱发。如果机体的免疫能力加强,潜伏的结核杆菌可被抑制甚至被消灭。

二、病　　理

受累骨与关节出现结核菌浸润,肉芽增生,干酪样坏死及寒性脓肿形成。最初的病变是单纯骨结核或单纯滑膜结核,关节软骨面尚未受到损害,此期经过治疗痊愈,关节功能可基本不受影响。若病变发展,则关节的骨、软骨和滑膜均被累及,成为全关节结核,全关节结核不能被控制,便会出现继发感染,甚至破溃产生瘘管或窦道。晚期可发生病理性骨折、关节脱位或肢体畸形。

三、临 床 表 现

1. 全身症状　患者有低热、盗汗、乏力、食欲减退及体重减轻等慢性结核中毒症状。

2. 局部症状与体征

(1)疼痛:早期病变部位有轻微钝痛,与病变部位及程度一致,随病情发展逐渐加重。不同关节结核疼痛有以下特点:①脊柱结核患者疼痛在劳累、咳嗽、提重物时加重,受累椎体棘突有压痛和叩击痛。②髋关节结核患者早期即有髋部疼痛,疲劳后加重,休息后减轻。小儿膝关节结核患者常主诉膝部疼痛,是闭孔神经引起的膝内侧反射性疼痛。③儿童因熟睡后保护性肌肉痉挛的消失、翻身或关节活动时引起疼痛,而突然哭叫,称为"夜啼"。④膝关节单纯骨或滑膜结核患者局部疼痛较轻,全关节结核患者早期即可出现明显疼痛。⑤肩关节结核早期有酸痛,以肩关节前侧为主,有时可放射到肘部及前臂。

(2)肿胀:位置表浅的膝、肘、踝、腕关节肿胀明显。随病情发展,关节附近的肌肉萎缩,关节呈梭形肿胀。

(3)畸形及功能障碍:全关节结核影响关节功能,晚期出现关节强直。胸椎结核患者可出现胸段脊柱后突畸形,表现为"驼背"。腰椎结核患者腰部活动受到限制,检查可见拾物试验阳性:即从地上拾物时不是弯腰而是尽量屈髋、屈膝,挺腰下蹲拾物;严重者由于病变组织压迫脊髓,出现不完全或完全性截瘫。髋关节结核出现患肢屈曲挛缩畸形,检查时可见托马斯(Thomas)征阳性或"4"字试验阳性。膝关节结核患者膝部可呈梭形肿胀,检查时发现浮髌试验阳性。

(4)寒性脓肿(冷脓肿)、窦道:骨关节结核病灶产生的脓肿,表皮不红、不热,称为寒性脓肿。形成后一般局限于病灶旁,可以沿肌肉、筋膜向远处流注。脓肿破溃后形成窦道,流出稀薄脓汁夹杂干酪样物、小块死骨,脓肿也可以与空腔内脏器官沟通成内瘘,再经皮肤穿出成为外瘘。脓腔与食管、肺、肠或膀胱相通,患者可咳出、大便排出或尿出脓液,常易并发混合性感染。但脊柱结核脓肿,还会压迫脊髓而产生肢体瘫痪。

四、辅 助 检 查

1. 实验室检查　在活动期,血沉多加快,白细胞正常或稍增高,以淋巴细胞为主,常有轻度贫血。脓液结核菌培养在未治疗者阳性率约为70%。

2. X线检查　初期受累关节邻近的骨质有稀疏改变;关节间隙加宽或软组织致密阴影,反映出有渗出和脓液形成。晚期可见骨质破坏、死骨或空洞形成。

3.CT 检查 可早期发现髋关节内结核病灶的位置和破坏范围,显示病灶周围寒性脓肿。

4.核素骨显像 可以早期显示出病灶。

5.MRI 检查 可以在炎性浸润阶段时显示出异常信号,脊柱结核的 MRI 片还可以观察脊髓有无受压与变性。

6.超声波检查 可以探查深部冷脓肿的位置大小。

五、处 理 原 则

1.非手术治疗

(1)全身治疗

1)支持疗法:注意休息,必要时遵医嘱严格卧床休息;保证摄入足够的蛋白质和维生素以加强营养;贫血者纠正贫血。

2)抗结核治疗:第一线抗结核药物包括异烟肼、利福平和乙胺丁醇,其中以异烟肼与利福平为首选药物。为了提高疗效及防止产生耐药性,应联合用药,通常主张异烟肼+利福平或异烟肼+乙胺丁醇,严重患者可三种药物同时应用。抗结核治疗满 2 年后,可根据以下标准停药:①全身情况良好,体温正常;②局部症状消失,无疼痛,窦道闭合;③X 线显示脓肿消失或已钙化,无死骨,病灶边缘轮廓清晰;④测 3 次血沉,结果均正常;⑤起床活动已 1 年,仍能保持以上 4 项指标者。

3)控制细菌感染:伴有混合感染者,急性期可给予抗生素治疗。

(2)局部治疗

1)局部制动:①石膏、支架固定,可保证病变部位的休息和减轻疼痛,通常小关节结核固定期为 1 个月,大关节结核延长至 3 个月。②牵引,可解除肌痉挛,减轻疼痛,防止病理性骨折、脱位并可纠正关节畸形。骨牵引主要用于纠正成人重度关节畸形。

2)局部注射抗结核药物:此方法适用于早期单纯性滑膜结核病例,优点为药量小,局部药物浓度高和全身反应小。常用药物为异烟肼,剂量依关节积液的量而定。避免对寒性脓肿反复抽脓和注入抗结核药物,因多次操作会增加混合型感染的机会和穿刺针孔处形成窦道。

2.手术治疗

(1)切开排脓:切开排脓后可使全身情况好转,但易形成慢性窦道,给病灶清除术带来困难。此法适用于寒性脓肿有混合感染、体温高、中毒明显者或全身情况差、不能耐受病灶清除术者。

(2)病灶清除术:是通过合适的手术切口途径,直接进入骨关节结核病灶,将脓液、死骨、结核性肉芽组织和干酪样坏死物质彻底清除,并加入抗结核药物。

(3)关节融合术:用于关节不稳定者。

(4)截骨术:用以矫正畸形。

(5)关节成形术:用以改善关节功能。

六、护 理 问 题

1.活动无耐力 与慢性消耗性疾病,患者体质虚弱有关。

2.知识缺乏 缺乏有关结核治疗和肢体功能锻炼的相关知识。

3.皮肤完整性受损 与患者消瘦,躯体制动,局部组织受压有关。

4.营养失调:低于机体需要量 与长期慢性消耗有关。

七、护 理 措 施

(一)营养与休息

鼓励患者进食高蛋白、高热量、高维生素、清淡易消化饮食,注意配膳的多样化及色、香、味,以增进患者食欲。对一些营养较差的患者,可以补给鱼肝油、维生素 B 和维生素 C;贫血患者补充铁剂、维生素 B_{12},必要时可少量多次输新鲜血,提高机体抵抗力。保持病房整洁、安静、阳光充足、空气流通,给患者以良好的休息环境,保证充足的睡眠及休息。

(二)局部制动

保持患肢功能位,一般均睡硬板床,四肢骨关节结核应减少负重,病变部位制动,可缓解疼痛及肌肉痉挛,利于病变修复,避免感染扩散,预防病理性骨折、脱位。制动方法常采用石膏托、石膏管型、小夹板围腰、支架及皮肤牵引。

(三)用药护理

指导患者按医嘱服用抗结核药,应注意抗结核药物的药物反应和毒性作用,如链霉素可损伤第 8 对脑神经、利福平可影响肝功能、乙胺丁醇从肾脏排泄,要注意肾功能的改变。若用药期间观察有无眩晕、耳鸣、听力异常等症状,定时检查肝、肾功能。出现异常应提醒医生注意,及时调整用药。

(四)手术患者护理

1. 术前护理　对需做胸椎病灶清除的患者,除按骨科术前常规护理,术前应锻炼吹瓶法,以增加肺活量;寰椎和枢椎病灶清除术是经口腔进入病灶,术前 3 天应清洁口腔,并用广谱抗生素进行咽喉喷雾。术前应用抗结核药物至少 2～4 周,有窦道的患者,术前 7 天开始使用有效的抗生素,预防术后感染。

2. 术后护理

(1)病情观察:严密监测生命体征,同时观察面色、神志、肢端温度、皮肤弹性、毛细血管充盈试验和尿量等,如有异常及时报告医师并协助处理。胸椎结核病灶清除术可能损伤胸膜,注意观察有无气胸表现。

(2)妥善固定:脊柱结核术后脊柱尚不稳定,必须确切制动,避免继发损伤或植骨块脱落。患者翻身时要稳而轻,以防脊柱扭转;脊柱后方或侧前方减压后,3 周内禁止仰卧,以免脊髓受压。关节结核行滑膜切除术的患者,术后多采用皮肤牵引,应保证牵引有效。关节融合术后,多用石膏固定,作好石膏固定护理。

(3)功能锻炼:鼓励患者术后早期活动病变以外的关节,除截瘫和脊柱不稳定者外,均应主动练习翻身、坐起或下床活动。脊柱结核患者术后需卧床 3～6 个月,卧床期间练习非制动部位的主动活动。合并截瘫或脊柱不稳定,须制动者,应指导患者做抬头、扩胸、深呼吸、咳嗽和上肢活动,以增强心、肺功能和上肢的肌力;同时下肢各关节做被动活动。不完全截瘫患者,病灶清除后,正确锻炼可望起床活动,生活自理,甚至恢复工作。

(4)用药护理:术后继续抗结核治疗 3～6 个月,术后可用广谱抗生素 1 周左右,对有混合感染的患者继续使用敏感抗生素 2～3 周,直至切口愈合。

(五)防止交叉感染

开放性结核患者的排泄物、被结核菌污染过的器皿、敷料及被服,均应严格进行消毒处理,以杀灭结核菌。

(六)健康教育

1.嘱患者应注意休息、营养,戒烟、酒,保持乐观的情绪,养成良好的生活习惯。

2.督促患者坚持规则、全程使用抗结核药。

3.脊柱、髋、膝关节结核必须用药 2 年左右,患者应每日按时服药。

4.指导患者制订功能锻炼计划,活动量应适度,避免加重病情或发生意外。

5.嘱患者出院后每 3 个月到医院随访复查。

第 5 节 颈椎病患者的护理

颈椎病(cervical spondylosis)是指颈椎间盘退行性变及其继发性椎间关节退行性变,所致脊髓、神经、血管损害所表现的相应症状和体征。发病年龄多在中年以上,好发部位依次为颈$_{5\sim6}$、颈$_{4\sim5}$、颈$_{6\sim7}$。

一、病 因

颈椎间盘退行性变是颈椎病的发生、发展中最基本的原因。由于颈椎间盘退变及由此形成颈段脊柱不稳定的恶性循环,导致脊髓、神经、血管受到刺激或压迫。慢性损伤时使颈椎退变过程加速而提前出现症状;急性损伤可使原已退变的颈椎和椎间盘损害加重而诱发颈椎病。

二、病 理

颈椎病的基本病理变化之一是椎间盘的退行性变。颈椎间盘运动范围较大,容易受到过多的细微创伤和劳损。其主要病理改变:早期为颈椎间盘的脱水,髓核的含水量减少和纤维环的纤维肿胀,继而发生变性,甚至破裂。颈椎间盘变性后,耐压性能及耐牵拉性能减低。可以发生局限性或广泛性向四周隆突,使椎间盘间隙变窄、关节突重叠、错位,以及椎间孔的纵径变小。

椎间盘退变常会引起继发性的椎间不稳,椎体间的活动度加大和使椎体有轻度滑脱,继而出现后方小关节、钩椎关节和椎板的骨质增生,黄韧带和项韧带变性,软骨化和骨化等改变。而在椎体与突出的椎间盘及韧带组织之间形成的间隙,由于有组织液积聚,再加上微细损伤所引起的出血,使这种血性液体发生机化然后钙化、骨化,于是形成了骨赘。

椎体前后韧带的松弛,又使颈椎不稳定,更增加了受创伤的机会,使骨赘逐渐增大。骨赘连同膨出的纤维环,后纵韧带和由于创伤反应所引起的水肿或纤维瘢痕组织,在相当于椎间盘部位形成一个突向椎管内的混合物,对颈神经或脊髓产生压迫作用。钩椎关节的骨赘可从前向后突入椎间孔压迫神经根及椎动脉。

三、临 床 表 现

颈椎病临床分为 4 型,其表现各异。

1. 神经根型颈椎病 在颈椎病中发病率最高,占 50%～60%。是由于椎间盘向后侧突出,钩椎关节或椎间关节增生、肥大,刺激或压迫单侧或双侧神经根所致。开始多为颈肩痛,短期内加重并向上肢放射。当头部或上肢姿势不当或突然牵撞患肢即可发生剧烈的闪电样锐痛;皮肤可有麻木、过敏等感觉异常;上肢肌力和手握力可下降,手指动作不灵活。头喜偏向患侧,且肩部上耸;可有上肢肌萎缩;患肢上举、外展和后伸有不同程度的受限;在横突、斜方肌、肱二头肌、短头腱、肩袖及三角肌等处有压痛;上肢牵拉试验及压头试验均可阳性。

2. 脊髓型颈椎病 占颈椎病的 10%～15%。由于后突的髓核、椎体后缘的骨赘、增生肥厚的黄韧带及钙化的后纵韧带等压迫脊髓所致。早期以侧束、锥体束损害表现突出,此时以四肢乏力、行走或持物不稳为最先症状,特别是精细活动失调,步态不稳,有踩棉花的感觉,躯干有紧束感等;随病情加重发生自下而上的上运动神经源性瘫痪。

3. 椎动脉型颈椎病　由于颈椎横突孔增生狭窄,上关节突增生肥大和颈椎失稳等直接刺激、牵拉或压迫椎动脉所致。颈椎退变后稳定性降低,在颈部活动椎间关节产生过度移动而牵拉椎动脉;或颈交感神经兴奋,反射地引起椎动脉痉挛等所致。当患者原有动脉硬化等血管疾病时则更易发生本病。主要表现为:①眩晕,是主要症状,可表现为旋转性、浮性或摇晃性眩晕,头部活动时可诱发或加重;②头痛,枕部、顶枕部痛,也可放射到颞部,多为发作性胀痛,系椎-基底动脉供血不足,侧支循环血管代偿性扩张所致,常伴自主神经功能紊乱症状;③视觉障碍,为突发性弱视或失明、复视,短期内自动恢复;④猝倒,多在头部突然旋转或屈伸时发生,倒地后再站起即可继续正常活动;⑤其他,不同程度运动及感觉障碍,以及精神症状。

4. 交感神经型颈椎病　由于颈椎各种结构病变的刺激或压迫颈椎旁的交感神经节后纤维所致。

(1)交感神经兴奋症状:头痛或偏头痛、头晕,特别在头转动时加重,有时伴恶心、呕吐,视物模糊、视力下降、瞳孔扩大或缩小,眼后部胀痛;心跳加速、心律不齐、血压升高,心前区痛、耳鸣、听力下降、发音障碍,头颈及上肢出汗等。

(2)交感神经抑制症状:头昏、眼花、流泪、鼻塞、心动过缓、血压下降,以及胃肠胀气等。

四、辅 助 检 查

1. X线平片　正位、侧位、斜位、过伸及过屈位,显示颈椎生理前凸消失,椎间隙变窄,椎体前后缘骨质增生等退行性改变。

2. CT 或 MRI　可见椎间盘突出、椎管狭窄、脊神经受压、脊髓受压。

五、处 理 原 则

(一)非手术治疗

1. 颌枕带牵引　患者取坐位或卧位,头前屈15°左右,牵引质量2~6kg,牵引时间以项、背部肌能耐受为限,每日数次,每次1h。如无不适,可行持续牵引,每日 6~8 小时,2 周为 1 个疗程。脊髓型颈椎病一般不宜作此牵引。

2. 颈托或颈围　可限制颈椎的过度活动,但不影响患者的日常活动。

3. 推拿按摩　可减轻肌痉挛,改善局部血循环,促进炎性消退水肿。推拿手法需轻柔,次数不宜过多,否则会增加损伤。

4. 药物治疗　遵医嘱使用非类固醇抗炎药、肌松弛剂及镇静剂。

(二)手术治疗

手术分前路、前外侧和后路手术。适用于诊断明确、经非手术治疗无效和反复发作,或脊髓型颈椎病压迫症状进行性加重患者。手术目的为切除突出的椎间盘、椎体后方及钩椎关节骨赘、椎板,或做椎板成形术,以解除对脊髓、神经和椎动脉的压迫。

六、护 理 问 题

1. 不舒适(疼痛)　与颈椎病发作有关。

2. 有受伤(如烫伤、跌伤)的危险　与下肢肌力减弱、颈性眩晕、感觉异常有关。

3. 自理能力缺陷　与神经脊髓受压、手术后致活动受限有关。

七、护 理 措 施

(一)疼痛护理

参见颈椎病非手术处理原则。

(二)预防烫伤、跌伤、猝倒

对有受伤危险的患者,嘱其勿自行倒开水,以防持物不稳而烫伤;穿平跟软底鞋,保持地面干燥,在走道、浴室、厕所等公共与日常生活场所行走需扶扶手,以防步态不稳而跌伤;对于椎动脉型颈椎病患者,应避免头部过快转动或屈伸,以防眩晕、猝倒。

(三)手术患者的护理

1. 手术前护理

(1)心理护理:向患者解释病情,让其了解颈椎病的发病是一个缓慢的过程,治疗也不可能立竿见影,术后恢复可能需要数月甚至更长的时间,对此应有充分的思想准备。坚持治疗和康复锻炼才能获得最大程度的康复。向患者介绍手术治疗成功的病例。消除其悲观的心理,增强对治疗的信心。

(2)术前训练

1)气管、食管推移训练:颈椎前路手术的患者,术前应进行气管、食管推移训练,以适应术中牵拉气管、食管的操作。方法是:用2~4指在颈部皮外插入,拟做切口一侧的内脏鞘与血管神经鞘间隙处,持续地向非手术侧推移。开始每次为10~20分钟,以后逐渐增至每次30~60分钟,训练3~5天,使气管推至中线一侧。

2)俯卧位训练:颈椎后路手术患者,因术中俯卧位时间较长可引起呼吸受阻,术前应俯卧练习,以适应术中体位。开始每次为30~40分钟,以后逐渐增至3~4小时。

2. 手术后护理

(1)保持颈部制动:应注意颈部的固定制动,术后搬运患者时,用颈围固定颈部,颈围松紧要适宜,由专人护送。回病房后,取平卧后,颈部稍前屈,两侧颈肩部置沙袋以固定头部。指导患者在咳嗽、打喷嚏时用手轻按颈部。术后1周,行头颈胸石膏或支具固定。

(2)密切观察呼吸情况:前路手术中反复牵拉气管且持续时间较长,易使气管黏膜水肿,引起呼吸困难;多发生于术后1~3天内,一旦患者出现呼吸困难,张口状急迫呼吸,应答迟缓、口唇发绀等症状,应立即通知医师,作好气管切开及再次手术准备。因此,颈椎手术患者床旁应常规准备气管切开包。

(3)伤口出血的观察与护理:颈椎前路手术常因骨面渗血或术中止血不完善而引起伤口出血。当出血量大、引流不畅时,可压迫气管,导致呼吸困难甚至危及生命。因此术后应观察呼吸、血压、伤口敷料有无渗湿,记录引流液的性质和量。若发现患者颈部明显肿胀,并出现呼吸困难、烦躁、发绀等症状时,应报告医师并协助敞开伤口,剪开缝线,清除血肿。若血肿清除后呼吸仍未改善,应协助医师施行气管切开术。

(4)鼓励患者最大程度生活自理:术后早期应协助患者作好生活护理,如穿衣、洗脸、梳头、大小便等。在病情许可的情况下,帮助患者进行颈肩部功能锻炼,逐渐加大活动范围,使患者恢复自理能力。

(四)健康教育

1. 纠正日常生活、工作、休息时头、颈、肩的不良姿势,保持颈部平直。

2. 选择正确的睡眠体位和适当的枕头。睡眠时,以保持颈、胸、腰部自然屈度,髋、膝部略屈曲为佳;枕头以选择中间低两端高,透气性好,长度超过肩宽10~16cm,高度以头颈部压下后一拳头高为宜。

3. 行走或劳动注意避免颈肩部的外伤。一旦发生损伤,应尽早诊治。

4. 加强功能锻炼。长期伏案工作者,应定期远视,缓解颈部肌肉的慢性劳损;在工作之余,应坚持功能锻炼,使肌肉有力,保持颈椎的稳定性,预防颈椎病的发生。

第 6 节　腰椎间盘突出症患者的护理

案例 17-6

　　患者，男，27 岁。外伤后腰痛，向左下肢放射 1 周，二便正常。查体：腰椎右凸畸形，腰$_{4\sim5}$椎体右侧压痛并放射至左小腿，左下肢直腿抬高试验阳性、外侧皮肤感觉迟钝。腰椎平片显示腰椎右凸，其余无异常，CT 扫描示腰$_{4\sim5}$椎间隙椎体左后软组织阴影 1.0cm×0.6cm，左侧神经根受压。

问题：1. 该患者主要病因是什么？
　　　　2. 该患者主要的护理问题是什么？
　　　　3. 针对该患者的预防措施和健康教育内容分别是什么？

　　腰椎间盘突出症（prolapse of lumbar intervertebral disc）是指腰椎间盘变性、纤维环破裂，髓核组织突出，刺激或压迫神经根、马尾神经所引起的综合征，是腰腿痛最常见的原因之一。腰椎间盘突出以腰$_{4\sim5}$，腰$_5$～骶$_1$间隙发病率最高。

一、病　　因

　　1. 椎间盘退行性变　这是基本因素。随着年龄增长，纤维环和髓核张力下降，已退变的椎间盘仅需承受无退变椎间盘压力的 43% 即可破裂。

　　2. 损伤　积累性椎间盘损伤，如反复弯腰、扭腰等是椎间盘变性的主要原因，也是椎间盘突出的诱因。

　　3. 遗传　<20 岁的青少年发病者中，约 32% 有阳性家族史。

　　4. 妊娠　由于妊娠期盆腔、下腰部组织充血明显，各种结构相对松弛，而腰骶部又承受较平时更大的重力，增加了椎间盘损害的可能。

二、病　　理

　　根据病理变化和 CT、MRI 检查结果，腰椎间盘突出症可分为 4 型。

　　1. 膨隆型　纤维环有部分破裂、隆起，但表层完整。

　　2. 突出型　纤维环完全破裂，髓核从裂口突向椎管，突出的髓核有薄层纤维环膜覆盖。

　　3. 脱垂游离型　破裂突出的椎间盘组织游离于椎管内。

　　4. Schmorl 结节及经骨突出型　髓核经上、下软骨板裂隙突入椎体骨松质内，或髓核沿椎体之间的血管通道向前纵韧带方向突出，形成椎体前缘游离骨块。

三、临 床 表 现

　　1. 症状

　　（1）腰痛：最早出现的症状为腰部急性剧痛或慢性隐痛，为下腰部感应痛，有时亦延及臀部。一旦髓核突破纤维环和后纵韧带，腰痛反而可减轻。

　　（2）坐骨神经痛：绝大多数患者表现为从下腰部向臀部、大腿后方、小腿外侧直到足部的放射痛。约 60% 患者在喷嚏或咳嗽时因腹压增高疼痛加剧。早期为痛觉过敏，病情较重者出现感觉迟钝或麻木。少数患者可有双侧坐骨神经痛。

　　（3）马尾神经受压：出现大、小便障碍，鞍区感觉异常。

　　2. 体征　腰椎侧突；腰部活动受限；病变椎间盘的棘突间有压痛，因腰骶部骶棘肌痉挛，使腰部固定在强迫体位，腰部各方向的活动受限；直腿抬高试验及加强试验阳性；神经系统表现：

感觉、反射异常,肌力下降。

四、辅 助 检 查

1. X 线平片 显示脊柱侧凸、椎体边缘增生、椎间隙变窄等。

2. CT 和 MRI 显示椎间盘突出的类型、位置和程度。

3. 肌电图 可协助确定神经损害的范围及程度。

五、处 理 原 则

1. 非手术治疗 80%的患者可经非手术治疗缓解或治愈。其目的是使椎间盘突出部分和受到刺激的神经根的炎性水肿迅速消退,从而减轻或解除对神经根的刺激或压迫,以缓解症状。方法包括:①绝对卧床休息;②持续牵引;③理疗或推拿;④皮质激素硬膜外注射;⑤髓核化学溶解法。

2. 手术治疗 严重患者或非手术治疗无效者,可采用经皮髓核切吸术或髓核摘除术,以消除对神经根的刺激或压迫。

六、护 理 问 题

1. 疼痛 与椎间盘突出压迫或刺激神经根、肌肉痉挛等有关。

2. 躯体移动障碍 与疼痛、肌肉痉挛、手术后制动体位等有关。

3. 焦虑/恐惧 与缺乏相应知识,担心瘫痪和惧怕手术有关。

4. 潜在并发症 血管或神经损伤、神经根粘连、椎间盘感染。

七、护 理 措 施

(一)一般护理

1. 体位 初次发作时,绝对卧硬板床休息 3 周,以减轻负重和体重对椎间盘的压力,从而缓解疼痛,3 周后带腰围起床活动。平时可采用抬高床头 20°、膝关节屈曲之体位,以放松背部肌肉,增加舒适感。3 个月内不做弯腰持物动作。

2. 饮食 调配可口饮食,增加营养供给,多食蔬菜水果,多饮水以解除马尾神经受压出现的便秘。

3. 心理护理 因病程较长,腰腿疼痛伴感觉异常,严重影响肢体的生理功能,导致生活功能下降,心理负担较重而产生抑郁情绪。护士应对患者进行开导,并提示预后较好,以增强治疗疾病的信心。

(二)骨盆牵引护理

牵引的目的是使椎间隙增宽,减少椎间盘内压,扩大椎管容量而减轻对神经根的刺激和压迫,减轻疼痛。以持续牵引 2 周为佳,牵引用重量为 7~15kg,牵引过程中需抬高床尾做反牵引。若使用间断牵引,则每日 2 次,每次 1~2h。牵引前,在牵引带压迫的髂缘部位加垫,预防压疮。牵引期间注意观察患者体位、牵引力线及重量是否正确,牵引带压迫部位的皮肤有无疼痛、发红、破损和压疮等。

(三)手术患者的护理

1. 术前护理 重点是术后适应性训练,例如,训练正确的翻身、床上使用便器以及术后功能锻炼方法。

2. 术后护理

(1)搬运:患者由手术室回病房,应用 3 人搬运法将患者移至病床上。搬运人员分别位于病床与患者的外侧,托起肩背部、腰臀部及下肢,保持身体轴线平直,同时用力将患者轻放在床上。

(2)体位:术后24小时内平卧,不翻身,以压迫伤口,利于止血。持续卧床1～3周。

(3)翻身:术后24小时后可给予患者翻身,指导患者双手交叉胸前,双腿中间放一枕头,一名护士扶托患者的肩背部,另一名护士扶托患者的臀部及下肢,同时将患者翻向一侧,扶托肩背部护士移至患者的另一侧,保持患者脊柱平直。留在原位的护士在患者头下、肩部、臀部及胸垫枕头支持。

(4)潜在并发症的观察与处理

1)血管或神经根损伤:术后24小时严密观察双下肢感觉、运动功能,排尿情况,以判断有无血管或神经根损伤,同时了解手术效果。

2)神经根粘连:正常人神经根有4mm滑动度,若术后缺乏及早有效的锻炼,可使滑动度减少或消失,神经根粘连而致症状复发。早期功能锻炼能预防神经根粘连,向患者及家属说明早期锻炼的重要性,指导、示范锻炼方法。方法:术后1日协助患者做直腿抬高运动,每次动2～3分钟,活动3～5次;术后2天开始主动运动,活动范围由小到,次数由少到多。

3)椎间盘感染:是椎间盘术后较严重的并发症之一。表现为术后腰痛消失,10天后再次出现剧烈腰痛并向臀部、腹部、髂嵴、腹股沟及腹部等放射,但不向双下肢放射。查体可见腰肌反射性紧张;体温不高。主要预防措施:保持手术切口有效引流,防止积血;保持切口敷料干燥;合理使用抗生素;预防身体其他部位感染。一旦出现椎间盘感染,应绝对卧床休息,腰部制动,加强抗感染治疗,同时稳定情绪,佩戴腰围3～4个月直至血沉恢复正常。

(5)功能锻炼

1)四肢肌肉、关节的功能练习:卧床期间坚持定时作四肢关节的活动,以防关节僵硬。

2)直腿抬高练习:术后第1天开始进行股四头肌的舒缩和直腿抬高练习,每分钟2次。抬放时间相等;逐渐增加抬腿幅度,以防止神经根粘连。

3)腰背肌锻炼:根据术式及医嘱,指导患者锻炼腰背肌,以增加腰背肌肌力、预防肌萎缩和增强脊柱稳定性(图17-6-1)。一般手术后7天开始。先用飞燕式,然后用五点支撑法,1～2周后改为三点支撑法;每日3～4次,每次50下,循序渐进,逐渐增加次数。但腰椎有破坏性改变、感染性疾患、内固定物植入、年老弱及心肺功能障碍的患者不宜进行腰背肌锻炼。

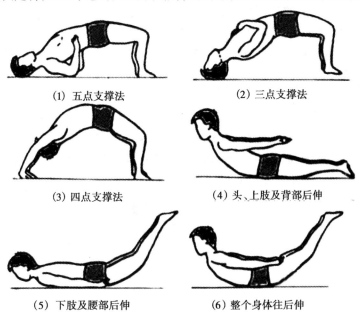

(1) 五点支撑法　　(2) 三点支撑法
(3) 四点支撑法　　(4) 头、上肢及背部后伸
(5) 下肢及腰部后伸　　(6) 整个身体往后伸

图17-6-1 腰背肌锻炼方法

4)行走训练:制订活动计划,指导患者按时下床活动。坐起前,先抬高床头,再将患者两腿放到床边,使其上身竖直;行走时,有人在旁,直至患者无眩晕和感觉体力可承受后,方可独立行走,注意安全。

3. 健康教育

(1)宣传有关防治腰腿痛的知识。

(2)嘱有脊髓受压症状的患者,应带腰围3~6个月,以保护腰椎,直至神经压迫症状解除。

(3)超重或肥胖者在必要时应控制饮食和减轻体重。

(4)进行腰部活动正确姿势指导,避免腰部损伤,活动腰部前应先有预备活动,从事体力强度大的应佩戴有保护作用的宽腰带,切忌过重过量活动或运动。

(5)制订康复计划和锻炼项目,坚持锻炼。锻炼要有规律,指导患者做医疗体操,以增加腰背肌的力量。

1)骨盆倾斜:仰卧平躺在地板或床上,收缩腹部和臀部肌,骨盆向前倾斜,使背部平贴在地板上;保持3秒,重复数次。

2)背部躺在硬垫上,将脚向地板方向压,收缩腹部肌,上身卷曲离开地板,保持3秒,重复数次。

3)背部躺在硬垫上,屈膝抬向胸部,手放在膝关节周围,臀部离开地板,保持3秒,重复数次。

4)挺直坐在地板或硬垫上,一腿伸直,另一腿膝部弯曲并向直腿的脚趾方向伸展,两侧交替进行,重复数次。

5)站直,屈髋屈膝,蹲下。挺直背部,伸直膝部站直,重复数次。

(6)穿平跟鞋,以对身体提供更好的支持。

第7节 骨肉瘤患者的护理

案例 17-7

患者,男,20岁。近4个月来出现左膝上部疼痛进行性加重,夜间尤为明显。无明显发热史。查体:患侧膝上局部皮温增高,浅静脉怒张,局部肿胀明显。

问题:1.该患者的诊断是什么?

2.该患者的主要护理问题和护理措施是什么?

3.如何对该患者进行心理护理?

凡发生在骨组织(骨膜、骨和软骨)及骨附属组织(骨的血管、神经、脂肪、纤维组织等)的肿瘤,统称为骨肿瘤。骨肉瘤是最常见的原发性恶性骨肿瘤。恶性程度高,预后差。发病年龄以10~20岁青少年多见。好发于长管状骨干骺端,股骨远端、胫骨和肱骨近端是常见发病部位。

一、病 因

可能与骨骼过度生长、慢性炎症刺激、遗传因素、特殊病毒感染,骨内血液回流不顺畅及放射线照射等因素有关。

二、病 理

恶性肿瘤细胞直接形成类骨样组织,因此又称为成骨肉瘤。肺转移的发生率较高,大部分患者死于肺转移。

三、临 床 表 现

1. 症状 主要症状为疼痛,开始呈间歇隐痛,逐渐转为持续性剧痛,夜间疼痛加剧影响睡眠。

2. 体征 病变局部肿胀,迅速发展为肿块,表面皮肤温度高,静脉怒张,可出现震颤和血管杂音。

四、辅 助 检 查

X线检查示长管状骨干骺端骨质呈浸润性破坏,边界不清,可见排列不整齐、结构紊乱的肿瘤骨。由于肿瘤生长及骨膜反应可见三角状新骨,呈 Codman 三角,沿新血管沉积的反应骨和肿瘤骨呈垂直放射状排列,称为日光射线现象。

五、处 理 原 则

骨肉瘤采用综合治疗,通常采用术前大剂量化疗8周,然后作瘤段切除后假体植入或异体半关节移植等保肢手术,无保肢条件者行截肢术,术后再继续化疗。

六、护 理 问 题

1. 疼痛 与肿瘤浸润或局部组织压力升高有关。

2. 预感性悲哀 与确诊为恶性骨肿瘤,担心肢体功能丧失有关。

3. 潜在并发症 病理性骨折。

七、护 理 措 施

(一)心理护理

护士要帮助截肢术患者面对现实,克服绝望感。介绍手术的新进展,如下肢关节旋转成形术及上臂短缩上移成形术,术后能增加患者的自理能力。与患者及家属讨论手术后假肢的装配及康复计划等。

(二)疼痛护理

疼痛可影响患者生命体征的平稳、饮食、睡眠和休息,应重视疼痛的控制。具体措施参见第六章肿瘤患者的护理。

(三)生活护理

患者卧床时间较长,应勤巡视,卧床期间护士应协助患者做好生活护理,满足患者的日常需求,如饮食、大小便等,使患者感到舒适。翻身、搬动患者时,对患肢重点扶托,动作轻柔,防止病理性骨折发生。维持患者适当的活动和休息,对于不能下床行走的患者,可利用轮椅使其每天有一段时间户外活动。

(四)手术患者的护理

1. 术前护理 按骨科手术前常规护理,骨肿瘤患者易发生病理性骨折,术前应卧床休息。截肢术患者术前应根据病情指导患者进行健康肢体和躯干部的肌力训练,为手术后康复锻炼做好准备。

2. 术后护理

(1)一般护理:抬高患肢,侧卧时取健侧卧位。上肢手术后将上肢抬高或悬挂于胸前,膝部手术,膝关节屈曲 15°,踝关节屈曲 90°。髋关节手术后保持患肢外展中立位,避免内收手术侧关节处于伸直外旋位。脊柱手术患者应保持平卧位,翻身时避免脊柱扭曲。

(2)病情观察:监测生命体征的变化,观察伤口情况、有引流者及时连接妥善固定,并保持引流通畅,注意引流液的颜色和量。观察局部灭活后的组织反应、肿胀程度,表面皮肤的血运和温度,有无全身反应。远端肢体是否肿胀,有无感觉、运动异常和毛细血管充盈迟缓。

(3)功能锻炼:术后 48 小时开始肌肉的等长收缩,以改善血液循环,增加肌肉力量,防止关节粘连,减少肌肉失用性萎缩。对局部切除或病灶内的切刮植骨或骨水泥填充的患者,一般伤口愈合后即可下地进行功能锻炼。但对囊内切除的患者,则需要辅以外固定待骨愈合,不宜早期下床活动。

3. 截肢术后护理

(1)心理护理:截肢术后患者面对肢体残疾往往产生压抑、悲哀情绪,护士要理解患者的烦躁、易怒行为,用爱心、耐心和细心对待患者,并鼓励家属多关心患者,给予心理和精神上的支持,指导患者注意仪表修饰,积极参加社会活动,逐渐恢复正常的生活,最终通过自我调节,使患者面对现实,适应新的生活。截肢或关节离断术后,患者往往出现某些精神失常症状,称为"创伤性精神病",所以要专人护理,防止患者发生意外。

(2)伤口护理:床头备止血带,当残端血管结扎脱落导致出血时,在残端近侧扎止血带止血,肢体残端用厚敷料和弹力绷带加压包扎,注意观察伤口引流液的量和性质,伤口引流管术后 48 小时拔除。观察残端有无水肿、发红、水疱、皮肤坏死及并发感染的征象。

(3)残肢的护理:下肢截肢患者应抬高床尾 24~48 小时,以促进静脉回流,减轻患肢水肿,但不可持续用软枕来抬高残肢,以防引起髋关节、膝关节屈曲挛缩畸形。术后 48 小时,开始进行残肢肌肉舒缩运动,术后 3 周可进行残肢关节活动。鼓励患者早期下床活动或使用辅助设备(如扶车、拐、手杖),进行肌肉强度和平衡锻炼;经常拍打,按摩残端,使之耐受磨炼,为安装假肢做准备。手术后患者应保持残肢平直,不可将残肢悬挂在床缘或轮椅上,避免髋关节屈曲挛缩。拆线后在残端安装临时假肢进行功能锻炼,以消除局部水肿,促进残端成熟,尽早安装假肢。

(4)幻肢痛的护理:患者感到已切除的肢体仍然有疼痛或其他异常感觉称为幻肢痛。加强残肢运动,可对残肢端进行热敷,自觉疼痛时让患者轻轻敲打残肢,从空间和距离的确认中慢慢消除患肢痛,从而解除患肢痛的主观感觉,必要时应用镇静、止痛剂,对于长期的顽固性疼痛可行神经阻断手术。

(五)健康教育

1. 知识宣教 对患者介绍骨肿瘤综合性治疗的进展,使患者树立战胜疾病的信心,引导患者从精神和身体的紧张中解脱。向患者宣教保证营养物质摄入和增强体质的重要性。

2. 指导患者进行功能锻炼 根据患者情况制订康复锻炼计划,最大限度地恢复生活自理能力。截肢术前指导患者模拟部分肢体缺失进行日常活动,如练习用拐杖走路,用左手吃饭,练习如何由床上转移到轮椅、如厕等。

3. 指导患者正确使用各种助行器 如拐杖、轮椅等,锻炼使用助行器的协调性、灵活性,尽快适应新的行走方式。

4. 嘱患者定期到医院复查和化疗 若发现特殊情况和病情变化时立即复诊。

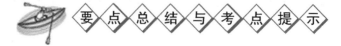

要 点 总 结 与 考 点 提 示

1. 骨折的专有体征以及治疗要点。
2. 常见骨折的好发人群、临床表现、护理措施要点。

3.脊柱骨折护理措施要点。

4.关节脱位的专有体征、治疗要点、临床表现、护理措施要点。

5.颈椎病分类及常见类型。

6.腰椎间盘突出症好发部位。

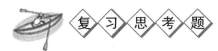

复习思考题

【A₁型题】

1.急性血源性骨髓炎必须采取的治疗措施是（　　　）

　A.手术　　　　　B.局部制动

　C.髓腔引流　　　D.切开排脓及抗生素灌洗

　E.静脉使用大量抗生素

2.以下能确诊为关节脱位的是（　　　）

　A.关节疼痛　　　　B.骨擦音或骨擦感

　C.反常活动　　　　D."方肩"畸形

　E.关节功能丧失

3.Codman 三角多见于（　　　）

　A.脂肪肉瘤　　　　B.骨肉瘤

　C.皮质旁肉瘤　　　D.骨髓瘤

　E.骨巨细胞瘤

4.关于脱位的特殊表观是（　　　）

　A.疼痛、畸形、活动障碍

　B.疼痛、活动障碍、关节空虚

　C.活动障碍、关节空虚、畸形

　D.弹性固定、疼痛.畸形

　E.畸形、弹性固定、关节空虚

5.急性血源性骨髓炎常见于（　　　）

　A.30～40 岁妇女　　B.10 岁以下儿童

　C.20～30 岁青年男性　D.60 岁以上老人

　E.中年男性

6.急性血源性骨髓炎的好发部位是（　　　）

　A.骨膜下　　　　B.骨皮质

　C.干骺端　　　　D.骨髓腔

　E.骨骺

7.关节脱臼复位后，一般需外固定时间为（　　　）

　A.1 周　　　　　B.2～3 周

　C.4～5 周　　　　D.5～6 周

　E.8 周

8.肘关节后脱位的特征表现是（　　　）

　A.活动障碍　　　　B.疼痛

　C.肘后三点关系失常　D.肿胀及淤血

　E.尺神经麻痹

9.脊柱骨折急救搬运的基本原则是（　　　）

　A.始终保持脊柱中立位

　B.卧硬板转运

　C.不可背驮运送

　D.不可抱持运送

　E.不可坐位检查和运送

【A₂型题】

10.患者，女，18 岁。右股骨下端肿块 2 个月，表面静脉怒张，皮温略高；X 线平片显示右股骨下端有边界不清的骨质破坏区，骨膜增生呈放射状阴影。最可能的诊断是（　　　）

　A.骨髓炎　　　　　B.骨结核

　C.骨肉瘤　　　　　D.骨巨细胞瘤

　E.骨转移

11.患者，女，17 岁。出现肘关节红、肿、热、痛 1 周，周围血白细胞计数为 24×10⁹/L，该患者可诊断为（　　　）

　A.肘关节类风湿性关节炎

　B.肱骨外上髁炎

　C.肘关节化脓性关节炎

　D.肘关节结核

　E.肘关节骨性关节

12.患者，男，28 岁。诊断为腰椎间盘突出，行髓核摘除术后第 1 天，患者应开始下列哪些锻炼（　　　）

　A.腰背肌锻炼　　　B.直腿抬高练习

　C.股四头肌等长收缩　D.转移训练

　E.下床活动

13.患者，男，65 岁。近 2 个月来出现下肢麻木，行走困难，患者最可能患了下列哪型颈椎病（　　　）

　A.神经根型颈椎病　B.脊髓型颈椎病

　C.椎动脉型颈椎病　D.交感神经型颈椎病

　E.复合型颈椎病

14.患者，男，68 岁。诊断为脊髓型颈椎病。入院第 2 天行颈椎前路手术，手术后患者出现呼吸困难的原因不包括（　　　）

　A.伤口出血　　　　B.喉头水肿

　C.术中损伤脊髓　　D.引流液过多

　E.植骨块脱出

15. 9 岁男孩,有近期胫骨骨折史。突发高热、寒战、右下肢近膝关节处剧痛,活动受限。检查:局部深压痛,白细胞计数 $20×10^9$/L。最有可能的诊断是（ ）
    A. 骨结核
    B. 膝关节缺血性坏死
    C. 化脓性骨髓炎
    D. 一过性滑膜炎
    E. 急性血源性骨髓炎

16. 患者,女,68 岁。诊断为脊髓型颈椎病。下列陈述中不适当的是（ ）
    A. 可引起截瘫
    B. 可导致大小便失禁
    C. 早期可行按摩、牵引治疗
    D. 早期应积极手术治疗
    E. MRI 可见脊髓受压

【A₃/A₄ 型题】

(17～22 题共用题干)

患者,男,22 岁。踢足球时向后跌倒,摔伤右肩部来诊。检查见右肩部方肩畸形,肩关节空虚,弹性固定,Dugas 征阳性。

17. 首选的处理方法是（ ）
    A. 手法复位外固定   B. 切开复位内固定
    C. 骨牵引复位   D. 悬吊牵引复位
    E. 皮牵引复位

18. 复位成功的标志不包括（ ）
    A. 畸形消失
    B. 骨性标志恢复解剖关系
    C. 关节被动活动恢复正常
    D. 肿胀消失
    E. X 线检查显示复位

19. 复位后正确的固定方法是（ ）
    A. 小夹板固定   B. 外展支架固定
    C. 三角巾悬吊   D. 石膏夹板固定
    E. 皮牵引固定

20. 若该患者合并骨折,最多见的是（ ）
    A. 锁骨骨折
    B. 肩峰骨折
    C. 关节盂骨折
    D. 肱骨外科颈骨折
    E. 肱骨大结节骨折

21. 该患者若过早去除外固定。则容易出现的后遗症为（ ）
    A. 患肢变长   B. 方肩畸形
    C. 肱骨头滑出   D. 习惯性脱位

E. 粘连性肩关节炎

22. 可能的诊断是（ ）
    A. 肘关节脱位   B. 肩关节脱位
    C. 肩锁关节脱位   D. 肩峰骨折
    E. 肱骨外科颈骨折

(23～29 题共用题干)

患者,男,28 岁。高处坠落后出现严重呼吸困难、四肢不能活动。查体:颈部压痛,四肢瘫痪,高热,有较重痰鸣音。X 线片示:C_4、C_5 骨折,合并脱位。

23. 对该患者应首先采取下列哪项措施（ ）
    A. 手术复位固定   B. 使用呼吸兴奋剂
    C. 气管切开   D. 吸氧
    E. 吸痰

24. 若患者行颅骨牵引、出现感染迹象时应及时采取的措施是（ ）
    A. 针眼或牵引弓部位涂抗生素药膏
    B. 观察牵引针眼或牵引弓部位有无皮肤破溃
    C. 每日用生理盐水清洁消毒针眼或牵引弓部位 2 次
    D. 静脉输入大量抗生素
    E. 局部再次手术治疗

25. 导致其呼吸困难的最主要原因为（ ）
    A. 腹胀引起膈肌上移
    B. 呼吸肌麻痹
    C. 水肿压迫呼吸中枢
    D. 痰液堵塞气道
    E. 气管受压

26. 应如何搬运患者（ ）
    A. 一人背起患者搬运
    B. 一人抱起患者搬运
    C. 二人搬运,其中一人抬头,一人抬腿
    D. 三人将患者平托到木板上搬运
    E. 四人搬运,三人将患者平托到木板上,一人固定头颈部

27. 减轻脊髓水肿和继发性损伤可采取（ ）
    A. 地塞米松 10～20mg 口服,每日 3 次,维持 2 周左右
    B. 20% 甘露醇 250ml 静脉滴注,每日 2 次,连续 5～7 天
    C. 输液或输血,维持动脉血压在 90mmHg 以上
    D. 卧硬板床
    E. 枕颌吊带卧位牵引

28. 脊髓出现下列哪项改变会造成不可逆性瘫痪（ ）
    A. 脊髓休克   B. 脊髓震荡

C. 脊髓断裂　　　　D. 脊柱骨折

E. 脊椎脱位

29. 若为预防该患者因气道分泌物阻塞而并发坠积性肺炎及肺不张的措施不包括(　　)

A. 翻身叩背　　　　B. 辅助咳嗽排痰

C. 吸痰　　　　　　D. 人工机械通气

E. 雾化吸入

(30~33题共用题干)

患儿,男,14岁。后仰摔伤左肘关节,局部疼痛、肿胀、功能障碍。查体:左肘关节明显肿胀、压痛,尺骨鹰嘴向后突出,肘关节半屈位,肘后三角关系破坏。

30. 首选的检查是(　　)

A. X线摄片　　　　B. B超

C. CT　　　　　　D. 核素扫描

E. 关节腔穿刺

31. 一旦确诊,首选的处理方法是(　　)

A. 切开复位　　　　B. 手法复位

C. 骨牵引复位　　　D. 皮牵引复位

E. 外展支架固定,消肿后切开复位

32. 复位后行长石膏托固定肘关节于(　　)

A. 屈曲30°位　　　B. 屈曲60°位

C. 屈曲90°位　　　D. 屈曲120°位

E. 伸直位

33. 该患者最有可能的诊断为(　　)

A. 左肘关节前脱位

B. 左肘关节后脱位

C. 左肱骨髁上骨折

D. 左尺骨鹰嘴骨折

E. 左桡骨小头脱位

(兰　华　邓　玲)

选择题参考答案

第2章 1.E 2.A 3.C 4.A 5.E 6.A 7.A 8.C 9.B 10.D 11.E 12.C 13.C 14.D 15.B

第3章 1.E 2.D 3.E 4.B 5.E 6.B 7.A 8.A 9.D 10.B 11.D 12.E 13.B

第4章 1.E 2.C 3.E 4.A 5.A 6.B 7.C 8.E 9.D

第5章 1.A 2.E 3.A 4.B 5.E 6.B 7.C 8.B 9.B

第6章 1.B 2.D 3.B 4.D 5.D 6.C 7.E 8.E 9.B 10.D 11.A 12.D 13.C 14.B 15.C 16.A 17.B

第7章 1.E 2.B 3.D 4.C 5.E 6.A 7.D 8.C 9.B 10.A

第8章 1.B 2.C 3.A 4.D 5.C 6.C 7.E 8.C 9.D 10.B

第9章 1.C 2.A 3.E 4.D 5.C 6.C 7.E 8.C

第10章 1.E 2.B 3.D 4.B 5.C 6.E 7.B

第11章 1.E 2.C 3.B 4.A 5.D 6.C 7.A 8.D 9.B 10.E

第12章 1.B 2.E 3.D 4.C 5.A 6.B 7.C 8.D 9.B 10.D 11.A

第13章
第1节 1.B 2.E 3.B 4.E 5.A 6.E 7.D 8.B 9.E
第2节 1.A 2.B 3.D 4.C 5.C 6.D 7.B 8.D
第3节 1.B 2.C 3.D 4.B 5.A 6.C 7.C 8.B 9.E 10.A 11.C 12.C 13.A 14.C 15.D 16.C

第14章
第1节 1.A 2.B 3.D 4.D 5.D
第2节 1.E 2.B 3.C 4.B 5.B 6.C 7.A 8.D 9.A 10.D

第3节 1.A 2.E 3.C 4.E 5.E 6.C 7.B 8.E 9.D 10.B 11.E
第4节 1.D 2.D 3.E 4.A 5.B 6.E 7.A 8.E 9.E 10.C 11.A 12.D 13.C 14.D 15.A 16.B 17.B 18.D 19.A 20.C
第5节 1.E 2.D 3.B 4.C 5.C 6.E 7.D 8.E 9.B 10.C 11.C
第6节 1.A 2.D 3.A 4.A 5.C 6.A
第7节 1.D 2.C 3.D 4.A 5.A 6.D 7.E 8.B 9.D 10.D
第8节 1.C 2.A 3.A 4.A 5.D 6.A 7.E 8.A 9.B 10.B
第9节 1.C 2.C 3.A 4.A 5.E 6.A 7.A 8.A 9.B 10.E 11.D 12.E 13.E 14.E
第10节 1.A 2.D 3.E 4.B 5.D 6.C 7.E 8.B 9.E 10.B 11.E 12.A 13.A 14.D 15.B 16.D 17.C 18.D
第11节 1.D 2.E 3.A 4.A 5.B 6.A 7.A 8.C

第15章 1.E 2.B 3.C 4.E 5.D 6.A 7.A 8.A 9.D 10.D

第16章 1.B 2.C 3.C 4.C 5.C 6.A 7.A 8.E 9.E 10.C 11.C 12.D 13.E 14.B 15.E 16.D 17.B 18.A 19.D 20.A 21.A 22.C 23.E 24.B 25.D 26.D 27.B 28.A 29.C 30.C 31.A 32.E

第17章 1.E 2.D 3.B 4.E 5.B 6.C 7.B 8.C 9.A 10.C 11.C 12.B 13.B 14.D 15.E 16.C 17.A 18.D 19.C 20.E 21.D 22.B 23.C 24.B 25.B 26.E 27.B 28.C 29.D 30.A 31.E 32.C 33.A